实用 整形美容外科及烧伤科 护理手册

SHIYONG ZHENGXING MEIRONG WAIKE JI SHAOSHANGKE HULI SHOUCE

林 琳 刘英娇 刘丽娟 主编

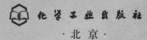
化学工业出版社

·北京·

本书详细介绍了整形美容外科及烧伤科的护理管理，常见疾病的护理，常用的护理技术，并介绍了整形美容外科及烧伤科常用药物及常用的护理操作。本书内容丰富，理论与实践相结合，注重临床实用性。可供护理管理、护理教学和护士继续教育用书。

图书在版编目（CIP）数据

　　实用整形美容外科及烧伤科护理手册 / 林琳，刘英娇，刘丽娟主编 . —北京：化学工业出版社，2019.9
　　ISBN 978-7-122-34503-5

　　Ⅰ.①实…　Ⅱ.①林…②刘…③刘… 　Ⅲ.①美容-整形外科学-护理-手册②烧伤-护理-手册　Ⅳ.①R473.6-62

　　中国版本图书馆 CIP 数据核字（2019）第 093063 号

责任编辑：赵兰江　　　　　　　装帧设计：张　辉
责任校对：边　涛

出版发行：化学工业出版社
　　　　　（北京市东城区青年湖南街13号　邮政编码100011）
印　　装：河北鹏润印刷有限公司
710mm×1000mm　1/32　印张21¾　字数572千字
2020年1月北京第1版第1次印刷

购书咨询：010-64518888　　　售后服务：010-64518899
网　　址：http://www.cip.com.cn
凡购买本书，如有缺损质量问题，本社销售中心负责调换。

定　　价：98.00元　　　　　　　　　　　　版权所有　违者必究

编写人员名单

主　编　林　琳　刘英娇　刘丽娟

副主编　李英涛　石丽平　李　淼　陈立荣

编　者　林　琳　刘英娇　刘丽娟　李英涛

石丽平　李　淼　陈立荣　王庆丰

李艳佳　马艳丽　李　娟　王文静

魏兰坤　姚素婵　刘维丽　曲银玲

郝佳璐　靳　慧　王　静　黄丽霞

周　靖　李　静　邢蓓蓓　申　红

韩艳丛　张海静　李　敏　宣晓梅

　　烧伤、整形、美容护理学是一门集烧伤和整形、美容理论于一体的综合性和实践性很强的护理学科。随着知识、技术的更新，生物材料的广泛应用，大大促进了烧伤、整形、美容行业的发展，这对护士也提出了严峻的挑战。要求烧伤、整形、美容专业护理人员更新护理知识，提高护理技能，掌握新仪器的应用。不仅需要掌握烧伤、整形、美容专业学科知识及心理学、社会学、人文学等相关知识，还要有丰富的临床实践和较强的操作技能。然而临床上烧伤、整形、美容相关书籍较少。为此，我们组织有经验的烧伤、整形、美容专业的护理人员编写了此书。

　　本书在吸取前人经验的同时，结合目前国内外烧伤整形美容专科新理论、新技术及作者的临床经验，全面系统地介绍了相关的护理内容。本书共五篇。第一篇论述了护理组织与管理，第二篇介绍了常用护理技术，第三篇介绍了常见疾病的护理，第四篇介绍了常用药物，第五篇介绍了常用护理操作。

　　参编本书的作者均来自临床一线，同时还有多名专家对本书稿进行审校，力争为临床护士提供切实可行的指导，使烧伤、整形、美容科各项护理操作更加科学、规范、安全，从而更好地做好烧伤、整形、美容科的临床护理工作。本书可作为护理人员、高等护理院校学生的参考书。

由于编者水平有限，疏漏之处在所难免，恳请广大读者和护理界的同仁提出宝贵的建议和意见，以便不断改进。

编者
2019年3月

第一篇　护理组织与管理

第二篇　护理技术

第三篇 疾病护理

第八章 烧伤各期的护理 ——————— 189

第五篇　护理操作

第一篇
护理组织与管理

第一章　病室管理

第一节　岗位职责

一、护士长职责

护士长是医院护理管理层最基层的管理者，是病室或护理单元工作的具体领导者和组织者，在实施基础管理和病房管理中起着主导作用，是医院护理管理的重要角色。霍尔（Holle）和布兰兹勒（Blatchey）模式，用英文单词 competence（胜任）充分说明了护士长角色的内涵。每 1 个字母即代表 1 个角色的内容：C（caregiver professional），专业的照顾提供者；O（organizer），组织者；M（manager of personal），人事管理者；P（professional manager of care），照顾病人的专业管理者；E（educator），教育者；T（team strategist），小组的策划者；E（expert，in human relation），人际关系的专家；N（nurse advocator），护士的代言人；C（change agent），变革者；E（executive and leader），行政主管和领导者。现将护士长的职责介绍如下：

① 承担护理组人事管理、病房设备、仪器及所有财产的管理，并负责护理质量、医疗安全、护理科研与教学等任务。

② 以较强的人事管理、社交及沟通能力理顺各层关系，保证医疗、护理工作的顺利进行。

③ 根据病人病情的需要，合理安排人力，确保护理质量。

④ 指导各级护理人员运用护理程序实施整体护理，并检查工作的落实情况。

⑤ 了解全病室病人的情况，对重症、危重病人，要熟悉其

病情的变化，掌握治疗、护理的重点，指导并督促各项治疗、护理及时落实。

⑥ 每日随同医师查房，每周参与科室医师大查房；每月定期组织护理查房及护理病例讨论会。

⑦ 每月定期组织业务学习。

⑧ 每月至少组织科室核心小组成员会议 1 次，全体护士会议 1 次；对本病室护理人员进行 1 次护理工作评价，资料归档。

⑨ 做好病室工人、护理员及护士的培训，使之达到整体护理人员素质要求。

二、办公室护士职责

① 参加晨交班及床头交接班，了解全病室病人的一般情况及经费情况。

② 检查并核对病室日报表及晚夜班医嘱执行签字情况。

③ 及时转抄、打印、校对当日医嘱本，并打印或转抄各类分类执行单，与责任护士联系，使其及时执行临时医嘱，并督促及时执行所有医嘱。

④ 热情接待新病人，安置床位，通知医师及负责护士迎接新病人，做好病人的入院评估、入院宣教；通知工人送热水、热水瓶及脸盆到新病人床旁。

⑤ 办理出院结账、转院、转科病人的手续，检查并更正多记、少记或漏记账及负责病历质量检查与整理。

⑥ 负责对外联系，包括礼貌待人，文明用语接听电话，督促有关人员送各种通知单、检验标本，安排护送病人检查、治疗等。

⑦ 负责办公室整理工作，保持办公室整齐、清洁，并做好电脑等设备的维护。

⑧ 护士长不在时，负责处理日常工作。

⑨ 做好整个病房消毒隔离工作的监控。

三、责任护士职责

① 参加交接班，了解分管病人的身心状况，并做到"十知

道"，即病人的姓名、性别、年龄、诊断、治疗与护理、饮食、文化程度、经济及家庭状况与心理状况。

② 热情接待新病人，详细介绍病室环境、相关规章制度及检查、治疗计划，介绍主管医师及自我介绍。24小时内完成入院评估，提出护理问题及制定护理措施，并使各班工作保持连续性。

③ 对病人及家属进行健康知识宣教，包括疾病知识、手术及麻醉方式、手术一般效果，术前、术中、术后的注意事项与配合；饮食、体位与活动、创面护理、治疗方法与用药注意事项及效果观察、康复训练等。

④ 按专科护理常规做好术前、术后护理，并做好环境的消毒隔离工作。

⑤ 进行体格检查并做好记录，检查病人应做的各项检查是否落实。

⑥ 按要求做好护校学生临床实习带教，组织学生的出科考核。

⑦ 随时与病人的负责医师联系，讨论有关治疗和护理问题；了解病人的病情，实施治疗计划，及时反馈病人情况。

⑧ 关心病人，主动与病人交流，及时发现病人的心理变化，做好心理护理。

⑨ 根据病情变化，调整护理措施。

⑩ 做好病人的出院指导，如复查的时间、出院后的饮食、药物使用的注意事项及不良反应，创面护理及功能锻炼的方法等。

四、晚夜班护士职责

① 认真交接物品及麻醉药品，病人逐一床头交接班，熟悉全病房病人的情况及危重病人、大手术后病人、特殊检查或治疗病人的护理，需继续加强的护理问题及治疗情况。

② 核对上一班医嘱的执行情况，计划本班需完成的治疗及护理任务。

③ 按要求分别在 7:00、11:00、15:00 及 19:00 测量体温、脉搏、呼吸。高热的病人，遵医嘱给予及时的处理，按要求复测体

温，并记录。

④ 总结并记录 24 小时出入量。

⑤ 接待并安置急诊入院病人，做好入院介绍和健康宣教，如介绍负责医师、护士及自我介绍。通知值班医师，并做好入院评估和入院处置。

⑥ 按时巡视病人，病人的病情有变化时，及时报告医师，遵医嘱采取积极有效的措施，详细记录和观察其病情变化及处理效果。

⑦ 负责病室夜间的管理工作，保持病室的安静、安全及清洁，督促病室非陪伴人员在规定时间前离开病房，以确保病人的安全、舒适与休息。

⑧ 按时完成各项治疗及护理工作。

⑨ 做好术前、术后病人的护理及特殊检查、治疗病人的准备工作。

⑩ 填写日报表、工作量表，并做好病房设备、财产安全管理。

⑪ 为下一班准备用物。

五、预备组护士职责

① 参加晨会，接班清点病室备用的基础药（麻醉药品和精神药品）、急救药品、贵重物品和常规用物，如血压计、听诊器及体温计等，并做好交接班签名。

② 备齐医疗器械、药品、敷料、各种规格的一次性注射器、输液器、引流袋及棉签等，并分类存放，定期检查无菌物品的有效期。

③ 定期清理抢救车，每周定时消毒车内器械，抢救病人后及时补充抢救药品及物品，以保证抢救工作的顺利进行。

④ 定期送领药计划至药房，领取外用、口服、注射等药品。保证药品质量，无过期、霉变。药品按有效期先后顺序排列。口服药、注射药、外用药分开摆放，标签清楚，有原装说明书，定期清理冰箱内药物。

⑤ 按医嘱准备口服、肌内注射、静脉药品及静脉液体等，并严格执行"三查七对"原则。

⑥ 每日操作前后用消毒液抹平面，包括治疗台、治疗室、换药室内各种平面、日光灯、治疗盘等；随时保持治疗室、换药室清洁整齐；保持器械柜、药品柜、液体柜、冰箱及地面清洁整齐，摆放有序。

⑦ 负责病房内所有消毒工作。每日消毒换药碗、钳、缸及换药车上各种敷料缸，消毒病人药杯及输液用护罩；每周星期一、星期四消毒并更换的无菌持物钳缸和持物钳用聚维酮碘（碘伏）消毒浸泡；每日更换医疗物品处置浸泡桶，并每日监测桶内消毒液达标情况；每周监测清洁药车及药杯的戊二醛有效浓度 1 次，给治疗车、护理车、换药车等车轮上油；每周病室空气消毒 1 次。

六、整形美容门诊护士职责

① 熟悉各种整形美容手术的手术方式、适应证、禁忌证及一般效果与护理常规。

② 热情接待门诊病人及电话咨询的病人，并力所能及地为病人解决问题。

③ 根据手术的方式做好术前准备，包括手术室器械物品准备、消毒处理及病人的准备。

④ 做好术前和术后护理及宣教，如个人卫生、术区护理、饮食问题、药物的使用、活动等术后注意事项。对留观的病人，应密切观察病人的病情变化，并给予及时的处理。

⑤ 正确管理整形美容外科门诊所有器械和设备，以保证门诊、治疗、手术及护理各项工作的顺利进行。

⑥ 保持环境的清洁、安静及舒适，有条件的可准备书报、杂志，播放轻音乐、录像带等，介绍美容手术基本知识、手术配合和手术前后的注意事项，给病人提供良好的就医环境。

⑦ 备有健康教育的书面及墙报等宣传资料，使病人对该专

科的一般疾病知识、就诊、治疗及效果有所了解，并使之懂得整形美容治疗的必要性及自我护理的重要性。

七、护理员职责

① 在护士长的领导和护士的指导下进行工作。

② 担任病人生活护理和部分简单的基础护理。

③ 随时巡视病房，接应红灯，协助生活不能自理的病人进食、起床活动、递送便器并倾倒排泄物，和护士一起做好卧床病人的晨、晚间护理。协助护士定期为大面积烧伤病人、长期卧床病人、睡翻身床的病人翻身、换垫。回收气垫床、电动按摩床、小儿床、翻身床等，注意先清洁再消毒。

④ 给一级护理的病人洗脸、擦浴。

⑤ 负责用消毒毛巾擦床头柜每日1次，且一柜一巾，用后清洗，送供应室消毒。协助护士做好入院和出院处置（理发，更衣，剪指、趾甲，床单位的清理、消毒等）。每周定期给病人剪指甲、洗发。

⑥ 协助护士管理好被服、家具等器材。

⑦ 做好出院及死亡病人床单位的终末消毒工作。

⑧ 负责为病人接热水、热饭、菜等。

⑨ 负责医师、护士办公室、处置室的平面卫生工作。

⑩ 协助护士做好尸体料理工作。

第二节　质量控制

一、质量控制系统

（1）护理质量控制的概念　护理质量控制是指通过对护理服务工作的管理过程评价、判断，对护理质量实行有目的的控制过程，检查病人得到的护理效果。具体来说，就是通过对护理质量的评价来衡量护理工作目标完成程度，进而肯定成绩，找出差距，并通过反馈，为管理者的决策提供可靠的信息，不断完善计划方案，从而达到进一步提高护理质量的目的。

（2）护理质量控制系统的组成　在我国医院内护理质量控制网络一般是以护理部、科护士长、护士长三级质控组织为中心，全体护士参与的质量控制组织机构，并和其他与护理服务有关的各支持系统协调工作，形成一个目标明确、协调而有效的管理工作系统。

二、质量控制标准及措施

（一）质量控制标准

包括以下 3 个方面：

1.基础质量控制标准

即要素质量评价，主要着重于评价执行护理工作的基本条件。包括组织机构、护理人员素质、规章制度、设施及仪器设备。

（1）护理质量控制组织结构　可根据医院的规模，设置 2～3 级质控组织，即护理部质量监控小组、基层质量监控小组（即科护士长及质量控制小组、护士长及质量控制小组），并定期进行质量控制活动。

（2）护理人员素质　护理人员数量、质量、资格应符合医院分级管理要求。

（3）各种规章制度制定及执行情况　有无各项工作质量标准、各班职责及质量控制方法、奖惩措施等。

（4）设施及仪器设备　护理单位设施与环境应安全、清洁、整齐、舒适、设施齐全；仪器、器械设备齐全，性能完好；急救物品完好率应达 100%。

2.环节质量控制标准

主要是对护理过程中各环节操作程序、管理等进行评价。

（1）开展整体护理的情况，是否应用护理程序组织临床护理活动；是否以病人为中心，开展主动护理；病人管理及病人基本需要落实情况；医院内感染的管理、消毒隔离等执行情况。

（2）心理护理及健康教育情况，如入院宣教、疾病知识，术前、术后指导及功能锻炼等；健康教育的落实情况及病人掌握的情况。

（3）执行医嘱准确率，临时医嘱执行是否及时。

（4）观察病情及治疗效果，记录是否客观、科学、准确、及时，动态反映病情变化、体现治疗护理措施及其效果，是否动态地修改护理计划。

（5）常用的环节质量定量评价指标。①护理技术操作合格率。②基础护理合格率。③特护、一级护理合格率。④各种护理表格书写合格率。⑤一人一针一管执行率。⑥常规器械消毒无菌合格率。

3.终末质量控制标准

是评价护理活动的最终效果，指每个病人最后的护理结果或成批病人的护理结果质量评价。评价结果所获信息经反馈纠正偏差，达到质量控制的目的。

综合以上 3 个方面，分别制定病室管理、护士素质、护理安全、护理技能、消毒隔离、护理效果 6 个方面的质量控制措施。

（二）质量控制措施

1.病室管理质量控制措施

① 科室成立核心小组，核心小组成员各司其职，分别负责病室管理、护士素质、护理安全、护理技能、消毒隔离、护理效果的落实。每月召开核心小组会议 1 次，并做好记录；每月召开护士会 1 次，要做好记录。讨论科室护理工作中存在的问题，并落实整改措施。护士长经常征求核心小组意见，每周星期一晨会进行上周工作小结。

② 每月召开病人会 1 次，介绍住院制度和进行健康指导。

③ 及时反馈护理部的质量检查讲评结果和会议内容。

④ 各班人员分工合理，符合整体护理的需要。

⑤ 有科室奖罚条例，并与奖金挂钩。

⑥ 有科室业务学习计划，每月 1 次，有学习记录（时间、地点、题目、讲课人、讲稿、参加人员）。

⑦ 有专科护士、进修护士培训计划和培训记录。

⑧ 护士长要熟悉病房情况，掌握病室人员动态及护理工作的重点、难点；每日实行"五查"，即上午 8:00 检查晚夜班工作，10:00 检查晨间护理，11:30 检查处方执行及病人开餐情况，14:30 检查中班工作完成情况，17:00 检查黄昏护理及全日工作落实情况。

⑨ 护士长参加科室主任教授查房，每周 1 次；主持科内护士业务查房，每月 1 次。

⑩ 走廊、办公室、治疗室、处置室、换药室、值班室、更衣室、库房清洁，物品摆放整齐有序，标识清楚，厕所、料理室清洁整齐，办公室、治疗室、处置室、换药室无私人用物。

⑪ 监护室内无陪伴人员，家属探视穿探视衣。

2.护士素质质量控制措施

① 遵守护理人员行为守则，关心集体，尊老爱幼，积极协助科室工作，服从工作安排，服务卡佩带标准。

② 护士着装规范，头发不过肩，不戴首饰和花夹，穿白色软底鞋。

③ 接听电话用文明用语，回答问题耐心。

④ 有来访者进办公室，护士应起立以示礼貌。新病人入院时要主动请坐，热情接待，回答提问有礼貌，解释耐心。

⑤ 及时接应红灯。

⑥ 工作人员做到"四轻"（说话轻、走路轻、开关门轻、移动物品轻）。

⑦ 对病人进行主动告知服务。

⑧ 及时观察生命体征和病情变化，输液、三测（测体温、脉搏、呼吸）、观察病情时戴钟表，以便于观察。

⑨ 病人对护理工作满意度≥95%。

⑩ 无投诉，不接受病人的礼物和红包。

3.护理安全质量控制措施

① 有医疗安全防范制度和差错事故报告处理制度，护士和

护士长签有护理安全责任状。

② 建立差错事故、护理纠纷登记本，发现问题及时报告护士长、护理部，并有科室讨论记录。

③ 病房麻醉药管理做到"五专"（专人、专柜、专锁、专处方、专记录本），有交接班记录和使用登记。

④ 抢救车用物齐全、摆放合理，清理消毒登记每周 1 次。危重病人抢救记录本应准确记录抢救日期、床号、姓名、诊断、抢救效果、参加抢救人员及料理抢救车人签名。

⑤ 有青霉素过敏抢救专用盒，用物符合要求，无过期药物。有青霉素类药物注射专用盘或专用车，标志醒目，过敏性药物和非过敏性药物应分开放置。

⑥ 无菌概念强，无违反无菌技术操作的行为。

⑦ 护理事故发生率为 0，护理差错发生率＜0.5 次 /100 个病人，护士与病人及家属不得发生争吵与冲突，无护理纠纷。

⑧ 注意护士自身的安全，护士在临床工作中出现意外刺伤，应及时向护理部、医院保健科、医院内感染科报告备案，并采取有效的防治措施。

⑨ 红灯系统、负压装置、氧气装置保证完好，定期检查（每月 1 次），发现问题，及时维修并有检查、维修记录。

⑩ 呼吸机、监护仪、除颤仪、微量泵等仪器保证完好，及时维修，定期检查（每周 1 次）。

4. 护理技能质量控制措施

（1）健康宣教　护士对病人进行健康指导，内容具体，切合病人实际，通俗易懂，有良好的沟通交流技巧。健康教育形式多样（口头、指导单、宣传栏、广播电视、多媒体等），每个病人至少接受两种以上形式的健康指导，如发给病人病室名片和康复指导卡，病房内张贴住院期间病人治疗计划及护理配合程序表（亦称临床路径表），使其对自己的治疗情况有一个初步了解，促使病人积极主动配合做好治疗和护理。

（2）护理书写　真实、客观、及时，无涂改，使用医学术语；医嘱执行后由执行人签名。

（3）操作正确　应用护理程序进行各项基础护理操作；熟悉常规抢救仪器设备的使用。

5. 消毒隔离质量控制措施

① 有预防医院感染的制度。

② 有各项措施的实施记录。

③ 每月定期进行 1 次工作人员手、物品、无菌包、消毒液、空气的监测，并实行专人管理，详细记录，超标者组织全科讨论，分析原因并有整改措施和复查记录。

④ 消毒液浓度合格，如 84 消毒液隔日更换，每日监测浓度并有记录。消毒灭菌物品浸泡符合要求，无上浮物品。

⑤ 护士擦手毛巾每人 1 条，每日用 84 消毒液浸泡消毒。抹治疗台、办公室平面、盐水瓶的 3 条抹布干净。抹床头柜毛巾一人一用一消毒，刷床毛巾一人一用一消毒。

⑥ 治疗车、护理车、换药车备洗手水，操作前后洗手，操作完成后做好清洁。

⑦ 治疗室、换药室、处置室柜内用物摆放合理，清洁干净，分类放置。领回的箱装液体一律进库房入柜，不得堆放在治疗室、处置室、办公室、换药室地上。

⑧ 浸泡器械的戊二醛有浸泡消毒、灭菌起止时间的标记。碱性戊二醛消毒液 pH 7.5 ～ 8.8，每 2 周更换 1 次；酸性戊二醛消毒液 pH 3.4，每 4 周更换 1 次，并登记；每周均应监测浓度并有登记。

⑨ 垃圾严格分类放置和处理　不同性质的垃圾分别使用不同颜色的垃圾袋分装，如黄色袋——医用垃圾，黑色袋——生活垃圾，红色袋——放射性垃圾。

⑩ 无菌物品与非无菌物品分开放置，无过期物品，柜内一次性无菌物品无外包装。

6. 护理效果质量控制措施

（1）病人清洁度　病房环境清洁，空气新鲜无异味；病人穿病服，口腔和头发清洁无臭；衣服和床单整洁无污迹；皮肤清洁无压痕；外阴清洁，无长胡须、长指（趾）甲；床周边物品摆放有序，床下无杂物。

（2）病人舒适度　病人体位正确，与病情相符；病人情绪稳定；输液、注射无剧痛；基本生活需要落实到位；各种管道护理正确，病人无不适；周围环境安静，便于病人休息。

（3）病人安全度　用药准确安全，床头药物过敏标记醒目；特殊病人保护措施到位（神志不清者、小孩有护栏）；床头卡与病人情况相符。口服药按时服用，无存药现象。无护理不当的并发症（如压疮、烫伤、冻伤、坠床、足下垂、输液外漏）。

（4）病人对健康知识知晓度　病人对自身疾病、用药情况、卧位、饮食、休息、活动、检查的注意事项基本了解。

（5）对住院情况的知晓度　病人知道护士长、负责护士、负责医师的名字；病人知道住院注意事项。

三、质量控制环节

质量控制的措施，依据其作用环节不同，分为前馈控制、现场控制、反馈控制及全面控制4个环节，现分类阐述如下：

（1）前馈控制　又称预先控制。是管理人员运用所能得到的最新的信息，包括上一个控制循环中所产生的经验教训，反复认真地对可能出现的结果进行预测，然后与计划要求进行比较。必要时调整计划或控制影响因素，以确保目标的实现。前馈控制是面向未来的控制，是防止发生问题的预防性控制。在护理管理中，提供护理服务之前的背景质量或基础质量、要素质量，例如急救物品完好率，常规器械消毒无菌合格率及护理人员素质标准和指标属前馈控制。

（2）现场控制　又称过程控制或环节质量控制。现场控制的纠正措施用于正在进行的计划执行过程。基层护理管理者，通过现场监督检查、指导和控制下属人员的活动。现场控制是进行计划过程中对环节质量的控制，发现不符合标准的偏差时，立即采取纠正措施。例如护士在护理操作过程发生错误时，护士长有责任立即予以纠正并制定改进措施。

（3）反馈控制　又称后馈控制、结果质量控制等。这些控制主要是分析工作的执行结果，并与控制标准相比较，发现已经产生或即将出现的偏差，分析其原因和对未来的可能影响，及时拟定纠正措施并予以实施，防止偏差继续发展或再度发生。此类控制是一个不断提高的过程，其重点是集中在历史结果上，作为未来行为的基础。例如，护理质量控制中心的"压疮发生率""基础护理合格率""护理严重差错发生次数"等统计指标属此类的控制指标。

（4）全面控制　又称综合控制。包括两种含义：一是指自计划执行过程的输入环节开始至输出结果为止，全面进行前馈、环节、后馈的控制；二是指全体工作人员均参加控制工作，实施全方位的综合性控制，以使差错发生的次数达到最小范围。此为最理想的质量控制方法。

第二章　门诊护理工作

第一节　门诊护理工作概述

一、门诊护士的基本任务

① 组织就诊。护士于开诊前备好诊室内各种诊疗用物及检查单据，备好计算机医师工作站，安排整洁的候诊环境，并根据患者情况有计划有秩序地组织患者就诊；随时观察候诊患者的情况，善于发现问题。

② 换药及治疗工作。整形美容外科的患者，门诊手术后大多需要换药，一些特殊患者还需要术后的一些特殊治疗，护士根

据医嘱，按时换药，发现伤口异常时及时请示医师给予处理。

③ 卫生宣教，做好整形美容外科门诊患者术前和术后的宣教工作。

④ 做好各种医疗器械、药品和用品的保管、维修和补充，以利于门诊工作的顺利进行。

⑤ 门诊护士要具有认真负责和热情周到的服务态度，掌握整形美容外科知识来解答患者的问题。

二、门诊一般护理常规

1. 开诊前的准备

① 整理诊室、候诊区卫生，打开窗户更换新鲜空气，治疗室及换药室在开诊前行紫外线消毒或空气消毒。

② 做好开诊前物品准备。如检查室的医疗器械，配制好各种消毒液，准备好医用表格及所需用品；治疗室的各种消毒器械、药品及所需物均应备齐。

2. 开诊后的工作

① 分诊护士做好挂号次序安排，做好开诊前患者的提示工作。

② 根据病情及特殊患者于就诊前测体温，必要时测脉搏、呼吸，眼科要查视力，并记录于病历上。

③ 对候诊患者应随时观察病情，遇年老体弱及婴幼儿就诊时，可以酌情提前安排就诊。

④ 护士要经常巡视诊室，必要时配合医师检诊。遇有患者需检查乳房、下腹部等部位时应用诊帘遮挡，保护患者隐私。

⑤ 对候诊患者进行卫生宣教，保持就诊环境卫生。

⑥ 对诊查后的患者要做好关于实验室检查以及手术治疗的具体指导，解答患者诊疗的有关询问。

3. 完诊后的处理工作

① 整理诊室内卫生，消毒地面、诊查床、诊桌椅等。

② 统计当日就诊及治疗人数，上报门诊部。如有疫情报告卡及传染病报告卡，应登记好上报院相关部门。

③ 下班前将门窗关好，贵重物品加锁，关好电源开关、水龙头等。

4. 换药室护理工作

（1）人员　人员相对固定，进入换药室的工作人员应戴口罩、帽子，非本室工作人员及家属严禁入内。换药前应"六步洗手法"洗手。

（2）环境　整形美容外科门诊换药室主要为门诊患者术后拆线、换药或就诊时带有伤口者进行换药而设置的。换药室环境整洁，光线明亮。需要分别设立清洁换药室及感染换药室，换药室内严格区分清洁区和污染区，物品定位放置，私人物品不得带入。换下的敷料及时放入医用黄色垃圾袋中。每日需要进行室内的空气消毒，每日用消毒小毛巾擦拭治疗台、治疗车，经常通风。

（3）设备　照明及通风设备、洗手池、空气消毒设备、无菌柜、换药床、治疗车等。

（4）无菌物品　每日检查无菌物品的灭菌日期。一次性物品及高压灭菌物品分开放置。

（5）换药时应严格遵守无菌操作规程　遵守先换清洁伤口、后换污染伤口的原则。特殊感染伤口，应在感染换药室处理，预防交叉感染。

5. 治疗室护理工作

（1）人员　人员相对固定，进入治疗室的工作人员应戴口罩、帽子，非本室工作人员及家属严禁入内。操作前应"六步洗手法"洗手。

（2）环境　整形美容外科门诊治疗室主要为门诊患者进行配液及药物治疗设置的。治疗室环境整洁，光线明亮，严格区分清洁区和污染区，物品定位放置摆放合理。每日需要进行室内的空气消毒，每日用消毒小毛巾擦拭治疗台、治疗车，经常通风。

（3）设备　诊疗床、治疗车、无菌柜、药品柜、冰箱、空气消毒设备、抢救用品（有急诊抢救室除外）。

（4）严格遵守无菌操作规程　严格遵守治疗操作时"三查七

对"制度,做好护理文书的书写及记录。

6.门诊抽血室护理工作

(1)人员 相对固定,进入抽血室的工作人员应戴口罩、帽子,操作前应"六步洗手法"洗手。

(2)环境 环境整洁,光线明亮,患者及护士操作区域有实际屏障隔开,严格区分清洁区和污染区,物品定位放置,摆放规范合理。每日需要进行室内的空气消毒,每日用消毒小毛巾擦拭治疗台、治疗车,经常通风。

(3)设备 治疗车、无菌柜、空气消毒设备。

(4)抽血操作时严格遵守无菌操作规程 做到注射时一人一针一管一巾,严格执行"三查七对"制度。

7.门诊观察室护理工作

(1)留观患者范围 整形美容外科门诊手术后需静脉输液或需观察病情的患者,急诊手术后需输液留观的患者。

(2)留观患者特点 局部麻醉手术后、病情较轻、创伤较小的患者。

(3)留观患者的护理

① 患者入留观室后,护士要向患者介绍留观室的环境和布局,以消除患者的陌生感。

② 护士要了解患者的病情、手术方法、术中情况及有无药物过敏史。需静脉输液时要向患者交代输液注意事项,将呼叫器放置患者床旁告之使用方法,并经常巡视患者。

③ 护士定时巡视观察患者伤口有无渗血,必要时给予冰敷。保持患者输液管和引流管道的通畅。如遇患者伤口剧烈疼痛和有明显渗血时,及时通知医师。

④ 患者晚上睡觉前要关好门窗,保证安全。

⑤ 患者病情稳定,经主管医师同意,可办理停止留院手续。

⑥ 患者停止留观后,护士要在护理记录单上记录患者离院时间,整理病历送往病案室。

8.急诊护理工作

（1）如有急诊患者就诊时，护士应立即通知值班医师。

（2）值班护士应迅速查看伤口情况，遇出血时，应采取止血方法。

（3）协助医师查看伤情。协助患者办理就诊手续。必要时协助医师行清创手术。

（4）术前准备

① 备缝合包：检查缝合包是否在有效期内。

② 备消毒液：0.5%碘伏、3%过氧化氢若干毫升（根据伤口情况），分别倒入缝合包的两个治疗碗中。

③ 配麻药：2%利多卡因5ml+0.9%氯化钠注射液15ml+1∶1000肾上腺素2滴。如有特殊可根据医师要求配制。

④ 其他：备5ml注射器1支，油纱，根据医师需要准备缝合针、线等，必要时备电凝器。小儿可备约束带。

（5）术中配合　及时补充物品，同时注意观察患者生命体征，协助医师完成手术。

（6）术后护理　根据医嘱为患者注射破伤风抗毒素（6岁以下儿童正常接种的情况下，无需注射）或静脉输液等治疗。向患者交代注意事项，做好患者及家属的安慰工作。

（7）术后物品消毒及处理

① 手术器械应按感染物品处理。

② 手术床、手术灯、桌台面、房间地面用含氯消毒剂溶液擦拭。

③ 房间：进行空气消毒后备用。

9.抢救室护理工作

（1）人员　急诊值班护士，熟悉一般抢救操作规程，有独立处理紧急情况的能力。

（2）环境　门诊抢救室应设在门诊通道附近，并且运输患者比较方便的位置。房间宽敞，光线充足。

（3）设备　诊疗床、急救车、氧气设备、吸引设备、治疗车、除颤仪、呼吸机、心电图设备、心电监护仪、抢救药品、抢救用品、急救包（静脉切开包、气管切开包、缝合包等）、担架车等相关抢救用品。

第二节　门诊手术室工作流程

一、门诊手术室一般工作流程

① 门诊手术室保洁工作人员每日常规清洁手术室内环境；护理人员准时开启紫外线对手术间进行常规消毒并登记，负责清点、消毒准备当日所需特殊及精细器械并登记。

② 护理人员于手术开始前准备好手术间、无菌间、刷手间的常规物品，接收手术病历。接手术患者进入手术间。

③ 护理人员遵守巡回护士职责，负责按医嘱开台、接台手术的工作。

④ 主班护理人员在当日手术结束后统计手术信息及报表，检查手术室内环境、设备归位、关闭水源、电源、门窗后，关闭门诊手术室。

⑤ 保洁工作人员随时负责门诊手术室内环境的维护，及时撤除垃圾，定点放置，分类清运。

⑥ 敷料室工作人员负责每日两次的无菌物品的清点交换，及特殊器械的清洗、保养。

⑦ 患者手术留存病理标本登记后集中存放，按时送病理科。

⑧ 门诊手术室消毒锅使用要登记，每周进行一次芽孢灭菌监测试验并保存结果。

⑨ 每月进行一次手术间空气培养监测及抽样无菌培养监测并保存结果。

二、门诊手术室患者就诊流程

① 患者本人将选定的手术医师为其开具的门诊检查单缴费后，在抽血室抽血。约 40 分钟得到检验结果。

② 患者的检验结果交予手术医师查验。允许进行门诊手术后，再将医师为其开具的门诊手术申请单、门诊手术耗材单等缴费。

③ 将检验结果及缴费单据送挂号室建立手术患者的门诊病历。

④ 患者只需在门诊手术约定时间前到门诊手术候诊室内休息等待手术。

⑤ 门诊手术室的工作人员会遵照患者主刀医师的医嘱在第一时间接患者进入门诊手术室。到时请患者按照接诊人员的提示要求进入。

三、门诊手术室接诊流程

① 护士负责接收、保管当日门诊手术病历。核对患者手术信息、检验结果、手术费用等。

② 接诊人员遵医嘱接患者，核对患者姓名、性别、年龄、手术名称、手术部位及术者。核对无误后，监测患者体温，体温正常者准许接入手术室。

③ 指导患者按要求穿鞋套或更换专用拖鞋、更换隔离衣、清洁手术区域的皮肤等。

④ 根据手术部位及要求拍摄患者术前照片，并按要求登记。

⑤ 询问患者个人信息，如既往病史、过敏史、用药史、月经情况等，做到心中有数。

⑥ 将患者手术相关信息标注在手术处置单上，传递给限制区内的护理人员。

四、门诊手术室再生器械循环流程

门诊手术室手术再生器械循环途径分为两条：自循环流程和手供一体化循环流程。

（1）自循环流程 即门诊手术室内部针对一些精细且周转快的器械，如金针持、眼科剪、吸脂针等，自行完成器械的清洗、保养、消毒、使用的过程。

① 每日敷料室工作人员负责配制专用器械清洗酶溶液和润滑剂溶液。根据有效手洗浓度配比：清洗酶为1∶200，润滑剂

为 1 ∶ 10。

② 使用后的器械轴关节打开直接放入清洗酶溶液内浸泡 3～5 分钟后取出，用清水冲洗干净、拭干水分。

③ 清洗后的干燥器械轴关节打开放入润滑剂溶液内浸泡 1 分钟，取出后待其自然干燥。

④ 将器械放入带有侧孔的消毒盒内或直接码放在消毒锅的托盘上，消毒后立即使用或在消毒盒内备用，不超过 24 小时。

⑤ 每 1～2 个月进行一次除锈处理，除锈剂溶液浓度配比为 1 ∶ 7。将清洗后的器械轴关节打开在除锈剂溶液中浸泡 10 分钟后取出，用清水冲洗干净、拭干水分，再放入润滑剂溶液中保养。

（2）手供一体化循环流程　是门诊手术室与医院消毒供应室之间就手术再生器械的处理的协作流程。门诊手术室负责提供书面的基础包内器械的种类和数量，消毒供应室负责提供器械回收密封箱和相关耗材。双方确定备用和周转基础包的数量。

① 门诊手术室敷料室的工作人员将使用后的器械计数、分类放入回收的密封箱内。

② 消毒供应室的回收人员按规定定时、定次回收密封箱。回收时清点并填写收货单，与敷料室工作人员核对，有误差及时沟通。

③ 消毒供应室将器械处理灭菌后及时送回门诊手术室。

④ 在医疗手术高峰期或遇有特殊情况时，双方及时沟通，确保医疗工作顺利进行。

五、门诊手术室常规药品领取流程

① 门诊手术室药事员负责随时查看药品使用情况。根据不同药品的用量消耗分配制定出每月、每周的储备和使用量化指标，酌情申领药品。

② 发药人负责打印领取的药品清单，领发双方清单核对无误后签字，并保存领药单（上有药品批次标注）。

③ 领取的药品按照药品有效期顺序，内、外用，或需避光、低温储存等要求分别摆放。

④ 随时观察药品使用情况、批次更换、用药反馈等，做好每月药品使用小结。

⑤ 急救药品常规每年进行 1～2 次批次更新、查验记录。

六、门诊手术室特殊药品（注射用A型肉毒毒素）领取流程

① 领取人员必须将处方与所对应的手术申请单核对无误，用红色记号笔圈示出价格（价格是处方上国产与进口药品唯一的差别）。

② 领取人员在处方上签字，与发药人员核对，领取相应的药品。

③ 领取人员将药品与术者核对交接，并在《肉毒毒素注射登记本》上登记批号及相关信息。

④ 注射完成后，术者将空药瓶交还领取人员。由领取人员将空药瓶送回药房，与发药人员再次核对。

第三节　门诊手术病人的一般护理

一、术前常规准备

（一）患者的准备

① 实验室检查、交费、建病历应遵循门诊手术室患者就诊流程。

② 当患者患有严重的心脏病、高血压、糖尿病、较重的颈椎病，服用某些特殊药物期间，如阿司匹林等，女性患者月经期间，手术区域有炎症、破损等均应延期手术，待患者身体状况良好时再行手术。

③ 门诊手术前需由患者本人签手术同意书，若不满 18 周岁，应由其家属签字且注明所属关系。另外，在手术前需要为患

者照术前像，医务人员应向患者解释，得到理解。患者进入手术室后应听从医务人员引导，更换拖鞋、清洁术区、穿好隔离衣，遵守手术室相关规定，以保证手术能够顺利进行。

（二）手术室的准备

1.手术包的准备

（1）基础器械包　双层包布×2块，治疗巾×4块，盖单×1块，5cm×7cm纱布块×40块，弯盘×1个，治疗碗×1个，小量杯×2个，卵圆钳×1把，艾利斯×1把，蚊式钳×6把，持针器×2把，布巾钳×4把，线剪×1把，整形牙镊×1把，3号刀柄×1把，牙签×1根。

（2）毛发移植手术包　双层包布×2块，5cm×7cm纱布块×40块，7cm×9cm纱布块×40块，15cm×20cm纱布块×10块，牙签×1根，治疗碗16cm×2个，治疗碗直径14cm×2个，治疗碗直径12cm×1个，玻璃培养皿×4个，小量杯×1个，硅胶板×2个，压舌板×2个，卵网钳×1把，直蚊式钳×1把，弯蚊式钳×2把，毛发平镊×2把，毛发牙镊×2把，整形牙镊×1把，16cm持针器×2把，布巾钳×4把，线剪×1把，组织剪×1把，3号刀柄×1把。

2.特殊器械的准备

（1）鼻科器械包　保护性骨凿左、中、右各1把，4号骨凿×1把，骨锉直、弯各1把，鼻中隔剥离子×1把，骨锤×1把，鼻翼拉钩×1把，单钩×1把，双面细齿锉×1把，金刚砂骨锉×1把，骨锉×1把。

（2）拇外翻器械包　宽窄骨凿×1对，骨锉×1把，骨锤×1把，双爪拉钩×2把。

二、常规手术配合

① 巡回护士根据手术通知单做好各项准备工作。

② 选择合适的手术间，调节室内灯光、温度、湿度等物理因素，使其有利于手术的开展。

③ 熟悉将实施的手术，准备和检查手术所需物品、设备、仪器是否齐全，性能是否良好。

④ 准备无菌物品，布置无菌器械台，准备特殊器械和耗材。

⑤ 患者进入限制区后，巡回护士持手术核查表核对患者姓名、性别、年龄、门诊病案号、手术名称、手术部位、主刀医师，确认无误后将其带入相应的手术间。

⑥ 根据手术要求，协助患者采取合适的体位，充分暴露手术野，但要注意遮挡患者，保护其隐私，并注意安全、保暖和舒适。

⑦ 巡回护士要利用接触患者短暂的时间里，与其进行交流，做好安慰和解释工作，交代注意事项，让患者感到手术室的准备工作是充分的，医护人员是认真负责的，从而缓解其紧张情绪，增强安全感和信任感。

⑧ 协助医师开台，消毒、铺巾、调节灯光、接好仪器，将无菌器械台置于最佳位置，并随时供应术中所需的各种物品。

⑨ 术中要注意观察患者生命体征的变化和认真倾听患者的主诉，当发现异常及时采取措施。

⑩ 监督手术间各级人员，严格执行无菌技术操作，保持手术间的安静、整洁。

⑪ 妥善保管切下的组织或病理标本，并做好登记工作。

⑫ 术毕协助医师包扎伤口，此时患者最想知道的是手术是否成功，护士应主动向患者交代，手术已顺利完成，使其放心，并交代术后注意事项。

⑬ 护士将术后温馨提示卡交予患者后将其妥善送出手术室。

⑭ 护士认真填写核查表并放入病历内。

⑮ 整理手术间、器械、手术用品、各种仪器，填写仪器使用登记本，特殊、贵重仪器交班。

⑯ 补充手术间内所需物品。

⑰ 清洁，消毒。

第四节　门诊手术各病种分述

门诊手术涉及整形和美容手术共 12 大类，180 余项手术，手术室术前准备和术中配合比较简单、流程化。围术期针对不同手术，手术医师和手术室护士对患者进行必要的术前、术后的健康宣教是保障手术成功的重要组成部分。

一、面部整形美容手术

（1）治疗范围

① 治疗性手术：瘢痕、体表肿瘤、斜颈、面瘫等。

② 美容性手术：重睑、隆鼻、色素痣、部分颜面除皱术等。

（2）术前准备

① 常规术前准备。

② 术前清洁面部、口鼻腔，男性患者应刮胡须、剪鼻毛。

③ 眼部手术前应摘掉接触镜（隐形眼镜），口腔内手术应摘掉义齿。

④ 手术部位有粉刺、疖肿、破溃或女性患者月经来潮应及时告知医师，必要时应延期手术。

二、皮肤磨削术

皮肤磨削术是通过使用机械摩擦以去除皮肤的表浅瘢痕、某些色素斑痣、外伤性文身等。

（1）治疗方法　机械磨削术、微晶磨削术。

（2）术前准备

① 常规术前准备。

② 特殊物品准备：磨皮机（动力系统和微晶磨皮机）、各种规格磨头。

（3）术后护理

① 机械磨削术后第 2 天更换外层敷料纱布，勿动内层的溃疡绸。

② 术后 10 天左右溃疡绸自行脱落，呈现潮红细嫩的新生创面。

③ 1 个月内避免日晒。术后创面会逐渐出现色素沉着，无需处理，一般 3 ～ 6 个月后可恢复至正常肤色。

④ 二次磨削，可于术后 6 ～ 12 个月进行。

⑤ 微晶磨削术后涂一层抗生素药膏后无需包扎。应避免日光直接照射。术后 14 ～ 21 天可行二次手术。

三、眼部整形术

（1）治疗范围　眼部整形术包括重睑术（埋线法、缝合法）、眼袋整形术、无痕下睑脂肪去除术、切眉术等。

（2）术后护理

① 手术当日冷敷可以减轻眼睑的肿胀。将冰袋放于纱布外冷敷 2 ～ 3 次，每次冷敷 15 分钟，间隔 30 分钟。手术后第 2 日停止冷敷。

② 手术后数日要避免低头，不要过多活动，避免看电视、书刊，使用电脑，减少用眼，否则会使肿胀时间延长。

③ 眼睑的明显肿胀可能持续 1 周左右，淤血青紫会持续 2 ～ 4 周。

④ 按时拆线、换药；拆线后第 2 日方可用水洗脸。

⑤ 切口发红会持续一段时间，3 ～ 6 个月后呈现手术的最终结果。

四、自体脂肪颗粒移植术

自体脂肪颗粒移植术是指将人体较丰厚的部位的部分脂肪，通过负压吸引的方法吸出，再将脂肪经过特殊处理成纯净脂肪颗粒，注射植入需要改变的有缺陷的受区内，以改变受区形态的一种手术方法。

（1）治疗范围　乳房、面部等身体其他部位。

（2）常规术前准备。

（3）术后护理

① 注射部位 24 小时后方可用水清洁，勿按摩、热敷，1 个半月后方可进行美容护理；注射隆乳，1 个月内避免上肢剧烈活动。

② 注射针孔处如有少量渗血，应用无菌棉签或纱布按压，伤口处涂眼药膏保护。

③ 吸脂区域需要加压包扎 2 ～ 3 天，手术部位的淤血青紫通常在 1 周左右消退，手术的最终效果要到 4 ～ 6 个月后才能确定。

④ 注意植入部位伤口疼痛情况，近期避免外力碰撞。

⑤ 填充后脂肪会部分液化吸收，常需 2 ～ 3 次手术，再次注射需间隔 1 ～ 2 个月。

五、乳房整形手术

（1）治疗范围　乳房整形手术包括乳头内陷矫正术（支架法）、乳房上提术、乳头乳晕缩小术、乳头再造术、吸脂隆乳术、男性乳房脂肪抽吸术、乳房腺体切除术等。

（2）术前准备

① 常规术前准备。

② 根据不同手术准备用物：乳晕环、酒精灯、长 40cm 直径 0.6mm 钢丝 1 根、钢丝剪、甲状腺拉钩、吸脂机、胸带。

（3）术后护理

① 乳头内陷矫正术后第 1 日换药，根据情况确定第二次换药时间，以后常规每月复诊一次（调整支架），6 ～ 12 个月拆除支架，术后 1 周可以淋浴。

② 乳房上提术后胸部使用弹力带加压 1 个月，且 1 个月内避免上肢剧烈活动。

③ 男性乳房脂肪抽吸和乳房腺体切除术后胸部需要 24 小时弹力加压包扎，2 ～ 3 天后可改穿弹力背心，坚持 1 ～ 2 个月，且 1 个月内避免上肢剧烈活动。

④ 手术后均需按医嘱口服抗生素、拆线、换药，拆线后两天可以淋浴。

六、生殖器整形

生殖器整形是指通过对生殖器先天性畸形或者后天缺损进行重建和修复，以达到恢复或者接近正常生理功能和外形的目的。

1. 分类

（1）女性生殖器整形术　包括处女膜修复术、阴道紧缩术、小阴唇整形术等。

（2）男性生殖器整形术　包括无痛液压治疗小儿包茎术、包皮环切术、包皮系带延长术、阴茎矫直等。

2. 术前准备

① 常规术前准备。

② 根据不同手术准备 8 ～ 12 号硅胶球囊导尿管、一次性引流袋、丁字带、截石位体位垫、1 号弹力网、0.9% 氯化钠注射液（冰）。

③ 术前 3 天清洁外阴，用温水或用 1∶5000 高锰酸钾溶液坐浴，每日 2 次，每次 10 ～ 15 分钟。

④ 手术前 1 ～ 2 天进流质饮食，利于手术后控制排便。

⑤ 手术当日按需要剃掉阴毛。

⑥ 局部有感染应控制感染后方可手术。

⑦ 女性患者月经来潮应改期手术，男性患者手术当日需穿宽松内衣和外裤。

3. 术后护理

（1）卧床休息 2 ～ 3 天，清淡饮食，预防便秘。

（2）术后拆线后 1∶5000 的高锰酸钾溶液坐浴，每日两次，每次 15 分钟。阴道紧缩术后 12 小时取出纱条，24 小时后同样方法坐浴。

（3）处女膜修复术后及男性生殖器整形术后 1 周尽量少活动，1 个月内避免剧烈运动。

（4）按医嘱口服抗生素、换药和拆线，手术后 1 个月内避免同房。

（5）无痛液压治疗小儿包茎术后，遵医嘱每日用凉开水翻洗阴茎包皮；洗前30分钟将利多卡因凝胶挤入包皮和阴茎头之间；洗后涂抹红霉素眼膏1～2ml，涂药后将包皮翻回自然状态。

（6）家庭导尿管护理

① 术后多饮水，以减少尿路感染。

② 导尿管外露部分不要再往尿道里插送，避免污染和减少尿路感染。

③ 尿袋放置位置不高于骨盆水平，防止尿液反流入膀胱引起尿路感染。

④ 尿袋内尿液充盈时，轻拔尿袋下方的阀门将尿液放出，然后将阀门用力按回，以免尿袋漏尿。

⑤ 导尿管保留1～2天，于术后次日下午拔除。

⑥ 拔除导尿管时要先将注射器尖端用力插入导尿管尾端侧方的硬质头的插孔内，顶紧接口注射器回抽其中的数毫升水，使导尿管尾端起固定作用的管腔变扁平后，再轻拉导尿管拔除。

⑦ 如在应用导尿管或拔除导尿管的过程中出现任何问题，及时与医师联系或来院处理。

七、毛发移植术

毛发移植手术是通过手术的方法让自体残存的、健康的毛发重新分布到其他区域的过程。

1.毛发移植范围

包括头发、眉毛、睫毛及会阴部毛发。

2.术前准备

（1）物品准备　口腔科手术床、毛发移植手术包、3倍放大镜。

（2）患者准备

① 术前1周嘱患者停服阿司匹林、维生素C等药物。

② 手术前一天常规清洗头发，确保手术区域的清洁，避免术后感染。

③ 术前一晚保证充足的睡眠，必要时口服地西泮等镇静药。

④ 手术当日晨用早餐，少饮含糖类食物，以减少术中排尿次数，减少感染的机会。因手术时间较长患者可自带方便食品做午餐，以补充机体能量。

⑤ 患者进入手术室后更换病服。

⑥ 必要时遵医嘱术前 30 分钟口服地西泮 5mg。

3. 手术后护理

① 术日晚睡眠时头抬高 $10° \sim 15°$。

② 术后 3 天可洗头，选用婴幼儿洗发水（刺激小），洗头时受发区不要用力抓挠，用指腹轻轻揉搓即可，严禁手抠结痂。

③ 移植的毛发（头发、眉毛）需要 6 个月左右重新生长出来，睫毛种植术后 3 天可清洗眼部。

④ 手术后食高蛋白、高维生素饮食，少吃辛辣刺激性食物，忌烟。

⑤ 术后遵医嘱口服镇痛药、抗生素，按时拆线、换药。

⑥ 术后 1 个月内，为防止枕后瘢痕增生、术区感染，少做或勿做低头、提重物、健身、游泳等活动。

八、拇外翻矫治术

拇外翻是指足指向外偏离第 1 跖骨及拇指通过关节的纵轴线，局部形成向内 $> 20°$ 的成角畸形。微创矫治拇外翻手术刀口小，仅 1cm 左右；手术时间短，痛苦小；不复发，效果理想；术后固定简单，患者早期即可下地活动。

（1）术前准备

① 常规术前准备。

② 特殊器械准备：动力系统 1 套、骨科器械、驱血带。

③ 术前遵医嘱拍足部 X 线片，术日带到手术室。

④ 术前清洁足部，剪指甲，擦掉指甲油。

⑤ 手术日着肥大下装，自备一双宽大的拖鞋。

⑥ 近期防止足部扭伤、挫伤，皮肤破溃。

（2）术后护理

① 手术后可自行回家，卧床休息 3 天，患肢抬高。

② 遵医嘱口服镇痛药、抗生素，按时拆线、换药。

③ 拆线后需要绷带包扎 6 周，绷带未拆除前坚持足趾功能锻炼（足趾伸屈活动）。如有问题可及时与医师联系。

④ 术后 1、3、6 个月来院复诊。

（3）术后建议穿鞋要宽松、舒适，少穿高跟鞋，以减少对足的摩擦和刺激，经常充分活动足趾。

九、腋臭去除术

腋臭去除术是通过微小的皮肤切口，将汗腺去除，以达到消除身体异味的目的。

（1）术前准备

① 常规术前准备。

② 备皮剃腋毛。

③ 自备特别肥大的内衣和外衣。

（2）术后护理

① 加压包扎，患肢抬高。

② 观察患肢血运，手部冰凉、麻木持续加重不缓解，或肿胀疼痛，及时联系医师来院复诊。

③ 术后上肢制动 5～7 天。

④ 按时拆线、换药，拆线后第 2 日可淋浴。

⑤ 1～2 个月内避免上肢剧烈活动。

（3）常见并发症

① 术后血肿：如果处理不及时可以导致皮瓣皮肤坏死、切口感染和延迟愈合等严重后果。

② 皮肤瘀斑：术后术区周围皮肤出现瘀斑，主要是术后包扎太紧，包扎部位皮肤血液循环较差所致。

③ 异味残留：主要是顶泌汗腺清除不彻底。

十、注射美容手术

凡通过局部注射的方法，将可注射材料直接注射于人体局部或特定部位，使人体的容貌或形体有所改观，起到增进容貌美或同时改善功能者，统称为注射美容术。

1. 注射用A型肉毒毒素

作为一种肌肉化学去神经药物广泛应用于整形美容外科领域中。

（1）治疗范围 局部注射鱼尾纹、额纹、眉间纹等去除皱纹，局部注射咬肌治疗咬肌肥大及治疗面部不对称，手足多汗症和腋臭等疾病。

（2）使用方法

① 剧毒药物，依据毒麻药物管理规定领取、使用、登记。

② 2～8℃冷藏或 -5℃冷冻保存。

③ 配置后2～8℃冷藏保存，4小时内用完。

④ 使用人员需经专业培训，并具有主治医师以上资格。

（3）常规术前准备。

（4）因有急性变态反应的病例，注射前抽取0.1%肾上腺素1支备用。

（5）术后护理

① 注射后观察20～30分钟后再离院，叮嘱患者勿做剧烈活动。

② 手术后2周内避免注射部位按摩、浸浴。

③ 禁止使用氨基糖苷类药物，如庆大霉素等。

④ 注射后1小时，每15分钟主动地做一些肌肉运动，如抬眉、皱眉等。

⑤ 注射治疗良性咬肌肥大，于手术后3天内间歇咀嚼口香糖，每日3次，每次持续15分钟。

⑥ 再次注射手术须间隔6～8个月。

⑦ 术后有任何不适，及时与医师联系或来院复诊。

2.注射用透明质酸钠凝胶（瑞兰2）

是一种真皮组织填充剂，通过填充面部皮肤修复皮肤表面轮廓，以达到满意的修复效果。

（1）治疗范围　鼻唇沟填充。

（2）使用方法

① 低于25℃储存，禁止冷冻，避免阳光照射。

② 使用人员需经专业培训，并具有主治医师以上资格。

③ 保存全息防伪标志、产品批号和产品识别码，粘贴于患者病历中。

（3）术后护理

① 术后可立即对注射部位进行冷敷，缓解注射部位的肿胀及不适感，可重复冷敷，每次5～15分钟。

② 注射后当日可出现注射部位红、肿、疼痛、淤血等征象，3～7天症状自行缓解。

③ 注射后2～3天出现隆起、不平现象，与医师联系重新塑形。

④ 瑞兰2会在人体内逐渐降解，维持时间6个月，治疗效果消失后可再次接受注射。

3.胶原蛋白植入剂

目前是运用最广泛的生物医学材料之一，具有高度的安全性和相容性。

（1）治疗范围　面部的各种皱纹填充及塑形。

（2）2～8℃冷藏保存。

（3）术后护理

① 注射部位轻微红肿、疼痛，3天内逐渐消失。

② 注射后6小时内不要碰触注射区域，24小时内避免沾水、外涂化妆品。

③ 注射后48小时内尽量保持注射部位呈静止状态，避免大哭、大笑等肌肉频繁运动。

④ 注射后1周内、1个月内复诊。

4.平阳霉素

用于体表血管瘤及浅表淋巴管畸形的治疗。平阳霉素为抗肿瘤药物，护理人员在接触药物过程中具有潜在危险性，抗肿瘤药可经过直接接触、呼吸道吸入或消化道摄入致医护人员职业损伤。

（1）接触化疗药物的防护　配制前洗手，穿一次性防护衣，佩戴口罩、帽子，戴双层手套，戴防护眼镜或眼罩，以减少呼吸道吸入及皮肤接触。

（2）配置过程中注意　防止药液外溢；注射后会有少量药液溢出，应以多层纱布按压针眼处；如果药液不慎溅在皮肤上或眼睛里，应立即用 0.9% 氯化钠注射液反复冲洗。

（3）使用过物品的处理　操作中使用的注射器、敷料及放置化疗药物的安瓿等物品应放在专用的塑料袋内集中封闭处理，以免药液蒸发污染室内空气。注射完毕后，需用 75% 乙醇擦拭操作台表面，室内开窗通风。

第三章　病区护理工作

第一节　病区的管理

病区是住院患者接受诊疗、护理及休养的场所，也是医护人员全面开展医疗、教学、科研活动的重要基地。病区的管理就是为患者提供一个安全、舒适、安静、整洁的就医环境，以满足患者生理、心理及整形治疗的需求，使患者安心配合手术、治疗，并早日康复。

一、病区设置和主要护理工作

（1）病区的设置和布局　每个病区设有若干病室、护士站、治疗室、换药室、麻醉恢复室、医师办公室、浴室、厕所、库房及护士休息室等。

病区实行科主任领导下的主治医师、护士长分工负责制。每个病区设 30 ～ 40 张病床为宜，每间病房设 1 ～ 3 张病床，并配有卫生间。病床之间应有布帘隔开，以便必要时遮挡患者。两床之间的距离不少于 1 米。

（2）病区的护理工作内容　临床护理的内容是以患者为中心运用护理程序对患者实施整体护理，满足其生理、心理和社会的需要，促使其早日康复。主要内容可归纳为：

① 准确评估患者健康状况，正确进行护理诊断，及时制订护理计划，全面落实护理措施，及时评价护理效果，并适时补充修改护理计划。

② 巡视病室，进行临床病情观察，了解患者的病情变化及治疗效果。

③ 正确执行医嘱，协助医师完成各项诊疗护理技术操作及抢救工作，杜绝各种差错事故的发生。

④ 了解患者心理需求变化，认真做好心理护理。

⑤ 做好患者的生活护理，满足患者舒适、清洁、安全的需要。

⑥ 做好病区的消毒、隔离工作，预防医院内感染的发生。

⑦ 开展健康教育，指导患者进行功能锻炼等自护活动。

⑧ 严格按要求书写和保管各种护理文件。

⑨ 做好入院、出院、转院及死亡患者的护理工作。

⑩ 做好病区的环境管理工作，避免和消除一切不利于患者康复的环境因素。

⑪ 开展临床护理科研，不断提高临床护理质量和水平。

二、病区的环境管理

医院是社会的一部分，病区是医院的一部分，护士要帮助患者尽快转变角色，适应病区这一特殊的社会环境。良好的病区环境是保证医疗、护理工作顺利运行，促进康复的重要条件，创造优美、舒适的休养环境是护士工作的责任，是医院管理的组成部分。从管理角度看，病区既是一个具有特殊性质的人文环境，又是一个必须符合医疗、卫生原则，满足患者身心需要的物理环境。它们构成了病区环境管理工作的重心。

1.病区物理环境的管理

物理环境对增进医疗效果，帮助患者适应患者角色具有不可忽视的作用。其管理的重点有以下方面：

（1）整洁的病区　整洁主要指病区的空间环境及各类陈设的规格统一、布局整齐，各种设备和用物设置合理、清洁卫生，达到避免污垢积存，防止细菌扩散，给患者以清新、舒适、美感。保持环境整洁的措施：物有定位，用后归位，养成随时随地注意清理环境，保持整洁的习惯；室内墙定期除尘，地面及所有物品用湿式清扫法；及时清除治疗护理后的废弃物及患者排泄物；非必需生活用品及非医疗护理必需用物一律不得带入病区。

（2）安静的病区　清静的环境能减轻患者的烦躁不安情绪，使之身心闲适地充分休息和睡眠，同时也是患者康复、医护人员能够专注有序地投入工作的重要保证。医护人员应做到：走路轻、说话轻、操作轻、关门轻。易发出响声的椅脚应钉橡胶垫，推车的轮轴、门窗交合链应定期滴注润滑油。积极开展保持环境安静的教育和管理。

（3）舒适的病区　舒适的环境主要指患者能置身于恬静、温湿度适宜、空气清新、阳光充足、用物清洁、生活方便的环境中，才有安宁、惬意、心情舒畅感。

① 舒适的温、湿度可使患者感到心境愉悦，安然处之。湿度过高，利于细菌繁殖，且机体散热慢，患者感到湿闷不适；湿度过低，则空气干燥，人体水分蒸发快，温度过高，易致呼吸道黏膜干燥。因此，应根据季节和条件因地制宜地采用开窗通风、地面洒水、空气调节器等措施，调节室内温湿度，保持病室温度 $18 \sim 22℃$，相对湿度 $50\% \sim 60\%$ 为宜。

② 良好的病室空气流通可以调节室内温、湿度，增加空气中的含氧量，降低二氧化碳浓度和微生物的密度，使患者感到舒

适，避免产生烦闷、倦怠、头晕、食欲差等症状，有利于病体康复。可以根据气候变化情况定时开窗通风，一般每次通风 30 分钟左右；病室应为无烟区；及时清除污物及不良气味。

③ 阳光充足的病室不仅能保护患者的视力，增加活力，且可利用阳光中的紫外线，发挥其杀菌作用，净化室内空气；适当的"阳光浴"还可以增进患者的体质，尤其是冬季的阳光，使患者感觉温暖舒适，激发情趣。但必须注意，阳光不宜直射眼睛，以免引起目眩；午睡时宜用窗帘遮挡阳光，不至于影响患者午休；室内的人工光源，既要保证晚夜间的工作、生活照明，又不可影响患者睡眠。

（4）安全的病区 可使患者心理松弛，可以避免意外事故，提高治愈率，增进护理的社会效应。所以应全力消除一切妨碍患者安全的因素，做好安全保障，避免各种因素所致的意外损伤。如浴洗室地面潮湿，致使患者滑倒跌伤；昏迷或儿童患者因未加床档、保护用具而坠床或撞伤；神志不清或躁动患者触接电源而灼伤等；杜绝医源性损害，如粗心大意引发的护理差错、事故，服务态度欠佳，致使患者心理失衡等。严格执行消毒隔离制度防止院内交叉感染。

（5）美观的病区 可调节患者的精神生活，包括环境美和生活美两方面的内容。

① 环境美：主要指布局、设施、用品整洁美，色调美。可在病室和病区内走廊摆设绿色盆景植物、花卉、壁画等，既能点缀美化环境，还能调整患者的心情。

② 生活美：主要指患者休养生活涉及的各个方面。如护理工具、餐具等生活用品美观适用；护士的心灵、语言、行为美；患者、医护人员的服饰美；医疗护理技术操作艺术美等。所有这些都按审美规律来做，就能激励患者热爱生活，调适护患心理距离，满足患者的精神心理需要。

2.病区人际环境的管理

医院是社会的组成部分，病区医护人员与患者及其亲属之间，医师与护士之间，由于工作的需要，构成了一个特殊的社会人际环境，在这个特定的人际环境中，护士所施行的护理管理工作，均与人际交往发生密切联系。因此，做好病区人际环境的管理工作，对于贯彻医院的管理制度，维持病区的正常秩序，改善医患关系，促进各项工作的有效运行，具有积极的示范、协调和推动作用。

① 建立良好的医护患关系：建立良好的医护患关系，有助于增加患者战胜疾病的信心。良好的护患关系取决于护理工作者正确的医学观和道德观，首先要使患者感到是受欢迎与被关心的，护士要维护他们的自尊，要根据患者的年龄、性别、民族、文化程度、职业、病情轻重等差异给予个性化的心理护理，必须做到：把患者视为社会的、不同心理与感情的人，而患者的心理状态又直接影响患者的治疗护理效果。因此首先应尊重、理解患者，视护患双方的地位平等；并重视患者的主诉，关心、满足患者对护理的需求。充分发挥患者的主观能动性，一切治疗护理活动均应取得患者及其家属的理解。以疏导、示范的方式帮助患者适应病区环境，积极配合治疗，遵守有关管理规定和制度。护士端庄的仪表、和蔼的态度、得体的言谈、良好的医德医风、丰富的专业知识、娴熟的技术都会带给患者心理上的安慰，从而产生安全感和依赖感。

② 建立良好的群体关系：同住一室的患者构成一个群体。护士是患者群体中的调节者。护士要引导他们互相关心、帮助、鼓励，共同遵守医院制度，积极配合治疗与护理，使病友间呈现愉快、和谐的气氛，有利于疾病的康复。另外家属的关心和支持，也可增强患者战胜疾病的信心和勇气，解除患者后顾之忧。因此，护士应与家属加强沟通，取得信任与理解，共同做好患者的心理护理。

三、病区人员的管理

（一）护理人员的管理

① 病房由护士长全面负责管理，科主任及各级医护人员都

应该尊重和支持护士长履行职责，做好病区管理。制定相关规章制度：查对制度、交接班制度、安全管理制度、差错事故报告制度等。

② 护理人员必须按要求统一着装，佩戴胸卡上岗。严格执行各项规章制度及操作规程，确保治疗、护理工作的正常进行。

③ 病区应保持安静、整洁、舒适、安全。护理人员应做到"四轻"，即说话轻、走路轻、操作轻、关门轻。

④ 病区陈设规范，室内物品和床单位摆放整齐，位置固定，任何人不得任意搬动，病床单位物品齐全、整洁，污染及时更换。

⑤ 护理人员应保持病区清洁、整齐，按时通风，保持室内空气新鲜。

⑥ 护理人员应对新入院的患者介绍医院的制度及环境，了解患者想法和要求，鼓励其树立战胜疾病的信心。

⑦ 护理人员态度要亲切和蔼、语言要温和，避免恶性刺激。对个别患者提出的不合理要求，应耐心劝解，既要体贴关怀又要掌握治疗原则。

⑧ 遵守保护性医疗制度，尊重患者，注意保护患者隐私。在检查、治疗和处理中要耐心细致，选用合适的器械，不增加患者痛苦。

⑨ 不要对患者谈论与工作无关的事情，以免造成不良影响。医院各科室间、医务人员间应协作配合。

⑩ 建立作息制度，合理安排检查、治疗时间，午间及晚间休息时保持病区安静，夜间灯光不宜过强，避免混乱。对其治疗、生活、饮食、护理等各方面的问题，尽可能设法解决。

（二）住院患者的管理

1.患者的权利

（1）有享受医疗的权利　患者最基本的权利就是有权获得良好的医疗诊治。包括：①享受平等医疗权，凡患者不分性别、国籍、民族、信仰、社会地位和病情轻重，都有权受到礼貌、周到、耐心细致、合理连续的诊治；②有权享受安全有效的诊治，凡病情需要，有助于改善健康状况的诊断方法、治疗措施、护理条件都有权获得；③有权要求清洁、安静的医疗环境，并有权知道主管医师及护士的姓名；④患者有权了解有关诊断、治疗、处置及病情预后等确切内容和结果，并有权要求对此作出通俗易懂的解释；⑤患者有权决定自己的手术及各种特殊诊治手段，未经患者及家属的理解和同意，医务人员不得私自进行；⑥有权了解各种诊治手段的有关情况，如有何副作用，对健康的影响，可能发生的意外及并发症、预后等。

（2）有拒绝治疗的权利　患者在法律允许的范围内可拒绝治疗，也有权拒绝某些实验性治疗。但医师应说明拒绝治疗的危害。在不违反法律规定的范围内，有权出院，但必须由医院和医师作出对其出院及后果不负任何责任的签字。

（3）有要求保密的权利　患者在医疗过程中，对由于医疗需要提供的个人各种秘密或隐私，有要求保密的权利；患者有权对接受检查的环境要求具有合理的声像方面的隐蔽性。由异性医务人员进行某些部位的体格检查治疗时，有权要求第三人在场；在进行涉及其病案的讨论或会诊时，可要求不让不涉及其医疗的人参加；有权要求其病案只能由直接涉及其治疗或监督病案质量的人阅读。

（4）有参与评估的权利　患者在接受治疗的过程中，对施治单位或个人各个环节的工作有权作出客观、恰如其分的评价，无论由谁支付医疗费用，患者都有权审查自己的账单，并有权要求解释各项支出的用途。

（5）有监督维护自己医疗权利实现的权利　患者在享有平等的医疗权的同时，也有维护这种权利实现的权利，在其医疗权受到侵犯、生命受到威胁而又被拒绝治疗时，患者有权直接提出疑问，寻求解释或通过社会舆论提出批评，要求有关医疗单位或人员改正错误，求得解决。

2.患者的义务

① 患者有积极配合医疗、护理及遵守住院规则的义务。

② 护士应成为患者权利的忠实维护者，还要通过积极宣传和指导，使之承担患者应尽的义务。

3.患者守则及住院制度

① 住院患者应遵守住院规则，听从医护人员的指导，与医护人员密切合作，服从治疗和护理，安心休养。

② 住院患者应遵守病房作息时间，经常保持病室内环境整洁与安静，不随地吐痰，不在室内吸烟和喧哗。

③ 住院患者的饮食须遵照医师的决定，接受医师和护士的饮食指导。

④ 住院患者未经许可不得进入诊疗场所，不得翻阅病历及其他有关医疗记录。

⑤ 住院患者不得随意外出或在院外住宿。如有特殊情况，须经医师批准后方可离开。

⑥ 住院患者应爱护公共财物。

⑦ 住院患者可以携带必需的生活用品，其他物品不得带入，贵重财物自行保管，严防遗失。

⑧ 为了避免交叉感染，患者不得乱串病房或自行调换床位，非探视时间不许会客。

⑨ 患者如有不遵守院规或违反纪律者，应及时劝阻和教育。

⑩ 住院患者及家属应遵守探视及陪伴制度，探视者不得影响患者的休息和医疗护理。

第二节　病区换药室的工作

换药工作是整形美容外科病房日常医疗护理工作的重要组成部分，换药室工作的好坏直接影响着手术治疗的效果。

一、换药室的功能

（1）提供更换敷料的场所　医师可以在换药室通过为患者更换敷料，检查及处理伤口，以保证伤口的正常愈合，利于移植组织的正常生长。

（2）提供术前准备工作场所　医师可以在此为患者设计手术方案，探测血管的走行，绘制皮瓣或手术切口的标志，制备修复代用品的模型，术前处理肉芽创面。

（3）便于处理术后并发症　某些术后并发症须在换药室内处理，如伤口出血的止血、伤口裂开的缝合、移植组织血运障碍的处理及肉芽创面的处理等。

二、设置换药室的必要性

（1）换药应严格执行消毒隔离与无菌操作制度　整形美容外科患者的伤口多种多样，包括无菌缝合的一级切口、大面积的开放性伤口、新鲜或陈旧的肉芽创面，以及延迟不愈的慢性溃疡等；污染或感染的程度也各不相同。一般常需要多次换药，故受环境污染和交叉感染的可能性极大。因此，对于换药室环境、空气、器械、敷料等的消毒隔离和换药工作中的无菌操作要求十分严格，这样才能避免伤口的外源性感染，保证正常良好的愈合。

（2）换药应有良好的条件　基于整形美容外科手术范围面积广、部位多，有些还比较隐蔽，缝合又细密，而且换药次数多、难度大、时间较长，有些手术切口的设计、术前检查、皮肤准备等均需在换药室进行。这就要求换药室有良好的操作条件，如室内面积、光线、室温等，便于医师、护士操作。

（3）换药时须有护士的默契配合　整形美容外科患者术后换药一般均由医师亲自进行，由于手术范围广，从头皮到足底，如表浅组织的修整、形态功能的改善、各种组织的移植、外表器官的再造等，与其他专业有交叉联系，所以全部换药过程都离不开护士的默契配合，及时保障换药过程中所需要的器械、敷料及其他用品的供给。

三、换药室的设置与要求

（1）便于隔离的环境位置　换药室应设在病房的一端，不与病室紧密相邻，以便于保持一个相对隔离的环境。一般应设两个房间，一间用于无菌伤口的换药，另一间用于一般的包括感染伤口的换药及术前检查、设计和皮肤准备。

（2）照明及通风设备　换药室内要求自然光线充足，通风设备良好，还应配备室内温度调节器及辅助照明，如无影灯、地灯等设备。

（3）有良好的卫生设施　换药室内应配备紫外线消毒灯，用于室内空气消毒。安装洗手池。

四、换药室制度

（1）一般管理制度

① 换药室应由具有一定临床工作经验和技术水平较高的护士负责管理，严格执行消毒隔离和无菌操作制度，对任何违反换药室制度和无菌操作的行为都有责任监督和制止。

② 非换药人员及家属等闲杂人员均不得进入换药室内。

③ 门诊患者不得进入病房换药室换药。

④ 禁止在换药室内拆石膏；患部有石膏绷带固定者，换药前应在病室内拆除后再进入换药室。

⑤ 换药室护士必须保证患者换药所需敷料及物品的供应；凡需特殊材料者，应由医师提前通知换药室护士进行准备。

⑥ 换药室内专用器械及物品一般不得外借，特殊需要时必须经病房护士长批准；非换药室专用物品或私人用物一律不得携带入内。

⑦ 为保证换药室的清洁消毒隔离及各项常规工作的进行，应根据医师的具体工作情况将换药工作集中固定在一定时间，非特殊情况不在晚间进行换药。

⑧ 换药时应该安排患者卧位或坐位，切不可让患者站立换药；多人或男女患者同在一室换药时应用布帘或屏风隔开。

（2）消毒隔离制度

① 医师、护士进入换药室必须穿工作服，戴工作帽及口罩，每次换药前后均须用肥皂或洗手液彻底洗手，为感染伤口换药后

须用有效浓度的含氯消毒液洗手。

② 凡接触伤口的器械、敷料及药品等，必须进行高压灭菌处理；灭菌包应注明有效期，夏秋季节（5～10月）为1周，春冬季节（11月～次年4月）为两周，潮湿多雨地区应根据本地区情况缩短有效期，但棉球罐等使用频繁无抗菌能力的无菌物品则应每24小时更换一次。

③ 严格区分无菌区和非无菌区，清洁区和污染区，并标上明显标志；严格按区域分别放置无菌器械、敷料及各种物品；无菌物品要专柜放置，并有定期消毒制度。

④ 已被污染的敷料、器械及物品应及时处理和更换。有脓、血污染的器械应用75%乙醇棉球擦净后及时送供应室清洗、消毒、灭菌。精细锐利的器械应单独处理、存放。

⑤ 换下的污染敷料要放在带盖的污物桶内及时送去焚化；布类用品及时送洗，禁止在换药室内过夜。

⑥ 换药根据伤口情况应安排先后顺序，先换无菌伤口，后换感染伤口，即无菌供皮区——拆线——未愈合伤口——一般伤口——一般感染伤口。

⑦ 患者有特殊感染的伤口（如铜绿假单胞菌等）时，严禁医师在换药室内换药，应由护士准备好无菌盘及所需物品置于专用换药车上，推至患者床旁进行换药；操作者应戴一次性手套；换药完毕所用的污染敷料及手套一并装入医用垃圾袋内，立即送焚化；其他器械及布类敷料分别单独进行双蒸处理；换药车用消毒液擦拭。

（3）无菌操作原则

① 医师独自一人进行换药时，应根据患者的伤口情况，按顺序一次备齐敷料及器械，凡接触伤口辅料者不得再接触供应台上的无菌物品，需要时应重新洗手后方可再取，以保持无菌台面的清洁。

② 开瓶后的无菌溶液（如0.9%氯化钠注射液等），应标明开瓶时间，超过24小时则不可继续使用。

③ 换药室护士协助医师换药只负责供应工作，不得接触患者伤口，不给患者解开绷带、揭敷料；多个患者换药时，每位患者用过的器具及换下的敷料，由医师放置在规定地方；全部换药完毕后由护士集中处理，严禁将揭下的敷料任意放置在床上、桌上或地上。

五、换药室的常规工作

（1）清洁工作

① 每日打扫一次，用含氯消毒液擦换药车、换药床、物品柜、器械柜的尘土；每日换药结束后用含氯消毒液擦地面；每月大扫除一次，用含氯消毒液冲刷地面、墙面，保证室内窗明几净。

② 换药时使用一次性隔离单置于换药床上，做到一人一单，及时更换。

（2）器械管理

① 每日清点检查常用物品，每月总清点检查一次，保证一次性无菌物品种类及数量齐全，其他器具使用性能良好，发现损坏应及时报告护士长补充更新。

② 每日检查无菌包的有效期，到期物品应及时更换或重新灭菌。

③ 操作台上的器械盒、油纱盒等无抗菌能力无菌物品，一经打开使用不得超过 24 小时，无菌持物钳每 4 小时更换。

（3）空气消毒及检测

① 每日换药结束后先通风换气 30 分钟，然后用紫外线灯照射 60 分钟后再通风换气 5 分钟，以减少室内的臭氧气味；准确记录紫外线灯照射时间。

② 每周用 95% 乙醇纱布擦拭紫外线灯管一次，以保持灯管表面清洁；发现灯管表面有灰尘或油污随时擦拭。

③ 每 3 个月或每 100 小时用紫外线强度指示卡对紫外线 KJ 管进行测定（具体测定方法按有关部门规定进行），以检测紫外线灯管的性能，便于及时更新。在不具备检测的条件下，可根据

紫外线灯管照射的累计时间计算。每只灯管使用寿命约为 1000 小时，当使用时间达到 3/4 时应予以更换。

④ 每月进行一次换药室内空气的细菌培养。

六、基本换药技术

换药室护士根据医嘱进行或参与一定的换药配合工作，所以换药室的护士应具备一定的基本技能，才能更好地完成此项工作。

1.拔引流条或拆线

缝合伤口留有引流条者，一般在术后 24～48 小时拔出，置负压引流管者在确诊无积液吸出后拔除；伤口拆线时间可根据伤口的部位和性质不同，一般应按医嘱执行。伤口在颜面部者一般直接缝合，可于术后 5～7 天拆线；锁骨上、腹部伤口在术后 10 天拆线；游离植皮拆线，在关节等活动部位，一般延长到 14 天左右；手部伤口者术后 10 天；皮管及皮瓣的缝线在术后 10～14 天拆线，若张力较大可延长 2～4 天。

（1）用物准备　换药用具 1 套（包括换药碗、镊子、止血钳各 1 把）、剪刀 1 把、75% 乙醇棉球、0.9% 氯化钠注射液棉球、凡士林油纱或溃疡油纱布及适宜的纱布敷料、胶布、绷带及弯盘等。

（2）操作步骤　除去敷料，观察缝线周围皮肤有无红肿、感染、积液或积血等。用止血钳夹持 75% 乙醇棉球消毒伤口及周围皮肤。拔除引流物前应轻压患部并观察有无积血或积液，如仍有时，应将引流条或引流管稍做旋转或拔出一点，重新包扎，继续保持一天。需拆线的伤口，若愈合情况良好可一次拆除；较大的缝合伤口或缝合有张力的伤口应做间断拆线，待 1～2 天后再全部拆完。拆线后如发现伤口愈合不良，可用创口黏合胶布粘贴，用汽油棉签擦去伤口周围皮肤的胶布痕迹，伤口处覆盖凡士林油纱布和无菌敷料，并用胶布绷带固定。

2.肉芽创面的换药

（1）用物准备　同缝合伤口拆线。

（2）操作步骤　首先应观察创面的肉芽成长情况，正常的新鲜健康肉芽创面可用 75% 乙醇棉球消毒伤口周围皮肤。用无菌 0.9% 氯化钠注射液冲洗创面，或用 0.9% 氯化钠注射液棉球蘸净创面分泌物，然后用干棉球蘸干，再用 75% 乙醇棉球消毒创面周围皮肤。用凡士林油纱布或溃疡油纱布一层覆盖创面，多层纱布包扎。

（3）对肉芽组织不健康创面的处理　应根据所见情况予以相应处理。①水肿肉芽：肉芽色苍白、表面臃肿，生长过度，常突出于创面，触之有浮动感，3% ～ 10% 高渗氯化钠或 10% 硫酸镁溶液湿敷，并进行加压包扎；水肿肉芽创面不宜用油纱布覆盖，因其不吸收渗液，反而会促进水肿肉芽的增生；②陈旧性肉芽：肉芽色暗红，不新鲜，有时其表面有一层猪油样分泌物，创面高低不平，呈陈旧性出血状态，生长缓慢。创面周边常有一圈硬化皮阻碍生长，俗称"锁口皮"，应予揭取，肉芽创面应轻轻剪平。但不可粗暴乱刮，以防仅存的少许肉芽结缔组织被全刮去，随即用 0.9% 氯化钠注射液棉球压迫止血，其换药不可过勤，换药时也不可过分擦洗。必要时局部可用去腐生肌的中药敷用，以促进坏死组织脱落；③炎症肉芽：肉芽易出血，表面有较多脓性分泌物，创面周围可有红肿，患者自觉局部疼痛，应加强局部抑菌、灭菌处置，取创面拭子做细菌培养及药物敏感试验，选用对细菌敏感的抗生素行局部创面的湿敷，保持引流通畅。这种肉芽创面换药应较勤，可每日更换；④坏死肉芽：肉芽呈灰白或紫黑色，表面污秽或干燥，有时为干痂，应将坏死部分剪除，并注意改进创面局部的血液供应，加强营养。肉芽创面经以上处理，如面积过大，仍然难自行愈合者应做埋管湿敷后进行表皮移植修复。

3.创面埋管湿敷换药法

用于肉芽创面，其目的是清除分泌物及污染物，清洁创面，促使新鲜上皮生长或为创面做表皮移植准备。

（1）用物准备　换药用具一套（同拆线的用物准备），另备湿敷溶液、细孔及大孔纱布、乳胶或硅胶的注液管。

（2）操作步骤　按常规消毒肉芽创面，紧贴创面覆盖一层细孔、吸水性强的纱布（以利于引流和防止肉芽组织长入纱布孔内）。覆盖 2～3 层的大孔纱布，并将注液管（管的末端用线扎紧，环管周相错剪穿多个小孔，使注入液体均匀分布）盘在大孔纱上，其开口端留在大孔纱外，用无菌纱布包扎并以胶布固定在正常皮肤上。在注液管上再依次覆盖几层凡士林油纱，最后加棉垫并行加压包扎。按医嘱每日 4～6 次注入湿敷液，如 0.9% 氯化钠注射液、呋喃西林或乳酸依沙吖啶（利凡诺）溶液，也可根据细菌培养结果及药物敏感试验的结果给予不同的抗生素溶液，每次注水量按创面大小而定，以能保持内层敷料湿润为度，一般 20～30ml 即可，过多浸透外层敷料则影响无菌状态。操作时应严格掌握无菌技术，否则可经注液管引起感染。一般情况不主张抗生素局部使用，因较易引起变态反应，并增加细菌的抗药性。但根据整形美容外科多年使用经验，抗生素局部湿敷，较全身使用更为有效，并能迅速地控制肉芽创面的感染。

4.供皮区换药

供皮区一般应在术后 2 周进行第一次换药，检查创面愈合状况，如果在此以前发现供皮区敷料有特殊臭味，或者有脓性分泌物渗出，或有较严重的疼痛感，并伴有体温升高时，提示局部发生感染，应提前换药检查和处理。

（1）用物准备　同一般换药。

（2）操作步骤　轻轻地揭除各层敷料，保留归蜡绸。用 75% 乙醇棉球消毒供皮区周围皮肤。如归蜡绸干燥且紧贴创面，则不要勉强揭开，待第二、三次换药时任其自然分离脱落，或将消毒凡士林涂搽在归蜡绸上，也可覆盖 1 层凡士林油纱，再次换药时便可揭除归蜡绸。揭除归蜡绸后，用凡士林油纱覆盖创面，再按常规加压包扎。3～5 天后再次换药，可用弹性绷带或护腿包扎。

（3）供皮区创面部分感染的处理　第一次打开敷料如发现有供皮区部分感染时（部分归蜡绸浮起，下有积液），应以无菌剪刀剪去浮起的痂蜡绸，用生理盐水棉球清洁创面分泌物，其他部位的痂蜡绸仍保留，但应以乙醇棉球消毒并覆盖凡士林油纱或溃疡油纱，然后用纱布棉垫加压包扎，再次换药的时间根据感染情况而定。

（4）供皮区大部分感染的处理　发生较严重感染的供皮区分泌物甚多，痂皮积聚，创面很脏。此时换药前必须先做细菌培养和药物敏感试验，然后再做冲洗。具体操作：先以2%肥皂水棉球擦洗创面，清除坏死组织和脓液。用0.9%氯化钠注射液充分冲洗，边冲边用棉球擦拭创面积垢。用干纱布擦掉周围皮肤的水迹，创面敷贴溃疡油纱，或根据药物敏感试验结果用敏感抗生素混合液做湿敷，最后按常规加压包扎。在每次更换敷料时一定要注意保护创面，勿损伤新生上皮组织，尽量使之自愈。对感染严重，破溃较深的供皮区形成经久不愈的肉芽创面时，应先控制感染，可用埋管湿敷换药，待新生肉芽出现后再行表皮植皮或中厚植皮，以消除创面。

七、整形美容外科手术前皮肤准备

对行外科手术的患者进行手术区域的体毛清除叫备皮。

1.备皮目的

整形美容外科手术前剃除切口周围的毛发，是为了防止手术时毛发误入伤口内，引起异物感染。

2.皮肤准备范围

（1）头部、耳部手术　男性患者剃光头；女性患者一般剃除切口周围5～6cm头发，其余头发可梳理编成辫子。

（2）面部手术修面，剪除鼻毛。

（3）颌颈手术　剃毛范围为颈部周径及环耳周1cm，前胸至乳头平线，修面、剪除鼻毛。

（4）胸部手术　剃毛范围为上过肩、下至脐平线，双侧至腋后线。若为单侧胸部手术，单侧剃腋毛对侧应达锁骨中线（头中线）。

（5）腹部手术　剃毛范围为上起乳头平线，下至耻骨联合部，双侧达腋后线，剃阴毛。若单侧腹部手术者，对侧达乳中线。

（6）背部手术　剃毛范围为上过肩，下至第四腰椎水平线，双侧达腋前线，剃腋毛，单侧达对侧的肩胛中线。

（7）上肢手术　剃毛范围为上过肩颈根部下至指端，剃腋毛，剪指甲。若上臂手术者，下至肘下10cm。采用臂丛麻醉者应剃去同侧腋毛。

（8）下肢手术　剃毛范围为上起腹股沟，下至趾端，剪趾甲；股部取皮者应下膝下10cm，剃阴毛，剪趾甲；小腿手术，自足端至膝上10cm，剪趾甲。

（9）会阴及肛门手术　剃毛范围为上起髂前上棘水平线，两侧包括股内侧上1/3，后至腰骶关节平面，包括骨臀部、会阴部，剃阴毛。

3.备皮方法

嘱患者先沐浴，根据手术需要及备皮范围仔细剃除该区域毛发。对陈旧性瘢痕者要特殊处理，要求患者术前2～3天泡洗，使积垢软化，再小心剃除，以保证术野无毛发、无污垢、无破损。

4.备皮用物

治疗盘、一次性备皮刀、纱布。

第三节　整形美容外科围术期的护理常规

一、入院护理

（1）床单位的准备　护士应将病床的备用床改为暂空床，并备齐用物。

（2）健康评估

① 为患者测量生命体征，进行护理评估，整形专科评估。

② 观察患者全身健康状况，如有无上呼吸道感染或其他不适，对患儿还应了解近期内是否接触或患过急性传染病，如水

痘、麻疹、腮腺炎等。通过定时测量体温、脉搏、呼吸、血压和实验室检查，进一步了解患者是否有潜在的疾病，作为医师在手术前的参考依据。

③ 了解患者伤病或畸形发病的原因、部位、性质、时间及伤病部位的现状（如有无瘢痕挛缩或有无创面、湿疹、脓疮等），根据具体情况做相应的处理，如浸洗、换药、抬高患肢以及卧床休息等，以促进伤口愈合。

④ 了解患者的生活习惯，如饮食、睡眠及兴趣爱好，是否吸烟和生活自理程度等，以便按具体情况给予恰当的护理。对术后需卧床或行姿势固定者，应嘱患者在床上练习排便及行姿势固定体位的训练。

⑤ 评估患者的精神、心理状态，整形美容外科患者有些涉及功能和形态，患者对手术效果顾虑多，而且往往报以较高的期望，以为通过手术能完全恢复伤病前的形象或能"改头换面"变得更加美好。为此，护理人员应该理解他们的心情，并与医师密切配合，耐心地做好恰如其分的解释工作，使患者能面对现实，正确地对待治疗及其效果。

（3）入院宣教　向患者介绍医院环境、主管医师及责任护士、住院相关制度，如住院守则、设施使用、陪床制度、安全管理制度等。

二、手术前护理

（1）完成各项检查　协助医师准确及时地做好患者的全面检查，如手术前需做血常规，尿常规，出、凝血时间，血型及肝、肾、心、肺功能等检查。必要时做 CT、磁共振及三维 CT 等检查；病变部位的 X 线片、造影检查及患部的普通摄影记录，必要时还要为患部做蜡或石膏模型，作为立体形象记录，以便于手术前后做对比。护士应了解各种检查的目的、意义及其正常值，如发现异常或有遗漏的项目应及早与医师联系，进行必要的纠正及处理。

（2）心理准备　评估患者的身心状况，护士向患者说明麻醉、术中及术后可能遇到的问题（如饮食、体位固定等），以及如何正确对待，使他们有充分的思想准备，以减轻其术前害怕、紧张、焦虑、恐惧等心理问题，增加患者参与治疗和护理的意识，建立面对现实，稳定乐观的心理状态，解除思想顾虑，更好地配合手术及治疗，有利于机体更快地康复。

（3）皮肤准备　手术前一天，彻底清洁皮肤，嘱患者剪指（趾）甲、沐浴。护士遵医嘱按备皮范围剃去术区毛发，清洁皮肤，防止切口感染。对不能自理者，护士应协助进行。对行颜面部美容手术不剃头发者，则分别于术前一天下午及晚上用1%～2%碘伏洗头一次，用无菌治疗巾擦干后戴上无菌网帽，睡前在枕头上铺两块无菌治疗巾；术晨按上法再洗头一次，擦干后护士戴无菌手套将头发梳理编辫子，戴无菌帽。洗头时注意勿使消毒液流入眼、耳内，以免引起不适。同时还应修面、剪鼻毛、清洁口鼻腔，再次沐浴后更换清洁衣服，有溃疡或肉芽创面者，沐浴后应用2%肥皂水及0.9%氯化钠擦洗创面后进行湿敷换药。行肛门会阴部手术者，应从术前三天起开始用温水或1∶5000高锰酸钾溶液坐浴，每日两次，每次10～15分钟。

（4）胃肠道准备　全部麻醉手术前一天服用泻药或灌肠，以排除粪便。术前12小时禁食，4～6小时禁水，防止麻醉或手术过程中因呕吐物误入气管引起窒息或吸入性肺炎。

（5）配血及药物过敏试验　根据手术大小，按医嘱提前备血做好药物过敏试验。

（6）保证休息　术前应保证良好的睡眠。为了使患者得到足够的睡眠和减少精神上的紧张，术前一天晚睡前按医嘱给予镇静剂。

（7）病情观察　了解一般情况，注意观察病情变化，测量患者的体温、脉搏、呼吸、血压及体重并记录，询问女性患者是否有月经来潮。如发现生命体征异常者应检查原因，女性患者月经来潮，都应及时通知医师，以考虑是否需延期手术。

（8）术晨准备　术晨护士应再次检查术区皮肤准备的范围是否正确及完善，有无破溃或疖肿。肢体手术者，用 75% 乙醇或碘伏消毒后用治疗巾包裹；颜面部手术者，应嘱患者清洗后不可用任何化妆品及油脂类润肤膏；眼部手术者，要冲洗结膜囊及滴眼药水；口鼻部手术者应用 1.5% 过氧化氢与 0.9% 氯化钠注射液棉签清洁口鼻腔；有创面者，应用 0.9% 氯化钠注射液纱布湿敷换药，但不可覆盖油纱；阴道手术者，应按医嘱冲洗阴道。根据不同手术的需要按医嘱安插胃管及留置导尿管，并固定。患者去手术室前应排空膀胱，取下眼镜、活动义齿、发夹、手表及贵重物品，应当面交给护士长妥善保管，病房护士将病历、胸腹带（必要时）及其他所需物品送往手术室或当面交给手术室护士。

（9）手术后用物准备　患者去手术室后，病房护士应根据手术的性质、方法、部位及麻醉等要求做好相应的准备。

① 床单位的准备：更换床上用品，铺好麻醉床（便于搬移患者），如病情较重或需要隔离的患者，应准备单间，便于观察护理。

② 准备支架：如为胸或腹部皮管、皮瓣成形或转移、尿道下裂修复及下肢术后等，应准备支被架，以保护术区，防止足下垂。姿势固定术后应安装牵引支架，以便于抬高患肢和患者在床上活动。

③ 引流装置的准备：凡术后带有引流管（如乳房再造、会阴部手术等）者，应准备无菌引流瓶于床旁备用。

④ 其他用物准备：如输液架、血压计、听诊器、吸引器、弯盘，必要时还应准备多普勒血流测定仪、皮温计、胃肠减压器、输氧装置及急救用品等。

三、手术后护理

（一）妥善搬运患者

手术后患者回病房，病房护理人员应协同护者，将患者谨慎安全地搬移至病床（搬移的方法按基础护理的操作要求），动作要轻巧，不可用力拖、拉或震动患者，以免因体位的改变引起血压的波动，或影响肢体、敷料的固定及输液、引流管道的固定。

（二）保持正确体位

按医嘱要求给予患者恰当舒适的卧位，保持呼吸道通畅，防止误吸。

① 全身麻醉术患者，去枕平卧，头偏向一侧；腰麻术后平卧6小时；颈、胸、腹部手术患者，麻醉清醒后可改为半卧位，抬高床头30°～40°；头部手术患者，麻醉清醒后可改为半卧位，抬高床头15°～30°；脊柱手术后患者，需卧硬板床；四肢手术后患者，应抬高患肢。

② 麻醉平稳后给予患者保持正确的卧位，如胸、腹部手术后给予平卧，双膝下垫软枕使双膝微屈，以利于放松腹部肌肉；头面部手术一般应给予半卧位；四肢手术应抬高患肢，可利于静脉回流，减轻手术部位的肿胀；颈部植皮术后多采用仰卧、肩部垫高位，在肩部下置软枕使头呈后仰位，以减少颈部植皮术后皮片的挛缩；无卧位限制者，可随意卧位，以舒适为原则。在安置患者的过程中，应同时留心观察患者的皮肤有无异常，如有无破溃、压伤等，以便及时处理。

（三）病情观察

（1）监测生命体征　术后回病房后应及时向有关人员（医师或手术室护士）了解术中病情变化、用药情况及注意事项，查看医嘱，有疑问应询问清楚，以便于正确地执行医嘱。同时当面交接清点物品，以免遗失或误解。根据病情及时监测血压、脉搏、呼吸至生命平稳。测量及记录体温、脉搏、呼吸及血压，观察生命体征的变化，测量的间隔时间应按医嘱，如无特殊医嘱则根据手术大小和病情变化而定，一般常规在术后3～5天每日测4次，正常后可改为每日2次；对血压的观察，应在接患者后立即测量1次，以后视情况而定。

（2）患者一般情况的观察　包括患者的意识、精神状态、面色、疼痛、睡眠、饮食及出入量等，如发现异常应了解原因并与医师取得联系，及时处理。

（3）观察伤口渗血、渗液情况　整形外科手术后，对局部伤口的观察和正确的护理，往往关系到手术的成败，因此要特别注意：伤口有无渗血、渗液；术区有无不正常的疼痛；敷料包扎是否松脱；肢体或局部制动是否确实；移植体或肢端血运是否正常。如发现异常，应针对其具体情况及时给予处理。口内切口患者应按要求给予口腔护理。

（4）各种管道的护理　妥善固定输液通道、各种引流管、尿管，防止脱落，扭曲，保证其通畅。注意观察引流液、尿液的颜色、性质和量，按要求准确记录出入量。

（5）营养支持　术后应维持患者的营养需求，促进伤口愈合。禁食期间应及时给予患者营养支持，保证水及电解质平衡。根据手术要求和医嘱护士给予正确的饮食指导，并做好入量纪录。

（6）疼痛护理　护士应向患者解释疼痛的原因及可能持续的时间，做好心理护理，保证正确舒适的体位，室内环境安静、整洁、舒适，必要时遵医嘱适当给予镇痛剂，并观察结果。

（四）术后常见并发症的预防及处理

1.恶心、呕吐

（1）术后恶心、呕吐的常见原因　①麻醉药物的反应（如吗啡类药物）；②电解质的紊乱；③咽喉部的刺激（肿胀、血凝块或分泌物）；④精神心理因素；⑤其他，如低血糖、缺氧、颅内压升高等，均可引起恶心、呕吐。

（2）预防及处理　①消除原因，按医嘱给予镇静或镇吐药物；②呕吐时将患者头偏向一侧并及时吸净呕吐物，给患者用温开水或冷开水漱口；③观察呕吐物的性质及量并记录，必要时送标本检验；④如为口周手术者，应用油纱布保护敷料，以保持敷料的清洁，防止伤口污染。

2.腹胀

（1）常见原因　整形美容外科术后患者腹胀多发生在椎管麻醉后，胃肠道功能受到抑制尚未完全恢复，或术前肠道准备不佳，进食过早或进易产生气体的食物等，造成肠腔内积气过多所致。另外在腹部手术后（腹部取皮）局部包扎过紧和长期卧床制动，导致肠道蠕动减慢，也可引起患者术后腹胀。

（2）预防及处理 ①消除引起腹胀的诱因；②用肛管排气或胃肠减压；③腹部置热水袋、按摩或针灸（针刺主穴足三里，辅以天枢、关元，艾灸神阙穴）；④必要时按医嘱给予拟胆碱药物，如新斯的明，以促进肠蠕动。对老年、儿童患者应观察是否有肠梗阻或肠套叠的体征。

3. 尿潴留

（1）常见原因 多因手术麻醉药对自主神经不同程度的抑制，降低了排尿反射，膀胱逼尿肌松弛，括约肌反射性痉挛，或不习惯卧床排尿，长时间不排尿，膀胱膨胀过度，使膀胱括约肌失去收缩能力所致。

（2）预防及处理 ①估计患者手术持续时间较长时，应于术前留置导尿管，使术中持续引流尿液；②注意观察患者膀胱充盈情况，如术后 8 小时尚未排尿，而膀胱膨胀者，应消除其顾虑，积极鼓励患者自行排尿，并协助患者改变体位，下腹部置热水袋敷和轻轻按压；③用流水声或温水缓慢冲会阴部，以引起其排尿的反射；④针灸（三阴交、阳陵泉、关元、百会、曲骨等取 2～3 穴位针刺或艾灸中枢、中极等穴位）。如无效，应严格按无菌技术操作给予导尿，如膀胱极度膨胀，第一次放尿不可过多（400～500ml），以免引起突然收缩造成膀胱内压骤降，导致虚脱或出血。导尿后可暂时留置导尿管，待患者能自主排尿时再拔除，以避免反复导尿增加感染的机会和患者的痛苦。

4. 肺部并发症

（1）常见原因 虽多见于胸腹部大手术，但在整形美容外科也非例外，其原因为：①麻醉药及气管内插管的刺激；②手术时间过长、麻醉较深；③误吸入呕吐物或血液（如唇腭裂手术）；④术后胸腹部包扎制动，致使肺换气不足（如取肋软骨或取皮术）；⑤术后因伤口疼痛，患者不愿或不敢深呼吸、咳嗽排痰、

⑥术前有慢性气管炎或长期吸烟史；⑦老、幼及体弱患者机体抵抗力差，易罹患上呼吸道感染等，均可造成肺部并发症，如支气管炎、肺炎、肺不张（部分或一叶）。

（2）预防及处理　①在不影响伤口固定的原则下应鼓励患者早期下床活动或在床上活动，如做深呼吸、定时翻身叩背；②对长期吸烟者，应劝阻其吸烟，手术前后1周内禁止吸烟；③注意患者的饮食，增加其机体抵抗力，对老幼弱患者更要注意保温；④术后按医嘱给药，如抗生素、祛痰药及镇痛药等；⑤鼓励患者进行主动有效的咳嗽训练，促其排痰，也可采用蒸汽吸入或超声雾化吸入等方法湿化呼吸道。

5.伤口出血

（1）常见原因　术后伤口出血可分为原发性出血和继发性出血。前者多发生在术后数小时内，多因手术中止血不彻底或局部浸润麻醉时曾加用过肾上腺素，使血管暂时收缩后复又扩张所致；后者是因创面感染或坏死，涉及较大的动脉而出血，一般发生在术后6～10天（常见有腭裂术后出血、扩张器置入术后出血）。术后应密切观察患者生命体征及伤口引流情况，及早发现出血征象。

（2）预防及处理　①注意保持敷料确切的加压包扎；②伤口应保持清洁、干燥，防止敷料浸湿或污染，要加强口腔护理；③根据医嘱给予抗生素及止血药；④如发生伤口出血时，护士应保持镇静，针对具体情况抬高出血肢体，用纱布或纱布蘸麻黄碱液暂时压迫止血，及时建立静脉通道，进行输液，同时通知医师做进一步处理。

6.切口感染

（1）常见原因　①整形美容外科手术野多，操作程序多，手术时间长，体表创面暴露机会多；②术中因体位改变而遭受污染机会多；③术前烧伤瘢痕凹陷处的积垢清洗不彻底；④游离移植的组织在未重新建立血供之前抗感染能力低下，带蒂组织移植的血供也往往比正常组织者降低，造成术后感染机会增加。

（2）预防及处理 ①注意保持床铺衣物整洁，如有污染及时更换；②密切观察术区敷料包扎情况，有无渗血、渗液，渗出量及颜色，敷料外层有无异味，准确记录及时报告医师给予处理；③术后 3～5 天患者仍有剧烈疼痛，应观察切口有无感染迹象；④发生感染及时给予抗生素治疗。

四、出院护理

（1）自我护理 教会患者对伤口的自我护理，如何进行功能锻炼，出院后用药方法。

（2）健康指导 指导患者合理的营养饮食，良好的心态，加以适当的锻炼，并保证很好的休养环境。

（3）其他 提醒患者来院就诊、复查时间及联系方式等。

五、口腔护理

在正常情况下，口腔内经常存在着大量的微生物，但由于有完整的口腔黏膜作为机械屏障，能阻挡微生物的入侵，同时健康人的抵抗力强，并能正常分泌足够量的唾液和保持唾液的一定 pH 值，使口腔有自洁防卫作用，而不致引起疾病和口内的感染。

牙关紧闭、颌间挛缩、颌面外伤、口内手术或口周手术后制动固定等均可影响口腔自身的防卫能力和减低口腔的自洁作用。而滞留和堆积的食物残渣，极易发生腐败发酵，使口腔微生物得以迅速繁殖，导致口齿疾病、口周各器官的并发症及伤口的感染，直接影响创伤的愈合，同时还可能引起口臭，使患者感到不适和影响患者食欲。为此，必须重视和加强口腔护理，保持口腔的清洁，以预防感染。

1.手术前的口腔清洁

① 对口腔卫生情况不好，有大量牙垢或牙石的患者，术前 3 天进行洁齿，用洁牙器械刮出结石及牙垢，以减少口内的细菌。

② 如术后需装戴义齿或导板的患者，术前 2～3 天应检查义齿或导板是否合适。如不合适时应及时通知医师做适当修整，以保证术后的使用。

③ 手术前三天督促患者彻底刷牙，每日 3 次，并用复方硼砂溶液或 1.5% 过氧化氢漱口或擦洗，然后再用温开水漱口或擦洗，防止单纯使用过氧化氢致使牙龈组织疏松及牙齿表面脱钙。如患者不能自理，护士应协助进行。

④ 需行颌间栓丝固定者，固定前应进行一次洁齿；固定后应注意检查钢丝断端是否有刺破黏膜的可能，钢丝的断端应顺着牙缝向下，不可太长，同时注意栓好的牙齿是否有缝隙，以便术后插入乳胶管进行喂食。

2.手术后的口腔护理

（1）一般口腔护理　适用于唇腭裂术后患者及一般卧床患者。

① 物品准备：除患者的牙具外，应准备换药碗 1 个，内装有止血钳 1 把、生理盐水棉球及干棉球数个、干纱布 1～2 块、弯盘或痰杯 1 个、液状石蜡 1 小瓶及棉签 1 包。漱口水按医嘱准备，一半多采用多贝尔液、复方硼砂溶液或 0.9% 氯化钠注射液和 1.5% 过氧化氢，必要时准备治疗巾、油布或干的大毛巾。

② 操作方法：根据病情决定由患者本人或由护士协助进行。卧床不能自理者，在其头的一侧铺治疗巾，并以弯盘盛接，以防打湿枕头及褥单。用止血钳夹紧 0.9% 氯化钠注射液棉球擦洗口腔及牙齿各面，擦洗后再用漱口水漱口。口腔清洁后，用液状石蜡涂口唇，以防干裂。

（2）开颌固定的口腔护理　多为颞颌关节强直或口周、口内颊部植皮的患者，在口内的上下磨牙之间垫橡胶牙垫或牙印模胶做开颌固定，用弹性绷带做顶颌固定。保持一定张口位置者，因口内不能形成负压，因此发音、吞咽、吐唾液均受影响，并常伴有口干、疼痛等症状。对这类患者进行口腔护理的具体措施如下：

① 物品准备：同一般口腔护理，另加吸引器。

② 因患者吞咽困难，常有唾液积存于口腔内，需经常用吸引器吸净。

③ 用温开水棉球湿润口腔及咽部，用液状石蜡涂口唇，用

湿纱布覆盖口腔以免口干。

④ 口周有敷料包扎者，应用薄橡皮片或厚凡士林油纱覆盖保护，防止唾液、食物污染或浸湿敷料。

⑤ 随时注意检查牙垫是否合适，有无压迫口腔黏膜。

（3）闭口固定的口腔护理　多为下颌骨植骨、面颊部肿瘤切除手术后的患者，口内常用颌间栓丝或滑行导板固定，口外加石膏绷带或弹性绷带固定，以制止下颌的活动，其护理如下：

① 物品准备：一般口腔护理用具，口腔冲洗用具。

② 除每日进行 4～5 次的口腔擦洗外，由于钢丝栓丝固定，食物残渣不易消除，必须用冲洗的方法进行清洁口腔。必要时，冲洗前用口腔镊子将较大块食物残渣取出后再行冲洗。口腔冲洗：可用 20ml 注射器接 10cm 长的乳胶管冲洗。由护士协助操作，或用输液瓶盛冲洗液后悬挂于输液架上，患者自行冲洗。有条件最好用口腔治疗台上冲力较大的水枪冲洗，使冲洗较为彻底。

③ 口腔护理时，应检查颌间栓丝或滑行导板固定是否结实，有无固定物压迫或刺破口腔黏膜，如有应及时给予纠正。

（4）口腔护理的注意事项

① 擦洗或冲洗时勿触碰或直接对着伤口冲，以免引起伤口出血，同时要避免引起患者呛咳或误吸。

② 为口腔内填有碘仿纱条或油纱条的患者做口腔护理时，应保持纱条不松动或脱落，如发现松脱，应及时处理并告知医师。

③ 口腔护理时，应尽可能使患者头偏向健侧或稍低头，以免误吸。

④ 操作前彻底洗手。每个患者一套用品，用毕先消毒后清洗，最后再高压灭菌。对特殊感染者，更应注意预防交叉感染并进行隔离。护士在操作时也应采取保护性隔离，如戴手套、口罩、眼镜等，操作后要彻底洗手及用消毒液泡手，以防引起医院内感染及保护医护人员的健康。

第四节　整形美容外科患者的心理护理

一、整形美容外科心理护理的重要性

整形美容外科患者特殊的心理状态早已被关注。1960 年 M.T.Edgerton 调查表明，要求进行整形美容者中有人格障碍和心理异常的占 30% ～ 60%。1992 年中国医学科学院整形外科医院宋儒耀教授等曾对整形、美容求术者进行心理特征的研究，结果发现 52% 有个性异常。

1990 年 D.R.Millard 教授在《整形外科治疗原则》中指出，在整形外科的治疗过程中，心理护理至关重要。1991 年 Johus Hopkins 医院提出对每个整形就诊者进行"手术-心理治疗"，即在心理治疗的基础上实施整形美容手术，使心理治疗效果和整形美容手术治疗的作用相辅相成，结果表明 82.8% 的就诊者得到明显的心理改善。随着研究进一步深入，1999 年 Borah 等指出，最令整形美容外科医师及患者头痛的并发症是来源于心理的，心理并发症的处理不当可能会导致严重后果，如康复时间延长、顺应性下降、对手术效果不满、焦虑以及对外科医师产生敌意等。越来越多的整形美容外科工作者致力于心理方面的研究，将心理学的知识技能应用于临床。高质量的心理护理能够改善患者的不良情绪和行为，提高患者对医疗护理的满意度，预防医疗纠纷的发生。

国外专家指出，由于整形美容外科医师工作忙碌，与患者接触时间相对较短，而护士与患者接触较多，通过入院后的交谈和询问，其对患者既往心理疾病的筛查、术前术后心理并发症的协助诊治具有医师不可替代的作用。

二、整形美容外科患者的心理特点

不论是先天畸形，还是后天造成的瘢痕及功能障碍，整形美容外科就诊者都认为自己在外貌方面存在缺陷。外观上的丑陋和

畸形，无论是先天的或是后天的，都会导致人在个性方面的代偿和失代偿。个性上的代偿可以使患者在其他方面表现得更好，而失代偿则会形成内向性格，少数情况下可能导致反社会行为。

患者往往不能像正常人一样地工作、社交、学习和工作，常设法遮盖自己的缺陷，不愿主动与别人交往，表现为思想负担重、抑郁、焦虑、多疑、恐惧、自卑和孤独。他们害怕遭到歧视，渴望得到别人的理解，自尊心强，希望得到别人的尊重。生活环境对于整形美容外科患者的心理影响较大，宽容的环境和患者之间的沟通有益于心理康复，社会支持给予他们被接受的感觉，能够维持他们的自尊。

初次寻求整形美容手术治疗的患者，对整形美容手术的有关知识不甚了解，因此对整形美容手术常常存在过高的期望。多次接受整形美容手术的患者一般能够客观地看待手术效果，他们更多的是因为担心手术效果、惧怕术后疼痛及麻醉恢复期的感受产生紧张恐惧情绪。青年期患者面临着升学、工作、婚姻等种种现实问题，迫切地渴望通过整形手术改变现状，对手术期望值高。

心理定势和体象障碍影响患者及家属对手术效果的评价。心理定势是人的认知和思维的惯性和倾向性，即按照一种固定了的倾向去认识事物、判断事物、思考问题时表现出心理活动的趋向性和专注性。患者对医师的心理定势越高，对整形手术的效果评价越高；反之，患者对医师的心理定势越低，对整形手术的效果评价也越低。体象障碍是一种对躯体形态的紊乱，其特征是患者对身体外表较小的，甚至想象出来的缺陷表现出过度的关心。体象障碍在整形手术中的发生率为 6% ～ 15%，他们对整形手术效果评价较低，甚至吹毛求疵，临床容易导致医疗纠纷。

国外研究证明术后并发症和心理并发症之间存在着重要的联系。心理并发症的发生率等同或高于术后并发症，而且更加普遍持久。最常见的心理并发症顺次为 失望、焦虑和心理压抑。

（1）先天性畸形患者的心理特点 人自我评价的能力在 3 岁儿童中还不明显，自我评价的转折年龄在 3.5 ～ 4 岁，5 岁儿童绝大多数均能进行自我评价。包括唇裂、腭裂、尿道下裂、面部黑痣、面部发育畸形等，因从小受到别人的指指点点，甚至嘲笑、讥讽和歧视，患儿常萌生负性情绪，形成负性记忆，影响患者的个性发展。绝大多数先天性畸形患者存在自卑心理，表现为内向性格。父母对儿童的教育方式以及患儿所处的成长环境对儿童人格的发展影响很大。如果父母能够正确引导，先天性畸形患者心理健康，能够正视自己的缺陷，学习工作能力突出；如果父母从小溺爱患儿，对其存在内疚心理，先天性畸形患者在成年后往往以自我为中心，内心冷酷，缺乏爱心。

（2）后天性创伤患者的心理特点　5岁以前遭受烧伤的患者，内心已接受了自己的形体缺陷，性格发展与先天性畸形的患者相似。当一个人长大后受到烧伤造成外形缺陷，短期内可出现应激反应。应激情绪反应包括焦虑、恐惧、抑郁和愤怒，应激行为反应可包括逃避与回避、退化与依赖、敌对与攻击、无助与自怜和物质滥用。少数后天性创伤就诊者，还可能有应激反应的表现。大多数后天性创伤就诊者都已渡过应激反应期。

大面积深度烧伤造成的瘢痕经常让患者感到瘙痒难忍，瘢痕下疖肿常化脓、出血，让患者经常感到疼痛。身体时常发生的不适感及活动不便往往使患者情绪不稳定、易激惹，个别患者存在暴力倾向。创伤后造成的功能障碍越严重，受损部位越关键，患者的心理负担就越重。

烧伤初期亲人的关怀，尤其是婚恋对象的反应和表现对患者从心理创伤中恢复是非常重要的。需要多次整形美容外科治疗的患者如果得到社会支持，包括因公受伤后单位能够提供充足的医疗费及生活费，亲人尤其是配偶的关怀，这类患者对未来比较有信心，可以接受多次手术，能够长期治疗，生活担忧少。需要多次整形美容外科治疗的患者如果没有得到社会支持，包括治疗费用不足、遭到配偶抛弃等，常导致情绪行为的异常。这类患者只能接受有限的手术，尤其是对面部、手部和会阴部的手术要求高。

大多数烧伤患者在接受整形外科手术治疗后逐步接受了现状，同时配合心理治疗，若干年后逐渐形成新的意识结构和现实的人生态度，人格得到重新塑造，能够正确对待伤残，树立生活的信心和勇气。少数患者始终不能面对烧伤后的生活状态，自暴自弃、脾气古怪，对未来失去信心，患者往往躲在家里，远离社会。

（3）整形美容患者的心理特点　由于审美观和求美动机千差万别，美容整形求术者表现出不同的心理状态。国内专家将美容整形患者分为正常求美型、功能重建型、顺应他人型、偶像崇拜型、动机模糊型、情绪受挫型等。年轻求术者要求实施美容手术常与社交、升学、就业、择偶有关，中年求术者要求实施美容手术常与婚恋有关。年轻时自认为漂亮的女性，到中年寻求整形手术的比例较高。服务性行业、窗口工作人员、演艺界人士、商人、高学历者审美意识强，追求完美，比常人更注重外表。美容整形患者常常通过美容杂志和过度宣传的广告了解有关美容手术的知识，因此对手术常抱有不切实际的幻想，表现为求医心切，而对手术后必然的恢复过程及并发症却未予以足够的重视。

部分寻求美容手术的患者常隐藏着深层的动机，例如婚恋危机、人际关系紧张、就业困难等，当手术后其困难境地不能改善时，常归咎于手术失败，是导致医疗纠纷的原因之一。整形外科医师愈来愈认识到体象障碍是导致美容手术医疗纠纷的原因之一，因此部分医师已将体象障碍作为美容手术的禁忌证。

三、心理护理及其方法与程序

1.概述

心理护理是将心理学知识运用于临床护理实践中的过程。护士在工作中针对患者现存的或潜在的心理问题，分析其心理需求，把握其心理状态，运用心理学的理论、方法及技术，为患者提供关怀和心理支持，减轻或消除负性情绪，增强疾病状态下的心理适应能力，坚定战胜疾病的信念，从而促进患者的身心康复。

2.心理护理的方法

护士在实施心理护理时，应根据患者心理问题的严重程度和个性社会特征，给予个性化的心理护理。常用的心理护理方法有：

（1）一般性心理护理 适合于所有的护理对象，所有护士都应做到，故称为广义的心理护理，即加强护患沟通，建立良好的护患关系；通过促进患者与医院工作人员、家属以及患者之间的良性交往，强化患者的心理支持系统；创造温馨舒适的休养环境，有利于患者的心理健康；加强健康教育，满足患者的认知需求。

（2）支持性心理护理 运用治疗性的语言，如鼓励、安慰、解释、指导和启发等方法帮助患者走出心理困境，改善消极情绪，矫正不良行为。

（3）技术性心理护理 针对存在心理问题的患者，运用心理学的知识和技能，如行为主义疗法、认知疗法和森田疗法等，促进患者向心理健康转化。当患者的心理问题较为严重时，护士须配合医师给予患者心理干预。

3.心理护理的程序

心理护理程序是以恢复或增进患者的健康，确认和解决患者的心理问题而采取的一系列有目的、有计划的步骤和行动，是一个综合的、连续的、动态的、具有决策和反馈功能的过程。心理护理程序包括以下五个基本步骤：

（1）心理护理评估 是通过收集资料，进行分析，找到患者现存的或潜在的心理问题的过程。资料的信息来源于患者、家属、医师、实验室或其他检查结果，以及护士对患者的测量、询问和观察。心理评估的方法包括访谈法、观察法和心理测验。

（2）心理护理诊断 是对护理对象心理方面现存的或潜在的心理问题进行临床判断。北美护理诊断协会 1998 年确定的 148 项护理诊断中有 1/3 属于心理社会范畴，例如焦虑、恐惧、绝望、自我形象紊乱、长期自尊低下、沟通障碍、悲伤、社交障碍、创伤后反应、防御性应对和精神困扰等。

（3）心理护理计划 是心理护理的具体策略，是对患者实施心理护理的行为指南。它以心理诊断为依据，为使患者尽快、更好地恢复心理健康为目标。在制订心理护理计划时，应体现个性化和动态发展性，根据患者的心理变化及时补充和调整。

（4）实施心理护理　是指为实现心理护理目标，将心理护理付诸行动，解决患者心理问题的过程。在实施心理护理的过程中，应首先建立良好的护患关系，尊重患者的人格，充分发挥患者的主观能动性，争取家属的配合，注意保护患者的隐私。

（5）心理护理评价　是将实施心理护理后所得到的患者心理健康信息与预期的目标逐一对照，按评价标准对实行的心理护理程序的效果、质量作出评定的过程。目前国内心理效果评价包括量表评价、患者满意度评价、目标评价三种方式。

四、整形外科心理护理

（1）入院护理　病区内可设立活动室，通过棋牌、报刊、电视等文娱活动增加生活的乐趣，帮助减轻患者的抑郁情绪，体疗则有益于患者术后功能锻炼。当患者入院时，护士要热情地迎接，介绍环境和规章制度。通过体贴、关心、同情、体谅、尊重患者，与患者建立良好的护患关系，注意保护患者的隐私。营造温馨、和谐的医疗环境，患者之间的相互沟通能够促进他们接受现实，更快地抚平心理创伤，客观地面对未来。当与患者沟通时，护士的目光要温柔真诚，像看正常人一样，患者会忘记自己的缺陷，内心感觉自在。烧伤患者因为功能障碍导致部分患者生活自理能力受限，护士应给予患者更多的关怀。对于患儿采用鼓励的方法则更为有效。护士应采取多种方式鼓励患者勇敢地面对未来，接受现实，调动内在的积极因素，增强生活的信心。

做好家属的思想工作，尤其是自责倾向者，给予恰当的心理评估以及尽早的心理干预。整形外科患者的家属也同患者一样，产生不同程度的精神创伤，如果不及时给予心理干预，家庭支持功能就会减弱，甚至影响患者的心理健康。

外形缺陷和功能障碍给患者的生活自理能力、工作及社交等方面带来显著的影响，是持续性刺激，整形美容外科常需要多次手术，患者的情绪不稳定，对住院患者的心理状态需进行动态监测。通过访谈法和观察法判断患者的心理状态，必要时应用量表法进行进一步的筛查。对于存在严重的心理障碍的患者，护士应配合医师及时给予心理干预，遵医嘱给予药物治疗。对于存在轻度心理问题的患者，护士应以真诚取得患者的信任，仔细倾听患者心灵深处的诉说，给予针对性心理护理，缓解患者的不良情绪和行为，更好地配合医疗和护理。对于处在心理应激状态的患者，护士必须给予更多的关注，耐心地开导患者，任其宣泄，矫正其错误认知，做好心理危机的干预。

（2）手术前护理　手术前耐心地向患者及家属讲解有关手术的方法、恢复过程中可能出现的不适及术后效果。护士应加强与患者的心理沟通，鼓励和引导患者及家属倾诉其真实的感觉，做好解释工作，达到医患之间相互理解和相互信任，增强患者对医师的心理定势，使患者更加配合治疗，还能有效地防止医疗纠纷的发生。评估患者焦虑紧张的程度及其原因，与患者进行合理的交流及对病情的解释可以使患者紧张焦虑的情绪得以有效的控制，使其乐于接受治疗。通过说服解释工作，降低一些患者对整形手术的过高期望。通过患者之间相互交流、观看图片等方式让患者预见到手术效果，使患者能够客观科学地看待手术效果。术前访视有助于减轻患者紧张情绪，提高患者的遵医行为。

心理干预的方法包括个别心理干预、集体心理干预和支持性心理干预。许多心理治疗的方法被提出应用于临床，包括支持性心理治疗、认知治疗、行为治疗、家庭治疗、音乐治疗等。

（3）手术中护理　护士亲切地接待患者进入手术室，通过讲解相关事项消除患者的恐惧心理。在手术过程中，注意观察患者的生命体征，配合医师缓解患者的紧张情绪，局部麻醉时不谈论与手术无关的事情。

（4）手术后护理　术后患者因为包扎紧密、术区肿胀、疼痛，麻醉后恶心、呕吐等生理性不适导致患者产生抑郁、过分忧虑、情绪紧张、过度敏感等不良情绪。研究表明术后疼痛是引起患者心理变化的因素之一，术后麻醉清醒后可出现一些消极的心理学症状，虽然比较稀少，但是整形外科护士应该认识评估PTSD（创伤后应激障碍）的诊断标准，给予心理干预。护士要关心患者，加强基础护理，做好术后疼痛护理，树立患者信心，加强早期功能锻炼，给予患者安全感。在康复阶段，做好心理护理，使患者在情绪上由焦虑不安转为平静，意识上由懦弱转为坚强，使患者更好地配合治疗，提高生存质量。

（5）出院指导　患者出院时应详细讲解有关的注意事项，消除患者的疑虑，给予患者心理安慰。留给患者联络电话号码，让患者放心。增强患者对手术恢复的信心，提高患者对医疗机构的满意度。做好术后随访，对患者负责。

（6）患者表示对手术不满意时的心理干预　当患者表示对整形手术效果不满意时，分为两种情况：一是整形手术的确没有成功或发生了并发症，这时应采取积极的补救措施，加强病情观察，得到患者及家属的理解和宽容；二是整形手术从医学的角度看是成功的手术，但是患者就是表示不满意。这是因为患者不能客观地看待手术效果，这时应该耐心倾听、详细解释，使患者能够客观地对待手术效果。当患者及家属情绪激动时，要冷静处理。

五、整形美容外科心理护理的现状及展望

当前重视心理护理已在整形美容外科界达成共识，然而护士在学校里所学的心理学知识远远不能满足临床需要。在临床护理实践中，存在许多复杂的心理问题，例如，不同病种的患者有哪些个性特征，如何应用心理学的方法判断患者的心理状态，认知行为疗法、集体心理治疗等应该具体如何实施等。为适应以人的健康为中心的护理教育新模式，许多发达国家和地区的高等护理教育，在课程中显著增加了心理学课程的比重，开设了普通心理学、发展心理学、社会心理学、变态心理学、临床心理治疗学等课程，以培养能满足临床需要的护理专业人才。

整形美容外科护士应加强心理学知识的积累与更新，引进国外的先进经验和技术，总结临床实践经验，加强与心理专家的合作，将心理学的知识和技能应用到整形美容外科心理护理领域，增强心理护理的效果，提高患者的满意度，减少医疗纠纷的发生，从而达到整形美容外科功能、形态和心理因素的辩证统一。

第四章 手术室护理工作

第一节 整形手术常用物品的准备

本节只介绍整形美容外科手术常用的物品，其他与普通外科相同的不再赘述。

一、一般物品的准备

（一）布单类

（1）包布 用于包装各种敷料、器械及其他需包装后消毒灭菌的物品，按大小不同共分五种型号。规格：双层白色纯棉布。1号包布，长200cm、宽180cm；2号包布，边长为150cm的正方形；3号包布，边长为85cm的正方形；4号包布，边长为78cm的正方形；5号包布，边长为50cm的正方形。

（2）治疗巾 用于铺盖治疗盘、托盘及各类手术时作为第一层遮盖手术野外周围部位或术中覆盖暂时未实施手术，但已消毒备好的手术区域。规格：由长90cm、宽70cm的单层斜纹纯棉布制成。分蓝色和绿色两种，蓝色治疗巾用于正常无感染手术，绿色治疗巾用于感染手术。

（3）中单 用于铺盖手术床、器械桌及各类手术遮盖手术野外未经消毒的部位。规格：由长200cm、宽150cm的单层斜纹纯棉布制成。分蓝色和绿色两种，蓝色中单用于正常无感染术，绿色中单用于感染手术。

（4）整形大单　用于遮盖手术野以外的部位。规格：由长230cm、宽180cm的斜纹纯棉布制成。沿整形单纵轴一端的正中剪成一个长宽各为40cm的弧形缺口（缺口边缘缝好后呈U形）。整形大单开口一端长70cm，双层；其他三边各留出宽30cm的边，单层，剩余部位为双层。分蓝色和绿色两种，蓝色整形大单用于正常无感染手术，绿色整形大单用于感染手术。

（5）布样子　供手术剪取皮肤形状用。由单层斜纹纯棉布制成，按需要制成大小不同的尺寸，用一次性医用塑封袋包装好，经消毒灭菌后备用，包装外注明品名、消毒日期、灭菌有效日期。

最后包装：以上3种布单可分别用2块相应包布打包。根据手术需要及无菌手术包尺寸规定，一般整形大单每包1块，中单每包两块，治疗巾每包4～6块。高压灭菌后备用，包外注明品名、消毒灭菌日期、灭菌有效日期。

（二）纱布、棉花类敷料的准备

1.纱布类

敷料用品，应以医用脱脂纱布为材料，一般多采用21支纱和32支纱的纱布，其性能以易吸水、透气性好及平整为宜。

（1）鱼纱　供手术中擦血及手术结束时术区敷料包扎，特别是植皮区域的包堆包扎。①规格：由长宽各为24cm的单层纱布制成；②制作：将纱布按规格剪好，抽掉2～3根四周毛边的纱线，将纱布中心提起，其余部位拉拢呈鱼形即可；③包装：每10块鱼纱为一束。取其中一块鱼纱将其他九块鱼纱捆扎好，每4～6束鱼纱用包布打成1包。高压灭菌后备用，包装外注明品名、消毒灭菌日期、灭菌有效日期。

（2）平纱　主要用于手术后术区包扎。①规格：15cm×10cm的纱布4层；②制作：将纱布剪成30cm×20cm长方形，上下两边对折，然后两端再折在一起，使其成为15cm×10cm的长方形；③包装：用两块包布打包，每包10块或20块（也可将10块包在手术敷料包内）。高压灭菌后备用，包装外注明品名、消毒灭菌日期、灭菌有效日期。

（3）方纱 主要用于手术区域的皮肤消毒或小手术后上口的包扎。①规格：7cm×9cm 的纱布 8 层；②制作：将纱布剪成 18cm×28cm 长方形，长边对折，然后两端对折再对折，并让所有毛边在里面，使其成为 7cm×9cm 的 8 层纱布；③包装：包在手术敷料包内，一般 10 块即可，也可用医用塑封袋包装。灭菌后备用，包装外注明品名、灭菌日期、灭菌有效日期。

（4）纱布垫 用于手术中擦血、覆盖创面、保护切口。①规格：22cm×15cm 的纱布 4 层，内含深蓝色显影线，双面清晰可见，显影线总长 44cm，纱布垫一角缝制双层蓝布条，术中牵引用，蓝布条双层长度 8cm；②制作：将纱布剪成 30cm×45cm 大小，毛边折向里面叠成 4 层缝制，内层夹缝深蓝色显影线；③包装：将 5 块纱布垫包在手术敷料包内（双层大包布打包）或用医用专用塑封袋包装数块。灭菌后备用，包装外注明品名、消毒灭菌日期、灭菌有效日期。

（5）植皮纱布 用于取皮区或大面积覆盖包扎。①规格：30cm×20cm 的纱布 8 层；②制作：将纱布剪成 60cm×80cm 长方形，上下两边对折，然后左右对折成为 8 层，并让毛边折在里面；③包装：将 4 块植皮纱布包在取皮鼓包内，或用医用专用塑封袋包装，每包 4 ~ 6 块。消毒灭菌后备用，包装外注明品名、消毒灭菌日期、灭菌有效日期。

（6）纱球 用于腭裂或手术中小的区域擦血、压迫止血或鼻腔、口腔消毒。①规格与制作：将纱布剪成 6cm×6cm 正方形，纵向两边向内折叠成 3 层后，再折成小三角形，并让毛边折在里面；②包装：用医用塑封袋包装好，每包 10 个。消毒灭菌后备用，包装外注明品名、消毒灭菌日期、灭菌有效日期。

2.棉花类敷料

（1）棉球 用于伤口及黏膜消毒。制作与包装：用人工或机器制作直径 1.5cm 左右的球形即可，材料为医用棉花，然后用医用塑封袋包装或装入搪瓷缸内，经灭菌后备用。

（2）棉垫　用于手术后包扎。①规格：30cm×20cm（如需其他规格可另定尺寸），厚度为1cm；②制作：将弹松的脱脂棉剪成30cm×20cm长方形，然后用一层纱布包裹覆盖，将纱布毛边折在里面，一般棉垫厚度为1cm棉垫以棉花均匀、平整、松软为良好；③包装：用2块包布打包，每包内装4块棉垫。消毒灭菌后备用，包装外注明品名、消毒灭菌日期、灭菌有效日期。

以上敷料可以直接购买，消毒灭菌备用。

二、特殊物品的制作准备

1.溃疡油绸或溃疡油纱

用于供皮区创面或溃疡面的覆盖。

① 配方：大黄46.88g，白芷31.25g，植物油500ml。

② 制作方法：将原料混合后蒸至药品呈黑黄色，用3～4层纱布过滤即成溃疡油（一般由有资格的药房配制）。将备制好的折纱绸或纱布，每块之间略错位存放于有盖的不锈钢方盒内，然后倒入溃疡油，以浸透白纱绸或纱布为宜，经高压灭菌后备用。

2.碘仿纱条

用于溃疡创面防腐消毒和腭裂及阴道再造手术后填充敷料、压迫止血。

（1）配方有两种　碘仿10g，0.9%灭菌氯化钠注射液120ml，20%肥皂水40ml（无菌）；碘仿187g，甘油474ml，乙醚240ml，75%乙醇240ml。

（2）规格　①长20cm，宽2cm，厚4层纱布的小碘仿纱条；②长20cm，宽4cm，厚4层纱布的大碘仿纱条。

3.凡士林油纱布

用于手术后伤口、术区的覆盖。

① 制作：将小方纱每块之间略错位平放于有盖的不锈钢方盒内，然后将凡士林溶化后倒入以浸透纱布为宜，经高压灭菌后备用。

② 规格同小方纱布。

三、手术间内常用物品

1. 缝线类

用于缝合皮肤组织、肌腱及缝扎或结扎血管，常为黑色丝线。

（1）常用缝线　一次性已灭菌的独立包装，包装外注有品名、规格、型号、灭菌日期、灭菌有效期等信息。规格：粗线一般号码越大越粗，常用的粗线有 1#、4#、7#。而细线是零数越多越细，常用的有 1-0、3-0、5-0 三种。

（2）特殊缝线　有可吸收医用缝合线和不可吸收医用缝合线两种。

① 可吸收医用缝合线：针与线为一体，独立无菌包装，包装外注有品名、型号、灭菌日期、灭菌有效期等信息，分为圆针和角针两种，其规格为 1#、0#、2-0、3-0、5-0、6-0、7-0 七种，线体长度为 45cm 或 70cm。

② 不可吸收医用缝合线：针与线为一体，独立无菌包装，包装外注有品名、型号、灭菌日期、灭菌有效期等信息。主要用于皮肤表面缝合，创痕细微利于美观。其规格分为 3-0、5-0、6-0、7-0 四种，线长度为 45 ～ 70cm。

（3）显微缝线　用于血管、神经的缝合，尼龙线双针，独立无菌包装，包装外注有品名、型号、灭菌日期、灭菌有效期等信息。其规格为 9-0、10-0、11-0 三种。

（4）不锈钢丝　主要用于外耳再造手术时缝合固定耳郭支架或用于伤口减张缝合、齿间栓丝固定等。规格有 1#、0#、2-0、3-0、4-0、5-0 六种。包装：将不锈钢丝截成 1 米长度，缠绕整齐，用医用塑封袋包装好，消毒灭菌后备用。

2. 医用缝针

分为弯的网针、三角针、三角直针及埋设导引针。

（1）1/2 弧三角针　有 4×10、4×12、5×12、6×14、7×17、8×20 等型号，用于缝合皮肤。

（2）1/2 弧网针　有 4×10、4×12、5×12、6×14、7×17、8×20 等型号，用于缝合皮下组织。

（3）三角直针　6×24 型号。

（4）埋设导引针　用于肌肉组织的悬吊，有 1/2 弧 6×60 和 1/2 弧 7×38 两种。针孔在中间，一端为圆针，一端为三角针，用医用塑封袋包装好，每包一根，消毒灭菌后备用。

最后包装：将各种型号的缝针分别以 10 枚为一组固定在缝制好的小纱布垫上，一排为网针，一排为角针，中间放直针，然后放在针盒中。将针盒用双层包布包装好，高压灭菌备用，包外注明品名、消毒灭菌日期、灭菌有效期。

3.一次性无菌单独包装物品

包外注明品名、灭菌日期、灭菌有效期等信息，其物品名称及规格如下：

（1）手术刀片　规格分为 11# 尖刀片、12# 刀片、10#、15#、20# 网刀片。

（2）医用无粉手套　规格为 6.5#、7#、7.5#、8#。

（3）静脉穿刺留置针　规格：黄色直型 25G、黄色 Y 型 25G、蓝色直型 22G。

（4）IV3000（防水贴膜）　规格：6cm×7cm。主要用于全身麻醉手术患者眼睛的遮盖，避免眼球受伤。

（5）吸引器管、吸引器头与吸引器瓶连接，用于麻醉患者吸痰或吸除术中出血。

（6）导尿包、尿袋（一次性引流袋）　用于手术患者导尿。

（7）输液器、输液头皮针用于手术患者输液或作负压引流管用。

（8）注射针头

① 25G 黄色：用于接螺旋注射器，多用于手术局部麻醉注射。

② 18G 粉红色：用于脂肪抽吸术的局部麻醉药注射。

（9）三通和带延长管三通　主要用于麻醉手术的静脉推注药液。

（10）医用棉签　4根棉签为一包，塑料无菌包装，主要用于输液时皮肤消毒。

四、手术间常备药品

1.静脉输液类药品

（1）乳酸钠林格注射液　规格：500ml/瓶。

（2）复方乳酸钠葡萄糖注射液　规格：500ml/瓶。

（3）羟乙基淀粉130/0.4氯化钠注射液（万汶）　规格：500ml/袋。

（4）0.9%氯化钠注射液　规格：100ml/袋、250ml/袋、500ml/瓶。

以上四种药品用于手术患者术中补充液体、维持血压。

2.其他药品

（1）2%盐酸利多卡因注射液　规格：10ml/支和5ml/支，每盒5支。用于局部组织浸润麻醉、硬膜外麻醉、表面麻醉。

（2）5%碳酸氢钠注射液　规格：10ml/支，每盒5支。用于治疗代谢性酸中毒。手术室主要用于配置大量吸脂麻醉药时，加入适量5%碳酸氢钠注射液，可减轻局部注射麻醉药时的疼痛感。

（3）地塞米松注射液　规格：5mg/支，10支为1盒。用于变态性与自身免疫性炎症疾病。

（4）硫酸阿托品注射液　规格：0.5mg/支。主要用于迷走神经过度兴奋所致的窦房阻滞、房室阻滞等缓慢型心律失常。

（5）硫酸庆大霉素注射液　规格：8万U/支，容量为2ml，每盒10支。主要用于伤口创面冲洗。

（6）0.9%氯化钠注射液（易开型）　规格：500ml/瓶。主要用于配制局部麻醉药和伤口、创面的冲洗。

（7）盐酸肾上腺素注射液　规格：1mg/支，容量为1ml，每盒10支。有收缩血管及升高血压作用。此药需避光冷藏，在药品间的4℃冰箱内保存，配制局部麻醉药时需加入盐酸肾上腺素注射液（遵口头医嘱给用量）。

（8）0.5% 红霉素眼药膏　规格：2.5g/ 支，外用药。主要用于手术中眼睛不能闭合的患者，将红霉素眼药膏涂入眼内，起到保护作用；也可涂抹在小的伤口缝合处，例如口角开大术、内眦开大术及隆鼻术等的伤口缝合处，不用纱布敷料包扎，直接涂抹一层药膏即可。

第二节　整形美容外科无菌手术台的使用

一、无菌手术台

（1）无菌包物品的准备

① 布单类：大包布（2 块）、整形单（1 块）、中单（3 块）、治疗巾（12 块）、手术衣（4 件）。

② 纱布类：平纱（20 块）、方纱（20 块）、鱼纱（4 捆）、棉垫（2 块）、绷带（2 卷）。

③ 其他物品：大、中、治疗碗各 1 个，小量杯 3 个，弯盘 2 个。

④ 器械类：基础器械盘一个，针盒一个（内有剪刀、镊子），特殊器械等。

（2）一次性物品的准备缝合线，油纱，吸引器管，吸引器头，注射器，针头，电凝线，电刀线，手套，刀片。

（3）液体准备 0.9% 氯化钠注射液，75% 乙醇，亚甲蓝，碘伏。

（4）铺无菌手术桌的原则

① 洗手护士负责铺置无菌手术台。

② 无菌桌巾应铺置 4 层以上，桌巾下垂超过 35cm。

③ 器械的整理顺序为从左向右摆在铺好的手术桌上，一般顺序为血管钳、刀、剪、镊、尺、单钩、特殊器械。

④ 供应护士移动已铺好的无菌手术台时，手不可触及下垂桌巾，应握于下垂桌巾下面使之移动。

⑤ 洗手护士推移无菌桌时，手不可握桌缘的栏杆，应在栏杆内使之推移。

⑥ 放置在无菌桌内的物品不能伸于桌缘以外。

⑦ 如果水倒在无菌桌单上则认为已被污染，应立即加盖无菌单。

（5）无菌台的铺置方法

① 移开手术床，将操作车摆放在手术间较宽敞的地方，以手臂伸展为宜。

② 洗手护士检查无菌敷料、器械、手术用物有效期及包布有无破损。

③ 面向操作台将无菌包的最外层包布用手依次打开，再使用 2 把无菌持物钳将第 2 层包布打开，持物钳不可超出台面，取出指示卡检查是否合格，二人核对。

④ 将器械、主敷料单（整形单、中单、手术衣）依次打开，2 层包布置于无菌台右侧，并将洗手护士手套搭在手术衣旁边，远离器械的地方。

⑤ 无菌台最左侧铺一块治疗巾，将治疗碗、弯盘、小量杯依次排开，分别倒入 0.9% 氯化钠注射液、75% 乙醇、亚甲蓝。

⑥ 持物钳夹取灯柄，特殊器械于无菌台上。将刀片、注射器、电凝线、吸引器管、缝合线等置于弯盘中，所有一次性物品均放在无菌台左侧。

⑦ 使用持物钳将最上层盖单依次打开，盖好手术台备用，无菌台铺置完成。将手术台移至手术间一侧，距离墙面 30cm。

二、无菌手术台物品的摆放及使用要求

① 巡回护士将盖单掀开。

② 洗手护士刷手后，穿手术衣，戴无菌手套，冲掉手套上的滑石粉。

③ 将手术衣放在手术台右上角，手套放在第 1 件手术衣下面（注意放稳）。

④ 移出器械盘，将整形单、中单、治疗巾、紧挨衣服放置，并依次排开。

⑤ 手术台左侧再铺一块治疗巾，将治疗碗，弯盘依次排开放在无菌台的左上角，一次性物品放在弯盘中保存。

⑥ 取出器械并点数，确保完好无损，按使用顺序依次放置。

⑦ 准备 3 把海绵钳夹取小方纱备用，将 15 号刀片分别上于 4 号刀柄，20 号刀片上于 4 号刀柄上备用。

⑧ 清点纱垫、缝合针、线轴，并记录。

注意严格执行无菌技术操作。器械、敷料不得出无菌台边缘。无菌桌打湿后必须用双层治疗巾铺置。动作应准确，快速。

第三节　手术前病人的准备及麻醉配合

一、手术前患者的准备

麻醉前充分的准备目的是为了保证麻醉中患者的安全，减少麻醉并发症。

（1）术前访视

① 术前一天手术室护士应到病房探望患者，与患者及家属交谈，了解患者的心理状态，解答患者的疑虑，使患者对进入手术室后的情况有大致的了解，便于双方更好地合作。了解患者皮肤准备情况，有无肢体功能障碍、血管走向、充盈程度、有无困难输液。叮嘱患者须身着病服，方可进入手术室，如天气凉，应外披大衣或棉衣，注意保暖。

② 翻阅病历，了解患者全身状态。心、肺、肝肾及实验室检查是否齐备合格，还应了解患者的药物过敏史、既往史及手术史。

③ 特殊或重大手术要参加病例讨论，以便做好充分的准备。

④ 术日护士接患者要严格核对姓名、性别、住院号、科室、手术名称（手术部位）、麻醉方式。询问患者有无药物过敏史，

术前禁食、禁水时间，用药情况、有无义齿及佩戴饰物。

⑤ 入手术室后，护士根据手术部位、麻醉方式，协助脱下患者衣服，平卧于手术床、手术单遮盖身体，测量血压，约束患者肢体。

⑥ 建立静脉通道，根据手术部位、麻醉医师要求及患者静脉情况选择建立静脉通路的位置，通常选择较粗、不影响术者操作的静脉，但老年人、长期卧床患者宜选择上肢静脉，以防下肢静脉血栓发生。如选择近关节部位的静脉穿刺后，应用小夹板跨关节固定，以保证输液通畅，防止套管针脱出。全身麻醉、大手术一般选择 18 号、20 号套管针，紧密连接输液专用三通管，方便术中给药。

整形美容外科及烧伤科患者常因肢体的损伤和以往的输液治疗造成的血管栓塞或结扎导致困难输液，这时护士应仔细挑选静脉，最好找有经验的护士实施静脉穿刺技术，争取一次成功。

（2）物品的准备

① 安装好吸引器，并协助麻醉医师准备好麻醉用具。

② 严格核对麻醉用药，备好抢救药品，严防麻醉意外的发生。

二、各种麻醉护理的配合

（一）全身麻醉的护理配合

麻醉药经吸入、静脉、肌肉等途径进入人体，使患者意识消失，周身不感到疼痛，神经反射及肌肉等都有不同程度的抑制，这种麻醉方法称为全身麻醉。

1. 全身麻醉

可分为基础全身麻醉、吸入全身麻醉、静脉全身麻醉、复合全身麻醉。

2. 全身麻醉诱导的配合

患者接受全麻药后，意识自清醒进入全身麻醉状态直至手术开始，这一阶段称为麻醉诱导期。

（1）诱导方法

① 吸入诱导：常用麻醉机面罩吸入诱导法。将面罩扣于患者口鼻上，开启麻醉挥发器，逐渐增加吸入浓度，待患者意识消失并进入麻醉第三期，即可静脉注射肌松药行气管内插管。

② 静脉诱导：比面罩吸入法迅速，患者舒适，但对呼吸循环干扰较大。面罩须预吸氧去氮，护士遵医嘱推注麻醉药，如丙泊酚或其他药物，要严格执行查对制度，并大声重复药名、剂量、用法，无误后方可执行。推注时要根据年龄和静脉的粗细程度掌握推药速度，并随时报知注入量（1、2、…、5、6、…ml）。肌松药维库溴铵（万可松）起效慢于琥珀胆碱（司可林），所以若用维库溴铵诱导，应先给维库溴铵后给丙泊酚，若用琥珀胆碱诱导则反之。

（2）气管插管的配合

① 经口腔气管插管：护士站在患者一侧，协助麻醉医师施行表面喷雾麻醉；插管成功后拔出管芯，连接麻醉机螺纹管；协助麻醉医师固定气管导管，单手示指和拇指把持导管，小鱼际处贴在患者面部，以防导管脱出或插入过深。协助麻醉医师绑牙线，待导管固定后，方可松手。

② 经鼻腔气管插管：口腔内手术、颅颌面外科手术常需要经鼻气管插管。声门显露不佳时常需要一名护士按压喉头，另一名护士递上插管钳，在麻醉医师夹住气管导管前端对准声门时，辅助麻醉医师送管。

③ 盲探插管：采用常规直接喉镜多次试操作仍不能显露声门的任何部分。a.协助显露声门：颈前加压手法：部位：喉结；用力方向：向（患者）上、向右推，同时向后压；个别困难插管病例，喉头位置改变，听从麻醉医师的按压方向；b.拔出管芯方法：护士用双手协助拔出管芯，左手握住气管导管向下用力，以防导管脱出，右手顺着导管缓慢拔出管芯，切不可突然大力拔出管芯，带出气管导管；c.正确判断气管插管的位置：可在胸前按压1～2下，辅助麻醉医师用面部感觉从气管导管呼出的气流。

④ 困难呼吸道的气管插管：面颈部畸形患者，如瘢痕挛缩造成的颏胸粘连、小口畸形或颌下颌关节僵直造成的牙关闭锁等，均会造成气管插管困难。面罩通气困难时护士应辅助麻醉医师加压给氧，具体方法是：护士先快速按压呼吸囊，停顿 2 秒后再快速松开呼吸囊，同时观看患者胸廓起伏情况，以平视可以看到患者胸廓起伏为佳，小儿患者要注意按压呼吸囊不能太用力，以免肺泡破裂，按压频率为 15～20 次/分。

⑤ 气管插管失败时，护士重新准备气管导管以做好再次插管的准备，专人保护好静脉通路的畅通，以防患者躁动时静脉通路的脱出，随时遵医嘱给药，用于加深麻醉。

（3）麻醉期间的配合　密切观察患者血氧饱和度、心率、血压的变化。要保持输血、输液通畅，以确保各种静脉用药及时准确地进入体内。给药时严格执行查对制度，用药毕及时提醒麻醉医师将用药情况记录在麻醉记录单上，以便核查。抽吸药液的注射器必须有标记并定位放置，所有用后的液体瓶、袋必须保留，患者离室后方可处理。

（4）拔管的配合　拔管时巡回护士和器械护士应站在患者两侧，协助麻醉医师拔管。拔管前准备好吸引设备；不要清理药物，尤其是琥珀胆碱；患者躁动时，要有专人看护好静脉输液通路，防止静脉输液通路脱落；在麻醉医师割断牙线清理分泌物，尚未拔除气管导管时，应有一名护士把持住导管（手法同绑牙线），以防导管脱落；拔除导管后，应协助麻醉医师从呼吸回路上取下气管导管，连接面罩，对患者进行面罩通气，待患者生命体征平稳后一同送至麻醉恢复室。

（5）小儿麻醉的护理配合

① 婴幼儿手术，在围术期注意保暖，防止着凉。护士接患儿入手术室前仔细询问患儿家长禁食、禁水时间，是否有流涕、咳嗽症状。

② 婴幼儿施行手术和麻醉多不能合作，常选择氯胺酮作为基础麻醉药。患儿进入手术间前，应准确测量体重，保证用药剂

量准确。采取深部肌内注射，促进药物吸收，减少麻醉药对组织刺激，禁止注入皮下和动脉，更不能注入神经部位，注射时固定好针头，防止断针。

③ 固定好静脉通路，保持其通畅，遵医嘱调节输液滴速，避免短时间输入液体过多造成肺水肿。

④ 拔管时，专人守护，防止液体脱出和坠床。

⑤ 喉痉挛常见于小儿患者，因近期有上呼吸道感染史、拔管时机选择不当或因患儿在清醒和深麻醉状态之间咽喉部分泌物刺激引起。主要表现为呼吸抑制，面罩加压给氧阻力非常大，患者血氧饱和度迅速下降，口唇颜色迅速发绀。护士应及时辅助麻醉医师挤压呼吸囊加压给氧，遵医嘱静脉推注琥珀胆碱 100mg/支，静脉推注异丙酚，同时立即呼叫上级麻醉医师及护士，做好急救的准备。

（二）局部麻醉的护理配合

局部麻醉是指对机体任何一处周围神经，通过化学或物理作用使其丧失传导能力，从而由该神经所支配的区域进入感觉麻痹状态。主要方法包括表面麻醉、局部浸润麻醉、神经干及神经丛阻滞麻醉、椎管内麻醉。椎管内麻醉又包括蛛网膜下隙阻滞麻醉和硬脊膜外腔阻滞麻醉。

1. 硬脊膜外腔阻滞麻醉的护理配合

（1）麻醉前准备　①准备硬膜外穿刺包；②按医嘱准备麻醉药及急救用药；③备好麻醉机、监护仪、氧气、全套气管内插管用具、吸引器；④建立静脉通道，进行心率、血氧饱和度、血压监测。

（2）麻醉期间的配合　①体位：患者的体位安置不当是造成穿刺不顺利的重要原因，最常用的体位是侧卧位。穿刺操作时巡回护士将患者摆好左侧或右侧体位，患者背部要与手术台的边沿相齐，双肩在同一垂直线上，两手抱膝，股贴近腹壁，头尽量向胸部屈曲，以便腰背部尽向后弓，使棘突间张开以利穿刺；同时护士站在患者腹侧，保持患者身体姿态平稳，叮嘱患者在穿刺过程中绝对不能咳嗽和移动位置；②术中确保静脉输液通畅，以维持正常血压和急救需要。穿刺过程中注意观察患者面部表情、呼吸、脉搏情况，发现异常及时报告麻醉医师。不时与患者交谈，分散其注意力，减轻紧张心理；③当导管置入后，协助麻醉医师用胶布妥善固定，防止导管扭折或滑脱；④协助麻醉医师观察患者血压、脉搏及呼吸的变化，随时做好治疗和抢救的准备；⑤术毕，协助麻醉医师拔出硬膜外导管并检查导管是否完整。移动体位时，动作要轻，使患者保持平卧位。尤其腰麻患者要严格去枕平卧 6 小时，以防发生术后并发症。

2.局部浸润麻醉的护理配合

局部浸润麻醉是整形美容外科常用的麻醉方法。其主要由于时间短、范围小的手术，先决条件是患者精神状态稳定且乐于接受，并能安静配合。

（1）基本方法 ①在切口处，自浅入深逐步逐层浸润每一层组织，使手术切开组织前，该组织已经完全浸泡于局部麻醉药之中；②以单纯浸润某一组织层为主，以期在广泛浸润的同时，对浸润区中存在的某感觉神经分支也一并被阻滞，由此达到整个手术野的麻醉。

（2）局部浸润麻醉常用药物 ①利多卡因：毒性较低，渗透力强，起效较快 3～10 分钟；作用维持时间为 1.5～2 小时；浓度为 0.25%～2%；一次最大剂量（极量）为 400～500mg；②丁吡卡因（布比卡因）：起效较慢 5～15 分钟，维持时间长 3～15 小时，用于神经阻滞麻醉的浓度为 0.25%～0.75%，一次最大用量为 50～100mg；③罗哌卡因：常用浓度 0.375%～0.75%，起效慢，作用时间长。

（3）局部麻醉前准备 手术室护士应熟悉掌握局部麻醉药的种类、药理特性、浓度、剂量及配置方法。根据局部麻醉不同的方法、患者年龄、身体状况，遵医嘱准备好所需用的局部麻醉药、肾上腺素及 0.9% 氯化钠注射液。①局部麻醉药的配置及用量：局部麻醉药均有轻微的血管扩张作用。为了使局部麻醉药吸收缓慢、延长作用时间、减少局麻药中毒的可能，以及减少术中出血，在患者身体条件许可下，按医嘱在局部麻醉药中加入适量的肾上腺素，一般常用浓度为 1：40 万或 1：80 万。具体配置方法：以 1：1000 肾上腺素 1ml 为 40 滴计算用 7 号针头，每 10ml 麻醉药中加入肾上腺素 1 滴，其浓度为 1：40。用量：利多卡因：3～10 分钟就可起效，弥散广，穿透性强，无明显扩张血管作用，除了麻醉还可用于静脉推注或滴注，治疗室性心律失常；②局部麻醉下手术患者更易出现精神紧张、恐惧，手术时肌肉紧张甚至颤抖，适时与患者进行交流，分散注意力，解释术中可能会出现的感觉。正确识别局部麻醉药的中毒反应（惊恐、多语、判断力减退、肌肉抽动、突然入睡）。如出现并发症（早期表现兴奋、痉挛、恶心、呕吐、血压升高、脉搏变缓；严重者则出现全身抽搐、意识消失、呼吸停止及血压下降），应及时告知医师进行针对性的治疗及抢救；③护士要掌握好局部麻醉药的浓度换算及剂量，严格落实用药查对制度，同时要通报手术医师用药的数量，以防过量。

第四节 手术中患者体位的固定

手术体位直接关系到患者手术时能否充分暴露手术视野，有利于手术操作，减少手术难度，缩短手术时间。同时，患者手术期间长时间不能活动，身体某些部位易产生压疮，医护人员可通过恰当的体位摆放，防止不必要的损伤。

由于全身麻醉患者在麻醉后失去意识和知觉，不能进行配合，所以摆放患者体位有一定难度，因此以下均以全身麻醉患者为例。

一、仰卧位

① 适用于头、面、颈、胸、腹部及四肢手术。

② 方法：患者平卧，如需要，颈部可垫以棉卷，双臂自然置于身旁，并以中单约束，双膝以约束带固定。如需要手臂外展

可放手托板及软垫，并以约束带固定，足跟部垫以棉垫。

③ 注意事项：仰卧位手术较长时间固定不变可引起头皮缺血和脱发，应垫以棉垫或软枕，手臂不能过度外展，以免臂丛神经受压。

二、侧卧位

（1）适用于头、肩、背、臀部的手术。

（2）方法

① 患者麻醉后两名医师分别立于手术床两侧，麻醉医师负责患者的头部，一名护士负责保护患者的静脉通路，另一名护士负责放置体位垫。

② 如果摆左侧位，两名医师合力提起横铺在患者身体下方的中单向右侧移动患者，然后将患者面向左侧摆放。同时一名护士在患者身体下方的侧胸或齐腋部，于中单下方放置大长方形软垫，以免腋部神经、血管受压，头部垫头圈，以防耳部受压。

③ 胸前、背部各置一个长网卷于长方垫下，并将中单塞于床垫下，骨盆处用床挡固定，并用小方垫加紧固定。

④ 将身体下方手臂平放于手托板上并固定，上方手臂则根据需要可搭在头架上，也可消毒后包裹于无菌区内。

⑤ 位于上方的下肢在髋部屈曲120°，膝关节屈曲90°，并垫大方垫于膝下，内踝部垫小方垫，位于下方的腿伸直。

⑥ 膝关节处用约束带固定。

（3）注意事项　防止耳部受压，头部不能过度屈曲，以防损害颈椎。侧卧的肩部、髂部、膝部以及外踝均垫以棉垫。使用侧卧位固定器时要留意男性的外生殖器，不能与体位垫接触，避免受压。

三、俯卧位

（1）适用于头、背、臀、腘窝及足跟部的手术。

（2）方法

① 由几人合作将仰卧位的患者移至一侧床边，护士将俯卧

位垫放于患者胸前，使腹部悬空，然后将患者翻身俯卧。

② 头部垫头圈并使头偏向一侧，双上肢呈曲肘状态置于头部两侧并固定。

③ 膝关节下垫棉垫，足腕部垫网卷，足尖部垫棉垫，使下肢处于生理弯曲状态，用约束带固定腘窝处。

（3）注意事项　头圈放置不当或大小不适时，有可能导致眼球受压或损伤角膜，严重者可导致失明。胸、腹部不可过分挤压，以免影响腹式呼吸。避免男性外生殖器受压。软垫与皮肤之间须放置棉垫。

四、截石位

（1）适用于会阴及肛门部手术。

（2）方法

① 将手术床下段卸下，两侧插入支腿架，初步调节好高度然后固定。

② 移动患者使其臀部齐床下端，两腿分开放在支腿架上，臀部、腘窝处均垫棉垫，调整适宜高度及角度，用约束带固定双腿。

③ 双手外展置于手托板上并固定。

（3）注意事项　由于股和小腿外旋，坐骨神经可受牵拉而损伤，腘窝受压，可致腓总神经损伤。因此腿架高矮、外旋角度要适当，既要充分暴露术区，又要防止双腿过度外展。

第五节　手术野的皮肤消毒与无菌单的铺法

器械护士应协助第一助手的医师进行手术野皮肤消毒及铺无菌单。

一、手术野的皮肤消毒

手术野皮肤消毒的目的是杀灭切口及其周围皮肤上的致病微生物。

1. 消毒方法

① 检查消毒区皮肤清洁情况。消毒皮肤前要检查手术区域内皮肤的清洁程度，是否有破损及感染等。如皮肤上有较多油脂或胶布粘贴的痕迹，先用汽油擦拭干净后再行消毒。

② 器械护士消毒手臂后，穿无菌手术衣，戴无菌手套。取无菌持物钳夹住消毒纱布，传递给第一助手进行消毒（一遍 2% 碘酊，两遍 75% 乙醇脱碘；或用 0.5% 碘伏擦拭两遍）。

2. 消毒方式

（1）环形或螺旋形消毒　用于小手术野的消毒。

（2）平行形或叠瓦形消毒　用于大手术野的消毒。

3. 消毒原则

（1）离心形消毒　清洁刀口皮肤消毒应从手术野中心部开始向周围涂擦。

（2）向心形消毒　感染伤口或肛门、会阴部的消毒，应从手术区外周清洁部向感染伤口或肛门、会阴部涂擦。

4. 手术野使用的消毒液及方法

（1）一般体表皮肤　用 2% 碘酊擦拭一遍，待干后，用 75% 乙醇脱碘 2 遍，或用 0.5% 碘伏擦拭 2 遍。

（2）供皮区的皮肤　用 1% 碘酊擦拭一遍，待干后，用 75% 乙醇脱碘 2 遍，或用 0.5% 碘伏擦拭 2 遍。

（3）头皮部　消毒医师戴无菌手套，用纱布接取 0.5% 碘伏擦拭 2 遍，第二遍消至颈部及双肩部。

（4）面部　只用 75% 乙醇消毒 3 遍，第一遍后换持物钳。

（5）口腔、鼻腔及会阴黏膜　用 0.02% 碘伏消毒 2～3 遍。

（6）会阴及肛门部　用 0.5% 碘伏擦拭 2 遍。

（7）新鲜创伤手术　应先用 20% 肥皂水刷洗伤口周围的皮肤，然后用 0.9% 氯化钠注射液冲洗（必要时用 3% 过氧化氢溶液冲洗）伤口内外，并用纱布拭干，最后再进行皮肤消毒。

（8）感染创面手术　先用多层 2% 碘酊纱布覆盖创面，再进行病损外周的皮肤消毒。

5. 手术野皮肤消毒范围

（1）头部手术皮肤消毒范围　头及前额。

（2）面部手术皮肤消毒范围　面、颈。

（3）颈部手术皮肤消毒范围　上至面部，下至乳头下，两侧至斜方肌前缘。

（4）胸部手术皮肤消毒范围（侧卧位）　前后过中线，上至锁骨及上臂 1/3 处，下至髂前上棘。

（5）胸部手术皮肤消毒范围（平卧位）　上至锁骨，下至髂前上棘的连线，两侧至腋中线。

（6）上腹部手术皮肤消毒范围　上至乳头，下至耻骨联合，两侧至腋中线。

（7）下腹部手术皮肤消毒范围　上至剑突，下至股上 1/3，两侧至腋中线。

（8）腹股沟及阴囊部手术皮肤消毒范围　上至肚脐线，下至股上 1/3，两侧至腋中线。

（9）会阴部手术皮肤消毒范围　上至肚脐线、耻骨联合、肛门周围及臀，下至股上 1/3 处。

（10）四肢手术皮肤消毒范围　周围消毒，上下各超过一个关节。

（11）口腔、鼻腔的消毒范围　面部及口鼻腔。

6. 注意事项

① 口唇、鼻腔和会阴部黏膜、阴囊等处，不能耐受碘酊的刺激，宜用刺激性小的消毒液来代替。如用 0.5% 碘伏液消毒，且不能与碘接触或混用。

② 涂擦各种消毒液时应稍用力，以便增加消毒剂渗透力。

③ 清洁刀口应以切口为中心向四周消毒；感染伤口或肛门处手术，则应由手术区外周开始向感染伤口或肛门处消毒。已接触消毒范围边缘或污染部位的消毒纱布，不能再返擦清洁处。

④ 消毒范围要包括手术切口周围 15～20cm 的区域，如有延长切口的可能，则应扩大消毒范围。

⑤ 碘酒纱布勿蘸过多，以免流散，烧伤皮肤。脱碘必须干净。

⑥ 消毒者双手勿与患者皮肤或其他未消毒物品接触，消毒用钳不可放回手术器械台。

⑦ 面部消毒时用棉球塞入耳道，以防药液流入耳道，并用无菌干纱布蘸干眼周消毒液，防止药液刺激眼球，造成角膜损伤。

二、手术野无菌单的铺法

1.原则要求

（1）手术野　灭菌后，由第一助手（一助）和器械护士协同完成铺无菌手术单。除暴露手术切口所必需的最小皮肤区外，遮盖手术患者其他部位，使手术周围环境成为一个较大范围的无菌区域，目的是避免和尽量减少手术中的污染。

（2）铺单原则　是既要避免手术切口暴露太小，又要尽量少使切口周围皮肤暴露在外。手术野周围一般应有4层无菌巾遮盖，其外周至少有两层；小手术仅铺无菌孔巾一块即可。

（3）铺单顺序　先铺四块治疗巾，通常先铺操作者的对面，或铺相对不洁区（如会阴部、下腹部和头部），最后铺靠近操作者的一侧，再在手术野的下端对齐整形单，然后展开。

2.具体方法

（1）头、面、颌部手术铺单法

① 第一助手（一助）站在头部上方，器械护士取一块治疗巾长边折入1/4，治疗巾折边面向一助传递，一助以示指和中指夹住治疗巾，器械护士再取一块对折中单传递，一助以拇指和示指夹住中单（中单上缘超出治疗巾上缘10cm），置于患者的肩、颈、头下面，中单平铺于床面，治疗巾包头，并用布巾钳固定。

② 器械护士依次传递3块治疗巾（前两块折边面向一助，第三块折边面向自己），一助将前两块折边向下，做"人"字形遮盖于面颊部，第三块折边向下遮盖于额顶部，用布巾钳固定三块治疗巾的交叉点。暴露面部要双侧对称，便于术中做对比观察。

③ 递整形单一块，整形单 U 开口向术区，遮盖颈部以下的区域。

④ 取中单一块，与一助配合，横向打开，长边折入 1/4，折边向术区，白头部向两侧环绕手术床至胸部，用布巾钳固定。

（2）胸腹联合铺单法

① 第一助手（一助）站在患者右侧，器械护士将中单纵向对折后，依次递给一助 2 块，分别置于患者胸腹部左右侧壁之下。

② 治疗巾长边折入 1/4，器械护士依次递给一助 4 块（前 3 块折边面向一助，第 4 块折边面向自己），分别置于胸腹部手术野周围，并用布巾钳固定。

③ 整形单 U 开口向术区，遮盖胸腹部手术野以下的区域至足部。

④ 如手术野在头面和腹部，还需在颈胸部遮盖中单 1 块。

（3）上肢手术铺单法

① 手术床旁放置一手桌，桌面与床同高，将术肢外展置于手桌上，器械护士取中单一块纵向折入 1/3（折边面向自己），递给一助，铺在手桌上至患者肩下。

② 依次传递 2 块治疗巾，横折 1/4，铺于上肢的上下面，环住上臂，用布巾钳固定。

③ 递整形单一块，整形单 U 形开口置于腋下，两边环绕上肢两侧，用布巾钳固定于肩部，下段平铺于手桌桌面。

④ 取治疗巾一块平铺于整形单上。

⑤ 递中单 2 块，"十字"遮盖头架。

⑥ 整形单或中单一块，遮盖胸腹部以下的区域至足部。

（4）下肢手术铺单法

① 器械护士取中单一块纵向折入 1/3（折边面向自己），递给一助，铺在患肢股根至手术床下段。

② 依次传递 2 块治疗巾，横折 1/4，分别铺于股根部上下面，环住股部，用布巾钳固定。

③ 递整形单一块，整形单 U 形开口置于股根部两边环绕大

腿两侧，用布巾钳固定，下段展开铺至床尾。

④ 中单纵向对折，铺于手术野下段，用以包裹小腿和足部，用绷带缠绕固定；若是小腿手术，则用 2 块治疗巾包裹足部；若是足部手术，用两块治疗巾包裹小腿。

⑤ 中单纵向对折，遮盖腹部至头架。

（5）尿道下裂手术铺单法

① 器械护士取中单一块纵向折入 1/3（折边面向自己），递给一助，铺在患肢股根部至手术床下段。

② 取一块治疗巾对角打开，卷成球状，塞于会阴部。

③ 依次传递 3 块治疗巾，横折 1/4，第一块（折边面向自己）传递，铺于双侧髂前上棘连线以上，另外 2 块沿双侧腹股沟旁开 2cm 与第一块交叉，形成倒三角形，用布巾钳固定。

④ 递整形单一块，整形单 U 形开口对齐倒三角形的下角，两边环绕股两侧，下段展开铺至床尾。

⑤ 中单纵向对折，遮盖腹部至头架。

（6）截石位手术铺单法

① 中单纵向对折，铺于臀部，余部下垂。上铺一块横折 1/4 的治疗巾。

② 依次传递 3 块治疗巾，横折 1/4，第一块（折边面向自己）传递，铺于双侧髂前上棘连线以上，另外 2 块沿双侧腹股沟与第一块交叉，形成倒三角形，用布巾钳固定。

③ 递整形单一块整形单 U 形开口对齐腹部治疗巾折边，两边铺于股两侧，下段展开铺至头架。

④ 递两个腿套，分别套住双股至股根部。

⑤ 递 2 块纵向对折的中单，铺于腿套之上，用布巾钳固定。

⑥ 递一块治疗巾展开铺于整形单上。

3. 铺单注意事项

① 无菌巾铺下后，不能随意移动，如位置不准确，只能由手术区向外移，而不能向内移，以免污染手术区。

② 无菌单下垂部分应超过手术床边缘 30cm 以上。

③ 术者在铺整形单之前要再次洗手、穿手术衣、戴手套，再铺整形单及以后的操作。

④ 手术野周边的无菌单应保证在 4 ～ 6 层。

第六节　手术后包扎固定

手术后的包扎固定在整形美容外科极为重要，能直接影响手术的成败。例如皮片移植后，若包扎固定不妥，皮片与植床间贴附不稳，传运无法建立，这可导致皮片下积液或积血，妨碍皮片的成活；皮瓣转移后包扎固定不牢时可使蒂部受压、牵拉、扭转或撕脱，从而造成皮瓣的血运障碍，导致皮瓣部分坏死甚至手术完全失败。

包扎固定的方式，因手术的部位或种类不同而异，现将几种常用的包扎与固定方法分别介绍。

一、包堆加压包扎固定法

适用于游离植皮时，植床凹凸不平或不易制动的部位（如面颊部、眼部等）。

（1）物品准备　凡士林油纱布或油纱条、小纱布、大小鱼纱布、棉垫或眼垫以及绷带。

（2）包扎方法

① 缝合皮片时，按间隔 2 ～ 3 针保留 1 根长的缝线，其长度至少为 10cm，皮片缝合完毕后将相邻的 3 ～ 4 根长线梳理成 1 束，用血管钳夹住线头远端，沿植皮缘依次排列。

② 用 0.9% 氯化钠注射液冲洗皮片下的积血并以干纱布擦净后，75% 乙醇纱布消毒局部，然后依次覆盖 1 层凡士林油纱、小纱布及松散的鱼纱后，用已整理好的一束一束的缝线左右、上下对称地结扎成包堆样。

③ 用凡士林油纱条和大鱼纱围绕植皮缘一周；在包堆敷料上再加盖大纱布、棉垫并以胶布固定，再用绷带加压包扎固定。

这种包堆加压包扎的方法既可充分地固定敷料又可保持一定的压力，使皮片与植床创面紧密贴合，便于皮片成活。

二、切取表层或中厚皮片后供皮区创面的包扎固定

（1）物品准备　归蜡油绸或溃疡油绸，也可用一包喜油纱或凡士林油纱布、植皮纱布、棉垫及绷带；若是胸腹部为供皮区，还应准备胸腹带、胶布。

（2）包扎方法

① 取下皮片之后，供皮区创面即用浸有肾上腺素液的湿纱布覆盖压迫止血，5～10分钟后揭去湿纱布。

② 依次覆盖一层溃疡油纱、4块（共16层）植皮纱布、1～2块大棉垫并以胶布固定，然后用绷带或胸腹带加压包扎固定。

③ 包扎时内层敷料应超过创缘周边3～4cm，各层敷料均应平整。

④ 缠绕绷带应以从肢体远端向近端进行。

⑤ 包扎时压力要较大且均匀，可减少渗出液并利于供皮区的愈合。

⑥ 凡患儿或女性患者由股供皮者，为防止尿液污染，应在股内侧的绷带上用多层凡士林油纱布或橡皮片覆盖胶布固定。

三、皮管成形术后的敷料包扎固定

皮管成形术后供瓣区直接缝合时的包扎固定方法。

（1）物品准备　凡士林油纱布2块、植皮纱布2块，用纱布卷成纱布卷2个（应比皮管略长和略粗），胶布或松香乙醇胶水。

（2）包扎方法

① 凡士林油纱两层之间夹植皮纱布1块（4层），按皮管的长度将其两端剪开，形成四尾带状形。

② 夹置于皮管与缝合的供瓣区之间，使皮管与供瓣区隔开，利于吸收渗出物和汗渍。

③ 皮管两侧与皮管平行各置1个纱布卷，用胶布固定（切勿过紧以免压迫皮管），或在皮管的四周皮肤上涂抹松香乙醇胶

水，用单层植皮纱布 1 块拉平绷紧覆盖在整个皮管和纱布卷上。

④ 四周粘贴固定，在纱布中间剪开直径 1cm 的小孔 2～3 个，便于观察皮管血运。

⑤ 如供瓣区为游离皮片移植修复，则在皮片上作薄层的包堆敷料（以不过多增加皮管张力为原则）包扎固定，皮管两侧用纱布卷固定。

四、手部术后包扎固定

1. 物品准备

凡士林油纱布、油纱条、植皮纱布、棉垫、绷带、胶布、石膏绷带或夹板。

2. 包扎方法

手部术后包扎固定有功能位、抗挛缩位和减张位 3 种方式。

（1）功能位的包扎　以手背部皮片移植术为例，包扎时先将 1 块棉垫平放在小桌上，使手背向下，在患者掌心中放 1 个大纱团，然后将手翻转放在棉垫上，以保持掌弓及各指部关节的屈曲；各指间以小鱼纱填充，使之分开，依次覆盖油纱、大鱼纱（松散的）、植皮纱和棉垫于植皮创面上；在相当于虎口处剪开棉垫，以绷带加压包扎手部敷料。包扎绷带应先在腕部缠绕固定 3 圈，然后按静脉回流的方向，从手的远端向近端、手背的尺侧向桡侧逐渐缠绕，为使拇指能达到对掌位，应以保持指掌部的功能位；最后用前臂石膏托固定腕部于功能位。

（2）抗挛缩位的包扎　多用于手掌或手指的掌侧的挛缩松解术后。此类手术中皮片是在抗挛缩位植入创面的，只有在同样位置包扎，才能使移植的皮片舒展地贴附于创面。因此，为这类患者包扎固定时，应将手掌或手指保持在最大限度的伸展位，即抗挛缩位。在抗挛缩位包扎时手指血管会受到牵拉，处于紧张状态，为此术后要特别观察指端的血运，预防手指的血运障碍。

（3）减张位的包扎　接受肌腱、神经及血管修复术的患者，常需要采取减张位包扎。例如施行屈肌腱缝合术后，给予屈曲位

234444434

包扎固定，而施行伸肌腱缝合术后给予伸直位或背伸位包扎固定，这种固定时间一般需在 3 周以后才能开始逐渐进行自主功能锻炼。锻炼时不可用力过猛，以避免肌腱再次断裂，导致手术失败。

以上任何一种包扎固定时，均要注意压力均匀和速度，指端应外露，以便观察血运。

五、鼻部手术的敷料包扎

1.物品准备

液状石蜡或凡士林油纱布（宽 1cm、长度适当）、鼻镜、膝状镊、1mm 厚的软铅片（剪成与外鼻大小相似的梯形状）、绒布 1 块（应比铅片约大 5mm），松香胶水，胶布及棉卷 4 个。

2.包扎方法

（1）填充鼻腔　多数行鼻部手术患者，都需进行鼻腔内填塞，以保持移植物密切吻合和正常鼻的外形。用鼻镜扩开鼻孔，以膝状镊夹持油纱条一端，从深部填满鼻腔，直到鼻孔外缘时剪除多余的油纱条。

（2）鼻的外部固定　用于鼻骨整复及外鼻再造修复术后。以松香胶水将绒布与铅片粘贴，使绒布一面紧贴鼻部塑形，用胶布交叉固定，然后在外鼻的两侧各垫棉卷 2 个，从侧面压住鼻部最后用胶布固定。以保持鼻部良好的塑形，使鼻骨或移植物不移位。

第七节　移植组织的储存与保管及病理标本的存放与送检

一、移植组织的存储与保管

移植组织存储与保管，是指用手术方法从患者身体上取下待用或 1 次使用后多余的部分组织，在严格无菌的条件下加以保存，以备日后随时进行移植手术使用。

1.骨与软骨的存储

（1）无菌物品准备　带盖广口瓶1个、橡皮片及纱布各1块、橡皮筋1个、镊子1把、细菌培养管1个、1‰及0.25‰。硫柳汞溶液。

（2）存储方法

① 将手术截取后、使用后剩余的骨或软骨用无菌0.9%氯化钠注射液冲洗干净，用无菌镊夹持放入广口瓶内，倒入1‰硫柳汞溶液，浸没骨块，盖紧瓶盖后，用双层橡皮片及1块中纱布覆盖瓶口，以橡皮筋扎紧瓶颈。

② 存广口瓶的标签上注明存储物的名称、病房、床号、姓名、病案号及取骨日期等。

③ 将标本置于0～4℃冰箱中保存，1～2周后做细菌培养。如培养结果为无菌生长，则在无菌条件下，将原1‰硫柳汞溶液倒掉，换入0.25‰的硫柳汞溶液继续保存，同时在标签上注明细菌培养日期、结果及换药液的浓度和这次换液的日期。以后每月做1次细菌培养并置换储存液（储存液浓度为0.25%）。凡细菌培养为阳性结果时，应弃之。如此存储的骨与软骨，半年内可随时应用。但在使用前2～3天，应重新做细菌培养，证明结果为无菌生长时方可使用。

④ 使用时骨或软骨块存于无菌0.9%氯化钠注射液内充分浸泡1小时，以洗去残留在组织表面的硫柳汞溶液，方可植入组织内。

⑤ 需急用骨块时，不能做细菌培养，可采用煮沸法处理，煮沸10～15分钟即可使用。

2.皮肤的存储

（1）无菌物品准备　粗玻璃试管或细菌培养皿、橡皮片及橡皮筋、纱布及凡士林油纱布。

（2）存储方法

① 在无菌操作下将手术中剩余的皮片放入0.9%氯化钠注射液中洗净，擦干后平铺在凡士林油纱布上，使创面对着油纱，然

后将油纱卷起或叠起并放入试管或平皿中，用橡皮片和纱布封闭试管口或皿盖，再用橡皮筋扎紧。

② 贴上标签并注明患者姓名、住院号、病房、病床号、取皮日期，还要注明皮片的部位及厚度等。

③ 保存于 0～4℃冰箱中备用。一般保存期为 1 个月。此皮片常用于肉芽创面的覆盖，使用时只需以无菌 0.9% 氯化钠注射液清洗后，便可直接贴于创面上。

④ 用此种方法存储的皮片，1 周内再植能良好生长，10 天后再植成活较差，但仍可作生理敷料使用。超过 1 个月即完全失活，应弃去。

⑤ 1 次取皮多次移植或新鲜尸体的皮片作异体移植使用时，保存方法同上。植皮前按医嘱用抗生素溶液刷洗后再用。这种保存方法，只适宜短期保存备用。特殊制备的大面积异体皮，以液氮冷冻保存，可以维持较长使用时间，需特殊技术和装备，仅用于一般烧伤中心，不在此讨论。

二、病理标本的存放与送检

（一）病理存放

① 洗手护士应将所取标本用湿 0.9% 氯化钠注射液纱布包裹，并用组织钳夹住作为标志，妥善放置于器械台上。

② 巡回护士与洗手护士核对后，将其放入相应的病理袋内；并注明姓名、科室、病案号、标本名称、送检日期；加入 10% 甲醛浸泡，密封口袋后放入标本箱内；填写手术室标本登记本；督促医师填写病理报告单，并与其病理组织放在一起。

③ 若标本做冰冻切片病理检查时，巡回护士应立即将标本交予送检者，贴上标签注明姓名、科室、病案号、标本名称、采取部位；填写病理报告单，连同标本由专人送至病理科，面交负责人。

（二）病理送检

1.每日由专人送检并查对标本

（1）按标本登记顺序将标本依次放在标本箱内。

（2）病理单与标本查对　①病理单上的内容是否与标本袋上的内容一致；②送检标本与填写的标本是否一致；③多个组织标本是否分开放置；④液体是否没过标本。

（3）标本登记本与病理单查对，查对标本登记情况。

（4）清点标本份数。

（5）检查标本袋是否封好，标本箱是否盖严。

2. 与病理科交接标本

① 按照标本登记与病理科收查人员一起查对标本。

② 遇有不合格的标本及时与病房医师联系。

③ 用后将标本箱擦干净。

④ 遇到意外情况及时向护士长汇报。

第二篇
护理技术

第五章　实验室检查及护理配合

第一节　血清钠、钾、氯、钙、磷、镁及总二氧化碳测定

一、目的

通过检测血液中钠、钾、氯、钙、磷、镁（E6A）及总二氧化碳的变化，了解病人的物质代谢状况，病情状态。

二、适应证

适应于严重挤压伤，大面积烧伤，肾衰竭，呕吐、腹泻等致严重脱水，休克，器官功能衰竭，大手术后等。

三、正常参考值

见表 5-1。

表5-1　常见无机元素测定

检验项目名称	正常参考值（mmol/L）
血清钾测定	3.5～5.3
血清钠测定	135～153
血清氯化物测定	96～106
血清钙测定	2.25～2.75（成人）；2.5～3.0（婴儿）
血清无机磷测定	0.96～1.62（成人）；1.45～2.10（儿童）
血清镁测定	0.67～1.04
总二氧化碳测定	19～33

四、护理注意事项

① 核对化验单是否正确，检查注射器有无漏气，准备清洁、

干燥的塑料试管或真空采血管，试管外面贴上标签，标明病人科别、姓名、床号等。

② 抽取静脉血 2ml，抽血后取下针头，沿试管壁将血液缓慢注入。

③ 一般在病人安静状态下采集标本，因卧位采血较直立位检验结果偏低，如需动态观察，采血体位应固定。

④ 送检后及时取回检查结果，有异常时及时报告医师并协助处理。

⑤ 严格执行无菌操作和查对制度，戴一次性橡胶手套操作，防止血源性疾病的传播。

⑥ 避免在输液或输血的同一侧肢体采血，以免检查结果受输液或输血成分的影响。抽血时不能用力过猛，避免红细胞破坏，才能获得较真实的分析结果。

第二节　凝血酶原时间、活化部分凝血活酶

一、目的

凝血酶原时间、活化部分凝血活酶时间测定（PT、APTT 测定）是为了判断机体止血与凝血系统病理变化，手术前筛查凝血系统和指导临床药物治疗。

二、适应证

适应于外科手术病人术前检查、出血性疾病辅助诊断等。

三、正常参考值

一步法凝血酶原时间：11 ～ 13 秒，凝血酶原比值：0.82 ～ 1.15；活化部分凝血活酶时间：33.68 ～ 40.32 秒。

四、护理注意事项

① 核对化验单是否正确，检查注射器有无漏气，准备带橡皮塞的玻璃试管，内盛枸橼酸钠溶液抗凝，枸橼酸钠与血液之比

是 1：9，试管或真空采血管外面贴上标签，标明病人科别、姓名、床号等。

② 最好在清晨空腹时抽血，抽血应一次成功，以免混入组织液或有凝血现象而影响检查结果。

③ 抽血 2 ～ 3ml，有出血倾向者应延长针眼处按压时间。

④ 其他同本章第一节注意事项⑤～⑥。

第三节　肝脏功能联合检测及乙型肝炎两对半联合测定

一、肝脏功能联合检测

（1）临床意义　通过检测丙氨酸氨基转移酶、天冬氨酸氨基转移酶、总胆红素、直接胆红素、间接胆红素、胆汁酸、总蛋白、清蛋白、球蛋白、清蛋白 / 球蛋白比值等，帮助诊断急、慢性肝炎，药物所致的肝损害和手术前检查肝功能情况，为治疗、用药及护理提供参考。

（2）正常参考值　见表 5-2。

表 5-2　肝脏功能联合监测正常参考值

检测内容	正常参考值	单位
总蛋白（STP）	60 ～ 80	g/L
清蛋白（A）	35 ～ 55	g/L
球蛋白（G）	20 ～ 29	g/L
清蛋白/球蛋白比值（A/G）	1.5 ～ 2.5	
总胆红素（STB）	1.7 ～ 17.1	μmol/L
间接胆红素（UCB）	1.7 ～ 10.2	μmol/L
直接胆红素（CB）	＜6.8	μmol/L
总胆汁酸（TBA）	＜10	μmol/L
丙氨酸氨基转移酶（ALT）	＜40	U/L
天冬氨酸氨基转移酶（AST）	＜40	U/L

（3）护理注意事项

① 应在清晨空腹或禁食 6 小时以上采血。

② 准备干燥、清洁、无破损的塑料试管，抽取静脉血 2ml。

③ 肝功能异常者，须慎重选择治疗药物，避免加重肝功能损害的药物。

④ 其他同本章第一节注意事项。

二、乙型肝炎两对半联合检测

（1）临床意义　通过测定 HBsAg、HBsAb、HBeAg、HBeAb、HbcAb，结合临床资料，判断乙型病毒性肝炎（简称乙肝）的临床类型、传染性、机体的免疫力、肝功能的恢复情况。

（2）正常参考值

① 上述 5 项检测全部阴性为非乙肝感染。

② HBsAb 阳性，HBsAg、HBeAb、HBeAg、HBcAb 阴性：为接种乙肝疫苗后，或乙肝病毒（HBV）感染后康复，机体已产生免疫力。

③ HBsAg、HBeAg、HBcAb 阳性，HbsAb、HbeAb 阴性：为临床上常说的"大三阳"，说明急、慢性乙肝病毒复制活跃，传染性强。

④ HbsAg、HbcAb、HbeAb 阳性，HbeAg、HbsAb 阴性：为临床上常说的"小三阳"，说明急性 HBV 感染已趋向恢复或为慢性 HBV 携带者。

（3）护理注意事项

① 同肝功能联合检测注意事项。

② 如果发现病人有"大三阳"或"小三阳"，床旁要有红色的血液隔离标志。

③ 接触病人分泌物，尤其是翻身、换药时，必须戴橡胶手套，以免引起医院内感染。

④ 做好病人及其家属的宣教工作，防止肝炎病毒在家族中传播。

第四节　肾功能测定

一、临床意义

通过尿素（Urea）、血清肌酐（Cr）、血尿酸（UA）的变化，了解肾脏排泄代谢产物、毒素、药物，调节体内水液和渗透压、电解质浓度及总量及酸碱平衡的能力，以指导治疗。

二、正常参考值

尿素：2.9～7.14mmol/L；血清肌酐：53～132.6μmol/L；血尿酸：142～416μmol/L。

三、护理注意事项

① 一般清晨空腹时采血，如遇特殊情况可酌情调节采血时间。

② 其他同本章第一节检查注意事项。

第五节　血液、尿液葡萄糖测定

一、目的

通过血糖定量或尿糖定性，观察大面积烧伤病人及其他危重病人的糖代谢情况或协助诊断糖尿病。

二、正常参考值

空腹时血糖＜5.6mmol/L（＜100mg/dl），餐后2小时血糖＜7.8mmol/L（140mg/dl），尿糖阴性。

三、护理注意事项

① 测血糖时准备干燥、清洁的塑料试管或不抗凝的真空采血管，注射器无漏气，在清晨空腹状态下抽静脉血2ml，2小时内及时送检；测尿糖用塑料小杯或清洁玻璃瓶留晨尿20ml左右。

② 进行口服葡萄糖耐量试验时，试验前一天嘱病人正常进晚餐后，不再进任何食物（即禁食 12 小时），次日清晨首先采集空腹血或尿标本，然后将 75g（儿童 1.75g/kg）糖溶入 30ml 水中，嘱病人在 5 分钟内服完，于服糖后 30 分钟、1 小时、2 小时、3 小时各采血 1 次并留取尿标本，标本均应立即检测，并注明病人服糖的时间。试验中病人应为休息状态，如平卧或静坐，不活动，不吸烟。

③ 该试验主要用于可疑糖尿病而空腹或餐后血糖高于正常但又未肯定诊断的病人。2 小时后血糖 $\geq$ 10.0mmol/L（180mg/dl）或血浆血糖 $\geq$ 11.1mmol/L（200mg/dl），尿糖阳性时间较长，高血糖持续时间较久者可以诊断为糖尿病；如 2 小时后结果正常，则可排除诊断。

第六节　血气分析

一、目的

血气分析用于评价病人的酸碱平衡状况，协助呼吸性或代谢性酸碱失衡的诊断及治疗，观察酸碱紊乱及其代偿变化。

二、适应证

主要用于危重病人的监测，如大面积烧伤病人急性体液渗出期或并发呼吸衰竭时。

三、正常参考值

见表 5-3。

四、护理注意事项

标本的采集有玻璃毛细管取血法和注射器动脉取血法。下面叙述注射器动脉取血法注意事项。

① 一般在病人安静状态下，选择桡动脉、肱动脉、足动脉或股动脉采集动脉血，烧伤病人一般经股动脉取血。应当注意

表5-3　血气分析常用检验项目及参考值

检验项目名称	正常参考值	单位
血液酸碱度（pH值）	7.35～7.45	
二氧化碳分压（PCO_2）	4.66～6.00	kPa
氧分压（PO_2）	10.0～13.3	kPa
剩余碱（BE）	−2～+3	mmol/L
缓冲碱（BB）	45～55	mmol/L
标准碳酸氢盐（SB）	22～37	mmol/L
实际碳酸氢盐（AB）	22～26	mmol/L
总二氧化碳（TCO_2）	23～31	mmol/L
血氧饱和度（SaO_2）	95～100	%
血氧含量（O_2Ct）	150～230	ml/L
肺泡-动脉氧分压差[（A−a）DO_2]	1.33±0.67	kPa
阴离子间隙（AG）	8～6	mmol/L

的是病人活动和呼吸急促对测定结果均有直接影响。经留置的动脉导管取血前应先回抽出2～3ml血，再更换有肝素液的空针抽血1～2ml送检，然后将先回抽的血注入血管，并用肝素液（12.5U/ml）封管，防止管路阻塞。

②注射器不漏气或用不吸收二氧化碳或氧的材料制造的注射器，针头要拧得足够紧，并使空针管腔内壁和针头沾有无菌肝素抗凝剂。另准备橡皮泥或橡皮塞。

③一次穿刺成功后，让血液徐徐进入注射器内1～2ml，严防引进气泡，将针取出，立即用橡皮泥封闭针尖或将针头上刺一橡皮塞，旋转注射器使血与抗凝剂混合后立即送检。

④因体温和血红蛋白对pH、PCO_2、PO_2都有不同程度的影响，应同时测病人体温，将体温和病人吸入氧流量（或上呼吸机病人的吸入氧浓度）标明在化验单上送检。

⑤及时取回检验结果，有异常时协助医师处理。

第七节 细菌培养

烧伤科常做的细菌培养有创面分泌物培养、血液普通培养、真菌培养、厌氧菌培养、静脉导管培养及痰培养。

一、创面分泌物培养

（1）目的 创面分泌物培养的目的是了解创面的菌种，为治疗提供参考。

（2）正常参考值 无菌生长。

（3）护理注意事项

① 采集标本时，应提前关闭门窗，禁止人员出入流动，防止尘土飞扬。

② 应准备需氧或厌氧培养基，也可用带塞的无菌干燥玻璃管，培养容器上要有标签，注明病人科室、床号、姓名、标本名称、送检时间、目的等。

③ 取标本前勿在伤口或创面上涂消毒液或药物，整个操作过程中要严格遵循无菌原则。

④ 应用无菌钳夹无菌棉球，或戴无菌手套取无菌棉签，以旋转方式蘸取伤口处或创面的分泌物后插入培养基或无菌玻璃管。做厌氧培养时，须将棉棒深入伤口内部蘸取或用空针抽取分泌物注入培养基，以免受氧气影响。

⑤ 取完标本应处理好创面，标本立即送检。

二、血液普通培养、真菌培养、厌氧菌培养

（1）目的 培养的目的是检查血液中是否有微生物存在，确定血液中存在的微生物的种类，做抗生素敏感试验，为用药、治疗提供有效依据。

（2）正常参考值 无菌生长。

（3）护理注意事项

① 采标本前应提前关闭房门与窗户，禁止人员出入或移动，

以防尘土飞扬。

② 应先准备好血液培养瓶（普通培养瓶和厌氧菌培养瓶，普通细菌培养和真菌培养可共用 1 管血标本），并贴好标签，注明病人科室、床号、姓名、检验时间、目的等，另备酒精灯和消毒剂。

③ 在病人应用抗生素之前，并在发热高峰时采取血培养标本为宜。对已用抗菌剂治疗的病人应停药 24 小时以上，若病人不能停药，可在下一次给药前采取，以使标本内含药物量最少。

④ 若所用的培养瓶瓶口是以橡胶塞加铝盖密封的，应在抽血前将铝盖剔去，并用聚维酮碘消毒瓶盖。如瓶口是以橡胶塞及玻璃纸严密封包的，则先将封瓶纸松开并消毒（消毒均为 2 次）。

⑤ 采血处皮肤需严格消毒 2 次，经过创面穿刺者应先清洁创面，再消毒 2 次以上。

⑥ 血培养通常从肘正中静脉或股静脉抽取，不可从静脉滴注导管处抽血。抽血量一般成人 5ml，小儿 3ml。取血后更换无菌针头，迅速将针插入橡皮塞内，将血注入瓶中摇匀。或将培养瓶上棉塞取出，迅速在酒精灯火焰上消毒瓶口，然后将血注入瓶中，再将棉塞经火焰消毒后盖好，并扎紧封瓶纸送检。

⑦ 血标本应先注入厌氧菌培养基，再注入需氧菌培养基。

⑧ 严格执行无菌操作。

三、静脉导管培养

（1）目的　静脉导管培养的目的是了解是否因留置静脉导管而产生感染，为治疗提供参考。

（2）正常参考值　无菌生长。

（3）护理注意事项

① 准备普通无菌玻璃长试管 1 根、无菌剪刀、酒精灯和皮肤消毒剂，有缝线固定者需拆线盒，经创面置管者需备创面换药用物，经正常皮肤置管者备干纱布、胶布。培养管上用标签注明

病人科室、床号、姓名、送检日期、目的等。

② 拔管前以聚维酮碘消毒导管置入处皮肤或创面 2 次，有缝线者先拆线。拔出导管后用纱布压迫止血，以无菌法剪取导管前端约 2cm 置于无菌玻璃试管内，其管端和管塞均应在酒精火焰上消毒。

③ 取标本后伤口处皮肤应以纱布覆盖，压迫止血，胶布固定，如为创面应换药。

④ 标本及时送检，特殊情况时应放入冰箱内暂时保存。

四、痰培养

（1）目的　痰培养的目的是了解呼吸道的菌种，以指导治疗和用药。

（2）正常参考值　少量白细胞及上皮细胞。

（3）护理注意事项

① 痰标本容器为无菌培养皿或盒，容器上注明病人的科室、床号、姓名、检查目的、日期等。

② 病人可合作者，嘱其清晨用朵贝液漱口后，再用清水漱口，然后深吸气并用力咳痰，将痰吐入无菌培养皿（盒）内立即送检。也可收集上午 9:00～10:00 的新鲜痰液送检。

③ 病人无法自咳或无法合作者（如已行气管切开术的病人、咳嗽无力者），可协助病人采取适当的卧位，给病人拍背，然后用集痰器或用吸引器吸痰留取标本。吸引器留痰时可用一次性 1ml 注射器针筒，抽出针芯，接上无菌玻璃接头，再连接吸引装置和吸痰管吸痰，按无菌要求留取标本。也可用一次性输液器的茂菲管留痰，但上下输液管应用无菌方法剪成 45°斜角，连接无菌玻璃接头、吸引装置和吸痰管再留取标本。

④ 注意无菌操作。

第六章　仪器检查及护理配合

第一节　多功能心电监护仪的应用

一、目的

目的在于连续监测心电图，了解心肌生物电变化，观察心肌和心律的情况；监测血压、血氧饱和度、皮温等，观察病情的动态变化，为治疗、护理措施的实施、评价提供依据。

二、适应证

大面积烧伤，高压电击伤，严重心脑血管疾病，严重外伤，器官功能衰竭，器官移植术或其他大手术的术中、术后监护以及其他各种危重病人的监护。

三、操作前准备

（1）用物准备　多功能心电监护仪 1 台（安置于病人床头或可移动的监护车上），包括血压计袖带（分成人和小儿），电子感温器，SpO$_2$（脉搏血氧饱和度）探头，多极导联，各部件的缆线，电源线，地线，另备一次性电极片，专用电插板，必要时备 ECG 打印纸。检查各部件的完好性。

（2）病人准备　向病人或家属说明心电监护的必要性、重要性与目的，取得合作，消除恐惧心理。

（3）工作人员准备　洗手并擦干，衣帽穿戴整洁。

四、操作步骤

（1）将用物携至病人床旁，核对病人。

（2）将监护仪与电源接通，打开电源开关，待屏幕正常显示后（分别有 ECG、SpO₂、体温、血压监测模块），便可开始常规操作。

（3）ECG 监护　观察多导联：ECG。

① 用一次性电极片将各导联线正确地连接到病人相应位置：白、绿、棕、红、黑线分别接到 RA（胸骨右缘第 2、第 3 肋间即右心房位置）、RL（右下肢）、C（左胸部距前正中线 7 ～ 9cm 即心尖搏动处）、LL（左下肢）、LA（第 2 肋间几乎与胸骨左缘重叠处即左心房位置）。将导联线插入心电监护仪相应的插槽上。

② 按 ECG 模块，按 ALARMS → ALALRMS LMTS（报警上、下限），按 SELECT PARAME-TER（选参数），再按 LOW UMIT 或 HIGH LIMIT，设定心率的上、下限，如可设 HIGH 为 120 次 / 分，LOW 为 50 次 / 分。ABN IN ROW=5（连续出现 5 个室性期前收缩报警）或 ABN PERMIN=2（每分钟出现 2 个室性期前收缩报警），ST LMITS CH Ⅰ（Ⅰ 导联 ST 段报警）等，按 On/Off ALARMS 使报警接通。

③ 选择合适的导联（如 Ⅱ、Ⅲ 导联），按 SIZE ↑ 或 SIZE ↓ 键，调节波形于适宜（一般 15mm 左右）高度。待屏幕上显示稳定的波形即可观察心电的变化。

④ 打印心电图时，安装好打印纸，按 PRINT、打印。

（4）无创血压（NIBP）监测

① 先选择 NIBP 模块，调节 NIBP 报警上、下限，按 ALARMS → ALARMS LIMITS（报警上、下限），按 SELECT PARA—METER（选参数），再按 LOW LIMIT 或 HIGH LIMIT，分别调整上、下限，上限可为 150mmHg 和下限可为 100mmHg，另可调节收缩压、舒张压、平均压等的相应报警参数，按 On/ Off ALARMS 使报警接通。

② 系好血压计袖带，将导线连接到监护仪相应的插槽上，按 NIBP 模块，选择 AUTO/MANAUAL（自动或手动）方式。自动测压时相继按 TIME INTERVAL（自动测压时间间隔）设置测血压的间隔时间，按 STORE、YES 储存，监护仪便会每

隔相应的时间自动测血压 1 次。手动时，由操作者按 NIBP 便测量 1 次。

③ 待血压计袖带充分放气，屏幕上数值稳定时，读取所测血压值。

④ 进行 1 次快速测量时，先选择 NIBP 模块，再按 START NIBP 或 START 键。

⑤ 要停止某一测量时，按 STOP NIBP 或模块上的 STOP 键。

（5）SpO_2 监测

① 选择 SpO_2 模块，按 ALARMS LIMITS、SELECT、PARAMETER 分别设定 SpO_2 上限为 100%，下限为 85%，或根据病人情况设定下限。

② 用温水清洁病人的一个正常指（趾）甲，将 SpO_2，探头连接到监护仪相应插槽上。

③ 待传感器上灯亮，将指夹套套在一指（趾）上，使灯光透过指（趾）甲。

④ 嘱病人不要剧烈运动，待显示屏上数值稳定，读取监测指标。

（6）体温监测

① 按 TEMP 模块，按 ALARMS LIMITS、SELECT PARAMETER 分别设定体温报警上、下限，如 HIGH（上限）可为 39℃，LOW（下限）可为 36℃，按 On/Off ALARMS 使报警接通。

② 将导线与监护仪相应插槽连接，使电子感温器与皮肤充分接触，待屏幕上显示稳定的体温数值即可。

③ 当监护 1 个以上温度时测量温差，按 MODEL SET、UP（模块设定），按 DIFF1（温差 1）或 DIFF2（温差 2）、SELECT、FIRST 选择第 1 温度，按 SELECT SECOND 来选择第 2 温度。按 DELTA TEMP 测量温差。

（7）停止监护　按 MONTTOR STANDBY（监护仪待命）停止病人的监护，但保留监护仪设定。按 SUSPEND（中止）或 STOP，停止监护。

五、护理注意事项

① 心电监护时室内要保持清洁、温暖，避免寒冷刺激引起心电的干扰。室内不能开手机，监护仪不与其他的电器设备相距太近，防止电磁场的干扰。

② 使用交流电必须接可靠的地线，监护仪应有足够长度及完好的三心电缆，能有一定的活动范围，插头插座要配套。不要用力折心电缆线、SpO_2 探头等各种缆线，使用时应轻拿轻放。

③ 打开监护仪，在监护仪自检的过程中，不要对监护仪进行任何操作，待自检完成后再进行常规操作。

④ ECG 监测时，清洁皮肤不能用强溶剂，电极片上无导电膏或电极脱落时应及时更换，否则屏幕上无心电波显示。电极片与病人皮肤良好接触，减少心电图波形的干扰。皮肤严重过敏者不能使用一次性电极片。

⑤ NIBP 监测时注意：病人躁动不安、寒战或肢体痉挛时测压时间会延长，测得的血压可能增高；严重休克时血压测不到或偏低；避免在心律失常及心率 < 40 次 / 分或 > 300 次 / 分时测血压，因为此时得不到可靠的数值；肥胖病人由于较厚的脂肪使动脉搏动减弱，测得的血压可能偏低。测血压时，袖带上压力感受器应正对着肱动脉搏动处；袖带与病人手臂间以容纳一指为宜。

⑥ 监测 SpO_2 时，将指夹套套在病人的示指上，并尽量使病人保持平静。SpO_2 下降时，可能由于病人存在休克、低体温、应用血管收缩药物或有贫血。当屏幕上显示 "SpO_2 INTER-FERENCE（干扰）"，应用适当的不透光物质遮盖传感器，或让电源电缆远离指夹或缆线与监护仪的连接部位。

⑦ 在烧伤急性体液渗出期或病人大手术后，肢体远端循环不良，所测得的体温偏低。

第二节　Swan-Ganz漂浮导管的应用

一、适应证

对严重烧伤休克病人进行血流动力学的监测。

二、禁忌证

对凝血机制障碍或有出血倾向、免疫功能低下伴粒细胞减少，易发生感染的烧伤整形病人禁用。缺乏适当设备和技术熟练人员情况下不可进行该项操作。

三、操作前准备

（1）用物准备　Swan-Ganz 导管（包括 20 号特氟隆动脉导管和四腔热稀释漂浮导管，成人使用 7F 导管，儿童选择 5F 或 4F 导管），血流动力学监测仪，一次性传感器，压力传送管及三通活塞，床旁心电图仪，手术器械，2% 利多卡因，皮肤消毒剂，导管-套管引导管，其他中心静脉置管用物，检查气囊完整性，注入 1.5ml 空气（一般用二氧化碳气体，避免空气栓塞的危险），然后将气囊置于水中检查，配制肝素盐水（0.9% 氯化钠注射液 500ml 中加入肝素钠 6250U），准备连续冲洗装置、急救药，有吸入性损伤者准备气管切开包或气管插管器械。

（2）病人准备　向病人解释手术的必要性，给予心理支持；测量身高，计算体表面积，选择合适的插管部位。

（3）工作人员准备　按手术要求洗手，穿手术衣，戴帽子、口罩、无菌手套。

四、操作步骤

用 Swan-Ganz 导管插入锁骨下静脉为例说明。

① 助病人去枕平卧，沿脊柱垫一直径约 10cm 棉垫，双肩后展，头偏向对侧。

② 常规消毒，胸锁关节和肩峰连线中点，紧贴锁骨下方为

穿刺点，做好标记。

③ 无菌状态下取出漂浮导管，用肝素盐水冲洗右心房及肺动脉导管，检查气囊充盈是否对称、有无漏气。蓝色右心房管与冲洗装置相连，肺动脉开口通过压力传导管与压力传导组相连。

④ 用无菌注射器抽取局部麻醉药（利多卡因），自穿刺点，针尖指向喉结方向，针尾与皮肤呈 30°角穿刺，麻醉锁骨表面，沿锁骨面滑向锁骨后面，继续前进，试抽有静脉回血后拔出注射器。无菌状态下取出配套的静脉穿刺鞘，肝素盐水冲洗穿刺针，沿试穿点穿刺，穿刺长度不超过 10cm，如无回血边缓慢后退边回抽，发现回血后压低针尾，针尖向胸骨上窝方向进针 1cm，轻轻去掉注射器，如用 ARROW 蓝注射器，可直接自针尾置入导丝，遇阻力后不可强行进入，导丝置入不超过 15cm（自皮肤表面算起），拔除穿刺针留下导丝。

⑤ 用尖刀沿穿刺点略微扩张皮肤，将皮肤扩张器与漂浮导管外鞘一起沿导丝置入 12cm 左右，拔出导丝和扩张器。自外鞘口将已准备好的漂浮导管置入，估计长度略超过外鞘长度，应停止前进，在肺动脉导管外开口处回抽，如有回血证明导管确实在静脉内，肝素冲洗后可继续前进。

⑥ 导管前进 15cm 后接近右心房，将气囊充气到 0.8～1.0ml，此时监护仪记录的就是右心房压。

⑦ 将导管继续轻柔向前推进，波形突然出现变化，出现高尖波，说明导管进入右心室。

⑧ 继续前送导管，直到监视屏上出现肺动脉波形。如自右心房前送导管约 15cm 后，监视屏上还未出现肺动脉压（PAP）波形，可能因为导管在右心室内打圈，可将导管慢慢撤至右心房，再继续前送，直至出现 PAP 波形。

⑨ 保持气囊充气，进一步前送导管，直至出现肺动脉楔压波形，此时气囊阻塞在中等大小的肺动脉，导管不能再前进。气囊在肺动脉中最理想的位置是充气后记录到较好的肺毛细血管楔压，而当放气时能记录到一个很好的肺动脉压力波。如气囊充气

量＜1ml 已能记录到毛细血管楔压，提示气囊进入肺小动脉较深，如充气量＜1.5ml，则提示气囊进入肺小动脉深度不够。合并肺动脉高压或心脏低排状态（如心源性休克）时，有可能导致导管进入失败。

⑩ 撤走充气注射器，气囊自动放气，出现 PAP 波形，证明漂浮导管在位。

⑪ 合理固定漂浮导管外鞘及袖套，用乙醇纱布覆盖，接通连续冲洗装置。

⑫ 安置好病人的体位，整理用物，洗手。

五、护理注意事项

① 掌握漂浮导管插入部位的选择原则，配合医师做好病人术前的解释工作。导管置入部位首选没有烧伤的部位，因为未烧伤部位组织水肿轻，解剖标志易于辨识，也不易出现感染并发症。经皮穿刺首选颈内静脉和锁骨下静脉，导管直接进入上腔静脉，血流速度快，不易形成血栓。选择静脉切开首选肘静脉，但有时置入不顺利，需透视配合。股静脉一般情况下不选，因为下肢血流慢，烧伤病人尤甚，易形成下肢血栓，穿刺部位距离下肢较近，增加了感染机会。

② 各项操作均应严格无菌操作技术，三通管或延长管应更换 1 次 / 天。

③ 保证 Swan-Ganz 导管通畅，可用肝素液（10 ～ 12.5U/ml）持续静脉滴注，休克未纠正前，血液浓缩，易于形成血栓，堵塞导管，可用肝素液每 30 分钟冲洗 1 次，每次 5 ～ 10ml，液量不超过 500ml/ 天。

④ 准确记录各项指标，其正常值为右心房压（RAP）平均为 2 ～ 6mmHg（0.267 ～ 0.800kPa）。右心室压（RVP）：收缩压 20 ～ 30mmHg(2.67 ～ 4.00kPa)，舒张压 0 ～ 5mmHg（0 ～ 0.667kPa），舒张末压 2 ～ 6mmHg（0.267 ～ 0.800kPa）。肺动脉压（PAP）：收缩压 20 ～ 30mmHg（2.67 ～ 4.00kPa），舒张压 8 ～ 12mmHg

（1.07～1.60kPa），平均为 10～20mmHg（1.33～2.67kPa），肺毛细血管楔压（PAWP）平均为 4～12mmHg（0.533～1.60kPa）。在体温正常和无贫血的病人，其休息时心脏指数（CI）应为 2.4L/（分·m^2），不得＜2.2L/（分·m^2），如果＜1.6L/（分·m^2）时，预后十分严重。

⑤ 拔管时要有准备，球囊气体尽量放尽，以防止心律失常发生和瓣膜支持结构破坏。大多数病人血流动力学监测不得超过 5 天，外科病人通常只需 1～2 天，烧伤病人一般 3 天，如治疗需要则可连续监测 21 天。

⑥ 穿刺部位用聚维酮碘消毒，每 8 小时 1 次，用无菌纱布覆盖伤口，防止渗血。经创面置入导管者，应及时更换创口的潮湿敷料，保证创口的干燥、清洁。同时观察局部有无红、肿、异味及分泌物的性状等。如病人出现高热、寒战等表现，怀疑导管污染所致，应及时拔除导管，并做导管终端培养。大面积烧伤急性体液渗出期需要 2 条以上大静脉通道，可利用 Swan-Ganz 外套管输液，但应避免血液制品、脂肪乳剂、能量合剂等由此通道输入。

⑦ 抽血、冲洗时要避免气泡进入导管内，一经发现及时抽出。

⑧ 观察有无气管受压迫、穿刺造成血气胸、血栓形成等并发症，并做好急救准备。

第七章　常用治疗技术及护理配合

第一节　中心静脉插管术

一、适应证

① 需紧急于短时间内大量输液、输血或静脉给药，而周围静脉硬化、塌陷、纤细、脆弱而穿刺困难者；②需长期行静脉输

液，经静脉高营养和输注高渗性溶液者；③做中心静脉压测定、肺动脉插管或心血管造影者。

二、禁忌证

有凝血机制障碍者、局部有感染者、重症肺气肿及呼吸急促者、严重的血栓性静脉炎者，病人不合作，如儿童及兴奋躁动者禁用。

三、操作方法

① 准备用物携至病人床旁，核对病人。屏风遮挡病人，协助病人仰卧，在适当部位垫软枕，露出插管部位。

② 将需输液的溶液与输液管连接，排气，将中央静脉压力计固定于输液架上并排除管道内空气。

③ 将深静脉穿刺包于合适的位置打开，将 5ml、10ml 注射器和中央静脉导管放进包内。

④ 根据不同的穿刺部位，消毒局部皮肤，操作者戴无菌手套，铺无菌巾及洞巾，由助手协助抽取 2% 利多卡因适量，在穿刺点施行局部浸润麻醉。

⑤ 插入静脉导管后，将导管接上输液装置，注意由助手调节好输液速度。

⑥ 用缝线将导管固定在皮肤上。

⑦ 穿刺部位皮肤再次消毒后盖上敷料，用胶贴或胶布固定，也可直接用切口膜覆盖。

⑧ 测中心静脉压者注意导管与压力计接通，并正确测量中心静脉压。

⑨ 整理用物，做好记录。

四、护理注意事项

（1）插管前督促医师填写同意书，同意书上应包括中心静脉插管的具体名称、插管目的、风险、可能发生的并发症等内容，并由病人直系亲属签字。

（2）配合医师做好不同穿刺部位中心静脉插管术的术前准备、术中配合。

① 应取合适的体位，烧伤病人置管尽量避开创面，以减少感染（表7-1）。

② 操作中如不小心伤及动脉应立即拔针，局部紧压数分钟防止出血，近期不得在此进行穿刺，由于胸部左侧有胸导管通过，胸膜顶位置较高，穿刺时易损伤附近器官及组织，故一般不选左锁骨下静脉穿刺。

③ 严格无菌操作，预防感染。

④ 操作完毕最好拍胸部X线片检查插管位置是否正确及有无气胸发生。

⑤ 要防止发生气胸、血胸、空气栓塞或神经损伤。

（3）颈内静脉和锁骨下静脉压力低，吸气时可呈负压，因此更换针头、注射器或送入导管时均应嘱病人于呼气末屏气后迅速操作，以免空气进入血管发生气栓。输液时应使一段输液管低于心脏水平。

（4）置管后若需拔管，切忌不退针而将导管生硬外拔，以免针尖切断导管，形成栓子。

（5）输液过程中如因故调整硅胶管时，只能转动或向外拔出一小段，或用注射器向外抽吸，绝不可将硅胶管向内送或用注射器向内高压输入液体，以免导致感染或栓塞。

（6）穿刺处局部应消毒更换敷料或切口膜1次/天，并保持清洁。如有渗血、渗液应及时更换，保持穿刺处无菌。局部皮肤消毒常用聚维酮碘，不用75%乙醇，因含水过多易致切口感染。

（7）中心静脉插管用于中心静脉压测定持续时间不超过5天，用于输液一般不超过30天，以防插管引起静脉炎或血栓性静脉炎。为防止静脉导管堵塞，应常规用稀释的肝素液（含肝素12.5U/ml）冲洗导管，每4小时1次，每次5ml。

（8）测量中心静脉压时，应将压力计的零点对准病人腋中

表7-1 不同部位中心静脉插管术的比较

	锁骨下静脉穿刺	颈内静脉	颈外静脉	股静脉
卧位	病人仰卧,头低15°～30°,两肩胛间垫一薄枕,使两肩下垂,以利于静脉回流。头转向对侧	病人仰卧位,头偏向对侧,肩下垫一小枕,床尾抬高15°～20°	仰卧位,头偏向对侧,尽量使头后仰,肩下垫一小枕	病人仰卧位,髋关节外展外旋,膝稍屈曲,小枕垫于臀下
穿刺点	多采用右侧插管,取锁骨下缘中点、内中1/3交界点或外中1/3交界点	锁骨上缘,胸锁乳头肌的胸骨头与锁骨头构成三角的中心部	下颌角与锁骨上缘中点连线的上1/3处	股动脉搏动最明显处,腹股沟韧带下2～3cm,股动脉内侧0.5cm处
穿刺方法	将5ml注射器吸0.9%氯化钠注射液5ml与穿刺针头紧密相连,在穿刺点进针时,针头方向指向头部,与胸骨纵轴呈45°角,与胸壁平面呈15°角,以恰好能穿过锁骨与第1肋骨为准。取锁骨下内中1/3交界处为穿刺点时,穿刺针斜向同侧胸锁关节上缘。取锁骨下外中1/3为穿刺点时,则穿刺针应斜向甲状软骨下缘。进针3～5cm后(婴儿1～2cm)有落空感,抽动注射器活塞有静脉血回流即已入锁骨下静脉,取下注射器后迅速用左手拇指垫块无菌纱布堵住管尾,助手将导管盛满0.9%氯化钠注射液,操作者松开左手迅速将导管由针尾插入10cm左右,再连接输液或测压装置	操作者站在病人头顶侧,穿刺针与病人身体呈30°,将针尖刺入皮肤,穿过胸锁乳突肌,当颈深筋膜被穿透时和针尖刺入颈内静脉时均有突破感,同时用注射器抽吸有回血。如应用套管针穿刺成功后即可将针芯拔出,紧接着将导管送入静脉内,并连接输液装置,固定	助手用手指压迫锁骨上凹静脉流入处,阻断血流,使颈静脉怒张,操作者用5cm套管针沿颈静脉走向使针头斜面朝下刺入皮肤,将针尖刺入静脉,再将针头顺静脉方向推进1cm。穿刺成功后,拔出针梗,将针头连接在静脉导管上,再将导管经套管针迅速插入直至上腔静脉,距皮肤20～22cm处,连接输液器,固定	穿刺针或管在穿刺点垂直刺入或沿股静脉走向与皮肤呈30°～40°角斜行刺入股静脉。插管时先作皮肤切口直视股静脉时,穿刺针穿过股静脉后拔出穿刺针芯,再插入导丝至下腔静脉,退出针头,再顺导丝插入股静脉至所需部位,作心静脉压测定应将导管推至膈肌以上或右心房高度

线，三通接头活塞转至与压力计相通，病人在咳嗽、屏气、伤口疼痛、翻身时会影响中心静脉压的数值，应尽量避免。机械通气时，应暂时将呼吸机脱离，如病人无法离开呼吸机，则必须将使用呼吸机的情形做好记录。不宜经中心静脉导管滴注全血、脂肪乳剂、白蛋白等胶体溶液，以免影响中心静脉压及致管道阻塞。测中心静脉压用的输液管和一次性延长管应每 24 小时更换 1 次。

（9）拔管时常规取静脉导管前端做细菌培养。

第二节　静脉切开术

一、适应证

① 急性出血、休克或失水等所致周围循环衰竭，以及静脉已塌陷而不易穿刺者；②需长时间补液、输血而穿刺困难者；③昏迷、谵妄、烦躁及不合作者；④小儿或过度肥胖者，周围静脉穿刺困难者，需行大手术需尽快建立可靠的输液通道者；⑤对危重病人施行手术前切开以策安全；⑥测中心静脉压者。

二、操作方法

以内踝大隐静脉切开为例。

① 向病人及家属解释，签手术同意书。将用物携至病人床旁，核对病人床号、姓名。

② 协助病人取仰卧位，术侧下肢外旋，使手术野暴露完全。必要时先用肥皂水和清水洗净小腿及足部，体毛长者须备皮，有烧伤创面者宜先用 0.1% 苯扎溴铵或 0.2% 氯己定溶液清洗。

③ 将油布治疗巾或一次性床单垫于静脉切开部位的小腿下部，以内踝上方 4～6cm 处的大隐静脉为中心，常规消毒皮肤。操作者戴无菌手套，铺无菌巾及洞巾，手术野以 2% 利多卡因或 1%～2% 普鲁卡因溶液浸润麻醉。

④ 助手准备好输液装置，排尽输液管内空气，关输液开关备用。

⑤ 操作者于内踝上 1.5cm 处做 1～2cm 的横切口，用小弯止血钳沿血管方向分离皮下组织，将静脉分离出来，用小弯钳在静脉下引过两股丝线，并将静脉的远端结扎，近端的丝线暂不结扎。牵引远端已结扎的丝线，将静脉提起，使近端充分暴露，剪刀与静脉壁最好呈 30°角，用剪刀剪静脉时，刀尖应斜向近心端，且不可太深，以免剪断静脉。在结扎线近侧 0～3cm 处将血管前壁斜行剪开，但斜度不可过大或过于锐利，以免导管插入时刺破静脉。切口呈瓣状，将导管插入静脉腔内，插入后必须证实通畅后再接上输液装置。并观察液体流入情况，如局部无肿胀、渗漏等情况后，将近端丝线结扎，把导管固定在静脉腔内。剪断近端和远端的结扎线后，缝合伤口，利用皮肤缝线将塑料管或硅胶管再固定 1 次，伤口覆盖无菌纱布，用胶布固定或直接覆盖切口膜。

⑥ 整理好床单位、用物，洗手，做记录。

三、护理注意事项

① 操作前协助医师与病人及直系家属签好同意书。向病人说明行静脉切开术的目的、必要性、可能发生的并发症等，做好解释和心理护理。

② 严格无菌技术操作。

③ 塑料管或硅胶管留置时间不宜过长，一般为 3～5 天，以防发生静脉炎或血栓性静脉炎。

④ 切口处应保持清洁，更换敷料 1 次／天，如有渗湿应随时更换。

⑤ 应有计划地计算输液总量和滴速，以保证输液不间断。输液过程中，应随时观察局部变化，如有红肿、压痛、静脉发硬时应立即拔管，并将患肢抬高，局部热敷，同时适量应用抗生素，拔出的静脉导管做细菌培养。

第三节　气管切开术

一、目的

气管切开术是通过人工建立新的呼吸通道，绕过鼻咽腔以解除喉部或气管的急性阻塞，以改善呼吸功能；移除滞留于下呼吸道的分泌物或吸入的液体；预防长期使用气管内管的病人气管坏死；取出不能经喉取出的较大的气管内异物。

二、适应证

① 各种原因引起的喉梗阻，过敏性水肿，如严重头面部和颈部烧伤，吸入性损伤，某些头颈、颌面部、口腔等部位的手术影响呼吸者；②各种原因引起的昏迷者；③需较长时间使用呼吸机辅助呼吸者。

三、禁忌证

严重出血性疾病、气管切开部位以下占位性病变引起的呼吸道梗阻者。

四、操作方法

（1）常规气管切开术

① 备齐用物，将治疗车推至病人床旁，核对病人床号、姓名。

② 协助病人取仰卧位，肩背部垫一小枕，将病人头后仰并固定于正中位，使下颌、喉结、胸骨切迹在同一直线上，气管处于正中位。若为小儿可由助手固定其头部。严重呼吸困难不能平卧者，可取半卧位，头向后仰，但避免过度后仰，以免加重呼吸困难。

③ 照明灯置于适当位置，打开气管切开包，在操作者右侧适当位置铺无菌巾。

④ 消毒颈部皮肤后，操作者戴无菌手套、铺治疗巾。

⑤ 在颈正中线、甲状软骨下行局部浸润麻醉。

⑥ 术者以左手拇指、中指固定环状软骨后，自环状软骨下缘起沿正中线下达胸骨切迹上做直线切口，长 3～5cm，分离皮下组织，再沿中线切开浅筋膜，分离舌骨下肌群，将甲状腺峡部向上推开，暴露气管。

⑦ 切开气管的第 3～第 4 或第 4～第 5 软骨环，撑开气管切口，吸出气管内分泌物及血液，插入型号合适的气管套管，将套管的带子以外科结固定于颈部一侧，将空气 3～5ml 注入气囊，消毒气管切开处伤口，以 Y 形纱布覆盖围绕。

⑧ 遵医嘱输氧气或连接呼吸机。

⑨ 协助病人采取合适的体位。

⑩ 整理用物、洗手、记录。

（2）紧急气管切开术　用于病人高度呼吸困难或濒于窒息，需要立即解除呼吸困难，抢救生命的病人。

① 就地选择场所，取仰卧位、头后仰，专人扶正病人头部，约束四肢，抬高肩部以充分暴露颈部。

② 颈部皮肤消毒后，术者戴无菌手套，铺无菌巾（紧急时操作从简）。用左手拇、中指将气管两侧软组织后压，使气管上部暴露，右手持刀在颈中线环甲间隙处切开 2～3cm 长切口，分离皮下组织，将气管第 3～第 4 软骨连同气管前筋膜在中线切开。

③ 用刀柄插入气管切口扩开并插入套管，若暂无套管可先插入橡皮管或塑料管代用，以缓解通气问题，止血、系好固定带。

④ 紧急情况下，也可临时用粗穿刺针，直接由环甲膜处插入气管内以改善通气，挽救生命，但呼吸梗阻解除后应迅速行正规气管切开术，插入气管套管以代替经环甲膜切口插入的导管。

五、护理注意事项

1.心理护理

向病人及家属解释气管切开的目的、意义、方法及术后不适，使其理解配合。

2. 术前协助医师与病人签手术同意书

3. 充分准备用物

特别注意吸引器和氧气装置完好，气管套管的大小型号合适，气囊无漏气。

4. 帮助病人摆好合适的体位

以免影响切口的定位。皮肤切口要保持在正中线上，防止损伤颈部两侧大血管及甲状腺。气管切口上端不得超过第 2 气管环，下端不超过第 5 气管环，过高易压伤环状软骨导致喉狭窄，过低则套管前端可能压迫胸内无名动脉或静脉而引起致命大出血。

5. 严格无菌操作，预防医院内感染

准备专用气管切开护理盘，接触气管切开处的各种导管、物品均应无菌，气管垫每班更换 1 次，一次性气囊导管每周更换 1 次。

6. 气管套管要固定牢固

应经常调节固定带的松紧，一般以固定带与皮肤之间能伸进一指为宜，太松套管容易脱出，太紧影响血液循环。

7. 保持呼吸道通畅

（1）内管清洗　病人配戴的气管内管应每 4 小时取下清洗、煮沸消毒或用 0.3% 过氧化氢溶液浸泡消毒，以 0.9% 氯化钠注射液冲洗后及时放入。取出内套管时间不宜超过 30 分钟，应准备另一套大小完全相同的气管套管备用，不能只戴外套管而不戴内管，以免管腔一旦阻塞，处理不当而发生严重后果。使用一次性气管内管时因不能每日取出清洗消毒，更应注意保持湿润。

（2）正确有效吸痰　选择合适的吸痰管，吸痰管的负压吸力保持在 2 ～ 4kPa，吸力过大，可损伤呼吸道黏膜。操作时动作应轻柔。

吸痰方法：插入吸痰管前先用左手折叠导管末端，以免产生负压损伤气管黏膜；吸痰管应插入深部左右旋转，边吸边提拉，以吸尽痰液。注意吸痰管如果不慎触及气管分叉处感受器，可致心搏反射性骤停，故吸痰时注意观察病人的面部表情及口唇颜色，如病人出现发绀、心悸、胸闷等不适，应立即停止吸痰，拔出吸痰管，输氧，待病情缓解后再抽吸。一般每次吸痰时间为15～20秒，一次未吸尽，隔3～5分钟再吸；注意吸痰管从呼吸道退出后就必须更换新管。

（3）呼吸道灌洗　当气管内分泌物黏稠或呼吸道内有坏死黏膜形成时，单纯的吸痰往往不能使呼吸道通畅，此时必须进行呼吸道灌洗。

灌洗方法：先配制灌洗液，一般是无菌0.9%氯化钠注射液100ml加适量抗生素（庆大霉素或选用敏感抗生素）。用一次性空针抽灌洗液5～10ml，接上吸痰管，将吸痰管缓慢插入左或右支气管后注入灌洗液，待病人呛咳时吸痰，吸痰应由内向外左右转动，边吸边往外退，不能长时间的固定于一处，每次吸痰不超过15秒；吸痰的次数和灌洗液量，应根据病人的耐受程度决定，必要时可灌洗1次/小时，最大灌洗液量可达30～50ml，灌洗后顺呼吸道壁滴入抗生素或止血药。

特别注意：①无咳嗽反射的病人不能用气管内灌洗的方法，因为灌洗液进入呼吸道后，病人无咳嗽反射，进入的液体无法排除，不仅不利于病人的痰液排除，反而加重了病人肺部的损害。②严重呼吸道烧伤或痰液黏稠行呼吸道灌洗时，为防止缺氧，灌洗前将氧流量调至4～6L/分，让病人深吸气数次；使用呼吸机者将 FiO_2（吸入氧浓度）调至100%，呼吸数分钟后，SpO_2 达100%时，再将吸痰管尽可能深地插入气管内，将痰液或坏死的呼吸道黏膜等轻快地吸出。

（4）翻身拍背　能有效地促进痰液的松动，加上适当的体位引流能促进痰液的排出。因此，应注意定期的翻身拍背，尤其是使用翻身床的病人翻身俯卧后及仰卧前要及时拍背，有利于排痰。同时注意按雾化吸入→翻身拍背→吸痰或咳嗽→气管内滴药顺序执行，祛痰效果更好。

8.呼吸道湿化

（1）保持房间适当的温度和湿度　呼吸道湿润才能使呼吸道

维持纤毛活动等功能正常。吸入性损伤，特别是建立了人工呼吸道或吸干燥氧气者，能使呼吸道黏膜干燥，分泌物黏稠、结痂。呼吸道如果湿化不足，易引起呼吸道黏膜损伤，纤毛运动受限，痰痂阻塞，有助于细菌繁殖。因此，气管切开病人呼吸道湿化尤其重要，室内应保持一定的温度和湿度，温度以 21 ～ 25℃为宜，湿度应保持在 75% 以上。

（2）使用湿化液　根据病情定时用 0.9% 氯化钠注射液加糜蛋白酶、地塞米松、庆大霉素等溶液，沿套管壁持续滴入（以 6滴 / 分的速度 24 小时内匀速滴入），或气管导管口覆盖双层无菌纱布，用 0.9% 氯化钠注射液湿化液持续滴在无菌纱布上，滴速0.2 ～ 0.4ml/ 分或 3 ～ 5 滴 / 分，其湿化效果比将湿化液直接滴入气管套管内好，或每隔 2 ～ 4 小时沿套管壁滴 1 次，每次 2 ～ 3ml。

（3）间断超声雾化吸入　长时间超声雾化可致病人血氧分压下降，采用短时间间断雾化吸入法，每 4 ～ 6 小时行雾化吸入1 次，每次雾化吸入 10 分钟，管口气雾温度保持在 32 ～ 35℃，不会引起血氧分压下降，同时又起到湿化呼吸道作用，防止分泌物干燥、结痂而堵塞导管。雾化液中加入抗生素，可减轻呼吸道黏膜的炎症、水肿，注意雾化液应每次更换。

9. 严密观察

是否有出血、渗血、皮下气肿等情况，是否有异常的呼吸形态，发现异常及时报告医师，协助处理。

10. 更换 Y 形纱布

气管套管与皮肤间垫的 Y 形纱布有防止分泌物反流入气管、减轻套管与皮肤间的摩擦等作用，一般每班更换 1 次，有潮湿污染时随时更换，以保持伤口局部的清洁干燥。

11. 应用 J 形管或氧罩输氧

不可将氧气导管直接插入内套管内，以免增加对呼吸道的刺激和管内液体的蒸发。

12. 气管切口处有烧伤创面者

每次更换 Y 形纱布时先按烧伤换药法换药。

13.拔管指征

呼吸道阻塞消除，气管内不再潴留分泌物，血气分析结果正常，堵住管口后病人无呼吸困难，发音不哑，即可考虑拔管。拔管前先试堵管 48 小时，病人呼吸通畅，无不适即可拔管。拔管后的创面用油纱布填塞，保持切口的清洁，外用小纱布覆盖，更换 1～2 次 / 天。如拔管后出现呼吸困难，应重新插管，并找出不能拔管的原因。

第四节　清创术

一、定义

烧伤创面早期清创处理的目的是去除致伤物质，清除异物，减轻损害，清洁创面，减少污染，防止感染，保护创面，减轻疼痛，预防并发症，促进创面愈合。

二、适应证

① 烧伤后 24 小时全身情况良好，生命体征平稳，未发生休克的中、小面积烧伤者；②中、小面积烧伤，在处理复合伤（如骨折、颅脑外伤、吸入性损伤）后病情稳定；③已发生休克或可能发生休克的较大面积烧伤，经抗休克治疗，病情平稳者；④烧伤后 24 小时以后入院，但无严重感染，生命体征平稳，一般情况良好者。

三、禁忌证

严重休克的烧伤病人及烧伤面积虽小，但有严重的复合伤未控制的病人，严禁立即清创。

四、操作方法

清创有简单清创法及彻底清创法。目前多采用简单清创法。

① 剃除创面及其周围约 5cm 的毛发（头发、胡须、腋毛、阴毛等），剪除指甲。

② 用肥皂水及清水将创面周围皮肤洗净。污染较重时，肥皂水中可加入适量的过氧化氢，以利去垢。必要时再用 75% 乙醇或 0.1% 苯扎溴铵，0.5% ～ 1% 碘酊等溶液涂擦，洗涤，但注意乙醇不要接触Ⅱ度创面，以免引起剧痛。

③ 铺无菌单及消毒的防水布，用大量灭菌等渗盐水或 0.1% 苯扎溴铵冲洗创面，并以纱布轻轻擦拭，去除创面上的污垢、泥沙、异物等。创面污染较重时，如灭菌盐水不足，也可用大量清水冲洗。

④ 浅Ⅱ度的水疱皮一般可不予清除，小水疱可不处理，水疱表面用 0.1% 苯扎溴铵溶液消毒后抽去水疱液。大水疱则可在水疱低垂处剪一或数个小口引流。因水疱过大，水疱液蓄积过多，不易被吸收而容易被感染。清洁水疱皮的保存可保护疱皮下的创面，减轻疼痛。如水疱已污染，尤其是有毒物污染，应立即将水疱去除。较浅的深Ⅱ度坏死表皮可酌情予以保留，以免淤滞，真皮干枯坏死。如果清除坏死表皮，则宜用近人皮的材料覆盖，以保护淤滞的真皮组织。

⑤ 较深的深Ⅱ度及Ⅲ度表面的坏死皮应清除，否则痂皮或焦痂不易干燥，可加重感染，形成"豆腐渣"样坏死，使创面处理困难。

⑥ 冲洗干净后，创面用无菌纱布轻轻吸干，根据伤情采用暴露或包扎疗法。

五、护理注意事项

① 清创前须禁食 6 ～ 8 小时，禁饮 4 小时，以防麻醉后呕吐而误吸，引起吸入性肺炎。

② 清创应在良好的镇痛、镇静下进行，一般遵医嘱给予哌替啶、异丙嗪肌内注射，但注意小儿、老人、颅脑外伤及吸入性损伤者禁用这类药物。清创在清洁环境或手术室进行，大面积烧伤病人尽可能减少搬运，减少刺激。

③ 清创人员必须戴无菌帽子、口罩、手套，严格执行清创

技术原则及无菌操作原则。操作要迅速、轻柔，物品准备要充足，以缩短清创时间。

④ 熟悉清创术的处理原则。嵌入创面的沙屑、煤渣等不易清除时，可不必勉强清除，避免增加创面的损伤。可让其愈合后自然脱落。但在面部的皮内异物应在清创时尽量除去，以免创面愈合后遗留下难以消除的外伤性文身。清创的顺序为头部-四肢-前胸腹-背部-会阴。

⑤ 清创术后由于受到清洗液及创面所敷药物的刺激，大多数病人术后畏冷，应注意保暖，冬天可使用烤灯、空调，保持室温在 $28 \sim 30℃$。

⑥ 根据病情及烧伤面积，给予吸氧。四肢烧伤应抬高患肢，观察创面渗液情况，及时更换潮湿敷料。

第五节　冷疗法

一、临床意义

烧伤后利用冷疗法的目的是减轻创面疼痛，阻止热力的继续损害，减少创面的渗出及水肿。其作用机制：①可迅速降低局部温度，终止热力对组织的继续损害，同时可中和化学物质的有害作用。②有效地降低毛细血管通透性，减轻组织水肿，其机制在于抑制热力损害导致的肥大细胞释放炎性递质，以及阻抑缓激肽系统对血管的作用。③可使局部代谢率及氧耗减少，因而可减少组织内乳酸的产生，预防代谢性酸中毒。④可促进上皮生长。因为冷疗防止了皮肤继续破坏，同时抑制了前列腺素、血栓素的释放，改善伤后皮肤的微循环。⑤减轻疼痛。由于低温可降低局部皮神经的敏感性，因此冷疗能有效地缓解疼痛。水温越低，冷疗时间越长，止痛效果也越好。

二、适应证

中、小面积烧伤，特别是肢体与头面部烧伤。有学者认为冷疗适用的烧伤面积不宜超过 20%，大于此面积可加剧机体应激反应，干扰、破坏机体内环境平衡，加重病情。

三、操作方法

烧伤后立即用温度较低的冷水（一般 10 ～ 20℃，夏季可低至 3 ～ 5℃），如自来水对创面进行浸泡、冲洗或冷敷。

四、护理注意事项

① 冷疗时间一般在伤后 6 小时内进行，时间越早越好。冷疗持续的时间应以冷源去除后不痛或疼痛减轻为准。一般应在 30 分钟以上，甚至可达数小时，以病人能耐受为宜。温度较低的冷疗持续一段时间后应予暂停片刻，待感觉疼痛后再继续冷疗，以防发生冻伤。

② 冷疗后如能对创面保持干燥，一般不致加重感染，相反冷疗具有一定的机械清洁作用，因此创面比较干净，一般可不再予以清创。但如果污染较重，可在冷疗的同时清创。

③ 冷疗浸浴设备应用 1∶200 的 84 消毒液浸泡 30 分钟以上，或其他方法消毒。注意无菌操作，防止医院内感染。

④ 冷疗时要严密观察病情变化，及时对症处理。冷疗后注意保暖及保持创面干燥。

⑤ 冷疗后应根据烧伤的创面深度选择不同的创面处理方法。

⑥ 冷疗通常不用于大面积烧伤病人。因为大面积冷疗可使中心体温下降，给机体以冷刺激，不利于抗休克。

第六节　浸浴疗法

一、临床意义

浸浴或浸泡疗法的目的在于清洁创面，减少创面的细菌与毒素；促进坏死组织分离，有利于引流痂下积脓，清除脓痂；控制感染，促进手术后期残留的顽固小创面愈合；减轻病人换药时的疼痛,减少创面损伤;促进全身循环,改善肢体功能。

二、适应证

大面积烧伤后期残余创面,中、小面积感染创面以及伤后入院较晚的感染创面。

三、操作方法

浸浴或浸泡是将病人身体或局部浸于温热盐水或药液中一定时间。用于全身的方法称浸浴,用于局部的称浸泡。其操作步骤如下:

① 根据部位选择不同的浸浴或浸泡器具。全身浸浴应在大型浸浴缸内进行。

② 浸泡或浸泡液可用 0.9% 盐水或 0.1% 苯扎溴铵溶液,液体温度保持在 38 ～ 39℃,浸泡时间不宜超过 30 分钟。浸泡时间过久,可引起周围血管扩张,毒素吸收增加引起毒血症而加重病情。因病人浸泡时需要一个适应过程,所以首次浸浴时间应更短些。间隔 3 ～ 5 日 1 次,或根据病情而定。

四、护理注意事项

① 初次浸浴或浸泡前要向病人说明治疗的目的和方法,做好病人的思想工作,并交代注意事项,排空大、小便。

② 病人浸泡或浸浴前,测体温、脉搏、呼吸,以便与浸泡后的生命体征作对照。调节浸浴间室温,切勿空腹浸浴,以防虚脱。

③ 浸浴或浸泡前揭除外层敷料,内层敷料待浸泡松动后才可去除,浸浴结束后,用无菌纱布拭干水分,皮肤和创面用消毒巾覆盖,待病人感觉温暖后再根据创面情况,采用暴露或包扎疗法。浸浴时应密切观察病人脉搏、呼吸,如出现脉搏、呼吸增快,出冷汗,面色苍白等虚脱等症状,应立即终止浸浴,口服10% 葡萄糖溶液可缓解症状。

④ 下肢浸泡时,病人不能站立,可取坐位用水桶浸泡,以

避免出血。

⑤ 浸浴及浸泡用具在治疗后应消毒，可用漂白粉或 1∶200 的 84 消毒液浸泡 30 分钟消毒，然后用清水冲洗。

⑥ 大面积烧伤早期在局部肉芽屏障未形成前不宜浸浴。此时焦痂尚未分离，应保持干燥完整，浸浴反使焦痂软化，可能使创面感染扩散。另外女性病人在月经期，有严重心、肺合并症及一般情况很差，有可能发生虚脱者，不能进行浸浴。

第七节　包扎疗法

一、临床意义

包扎疗法是用灭菌吸水的厚敷料对烧伤创面进行包扎固定，使之与外界隔离，保护创面，不受外源性细菌侵袭；减轻创面疼痛，避免病人躁动时创面因摩擦加深；同时创面渗液可被敷料吸收，使引流充分，保持创面相对干燥。此外，创面包扎还有固定、制动和保暖的作用，便于转运和护理。

二、适应证

① 门诊治疗的小面积烧伤病人。②婴幼儿及不合作的成年病人。③四肢特别是手、足创面或需用抗菌药物治疗创面的烧伤病人。④植皮后，为了固定皮片，或限制植皮区与供皮区活动者。⑤需要转运的病人。

三、操作方法

① 清创后，内层敷料用 1～2 层干的、含油质、含有效抗菌药物的网眼纱布贴于创面。浅度创面可用生物敷料（异种皮、人造皮）敷于创面，紧密接触，以免形成死腔，不利于引流。

② 外层敷料用脱脂无菌纱布或无菌棉垫包扎，然后用纱布绷带加压包扎。早期包扎敷料的厚度应达 3～5cm，以免敷料渗湿而发生感染。

四、护理注意事项

① 包扎范围应超出创缘 5cm 左右，保证渗液不渗透至外层敷料，且使创面达到真正的封闭。包扎敷料紧松要适当，以不引起肢体血液循环障碍为原则。

② 包扎应从远端开始，以防止肢体远端肿胀。指（趾）外露，便于观察肢体末梢血液循环。如病人肢端出现发凉、发白或发绀、麻木、胀痛等症状时，可能为包扎太紧，应立即打开包扎部位，重新包扎。

③ 四肢、关节处包扎时应注意固定在功能位置。如腋部烧伤时，上臂应外展 90°；上肢烧伤时，肘关节保持微屈位；腕关节在水平位；手部包扎拇指外展对掌，虎口处应填纱布，掌指关节屈曲 80°，各指间关节应伸直，指间用敷料分开；膝伸直腘窝伸展 150°，踝关节背屈 90°。

④ 肢体包扎后应抬高，以利于静脉和淋巴回流，减轻局部肿胀，促进创面愈合。

⑤ 熟悉首次更换敷料的时间。其时间必须根据具体情况而定，如创面污染较重时，应尽早打开更换，一般在伤后 3 天左右；如系深度烧伤，虽污染不重，亦不宜包扎过久，应在伤后 3～5 天打开更换；早期污染不重的浅Ⅱ度烧伤创面，则可酌情于 7～14 天打开，或争取 1 次包扎即愈合。

⑥ 保持外层敷料干燥、清洁。如外层敷料已渗湿或被大、小便污染，要及时更换，小儿可用一次性尿袋或使用小儿尿不湿接取尿液，防止尿液污染下肢敷料。如病人诉创面有跳痛、有脓液外渗、敷料有异味、出现高热等情况，表示创面有感染，须告知医师，及时检查创面，及时换药。

⑦ 定时翻身，避免创面长期受压，导致创面加深或缺血坏死。另外受压太久，妨碍局部蒸发，敷料易渗透，创面潮湿容易引起创面感染。

⑧ 夏季应调节室温在 22～25℃，使全身包扎的病人舒适，防止中暑。

第八节 暴露疗法

一、临床意义

暴露疗法的适应证非常有限，大部分烧伤病人均不宜采用。因为暴露疗法是将烧伤创面暴露于空气中，创面不加任何敷料覆盖或包扎，使创面的渗液和坏死组织干燥成痂，这一层干痂不具有保护性屏障作用。暴露创面通常在伤后 36 ～ 48 小时才能形成干痂，在形成干痂前创面已有不同程度的细菌污染和定植。深度烧伤创面由于坏死组织多，人体的防御机制不能在坏死组织中发挥作用，而坏死组织又是细菌良好的培养基，痂下感染几乎不可避免。创面外观虽无感染迹象，但痂下组织中有细菌生长，且细菌数显著高于应用 10% 磺胺嘧啶银（SD-Ag）包扎的创面。浅度烧伤创面虽可痂下愈合，但创面暴露在干燥环境中，暴露的真皮脱水使毛细血管与小血管易栓塞，创面继发性坏死、变深，不利于保存残存的上皮组织。干燥环境也不利创面修复。

二、适应证

① 不适宜包扎的烧伤创面，如头面部、颈、躯干、会阴及臀部烧伤创面。②污染较重，特别是铜绿假单胞菌或真菌感染创面。因铜绿假单胞菌不宜在干燥的环境中生长，暴露后创面感染常可得到一定的控制。但须注意神志不清、躁动不安者及小儿不合作者，为避免创面受摩擦加深，不宜采用暴露疗法。

三、操作方法

根据病情准备好病室环境，一般中、小面积烧伤，只要有床旁隔离的条件，病室清洁，温暖即可。大面积特重烧伤病人须住单间，以减少医院内感染。将病人置于洁净、空气流通、室温 28 ～ 32℃、相对湿度为 40% 左右的病房中，床上用品保持干燥和灭菌。用烤灯或红外线烤架照射创面，促使创面尽快干燥、结痂。Ⅲ度焦痂可涂拭 2% 碘酊，每 4 ～ 8 小时 1 次。

四、护理注意事项

① 采用暴露疗法的病人，创面水分蒸发会带走大量体热。所以暴露疗法要求清洁、温暖、干燥，室温 28～32℃。接触创面用品均应灭菌，及时更换被污染的被褥和纱布垫。

② 加强创面护理，及时清除创面污物及渗液，保持痂壳干燥、完整，勿使之裂开，以免增加细菌入侵感染的机会。

③ 充分暴露创面，定时翻身。大面积烧伤病人如果创面在背部、臀部及大腿后侧，应上翻身床，每 4～6 小时翻身 1 次。以便定时改变体位，防止受压部位不能彻底暴露而创面受压加深。腋部烧伤，上肢应充分外展；会阴部烧伤应做好大、小便护理，保持会阴部清洁、干燥，最好睡"人字形"或有"孔"床，便于大、小便料理。不能翻身俯卧的病人，应及时更换背侧敷料，一般 6～8 小时 1 次。亦可使用热风机、悬浮床。搬动病人动作要轻柔，防止痂皮裂开。结痂一旦裂开，可用碘仿纱布或 10% 磺胺嘧啶银纱布覆盖，以防细菌入侵。

④ 中、小面积烧伤，新、老病人应分开病房收治。较大面积烧伤及严重感染的病人，最好收治在单间，同时应做好床旁隔离，严格执行无菌操作，避免接触感染和医院内感染。每日用紫外线或动态消毒机进行病房空气消毒及物体表面照射消毒。

⑤ 创面定时涂药，保持干燥。浅 II 度烧伤可涂具有收敛抗菌作用的中药制剂、烧伤药液，1～2 小时 1 次，数次后可成痂。III 度创面焦痂可涂拭 2% 碘酊或 1% 聚维酮碘溶液，有利于保痂。

⑥ 观察创面有无痂下积脓。如有溶痂、积脓，应及时通知医师处理。如修剪引流，清除脓液。剪除痂壳或痂皮后，创面应根据烧伤深度，以外用药纱布覆盖。

⑦ 肢体环形烧伤，应注意观察末梢循环；躯干环形烧伤应注意观察呼吸情况。因环形烧伤时，其环形焦痂起着束缚作用，使动脉血流因机械性压迫和反射性痉挛而受阻，导致软组织供血不足，肌肉坏死。环形焦痂发生在躯干，可影响病人呼吸运动，发生呼吸困难和排痰困难，导致肺部感染等并发症。

第九节　烧伤换药

一、临床意义

烧伤换药是为了清除创面的分泌物、异物、坏死组织，保持引流通畅，促进肉芽组织健康生长，以利于创面愈合。

二、适应证

一切没有愈合的创面。

三、操作方法

（1）换药前根据换药部位及创面情况，准备无菌换药包，包内有换药碗、弯盘、组织钳、手术剪、镊子各 1 个。准备好所需的外用药液、油质敷料、橡皮手套、橡皮中单、无菌纱布、绷带、纱布垫以及浸洗用具。将换药所用的物品放在车上，推至病人床旁。

（2）对于小儿及创面较大的病人，应适当给予镇痛药，肌内注射哌替啶或布桂嗪，也可口服止痛药如曲马朵或去痛片。注射用药须在换药前 15～30 分钟，口服药在操作前 30～40 分钟给予。给药时要注意上次给药的时间。

（3）根据创面感染程度，换药的顺序应为植皮创面→轻度感染创面→重度感染创面→特殊感染创面，防止医院内感染。

（4）严格执行无菌操作原则。换药前应先洗手，戴好口罩、帽子，解开外层绷带及敷料后，不可用手直接接触内层敷料。如内层敷料粘附较紧，可用事先准备好的消毒溶液，如 0.1% 苯扎溴铵，或 3% 过氧化氢，或 0.9% 氯化钠注射液先浸泡，然后戴无菌手套，将其揭除。

（5）打开敷料包，将换药用品放入包内，戴无菌手套，用 0.1% 苯扎溴铵或 1∶2000 氯己定溶液棉球清洗创面周围皮肤，然后再去除内层敷料。揭除方向应与创面平行。用纱布或棉球蘸 0.1% 苯扎溴铵或 0.9% 氯化钠注射液轻轻擦洗创面，去除异物、污垢及脓性分泌物。

（6）植皮区换药揭除纱布时，应尽量用清洗液浸透纱布，用不粘纱布轻轻按压皮片边缘，再揭开纱布，这样可避免皮片随纱布掀起撕脱。

（7）拆除植皮区缝线时，应从皮片侧剪断缝线，再拔除，以免揭除皮片。

（8）供皮区敷料潮湿时，一般只换外层纱布，确已证明创面有感染时，方可更换内层纱布。未愈的供皮区，过早揭除内层纱布可引起剧痛和影响新生上皮生长。有时内层敷料潮湿，可改用半暴露，促其干燥。

（9）根据创面情况，使用外用抗菌药物及油质敷料，采用暴露、半暴露、包扎及湿敷疗法。

（10）换药时间

① 清洁创面或浅Ⅱ度创面，如敷料干燥无渗湿，7～10天更换；创面污染严重者应每日或隔日更换1次；深度烧伤创面2～3天换药1次。轻度感染创面应两天换药1次；严重感染创面至少1次／天；创面疼痛，连续体温升高，应酌情更换。供皮区术后2～3天打开外层敷料，以保持创面干燥，防止感染。引流伤口2～3天换药1次。如为水肿肉芽创面湿敷应2～4次／天。

② 植皮后第1次换药时间 a.清洁创面植皮：刃厚植皮术后5～6天，中厚皮6～8天，全厚皮8～10天。b.感染创面植皮：术后3～5天，严重感染2～3天。c.去除网眼纱布：视感染情况，2～5天更换。

③ 拆线时间 头颈部术后3～5天，躯干5～7天，四肢7～9天，中厚皮10天，全厚皮10～12天。

四、护理注意事项

① 换药前注意调节室温，冬天室温保持22～25℃，防止着凉；夏天调节室温在25～28℃，防止病人中暑。

② 每给一个病人换药前后，均应洗手，以免医院内感染。

③ 揭下的污染敷料应放入带盖污物桶内，污物桶内置黄色塑料袋，污物按医用垃圾处理。

④ 换药时，应观察创面或伤口情况。有脓性分泌物时，应取样做微生物培养。严密观察皮片生长情况及有无压疮形成。正常情况下，皮片移植后创面就开始毛细血管扩张，血浆渗出，皮片以此为营养，一般可维持 1～2 天。植皮后 18 小时左右，创面有新生毛细血管，逐渐侵入皮片内，较厚的皮片尤其是保留真皮下血管网的皮片，皮片内的毛细血管或真皮下的血管网可与植皮区创缘和基底血管网直接吻合而沟通血液循环。到植皮后 4～5 天，皮片与创面有纤维性粘连。1 周后，可建立良好的血液循环。一般 10 天左右，皮片已完全生长在创面上。

⑤ 换药完毕，应整理物品，分类处理污物，如换药碗、换药钳初步冲洗干净，浸泡于盛有 1：200 的 84 消毒液内 30 分钟，即可清洁上油，高压蒸气灭菌。换药剪则清洗后浸泡于 2% 戊二醛溶液中 30 分钟后，清洁上油，高压蒸气灭菌。各用品归还原处。

第十节　削痂术

一、目的

削痂的目的是彻底去除坏死组织，最大限度地保留具有活力的上皮组织，创面修复后外形才能饱满，具有弹性，功能较好。削痂手术时间常为伤后 3～5 天。削痂过早，坏死组织和具有活力的组织间界面不清楚，常发生削痂过浅；创面处于渗出期，削痂后创面渗出显著。削痂过迟，感染机会增加，随着时间推移，痂下组织中也可有细菌，而削痂仅去除坏死组织，不能去除感染源，手术可能失败。另外过迟削痂，暴露的焦痂变硬而不易削除，易发生削痂过深的现象。

二、适应证

深Ⅱ度以上的烧伤创面。

三、操作方法

削痂器械为滚轴取皮刀，手术操作类似应用滚轴取皮刀取皮。手术区创面要求平整，有一定的张力，凹凸不平部位可在创面上注射 0.9% 氯化钠注射液。四肢应用止血带，削至预定的厚度，将坏死组织全部削除，避免削痂深度不够而需第 2 次削痂。正确判断削痂后创面基底无坏死组织残留是削痂手术成功的关键。应用止血带时，深Ⅱ度烧伤创面削痂基底呈瓷釉色，组织致密，湿润而有光泽，无网状血管网栓塞，表示无坏死组织残留。放松止血带后可见密集点状出血。若出现不均匀的出血、瘀斑、创面干燥，表示尚有坏死组织残留，削痂深度不够；若基底出现脂肪组织，表示已将残存的上皮组织削去。深Ⅱ度烧伤创面削痂合适的平面应呈现明亮、光泽的脂肪组织和健康的血管网。这种肉眼判断削痂深度方法的正确性完全有赖于手术医师的经验积累，有经验的医师可达到很高的正确率。根据坏死组织吸收亚甲蓝后可染色，有血液循环的活组织吸收后从尿中排出而不被染色的原理，应用亚甲蓝法识别坏死组织有一定可靠性。其方法是在术前 48 小时静脉推注亚甲蓝 2～4ml，术中可见坏死组织蓝染，0.9% 氯化钠注射液清洗不褪色。削除坏死组织后，创面充分止血后根据创面情况，采用自体皮移植或应用创面覆盖物。

四、护理注意事项

① 术前向病人及家属解释手术的目的、意义、方法，术前、术后注意事项，征得病人及家属的同意，取得合作。

② 术前禁食 12 小时，禁饮 6～8 小时。

③ 术前一天充分备血。面颈、躯干切痂，由于不能上止血带，术中出血较多，应多抽取血样，供术中临时配血之用。

④ 大面积切痂手术，应建立 2 条静脉通道，一条供麻醉用药，一条供输血、输液用。这样，才能保证术中补液、输血及麻醉的顺利进行，必要时可行深部静脉插管。术前根据切痂范围准备好异体（种）皮或其他创面覆盖物。

⑤ 术前遵医嘱静脉滴注1次抗生素。

⑥ 术后要做好麻醉清醒前护理，严密观察病情，定时测量脉搏、呼吸、血压以及尿量。如病情有变化，应及时报告医师。

⑦ 注意创面有无渗血。如渗血范围逐渐扩大，颜色由淡红转为深红，应及时报告医师，检查创面。一般渗血，先用干棉垫或纱布压迫止血。血管破裂出血，静脉出血可见创面不断涌血，动脉出血则创面可见呈管状喷血，前者可试行压迫止血，后者必须缝合止血。防止出血过多引起休克，危及生命，按医嘱及时输血。

⑧ 肢体手术时应抬高患肢，切忌在切痂肢体测血压或抽血时扎止血带，以致皮片下血肿，影响皮片成活。

⑨ 对于躯干部切痂者术后要注意病人的呼吸运动有无受限，包扎敷料是否过紧。下肢切痂病人鼓励排尿，并询问、检查、记录排尿情况，避免因疼痛影响排尿，导致尿潴留或膀胱破裂。

⑩ 广泛的切痂手术后可引起低体温，一般持续10小时或更长时间，其原因可能由于全身麻醉使代谢降低；去痂后创面在术中裸露，蒸发失热；术中输注大量冰库保存的血液、血浆。因此术中、术后应注意保暖。

⑪ 注意观察消化道功能情况，观察有无应激性溃疡出血。如有无呕血、解黑色大便或大量鲜红色大便；有无腹胀、肠蠕动减弱情况，如有腹胀，肠蠕动减弱或消失者，应行胃肠减压，并遵医嘱给以新斯的明肌内注射，促使肠蠕动。如无胃肠功能障碍，应按计划适时进食。

⑫ 抬高患肢，并置功能位，术区制动。一般抬高30°，手、足高于心脏水平位。上肢外展，双足背屈90°，两下肢外展以分开会阴部为原则。肩部、腋窝及腹股沟创面不宜加压包扎者，应置沙袋加压止血，防止形成血肿。

⑬ 注意肢端血液循环。观察指、趾颜色温度的变化，必要时以彩色多普勒超声监测循环情况。

⑭ 按医嘱及时使用有效抗生素，并注意不良反应。

第十一节 切痂术

一、目的

切痂术是用外科手术方法，将烧伤坏死组织切除，达到正常组织平面，并在切除创面上立即或延迟移植自体、异体或异种皮，达到封闭创面的目的。

二、适应证

① 大面积Ⅲ度烧伤，不采取切痂疗法，难以治愈。只要病人能够耐受手术，应优先考虑切痂治疗方案。②中、小面积Ⅲ度烧伤，特别是关节功能部位，都适于早期切痂。伤后 4 天内进行切痂都认为是早期切痂。如无休克倾向者，入院后即可尽早手术切痂。③化学毒性物质，如无机磷、酚、铬酸、氢氟酸等致伤，为了减少毒性物质经创面吸收，防止中毒和减轻中毒的程度，应尽早采用切痂疗法。

三、禁忌证

① 严重感染，病灶不够明确，创面较大，难以一次将可疑感染灶切除者。应先控制全身和局部感染，再择期手术。②不论什么原因导致多器官功能衰竭者，如急性肾衰竭、心力衰竭、急性呼吸功能衰竭、肝功能不全等。③严重的水电解质、酸碱平衡失调者，如高钠血症、高钾血症、水中毒、糖尿病昏迷等。④低血容量、休克状态未能纠正者不宜手术。⑤出血性体质者。

四、操作方法

① 消毒麻醉后切痂前选 0.1% 苯扎溴铵或 0.05% 氯己定及无菌 0.9% 氯化钠注射液清洗创面，用纱布轻轻拭干，尽量清除脓液及创面的磺胺嘧啶银霜剂，供皮区用 75% 乙醇消毒，切痂部位依次用 2% 碘酊，75% 乙醇消毒，或用聚维酮碘消毒，铺无菌巾。

② 肢体切痂：先将切痂肢体抬高 30°～45°，持续 10～15 分钟后扎止血带。上肢应用止血带时应注意避免损伤臂丛和前臂神经，向焦痂四周切开。在肢体环形烧伤最高和最低平面作切口，再沿肢体外侧纵行切至深筋膜平面。翻转并稍加牵拉已分离的焦痂和皮下脂肪组织，暴露深筋膜，沿皮下脂肪组织与筋膜平面用手术刀进行分离，分离时手术刀刃应向皮下脂肪组织面，注意避免损伤深筋膜。在手术时如怀疑有肌肉坏死须切开深筋膜探查肌肉，坏死肌肉应一并切除。累及的肌腱、骨骼尽可能保留，需用皮瓣或带血管肌皮瓣修复，因为移植游离皮片不能成活。切痂完毕，创面用热盐水纱布包扎，使一些小的毛细血管停止渗血，以便清晰的检查切痂平面。但须注意温度，避免烫伤，抬高肢体，放松止血带，边检查创面出血，边仔细止血，注意结扎穿行血管。几个肢体同时切痂，不能同时放松止血带，须先后交叉进行，以防止血液瞬间流入四肢而引起血压突然下降。

③ 躯干切痂：胸部沿胸骨正中切开，背部沿棘突切开。腹部因剑突到耻骨上为腹直肌间腱膜，无肌肉层，又难以辨认腱膜，从肌肉部位做切口较为方便，不宜沿正中线切开。做切口时先用手术刀切开无血液循环的焦痂，然后用高频电刀切至深腱膜平面。躯干部位焦痂切除时出血多，应边切痂边仔细止血，注意结扎穿行血管。中青年女性和女孩胸部切痂时是否保留乳房，应根据病情决定。原则上尽可能保留乳房，但不能过分增加手术时间和出血。

④ 切除焦痂、仔细止血后，应立即移植皮片或暂时应用合适的创面覆盖物，如同种异体皮、猪皮等。若应用凡士林纱布或其他抗菌药物溶液纱布包扎，创面渗出多，极易发生感染和继发坏死，导致手术失败。

五、护理注意事项

同本节削痂术。

第十二节　深度烧伤焦痂切开减压术

一、临床意义

皮肤深度烧伤后即由于大量渗出液积聚在组织间隙，组织间压力增大而失去弹性，形成缩窄性焦痂，尤其是四肢、颈部及躯干部位环形烧伤。由于烧伤局部肿胀，外层呈皮革状压迫，致使静脉回流障碍，造成肢体远端血液循环障碍、缺氧，深部组织进行性坏死。因胸部焦痂使胸部呼吸运动受限，导致呼吸困难及肺部排痰不畅。颈部由于焦痂压迫气管使呼吸困难或窒息而危及生命，或压迫颈静脉使颅内压增高，脑水肿加重。因此环形焦痂一旦出现压迫症状，中、小面积烧伤可立即行焦痂切除；大面积烧伤，不能承受早期切痂者，应早行焦痂切开减压术，以改善血液循环或缓解呼吸困难。

二、适应证

凡颈、躯干、四肢Ⅲ度烧伤形成环形缩窄性焦痂，并出现下列症状之一者均要求做焦痂切开减压术。①肢体远端皮肤苍白或发绀，局部发凉、麻木，动脉（桡动脉、足背动脉）搏动消失者。②肢体远端肿胀明显，毛细血管充盈缓慢，感觉迟钝或丧失者。③颈、胸部焦痂病人出现非呼吸道受阻的烦躁不安和呼吸运动的减弱、缺氧者。④胸部环形焦痂或焦痂超过腋中线者。

三、操作方法

（1）Ⅲ度焦痂已无神经感觉，因此一般无需麻醉，必要时应用哌替啶镇静止痛。常规碘酊、75%乙醇消毒，铺无菌巾。

（2）焦痂切开后，切口应向两侧延伸，以达到充分减压的目的，常规切至深筋膜，深筋膜下张力过高可将肌筋膜切开。

（3）四肢焦痂　应沿肢体两侧外侧缘纵行切开，切口超过肘、腕、踝、膝关节。切开全部皮下组织达深筋膜以减少出血。

（4）躯干环形焦痂　沿腋前线纵行切开，再沿肋缘下做一弯曲的横切口。如呼吸运动得不到改善，于胸骨正中线做纵行切口。

（5）颈部环形焦痂　在气管切开同时，沿颈两侧做纵行切口。

四、护理注意事项

（1）严密观察术后效果　切开减压有效时，肢体颜色可迅速改善，肿胀减轻，远端动脉搏动恢复，麻木感迅速消失，远端肢体的活动能力亦可改善。如果经切开后，情况未见改善，即应分析原因，首先应考虑切开是否彻底，如有无贯穿全长的环状深度烧伤，切开是否够深。在肢体尤其要注意深筋膜下张力。深筋膜下压力过高，往往是引起焦痂需要切开减压的重要原因。焦痂切开后若有明显出血点，告知医师结扎止血。

（2）切口处创面护理　必须用抗生素纱布，或用碘仿纱布，或异种皮及生物敷料缝合覆盖。因为焦痂切开后切口会不断渗液使焦痂潮湿，有利于细菌生长，敞开的伤口又是细菌入侵的门户，增加了全身感染的机会。创面渗液多，应及时更换渗湿敷料，防止创面感染。

（3）术后应抬高患肢。

（4）大面积环状焦痂多处切开护理　多处切开后渗血、渗液多，可能会加重休克，应严密观察病情，并根据渗出情况向医师汇报，是否需要增加输血、输液量。

第十三节　皮片移植术

皮片移植是指一块与机体完全游离的皮肤，不带皮下脂肪，由身体的某处（供皮区或称为取皮区）取下，移植于另一处（受皮区或称为植皮区），重新建立血液循环而成活，因为移植物形态呈片状，故称皮片移植术。皮片移植是较为简便而常用的一种皮肤缺损的修复方法。为了达到较好的外形与功能效果，当皮肤缺损的创面不能用局部皮瓣修复亦不能直接缝合时，可选用皮片移植。它是整形手术的主要手段之一，又是封闭创面的有效方法，特别用于软组织创伤或难以愈合的创面的修复。对于大面积皮肤缺损或肉芽创面，皮片移植往往成为挽救生命的重要措施。

但是，皮片移植也有其不足之处：①移植的皮片常会有一定程度的收缩。后期收缩的多少，随部位与皮片的厚度而不同，厚皮片的收缩较少，局部或周围组织比较固定的部位，如额、鼻等处，收缩较少，组织松弛部位收缩较大。②皮片移植不含皮下组织，在某些面部软组织缺损病人，不能很好地修复有凹陷的创面，即不够丰满。③皮片移植后的色素改变常较显著，大多数呈浅褐色，较周围皮肤的颜色深暗。④皮片移植不适用于血液供应不良之处，如瘢痕多、骨与肌腱裸露部位等。

根据皮片的来源皮片移植可分为自体皮移植术、同种异体皮移植术、异种皮移植术等。

自体皮移植术

一、目的

自体皮移植术是通过手术方法切取自身皮肤部分厚度或全层厚皮片，使之完全与身体供皮区分离，移植到受皮区，重新建立血液循环，继续保持活力，以达到整形修复的目的。

皮片移植的目的是修复由于创伤或手术造成的皮肤缺损。但由于皮肤缺损的原因、部位不同，因此修复的目的有差异，方法也就不同。对于肉芽创面、大面积烧伤及撕脱伤，目的是为了尽早封闭创面，防止感染，刃厚皮片以其在各种创面易成活的优点成为首选。而对于功能部位的瘢痕挛缩、面部整形治疗，以恢复功能、改善外观为目的，因此在皮片的收缩性、耐磨性、色泽改变等方面要求较高，常采用刃厚、中厚、全厚或含真皮下血管网皮片移植。目前临床用得较广的是中厚皮片移植。

二、治疗原则及操作方法

1.根据皮片的厚度不同

游离皮片移植可分为刃厚皮片、中厚皮片、全厚皮片与含真皮下血管网全厚皮片。不同厚度的皮片移植有不同的适应证。

（1）刃厚皮片移植　含皮肤的表皮层及少许真皮乳头层。皮片极薄，容易生长。优点：a. 容易生长，抵抗力较强，在条件较差或轻度感染的肉芽创面上也能成活。b. 供皮区术后 7 ～ 10 天内可完全愈合，无瘢痕遗留，可再次或多次供皮。头皮供皮后 5 ～ 7 天内愈合，常可重复供皮多达 15 次。缺点：a. 愈合后常有挛缩，有时可比原来缩小 40%，甚至出现凹凸不平的皱纹，植皮区愈合后较硬，需长时间才能软化。皮片挛缩可使附近组织因牵扯而移位或变形。b. 功能上常因皮片挛缩而不能达到恢复功能的目的，尤其在关节附近。又因为皮片薄，经不起压力摩擦而形成溃疡，且不易愈合。因此，不适合抗力强度较大的关节及其附近创面的修复。

① 适应证：a. 感染的肉芽创面，如创伤后感染与感染造成的创面，慢性溃疡与烧伤后的肉芽创面。b. 大面积皮肤缺损，如皮肤撕脱伤与表浅肿瘤切除后所遗留的大创面，非重要功能部位的修复。c. 口腔、鼻腔或眼窝黏膜缺损，以及咬除骨皮质后的新鲜骨髓创面。

② 操作方法：刃厚皮片移植术一般在供皮区皮肤消毒铺巾后，将供皮区皮肤拉紧，以滚轴式取皮刀取刃厚皮片。然后将刃厚皮片剪成 0.3 ～ 0.5cm^2 的方形小片，或用网状制皮机切割成网状备用。受皮区创面用 0.1% 苯扎溴铵和 0.9% 氯化钠注射液清洗后，将制备好的皮片植于创面，加压包扎。

（2）中厚皮片移植　含表皮及真皮的一部分。这种皮片因含有较多的弹性组织而具有全层皮的特点，收缩少，柔软，能维持原来的功能和外观、耐磨。供皮区仍能依靠毛囊、皮脂腺、汗腺上皮的生长而自行愈合。

① 适应证：a. 修复面部或关节处的皮肤缺损，切除瘢痕或肿瘤后所遗留的创面。b. 健康的肉芽创面和功能、外观要求较高的部位。

② 操作方法：中厚皮片移植术取皮方式有两种：a. 切取相应

大小皮肤及皮下组织,用剪刀修剪去脂肪及部分真皮,制成中厚皮片。供皮区可直接缝合。b.用鼓式取皮机、电动/气动取皮机可取得厚度精确的皮片,供皮区以凡士林纱布覆盖、无菌纱布包扎。受皮区创面必须确切止血,将皮片移植后,边缘缝合固定。四肢可单纯加压包扎,不宜单纯加压包扎的部位可用打包包扎法加压。受皮区若在关节活动部位,可用石膏托或夹板作外固定。

(3)全厚皮片移植 此类皮片包含表皮及真皮全层,但不带皮下组织。皮片成活后皮片收缩小、外形好。因其皮片厚,不易成活,抗感染能力差,所以在感染创面上不易成活。供皮区因缺乏真皮层,上皮无法再生而不能自愈,需缝合或移植刃厚皮片。

① 适应证:常用于面、颈、手掌、足底、眼睑部皮肤缺损和无菌创面的修复及眉毛再造等。

② 操作方法:全厚皮片移植术,根据所要修复的创面大小切取相应大小的皮肤修剪成全厚皮进行移植。在创面止血彻底后,用消毒的纸片、布片印出创面的大小和形状,修剪成形后置于供皮区,用亚甲蓝勾画出所需皮片的大小形状。沿画线切取皮肤,修剪去脂肪,移植于创面,边缘缝合,留线打包加压。供皮区一般拉拢缝合或做邻近皮瓣修复。

(4)含真皮下血管网全厚皮片移植 此类皮除包含皮肤的全层外,还保留了完整的真皮下血管网,因此较全厚皮片容易成活;皮片下即使发生局部性感染和积液时,皮片也不易坏死。但由于缺乏真皮层,上皮无法再生,供皮区不能自愈,需缝合或移植刃厚皮片。受皮区创面要求止血完善,术后需良好包扎,确保固定皮片。

① 适应证:颜面部和功能部位创面的修复。

② 操作方法:基本操作同全厚皮片移植术,只是在修剪脂肪组织时,不要损伤真皮下血管网。

2.根据植皮方式不同

游离皮片移植可分为邮票状皮片移植、微粒皮片移植、网状皮片移植、中厚及全厚或带真皮下血管网皮片移植。

（1）邮票状皮片移植　此种皮片移植多采用薄断层的皮片，并将皮片剪成邮票状大小形态移植，移植的皮片下不易积血，易成活。对感染或肉芽创面亦可移植，并具有节省皮片、融合生长等优点。但由于皮片较薄，又要剪成小块，故手术操作时费时、费力，创面愈合后多伴有不同程度的瘢痕挛缩及外形较差等缺陷。适应证：Ⅲ度烧伤面积在 20% 左右，切、削痂手术后及肉芽创面植皮。

（2）微粒皮片移植　将刃厚自体皮片剪成碎末微粒状，按接受皮面积与供皮面积 10∶1 的比例，把自体皮微粒均匀地分散在大张异体皮的真皮面。利用微粒自体皮间距近、易融合的特点，只需少量的自体皮即可修复较大面积的创面。此手术操作简便，具有省时、省力、省物等特点。适应证：皮源少，需植皮面积大的病人。

（3）网状皮片移植　将中厚自体皮片压制成网眼状。因网眼状植皮创面易于引流，故可移植在感染或肉芽创面组织上。但术后创面渗出多，如网眼扩展比例太大，则愈合时间较长，愈合后表面常伴有网眼纹理或凸起，影响美观，故不适用于颜面及暴露区域的植皮。适应证：烧伤切、削创面以及大面积深度烧伤切、削痂后关节功能部位创面或肉芽创面的覆盖。

（4）中厚、全厚或带真皮下血管网皮片移植　适应证：临床上多用于小面积功能部位，尤其是对功能和外观要求较高的颜面部及关节处。可获得满意的效果。

三、护理注意事项
（一）术前注意事项
1.心理护理

术前应向病人及其家属介绍手术的必要性、重要性，麻醉、手术的方法，皮片移植的优、缺点以及供皮区的处理与预后。告知病人及其家属供皮区一般不会留下瘢痕，7～10 天即可愈合；植皮区皮肤的颜色、外形与周围健康皮肤有一定的差异，消除病人及其家属顾虑，使其理解、支持和配合治疗护理。

2. 饮食护理

按照麻醉常规术前禁食，以防止麻醉后呕吐，误吸窒息。

3. 观察病人全身情况

应选择病人一般情况良好、无手术禁忌证时手术。尤须注意：①有严重毒血症或脓毒血症症状，同时伴有中毒性休克时，应在纠正休克的同时，保证全身血液循环良好的前提下，切除主要侵袭性感染的病灶后植皮。②对病人伴有贫血或血浆蛋白过低者，术前及时予以补充，一般保持血红蛋白在 80g/L 以上，方可手术。对于早期急性体液渗出期切痂的大面积烧伤病人，应术前建立中心静脉通路，术中进行血流动力学监测，在维持良好的循环情况下手术。

4. 备皮

术前一天剃净供皮区及附近的毛发后，肥皂水洗净。头皮在术前一天剃发后，在手术日早晨应再剃毛发 1 次。剃除毛发时应避免剃破皮肤而引起皮肤感染。

备皮前，应了解供皮区选择的原则，并向病人解释如何选择合适的供皮部位，消除病人不必要的担忧。

（1）供皮区选择的原则　①中小面积烧伤常选择大腿、小腿、胸、背等部位作为供皮区。②大面积烧伤病人，凡可供皮的区域都可选用。头皮烧伤机会较少，愈合快，可反复供皮使用，为主要的供皮区，也是首选的供皮区。③选择供皮区时，应考虑病人后期整复的需要，腹部皮肤一般保留给后期整复时应用。④大面积Ⅲ度烧伤病人供皮区缺乏，应优先保证早期创面永久覆盖的需要，后期整复放在第 2 位。⑤避免选择创面附近及关节部位的区域供皮，前者易发生感染，后者可影响关节活动。

（2）供皮区部位的选择　常用的供皮部位有：①头皮。成人头皮厚度为（2.96±0.48）mm，是全身皮肤最厚的部位，通常取皮厚度为 0.3～0.5mm，只占头皮全层厚度的 1/6～1/9。同时头皮毛囊深，数量多，血液供应丰富，抗感染能力强，愈合快，不留瘢痕，取刃厚皮，在 5 ～ 7 天内即可愈合。故可在短期内反复供皮。一般在头皮反复取 6 ～ 8 次，甚至 10 次以上，并不影响头发生长。但小儿头皮薄，取皮厚度应在 0.3mm 以下，取皮过深或多次取皮，可累及生发层，影响毛发生长。②胸部及上臂内侧。这 2 个部位的皮肤薄，色泽与颜面部接近，故眼睑修复的全厚皮片或颜面部植皮一般采用这个区域的皮肤。③大腿、胸、腹、背、臀部。可供皮肤的面积大，是大张自体皮片主要的供皮区。④上肢与小腿。这 2 个部位都是裸露部位，取皮后会引起供皮区的色泽改变和瘢痕增生，影响美观，故不宜取中厚皮。

5.创面准备

原则上医师在术前使用局部或全身针对性较强的抗生素。对局部创面分泌物较多或肉芽创面水肿较重的创面，术前 1 ～ 2 天应给予有效的抗生素溶液湿敷，并加强换药，1 次 / 天。对于水肿较重的创面，可用 3% ～ 5% 的浓氯化钠湿敷。护士应在术前采集创面分泌物标本进行分泌物的细菌培养及细菌对抗菌药物敏感试验（简称药敏试验）。

（二）术后注意事项

1.饮食

皮片移植术为体表手术，局部麻醉诸多。局部麻醉术后即可进普食；全身麻醉病人清醒后无恶心和呕吐者，可进普食；必要时静脉补充维生素及营养物质，促进移植皮片的成活。

2.体位

术后抬高患肢 15°～ 30°，以增加血液回流，减轻肿胀；患肢制动，卧床休息 7 ～ 10 天。

3.疼痛

检查敷料包扎的松紧度是否适宜，是否因包扎过紧所致疼痛；术后 3 ～ 4 天如有局部发热、跳痛、胀痛，提示感染所致；如敷料内感到针刺或蚁爬感，轻轻叩击敷料，病人不会感到疼痛，提示植皮区内层敷料干燥。针对不同的疼痛原因，予以对症治疗，如应用镇痛药物，及时调整抗生素及创面处理等。

4.创面护理

（1）受皮区创面护理　注意：①检查创面敷料有无渗血、渗液，有无异味。发现外层敷料被污染或被渗液渗透时，及时通知医师，并协助更换外层或全部敷料；如果渗血并逐渐加重时，可通知医师先行包扎，效果不明显时配合医师再行缝扎或手术止血。②检查敷料有无松脱或过紧，夹板固定是否牢固。如太松，影响皮片的粘附，应重新包扎；如过紧，患肢的指（趾）端出现颜色、温度改变，毛细血管充血反应延迟及肢端出现肿胀、疼痛、麻木的感觉。发现异常情况，及时报告医师处理。③了解创面换药和拆线的时间、皮片移植成活的指征，以及积液、积血、血肿的处理原则，指导病人做好创面的护理。无菌创面于术后 6～8 天首次拆开敷料换药；污染的肉芽创面于术后 2～3 天更换敷料。植皮创面首次更换敷料时，要耐心细致地操作，逐层将外层敷料打开，直至内层植皮区。如植皮区皮片干燥、色泽红润、紧贴创面，无皮下积血、积液，则认为植皮已成活。对有皮下积液、血肿，甚至积脓感染的创面应及时引流，剪除坏死组织，再以抗生素纱布包扎，并加强局部用药。对单纯皮下血肿创面，在术后 4 天内应予以清除皮下血肿，加压包扎，才能达到皮片移植较好的效果。一般植皮区创面术后 10～14 天拆线。

（2）供皮区创面护理　了解供皮区创面的处理原则，做好供皮区创面的观察和处理。供皮区创面处理原则：取皮后用干纱布或热盐水纱布压迫止血，再在供皮区创面上放置单层薄质凡士林纱布，或其他合适的创面覆盖物如甲壳铵膜、利达思维特等敷料。内层敷料需超过边缘 3cm，上面覆盖 15～20 层干纱布，绷带加压包扎。如局部无疼痛、发热、渗液、异味等感染迹象，包扎 10～14 天后拆开敷料检查，多可直接愈合，如果创面未愈合则再包扎。头皮、躯干供皮区通常不包扎，待渗血停止后，去除干纱布实施半暴露疗法，创面干燥后让凡士林纱布自然脱落。供皮区有臭味、分泌物多、疼痛时，须及时报告医师换药，取半暴露，用红外线烤灯照射创面使其干燥，夏天可让其自然晾干。

5. 并发症的护理

（1）出血　最常见的是皮片下血肿，是由于植皮创面的渗血所致，局部表现为术区皮肤饱满或隆起。用弹性绷带包扎受皮区5～7天，可起到压迫和限制活动的效果，减少血肿的产生，防止皮片移动及有助于皮片血管的重建。

（2）感染　是皮片移植术最常见的并发症，也是造成植皮失败的原因。术中严格遵守无菌操作原则，每个环节把关，如创面湿敷、清洁、引流及术中彻底止血等。术后合理使用抗菌药物、加强全身营养也是防治感染的有效措施。术后3天，如有异常的体温升高（＞38℃），敷料内潮湿或敷料外见到渗液，闻之有臭味，病人感觉疼痛加剧，表明已有感染。病人出现白细胞升高、淋巴结肿胀、疼痛，说明局限于受皮区的感染灶已经扩散，需要立即处理创面。打开敷料清洗创面，分次清除坏死皮肤，涂以抗生素软膏（如百多邦），用油纱布覆盖，无菌敷料包扎。因此术后观察受皮区伤口敷料的渗湿情况及体温的变化，及时更换污染敷料，避免受皮区受压及抗生素的使用是防治感染的有效措施。

6. 指导病人

① 皮片成活后，创面完全愈合，应立即配戴弹性织物持续压迫6个月，以利于保持皮片平整，减轻后期挛缩，预防创面出现瘢痕增生。②受皮区或供皮区皮肤瘙痒，切忌用手抓，以免破溃出血感染，可外用或口服止痒药止痒；受皮区皮肤避免刺激性的肥皂清洗；避免阳光曝晒。③移植皮片出现水疱时，告知医师或护士可用无菌注射针头在其最低部位穿刺抽出渗液，可外用湿润烧伤膏或百多邦促进愈合。

异体皮移植术

一、临床意义

同种个体间的皮肤相互移植称为同种异体移植。异体皮具有机械性和生理性保护作用，异体皮移植到创面后，最初仍能与自体皮一样，依靠创面渗出的血浆维持其营养代谢。7～10天后出现新生血管从基底长入皮体，与创面建立血液循环，此时，整个皮片色泽转红，皮片表皮细胞也有暂时增生现象。但2～6周后即出现排斥反应，皮片出现肿胀，渐变为暗紫色，并失去原来的光泽，以后则形成表浅溃疡，最后完全脱落。异体皮的来源一般为尸体皮肤，临床上也有病人家属和志愿者提供少量皮肤。但注意异体皮来源应选择不是因肿瘤、严重病毒感染（肝炎、艾滋病等）、严重细菌感染（脓毒症等）或严重皮肤病引起死亡的尸体。取皮时间距离死亡时间越短越好。一般在室温下不要超过6小时，置于冰箱内不要超过24小时。

同种异体皮具有以下优点：①阻止水电解质、蛋白质和热量经烧伤创面丧失。②能阻止细菌侵入，并可能在同种异体皮下面创造一个有利于宿主清除细菌的环境，从而减少创面上定植细菌的数量。③还有良好的止痛和止血性能。④粘附性与自体皮肤相同。⑤具有促使上皮化作用。缺点是具有抗原性，移植后2周左右被排斥而脱落。

二、适应证

① 深度大面积烧伤（即大面积烧伤病人Ⅲ度烧伤面积超过30%），自体皮源不足，为了达到切、削痂后一次严密覆盖，消灭创面的目的，采用异体皮打洞移植后嵌皮，自体皮、异体皮混合移植，自体微粒皮、自体皮浆、自体皮肤细胞移植等方法覆盖创面。

② 切痂、脱痂后创面尚有坏死组织或感染，不适于自体植皮时，可选用异体皮覆盖以减少渗出，清除坏死组织，控制感染与改善全身情况，为自体皮移植创造条件。

三、操作方法

① 按移植手术的要求，准备受皮区创面。

② 异体皮的准备：先用40～42℃的温水浸泡装有异体皮的无菌塑料袋5～10分钟使其解冻，待皮肤软化后，无菌操作

下剪开塑料袋封口，取出异体皮，用灭菌外用 0.9% 氯化钠注射液冲洗数次。

③ 异体皮覆盖创面：按照创面大小及形状裁剪异体皮覆盖创面，然后覆盖 10% 磺胺嘧啶银纱布，外层再用无菌纱布加压包扎。

四、护理注意事项

1. 术前注意事项

① 心理护理：术前应向病人及家属解释移植异体皮的原因及异体皮的特点，告知病人异体皮由于机体排斥反应会自然脱落，不会长在病人的皮肤之中，只是暂时使用它来封闭创面，减轻感染，消除病人顾虑。

② 同本节"自体皮移植"术前注意事项 2 ～ 3。

2. 术后注意事项

（1）饮食　同本节"自体皮移植"术后注意事项 1。

（2）体位　术后应抬高受皮区，并制动 3 ～ 6 天，以免皮片因制动不良引起皮片皱褶，新生的毛细血管不能很好生长。

（3）密切观察病人的生命体征，当病人出现体温升高，白细胞增高，以及其他中毒症状时，应考虑为异体皮排斥反应，及时报告医师，全身使用联合有效的抗生素。

（4）创面护理　①检查创面敷料有无渗血、渗液，有无异味。发现外层敷料被污染或被渗液渗透时，及时通知医师，并协助更换外层或全部敷料；如果渗血并逐渐加重时，可协助医师先行包扎，效果不明显时再配合医师行缝扎或手术止血。②检查敷料有无松脱或过紧，夹板固定是否牢固。如太松，影响皮片的粘附，应重新包扎；如过紧，患肢的指（趾）端出现颜色、温度改变及毛细血管充血反应延迟，肢端出现肿胀、疼痛和麻木感觉等异常情况，及时报告医师处理。③异体皮移植术后 3 ～ 5 天更换敷料。如异体皮下有积脓，应用剪刀将异体皮剪一小口引流。由于异体皮来源有限，临床上异体皮多半与自体皮片混合移植于创面，待自体皮成活后逐步扩展，最终取代被排斥的异体皮片而封闭创面。

异种皮移植术

一、目的

由于同种异体皮的来源有限，当前国内许多医院采用异种皮移植来覆盖创面，其中以猪皮为多见。猪为哺乳动物，其皮肤结构与人有相似之处，且来源广泛，取材方便。由于新鲜猪皮需在应用前临时制备，且费时，耽误手术时间。目前辐照猪皮已商品化。此外，鸡皮、鱼皮、胎牛皮、猴皮、羊皮、狗皮、青蛙皮等异种皮或胎膜也可进行移植，达到暂时覆盖创面的作用。

临床上使用最广的异种皮是辐照猪皮，覆盖创面可起到暂时保护创面的作用。猪皮具有以下优点：①能阻止水电解质、蛋白质和热量经烧伤创面丢失。②能阻止细菌入侵，并可在猪皮下创造一个有利于宿主清除细菌的环境，从而减少定植在创面上细菌数量，但作用不如同种异体皮。③具有良好的止血和止痛性能。④粘附性与同种异体皮相仿。⑤具有促使上皮化作用。缺点：①弹性和机械性能差，表皮易脱落。②有的粘附后发生占位现象，妨碍附近的自体皮生长。③移植后与异体人皮比较排斥反应快，生长成活时间偏短，通常在 2 周内溶解脱落或干枯坏死。

二、适应证

① 烧伤面积 50% 以下的Ⅲ度烧伤或深Ⅱ度烧伤切、削痂创面暂时性覆盖。②混合移植创面，自体皮与创面比例大于 1∶6。③浅Ⅱ度烧伤或深Ⅱ度偏浅创面（能在 3 周内愈合者）。④扩创后，基底不宜移植自体皮或进行皮瓣修复的创面。

三、操作方法

以辐照猪皮为例。

① 按本节"自体皮移植"手术的要求，准备受区创面。

② 准备猪皮：术中从冰箱中取出袋装无菌猪皮，在 40 ～ 42℃ 温水中浸泡 5 ～ 10 分钟解冻，待皮肤软化后，无菌操作剪开袋口，取出猪皮置于盛无菌 0.9% 氯化钠注射液的盆中反复清洗，洗去臭氧味。

③ 覆盖创面：按需要将猪皮剪孔后平整地覆盖在创面上，使其紧密地贴附于创面，四周应超过创面边缘，外用大纱布 5 ～ 6 层包扎，再用绷带环形加压。

四、护理注意事项

（1）术前注意事项

① 心理护理：术前应向病人及家属解释移植异体皮的原因及异体皮的特点，告知病人异体皮由于机体排斥反应会自然脱落，不会长期存活于皮肤，皮肤愈合后的创面亦不会有猪皮。一般猪皮 2 周内溶解脱落或坏死被清除，从而消除病人疑虑。

② 饮食护理：按照麻醉常规术前禁食，以防止麻醉后呕吐，误吸窒息。

③ 观察病人全身情况：应选择病人一般情况良好、无手术禁忌证时手术。有严重毒血症或脓毒血症症状，同时伴有中毒性休克时，应在纠正休克的同时，保证全身血液循环良好的前提下，切除主要侵袭性感染的病灶后植皮。对病人伴有贫血或血浆蛋白过低者，术前及时予以补充，一般保持血红蛋白在 80g/L 以上，方可手术。对于早期急性体液渗出期切痂的大面积烧伤病人，应术前建立中心静脉通路，术中进行血流动力学监测，在维持良好的循环情况下手术。

（2）术后注意事项

① 饮食：皮片移植术为体表手术，局部麻醉诸多。局部麻醉术后即可进普食；全身麻醉病人清醒后无恶心和呕吐者，可进普食；必要时静脉补充维生素及营养物质，促进移植皮片的成活。

② 体位：术后抬高患肢 15°～ 30°，以增加血液回流，减轻

肿胀；患肢制动，卧床休息 7～10 日。

③ 排斥反应的观察：移植异种皮后 1～2 周，病人常有全身反应，体温升高、白细胞增高以及其他中毒症状表现。皮片出现肿胀，渐变为紫色，并失去原来的光泽，以后则形成表浅溃疡，最后完全脱落或消失，应考虑为猪皮排斥溶解反应，应报告医师，及时去除猪皮，创面换药。

④ 创面护理：检查敷料有无松脱，如太松，影响猪皮的粘附，不能起到屏障保护作用，应重新包扎。如猪皮有移位，应告知医师，重新消毒创面覆盖猪皮，必要时，更换猪皮包扎。如出现肢端发凉、麻木、肿胀等症状，或指（趾）端皮肤颜色变紫，说明包扎过紧，应立即调松绷带，以肢端血液循环正常为宜。胸背部烧伤包扎猪皮后如病人感到呼吸受抑制，则应适当调松绷带。创面敷料渗液较多，浸湿敷料应及时更换。

第十四节　皮瓣移植术

一、临床意义

皮瓣是具有自带血液供应的一块皮肤和皮下组织。在转移过程中，有一部分组织与身体相连称为蒂，被转移的部分称为瓣，故称为皮瓣。按血液循环类型分为任意型皮瓣与轴型皮瓣。任意型皮瓣分为局部皮瓣、邻位皮瓣、远位皮瓣、管形皮瓣和筋膜皮瓣。任意型皮瓣的血液循环主要依赖皮瓣的蒂部。轴型皮瓣又称为动脉皮瓣，含有知名动脉及伴行静脉系统，分为直接由皮肤动脉供血的轴型皮瓣和肌皮动脉供血的任意型皮瓣两大类。轴型皮瓣血液循环丰富，其成活的长度显著优于任意型皮瓣，同时其应用方式灵活，可以呈岛状或半岛状，转移时不受角度影响。多数情况下可以不经延迟术而及时转移因而急诊应用更显得方便，为头、颈、胸、手、足等多处肿瘤外科及创伤外科的即刻修复提供良好的修复材料。

二、适应证

① 修复有肌腱、骨、关节、大血管、神经干等组织裸露的新鲜创面，或陈旧性创伤及有深部组织缺损的创面。②器官再造，如鼻、唇、眼睑、耳、阴茎、手指的再造，皆以皮瓣为基础，再配合其他支持组织（如软骨、骨、筋膜等）的移植。③洞穿性缺损的修复，如面颊部洞穿性缺损、阴道膀胱瘘等。④压疮。⑤头皮及眉毛的修复。

三、操作方法

（1）随意型皮瓣　不带知名动脉轴心血管，以真皮层血管网、真皮下层血管网、皮下层血管网为血液供应。术前根据预测皮肤缺损大小设计皮瓣，手术时按设计线切开皮肤，一般沿深筋膜层次剥离，边剥离边观察皮瓣血液循环。形成皮瓣后可运用推进、旋转、交错等方式修复创面，也可形成皮管修复远处创面。

（2）轴型皮瓣　以知名动脉及伴行的静脉系统为皮瓣血液供应，其长宽比例较随意型皮瓣要大得多，因而在整形外科有更广泛的应用。轴型皮瓣又可分为一般轴型皮瓣、岛状皮瓣、肌皮瓣、游离皮瓣、皮肤复合组织瓣游离移植等。术前皮瓣设计时根据体表解剖标志或用多普勒探测标示出需保留的轴心血管，术中切开皮肤，根据该血管的位置分离皮瓣，将该轴心血管保留在皮瓣中，以供给皮瓣血液供应，将皮瓣转移至创面进行修复，放置引流膜或引流管，包扎伤口。

四、护理注意事项

（一）术前注意事项

同"自体皮移植术"。

（二）术后注意事项

1.饮食

同"自体皮移植术"。

2.体位

术后体位要有利于皮瓣的动脉充盈及静脉回流通畅，同时体位舒适，病人才能得到较好休息，并随时注意防止皮瓣受压、扭曲和皮瓣张力过大，一般使受皮区部位略高于心脏 15°左右，有利于静脉回流，减少组织水肿，但勿过高，以免影响血液供应。同时根据不同手术部位和手术方式，适当调整体位的原则，如四肢手术者，抬高肢体稍高于心脏。带蒂转移的皮瓣以皮瓣不被扭曲、折叠、牵拉及受压为宜。

3.病室温度和环境要求

小血管易受低室温影响而痉挛，也易因疼痛、情绪不佳而收缩，因此要求室内温暖、安静、舒适，温度维持在 25℃左右，冬季室内温度不易维持，可采用红外线灯或红外热疗仪做局部照射，一般采用功率为 40～60W，距离 30～40cm，以免烫伤。睡眠不足、休息不好、疼痛刺激、吸烟等都可使病人精神处于紧张状态或血管发生痉挛，不利于组织移植后的血液循环重建。

4.密切观察病人全身情况及生命体征变化

保持水电解质平衡，不使机体发生代谢紊乱，也是保证移植皮瓣成活的基本条件，绝不可只注意局部而忽略全身。保持皮瓣负压引流的通畅，观察引流液的颜色、量和性状。如短时间内出现大量鲜红色引流液，或创面敷料渗湿等异常情况，应立即报告医师，及时处理。

5.严密观察皮瓣血液循环

皮瓣移植术后，血液循环障碍主要发生在第 1 个 24 小时内以及术后 3～5 天之内。因此观察的重点是在术后的头几日内。术后 1～2 天可遵医嘱每小时观察皮瓣的血液循环 1 次，以后每 2 小时观察 1 次。一般情况下，如果术后 5 天内血液循环一直良好，则可改为每日观察 4～6 次，至 1 周或 10 天为止。观察皮瓣血液循环时应特别注意皮瓣的远端血液循环，单蒂皮瓣的远端是距离蒂部最远的边缘，而双蒂皮瓣的远端则是皮瓣的中段。皮瓣的血液循环观察包括皮肤的温度、色泽、毛细管充盈反应、血管的充盈和搏动 4 个方面，其中皮温的变化已被广泛证明是反映移植皮瓣血液循环情况的最为敏感和有效的方法。皮瓣血液循环良好表现为皮温在标准范围，动脉搏动，静脉充盈，皮肤色泽红润，血管充盈时间正常，以及组织边缘有鲜红的渗血。

6. 疼痛

一般带蒂皮瓣需保留 3～4 周，由于长时间的姿势固定，病人被固定的关节常酸痛难忍，护士应主动关心病人，给予热敷、按摩，缓解其疼痛，必要时按医嘱给予镇静止痛药。

7. 并发症的护理

皮瓣移植术后最常见的并发症是皮瓣血液循环障碍。

（1）相关因素　①内在原因：皮瓣设计不恰当（皮瓣的长宽比值，一般部位是 2∶1，面颈部不超过 3∶1），又未经延迟，导致皮瓣远侧血液循环供应不足。供皮区选择不当，包括组织本身不健全及有血管疾患。②外在原因：手术操作不当，手术粗暴，损伤供养血管，术中的止血不彻底，使皮瓣下出现血肿。术后处理不当，如术区包扎过紧，体位姿势不正确。皮瓣的蒂部扭曲、受压、牵拉过紧以及血管痉挛、局部感染等因素。

（2）主要表现　①动脉供血不足，表现为苍白、局部温度下降，常为暂时性反应性血管痉挛所致。②静脉回流不畅，皮瓣发绀，轻者皮色为淡紫红或青紫斑点，重者可出现水疱，更重者颜色紫黑，多发于皮瓣的远端。

（3）预防　①术后抬高手术肢体，注意保温。②禁止在术区肢体或手术区域周围进行输液、注射等有创性和加压性操作。③指导皮瓣血液循环功能训练。在皮瓣断蒂前为防止因血流量骤减而造成不良影响应进行一段时间的皮瓣血液循环功能训练，以保安全。临床常用橡皮筋阻断法和肠钳阻断法。具体做法如下：用橡皮筋套过皮瓣的蒂部（拟切断处），拉紧橡皮筋再用止血钳将其夹住，皮瓣的血液供应即被阻断。如皮瓣的颜色无改变，第 1 日可夹住 5 分钟，以后逐日延长阻断时间，直至夹住 1 小时无皮肤颜色变化或水肿，说明皮瓣与受皮区已建立良好的血液循环，可行断蒂手术。用肠钳阻断法，肠钳需套以橡皮管或垫以纱布，以防损伤，其操作方法同前。在进行皮瓣的功能训练时，应严密观察血液循环，并根据实际情况延长训练时间。

（4）处理 ①静脉回流不畅，可抬高患肢，并做向心性按摩。②动脉供血不足，应放平或放低肢体。③血管痉挛，应按医嘱给予解痉、止痛、镇静及扩张血管的药物，注意保暖并给予高压氧治疗。④发生血肿应及时清除。⑤蒂部受压、牵拉等应及时调整体位，使血液循环障碍得以缓解。

8.告知病人

为防止肌腱粘连，需做皮瓣部位及其关节的适当活动。断蒂后，指导其进行肢体功能锻炼，以循序渐进为原则，逐渐加大幅度、力度和频率，由被动到主动，持之以恒，使皮瓣移植术后部位的功能恢复到最佳水平。皮瓣移植后，局部感觉迟钝，加强自我护理，防止烫伤、冻伤、刺伤。

第十五节 筋膜瓣移植

一、临床意义

筋膜是指皮肤与肌肉之间的结缔组织，由浅筋膜、深筋膜和筋膜隔三部分组成。筋膜瓣移植是在筋膜皮瓣移植的基础上发展出来的，是一种新型组织瓣移植术。

二、适应证

适用于修复重要器官皮肤、皮下组织缺损、器官再造。

三、分类及特点

筋膜瓣根据其移植的组织成分分为单纯筋膜瓣及复合筋膜瓣，复合筋膜瓣包括筋膜皮瓣、筋膜骨瓣、筋膜肌瓣及筋膜神经复合组织瓣，根据其携带组织不同可修复重建不同的组织器官。

筋膜瓣主要有以下优点：

① 筋膜瓣较薄，移植后外形不臃肿，柔软且弹性好，韧性好，能耐受一定的摩擦力。

② 筋膜瓣两面均可覆盖创面，可作为凹陷部位及空腔的填充物。

③ 供区范围广，且供区可保留正常皮肤。

④ 筋膜瓣血液循环好，抗感染能力强，临床应用较广，可用于深部结构裸露的组织缺损创面的修复。

⑤ 筋膜瓣可携带皮肤、肌肉、骨膜、骨块、神经等组织，以修复相应组织的缺损，或行器官再造。

⑥ 转移方式灵活。

四、术前护理措施

（1）心理护理

① 术前给患者讲明手术的目的、手术方式、注意事项。

② 使患者对筋膜移植过程及预后有一定了解。

③ 保持最佳的心理状态接受手术。

④ 让其充分认识到手术的必要性、重要性。

（2）全身情况判断

① 择期手术的患者，术前应检查患者的全身情况，有无慢性疾病。

② 对年老体弱和长期卧床的慢性病患者术前应进行心肺功能测定，必要时术前应用药物调整心、肺、肝、肾等功能，以保证手术顺利进行。

（3）营养

① 术前纠正营养不良和低蛋白血症，可给高蛋白、高热量、高纤维素的饮食。

② 对进食困难者可采取管饲或胃肠外营养支持。

（4）术前常规准备

① 术前行抗生素皮试，术晨遵医嘱带入术中用药。

② 协助完善相关术前检查：心电图、胸部 X 线片、出凝血

试验，必要时备血等。

③ 术后需严格卧床，局部制动，术前有意识地进行卧位练习，并训练在床上使用大小便器。

④ 术前一天进行备皮，备皮的范围超过手术区 20cm。

⑤ 术晨更换清洁病员服。

⑥ 术晨与手术室人员进行患者、药物核对后，送入手术室。

⑦ 麻醉后置尿管。

五、术后护理措施

（1）术后护理常规（表 7-2）

表 7-2　术后常规护理

全麻术后护理常规	① 了解麻醉和手术方式、术中情况、切口情况 ② 持续低流量吸氧 ③ 持续心电监护 ④ 严密监测生命体征
体位	① 术后绝对卧床休息 ② 抬高患肢，置于 30° 位置，消除患肢肿胀
疼痛护理	① 评估患者疼痛情况 ② 遵医嘱给予镇痛药物 ③ 提供安静舒适的环境
伤口的观察及护理	① 观察伤口有无渗血渗液，如有应及时通知医生并更换敷料 ② 防止敷料松脱及污染 ③ 在胸壁和腹壁缺损修补时，注意避免胸、腹腔压力增高的因素 ④ 手部肌腱或上睑提肌腱修复时，嘱其术后早期即适当活动，以防粘连

（2）供筋膜区的护理　术后供区应压力包扎，卧床 3～5 天，防止血肿和肌疝。

（3）健康宣教

① 注意保护受区和供区，保持清洁，避免受伤。

② 引导家属科学照顾受术者并理解其心理需求。

③ 制订功能锻炼计划。

④ 宣教后期可能出现的并发症（如瘢痕增生）及预防措施，以利早期诊治。

⑤ 嘱其定期随诊。

第十六节　肌皮瓣移植

一、临床意义

肌皮瓣是利用身体某部分肌肉连同其浅面皮肤及皮下组织一同切取形成的复合组织瓣。与皮瓣及筋膜瓣一样，肌皮瓣也具有一蒂部与本体相连，保留有主要营养血管，作为其转移后早期的血液供应来源。

二、适应证

肌皮瓣移植适用于较多组织缺失的创面缺损修复及肌肉功能重建。

三、分类及特点

肌皮瓣根据其切取方式分为带蒂肌皮瓣、岛状肌皮瓣及吻合血管游离移植的肌皮瓣。

（1）肌皮瓣优点

① 肌皮瓣组织量大，对局部组织缺损充填作用明显。

② 肌皮瓣血液供应好，抗感染能力强，可改善局部血液循环。

③ 可重建肌肉功能。

④ 身体几乎所有部位均可形成肌皮瓣。

（2）肌皮瓣移植术的缺点　供区可能出现凹陷畸形，或导致肌力减弱。

四、术前护理措施

（1）心理护理

① 术前讲明手术的目的、手术方式以及注意事项等，取得患

者的配合和理解。

② 耐心介绍整形美容外科的新信息、新技术。

③ 告知手术成功病例，缓解患者紧张情绪，使患者对肌皮瓣移植过程及预后有一定了解。

④ 鼓励患者家属和朋友给予关心和支持，让其保持最佳的心理状态接受手术。

（2）全身情况判断

① 择期手术的患者，术前应检查患者的全身情况，有无慢性疾病。

② 对年老体弱和长期卧床的慢性病患者术前应进行心肺功能测定，必要时术前应用药物调整心、肺、肝、肾等功能，以保证手术顺利进行。

（3）营养

① 术前纠正营养不良和低蛋白血症，可给高蛋白、高热量、高纤维素的饮食。

② 对进食困难者可采取管饲或胃肠外营养支持。

（4）病情观察

① 观察生命体征。

② 观察供区和受区局部皮肤有无炎症或破损。

（5）术前常规准备

① 术前行抗生素皮试，术晨遵医嘱带入术中用药。

② 协助完善相关术前检查：心电图、胸部 X 线片、出凝血试验，必要时备血等。

③ 术前有意识地进行皮瓣移植后特殊体位练习，并训练在床上使用大小便器。

④ 术晨进行备皮，备皮的范围超过手术区 20cm。

⑤ 术前 8 ～ 10 小时禁食、4 ～ 6 小时禁饮。

⑥ 术晨更换清洁病员服。

⑦ 术晨与手术室人员进行患者、药物核对后，送入手术室。

五、术后护理措施

（1）术后常规护理（表7-3）

表7-3 术后常规护理

全麻术后护理常规	① 了解麻醉和手术方式、术中情况、切口情况 ② 持续低流量吸氧 ③ 持续心电监护 ④ 严密监测生命体征
病室要求	① 安静、舒适，室温22～25℃，湿度60%～70%病室定时通风换气，每日用多功能动态灭菌机消毒1次，每次2小时 ② 局部用远红外线持续照射，与皮瓣距离50cm ③ 室内严禁吸烟，减少陪护人员及探视人员
体位	① 术后绝对卧床休息 ② 抬高患肢，置于抬高30°位置，消除患肢肿胀
疼痛护理	① 评估患者疼痛情况 ② 遵医嘱给予镇痛药物 ③ 提供安静舒适的环境
基础护理	做好尿管护理、定时翻身、患者清洁卫生等工作

（2）肌皮瓣的观察及护理（表7-4）

表7-4 肌皮瓣的观察及护理

皮瓣的颜色	皮瓣颜色与供皮区颜色基本一致，有些病例术后1～2天内稍显苍白，多属正常现象，应结合其他征象加以判断 若皮瓣颜色变暗、发绀，则说明静脉淤血 若皮瓣颜色呈灰白色，则提示动脉缺血，应及时探查
皮瓣的温度	皮瓣移植术后2～3小时皮瓣温度略低于健处皮温1℃，以后逐渐升高与健处相等或略高1～2℃ 保暖：冬季皮瓣表面覆盖棉垫，以红外线治疗仪距离50cm照射加温，维持正常的血液循环 如温度过低，加上颜色变化（暗紫或灰白）应及时处理
皮瓣的皮纹	皮瓣表面应有正常皮纹皱褶，皮纹消失，皮瓣肿胀提示血管危象
皮瓣的质地	皮瓣移植后仅有轻度肿胀，如皮瓣区域的明显肿胀，质地变硬时，警惕血管危象的发生应予以处理

续表

毛细血管充盈反应	术后24小时内每30分钟观察1次；以后每1～2小时1次 方法：采用示指和拇指腹捏、挤皮瓣，用力均匀，其颜色变苍白，去除外力后，皮瓣1～3秒恢复正常色泽。超过30秒恢复者为毛细血管充盈慢，1分钟后不能恢复者，提示血管危象发生。要及时报告医生，及时处理，并做好记录
针刺出血试验	对一些颜色苍白，无法马上判断是否为动脉堵塞所致时，可用此法 方法：医生在无菌状态下进行5号针头刺入皮肤深达5cm，拔起后轻挤周围组织，如见鲜红血液流出，提示小动脉供血良好，否则提示动脉危象

（3）用药护理

① 常规抗凝、抗血管痉挛及抗炎治疗：遵医嘱严格定时、定量、准确执行。

② 扩血管药物的应用：速度宜慢，输注时应密切观察患者的反应，有不适时及时处理。

（4）饮食的护理

① 应多食高营养、高维生素、高蛋白、易消化、刺激性小、清淡的饮食，以增强机体的抵抗力，促进伤口的愈合。

② 多吃新鲜蔬菜、水果，预防因卧床时间较长而致便秘的发生。

（5）健康宣教（表7-5）

表7-5 健康宣教

拆线	手术后10～14天拆线
心理康复指导	帮助患者了解康复阶段可能持续数年，应保持良好的心理状态，树立信心，积极面对、主动参与康复治疗及锻炼
功能锻炼	指导患者进行患肢的功能锻炼，促进应有生理功能的恢复 康复锻炼从每日1次每次5分钟开始，逐渐增加到每日1～2次，每次不超过30分钟 中途停止锻炼时间最好不超过2天

续表

| 感觉恢复 | 皮瓣术后感觉恢复需3～6个月
此期间皮瓣感觉迟钝，应防烫伤、冻伤等 |
| 防瘢治疗 | 在四肢、供皮区或植皮区边缘出现瘢痕增生时，可用局部压迫法防治，如用弹力绷带或弹力裤（袖），配合防瘢药物等瘢痕康复治疗 |

六、并发症的预防及护理

并发症的预防及护理见表7-6。

表7-6　并发症的预防及护理

常见并发症	预防及护理
皮瓣血运障碍	术前正确选择和设计皮瓣，严格无菌操作 保温、止痛、补充血容量等措施改善微循环 术后固定、制动、充分引流
皮瓣下血肿	术前尽量查明有无出血倾向 术中彻底止血 预防性用维生素K_1及酚磺乙胺 一旦发现血肿应立即拆除缝线、清除血肿
皮瓣（或皮管）撕脱	皮瓣固定良好，制动 一旦发生皮瓣撕脱应重新手术缝合固定
皮瓣（或皮管）感染	增加全身抵抗力，合理使用抗生素 对失活组织彻底清除 严格执行无菌操作

第十七节　皮肤软组织扩张器植入术

一、临床意义

应用硅胶制作的皮肤软组织扩张器经手术埋植于皮肤或肌肉下层，定期注入0.9%氯化钠注射液扩张，使其表面皮肤逐渐伸展，以提供"额外"的皮肤与皮下组织，修复缺损，或形成一定的腔隙适应植入骨、软骨或赝复体的需要。皮肤扩张术能提供与缺损区组织色泽、质地、厚度相近似的充裕皮肤组织，既可修复组织缺损，又不产生新的供皮区痕迹，在临床上已日益受到重视和推广。皮肤软组织扩张器埋植手术比较简便，同时能提供"额外"的皮肤组织供整形修复与器官再造的需要。

二、适应证

① 头皮缺损或局部秃发的修复。②面、颈部瘢痕的修复，下颌骨缺损及耳鼻再造术等。③单纯乳腺切除后的病人；先天性乳房不发育（Poland 综合征）；烧伤后小乳房畸形等。④肢体及躯干皮肤软组织缺损及巨痣、血管瘤切除后的修复等。

三、操作方法

一般分二期手术完成，一期为埋置扩张器；二期为皮肤扩张完成后运用皮瓣的方式修复创面。根据需修复创面的部位、大小，选择扩器大小及埋置部位。沿瘢痕边缘切开皮肤，分离皮下，形成腔隙，确切止血并安排好注水阀门位置。分离层次因部位不同而有差异：头部在中帽状腱膜下层，面部在表情肌浅层，颈部在颈阔肌下，也可在颈阔肌上，四肢躯干多埋置于深筋膜下肌膜层上。扩张器置入腔隙后充分展平，放置负压引流管，将切口边缘与基底缝合数针，以防扩张器脱出。最后缝合皮肤，此即一期手术。

伤口愈合后，即可注水扩张。用皮试针头经皮肤插入到扩张器的注水阀中，注入无菌 0.9% 氯化钠注射液，观察被扩张的皮肤产生了一定的压力，而充血反应仍存在即可。一般隔 2～3 天注水1次，需4周左右的时间。有条件时亦可用微量泵持续注水。皮肤经反复扩张，达到预计量，可行二期手术，即经原切口切开皮肤，取出扩张器，切除纤维壁，将扩张的皮肤形成皮瓣，运用推进、旋转、易位等方法修复创面。一般要根据皮瓣所能覆盖的区域来松解切除瘢痕。有时创面巨大，扩张的皮瓣不能完全覆盖创面，可加用皮片移植的方法来修复。

四、护理注意事项

1. 术前注意事项

① 心理护理：向病人解释手术的方式、原理及术后的治疗与配合，消除病人对扩张器手术不理解及期望值过高而造成的焦虑和恐惧，防止因护理不当而造成手术失败。

② 备皮术前一天嘱咐病人洗澡、剃除手术区域毛发。头部手术者需剃光头发，如果病人不愿意，可在术前三天用 0.05% 的苯扎溴铵洗头 1 次 / 天，术前剃去手术切口处 2～3cm 宽的头发。

③ 选择合适容量的扩张器：扩张器容量取决于所要修复的面积和可供扩张的正常皮肤的面积大小。一般修复 $1cm^2$ 的秃发面积需要扩张容量为 3～3.5ml；面、颈部缺损修复时，每 $1cm^2$ 的缺损需要 6～8ml 容量；躯干和四肢介于两者之间。

④ 扩张器的消毒灭菌：术前一天，可采用高压蒸气灭菌，消毒时不要和锐器接触，以防刺破，最好用纱布包裹，单独置入小的消毒容器内消毒。消毒前，须检查扩张器是否有破损，可向扩张器内注入 0.9% 氯化钠注射液 10～20ml，或将扩张器充气后放入水中，挤压检查是否有气泡。

⑤ 麻醉前准备：儿童多采用基础麻醉加局部麻醉，成人则多用局部麻醉，按麻醉常规禁食、禁饮。

2. 术后注意事项

（1）饮食 麻醉清醒后按整形美容外科术后常规进食。

（2）按整形美容外科术后常规，调整体位。

（3）严密观察扩张器埋置部位皮肤颜色、有无肿胀及血液循环障碍。发现血肿及血液循环障碍，及时报告医师做相应的处理。血液循环障碍的观察方法详见本节"皮瓣移植术后注意事项"。

（4）并发症的护理 了解并发症的诱发因素，严密观察注水局部有无肿胀、疼痛，发现问题及时对症处理。常见的并发症：血肿、感染、血液循环障碍（部分坏死）、扩张器外露、扩张囊瘪缩及注射壶漏液等，其中血肿发生率最高。并发症的发生与下列因素有关：①术前设计、手术部位、切口位置及扩张囊的规格。②术中误伤血管及神经，止血不彻底。③扩张器注水的时间和每次注入量。一般于术中注入约扩张器容量 1/10 的 0.9% 氯化钠注射液，使局部的皮肤保持一定的张力。术区完全愈合后开始注水（术后 10 天左右），每 3 ～ 5 日注水 1 次，每次注水的量应根据实际情况而定，以局部皮肤不出现发白及血液循环障碍为原则。每次注射时采用 5 ～ 5.5 号的小尼龙针头穿刺，以减轻损伤，防止扩张器渗漏。待注入的水量达到扩张器原来容积的 2 倍时为止。

（5）指导病人加强对手术部位的保护，避免外伤及受压。

第十八节　皮肤磨削术

一、临床意义

皮肤磨削术是对表皮和真皮的浅层进行磨削的一种手术，磨削后残存的皮肤附属器（毛囊、皮脂腺和汗腺）会迅速形成新的表皮，伤口几乎不留或较少留有瘢痕而愈合。皮肤磨削术目前主要有两种方法，一种是以高速切钻配以不同的磨皮钻头，摩擦皮肤深达真皮乳头浅层。另一种为微晶磨削术，是利用细小的晶体颗粒，高速喷射到皮肤表面，以达到去除表皮的效果。皮肤磨削术可改变皮肤的组织学结构，使 Ⅰ 型前胶原产生增多，从而改善皮肤弹性。手术的目的是去除表浅的色素斑、瘢痕和皮纹等。

二、适应证

①痤疮、水痘、天花的后遗瘢痕。②母斑，主要是色素性母斑与扁平母斑，但不能完全治愈。③色素沉着、文身、瘢痕。

三、操作方法

常规消毒后，利用专用的磨削机进行磨削，至创面有均匀的点状渗血的深度。磨削结束后，用 0.9% 氯化钠注射液清洗创面，再用纱布轻轻擦干，待无明显渗血后，在磨削创面覆盖一层油纱布，外盖一层较厚的纱布以吸收创面的渗血。油纱布在术后 10 天左右才能用 0.9% 氯化钠注射液浸湿后小心揭去。

四、护理注意事项

1. 心理护理

了解病人的手术目的与期望值，向病人说明磨削的方法及预后，使病人保持恰当的期望值，并以轻松的心情接受手术。

2. 询问病史

病人有无传染病，如乙型病毒性肝炎等，及血液病史。女性病人应询问月经史，避开月经期。

3. 皮肤准备

手术前，认真清洗手术部位；有化脓性皮肤病者，应先治疗。

4. 术后

指导病人进食清淡、富含维生素的食物，避免辛辣刺激性食物及含人工色素较多的食品。

5. 并发症的护理

（1）水肿　一般 3～6 周可自然消失，不需做特殊处理。

（2）皮肤发红　是磨削后最先出现的并发症，存在时间因人而异，通常在术后 1～3 个月内消失。如果皮肤发红时间延长，告知病人及时去看医师。

（3）粟粒疹　常发生在术后 2～6 周，用消毒的注射针头将内容物挤出即可消失。

（4）切割伤：应配合医师立即缝合，一般不留瘢痕。

（5）瘢痕化　当皮肤被磨削较深时，就会产生瘢痕，所以一定要严格掌握其深度。

（6）感染　保持手术部位的清洁干燥及遵医嘱适当使用抗生素。

（7）色素沉着　遵医嘱服用维生素 C 有减轻色素沉着的作用。防止术部色素沉着，应避免日光照射，可戴宽边帽及涂防晒霜。

第十九节　化学剥脱术

一、临床意义

化学剥脱术是使用化学溶液去除表皮和部分真皮，并通过表皮和真皮的再生达到美容效果的一种方法。

二、适应证

①面部细小皱纹。②皮肤或浅表瘢痕的色素沉着。③扁平疣、汗管瘤、睑黄疣等。④雀斑、咖啡斑等。

三、禁忌证

①恶性皮肤肿瘤。②血管瘤及毛细血管扩张症。③皮肤有感染，如活动性的痤疮、单纯性疱疹等。④刃厚皮片移植形成的色素沉着。⑤皮肤颜色较黑者，因剥脱术会使色素加重。⑥颈、胸部瘢痕，因剥脱术易引起增殖性瘢痕。

四、操作方法

① 首先配制药物，一般有苯酚、三氯醋酸、雷琐辛和水杨酸等。

② 清洗皮肤，并用乙醚或丙酮清除皮肤上的油脂。

③ 行面部化学剥脱时，双眼需涂油膏，以保护角膜。

④ 用棉棒将配好的药液均匀涂布于皮肤，如用苯酚作为剥脱剂，则操作要缓慢并可分区进行，以防中毒。

⑤ 药液干燥后，涂以维生素 A、维生素 D 及抗生素膏剂，包扎创面。

五、护理注意事项

（1）术前应向病人说明剥脱术的操作过程及可能发生的问题，使其对剥脱术的风险有全面的认识。化学剥脱术可能出现的问题有：①术后皮肤变薄，弹性差、毛孔增大，甚至形成瘢痕。②皮肤感染，皮肤全层坏死。③部分色素缺失或色素沉着，持续红斑。

④应用苯酚者可能造成心、肝、肾的损害等。术前双方签订协议书。

（2）术后应让病人卧床休息，严密观察心律、尿量和尿色，必要时检查肝、肾功能。

（3）术后48小时内疼痛是病人突出的表现，可遵医嘱给予止痛药和抗生素，面部皮肤剥脱术可能影响到病人的饮食，可静脉输液以维持营养，也可起到促进苯酚排泄的作用。

（4）告知病人术后3天来复诊，医师一般在术后第3日为其拆除包扎，保留最里层的敷料，如干燥则无需特殊处理。不宜多次换药，以免损伤新生的上皮组织。面部痂皮一般在10天后可自行脱落。告知病人如果伤口有红、肿、热、痛等不适，提示伤口有感染，必须去看医师，遵医嘱外涂抗生素药膏。

（5）术后半年内应尽量避免太阳光的直射，可涂防晒霜，以防色素沉着。

（6）使用苯酚剥脱剂应谨慎。有使用苯酚剥脱导致死亡的报道，因此有人提出如可以其他技术替代则尽量不用此项技术。

第二十节　激光美容术

一、临床意义

自20世纪60年代运用医用激光器治疗皮肤病以来，激光生物学作用机制的深入研究与激光医疗设备的日益发展，使得许多成熟的激光器进入到整形美容外科临床。尤其在皮肤血管瘤及色素沉着等方面取得的效果令人满意。激光器的作用受激光的工作介质影响，介质不同所激发的波长不同，作用也不同。激光治疗就是通过病变组织对特定波长激光的吸收，产生光热效应、光爆裂效应、光化学效应等，达到选择性破坏病变组织的目的。以往的激光器只能发出一种或几种波长的激光，因此，治疗不同类型的皮肤问题需用不同的激光器。而近年来运用的光子治疗仪能发出宽光谱（56～1200砌）强脉冲光，能运用一台仪器治疗多种皮肤问题。

二、适应证

① 浅表血管性疾病，如葡萄酒色斑、毛细血管扩张、面部潮红等。②皮肤色素沉着疾病，如太田痣、雀斑、老年斑等。③除皱及皮肤表面重塑。④痤疮治疗，祛除文身，以及毛孔粗大、脱毛处理等。

三、操作方法

首先，将需治疗部位的皮肤用清水洗净，0.1% 苯扎溴铵消毒，可给予表面麻醉。然后根据病人皮肤病变程度、病变部位以及以往治疗史，调整好激光波长、工作频率及光斑直径。手术时将手术器光斑对准治疗部位照射，光束是一点一点打下去的，光斑之间仅有少量重叠。激光美容并不是 1 次完成的，一般需要 3 次以上，每次间隔 2 个月左右。

四、护理注意事项

① 心理护理：询问发病的时间、治疗的经过与效果，本次治疗的目的与期望值。了解病人的皮肤特性，向病人说明手术过程、原理及术中、术后的不良反应，如手术可能有轻微疼痛，术中有少量的出血、灼痛感是正常现象，可很快消失，消除病人的紧张心理。并告知病人治疗的疗程及预后，如手术可能出现一些并发症，如色素沉着、色素缺失、持久的红斑、瘢痕等，病人理解并同意手术者，应协助医师在术前与病人签署特殊治疗同意书。

② 术后指导病人遵医嘱口服抗生素 2～3 天，保持创面敷料的清洁干燥。

③ 术后避免阳光直射。

第二十一节　脂肪抽吸术

一、临床意义

脂肪抽吸术是 20 世纪 80 年代发展起来的一种整形美容外科新技术，是利用负压吸引器吸除皮下过多的脂肪组织，达到体

形局部重塑的目的。脂肪抽吸术有一定的年龄限制，西方人以
35 ～ 40 岁，东方人 40 ～ 50 岁为宜。抽吸的部位主要有腹部、
臀部、髂腰部、大腿内外侧、乳房、额颈部、面颊部脂肪。

二、适应证

局部脂肪堆积或以局部脂肪堆积为主的轻、中度肥胖者。皮
肤弹性好的年轻人手术效果较好。

三、操作方法

常规消毒，局部浸润麻醉，切口选择在治疗区附近的隐蔽部
位，插入吸刮管，启动电动吸引器进行脂肪抽吸。术中需补充相
当于吸出脂肪量的液体。如果抽吸脂肪＞ 2000ml，应予以输血。
每次最大脂肪液的吸出量不可超过 7000ml。术毕用纱布挤出皮
下积血，放置引流管，缝合切口，用敷料加压包扎并穿弹力服。

四、护理注意事项

（1）了解病人发胖的时间和可能的原因，排除药物或内分泌
因素所致的肥胖。

（2）了解病人的心态，对手术效果的期望值。详细向病人介
绍手术的方法、术中的配合、预后和术后并发症，使病人有良好
的思想准备，同时双方签订协议书，方可进行手术。

（3）术前常规查血常规、出凝血时间及凝血酶原时间等，结
果正常，一般情况好，能耐受手术者方可手术。

（4）局部皮肤准备用 0.9% 氯化钠注射液清洗创面，再用纱
布轻轻擦干。

（5）术后注意 ①留观 4 ～ 6 小时，生命体征平稳、一般情
况好的病人可回家休养；一般情况较差，应住院观察。②术后遵
医嘱应适当补液，给予止血药物及使用抗生素预防感染。③持续
负压引流，注意保持引流管的通畅，观察引流物的量、色和质。
如果引流物不多，量无异常，术后 24 ～ 48 小时后可考虑拔除引
流管。④术后 2 周内，每日 24 小时穿戴弹性压力服装；2 ～ 3 个

月内，每日应穿戴4小时，同时辅以理疗和按摩。⑤术后7～10天可拆线，鼓励病人早日下床活动。

（6）并发症的护理

① 早期有皮肤瘀斑、皮肤色素改变及抽吸部位皮肤感觉减退，一般不需做特殊处理，可自行消退或改善。

② 水肿：术后2～3个月内有不同程度的水肿，随着时间的推移可以慢慢消退。

③ 血肿、皮肤坏死、感染及血栓性静脉炎：在术后3个月内多可恢复或通过适当的治疗可以治愈。

④ 脂肪栓塞：应严密观察病人有无神志、瞳孔及肢体感觉功能有无异常，以早期发现脑血管脂肪栓塞；注意病人有无胸闷、气促等反应，警惕肺部和心脏血管栓塞。

第二十二节　显微外科的护理

一、临床意义

显微外科是研究利用光学放大设备和显微外科器材，进行精细手术的学科。其中最重要的条件是利用光学放大设备手术。显微外科又分为广义和狭义两类。凡是利用手术放大镜作为常规手术器械用于手术解剖、缝合操作，均称为广义显微外科，这种技术已广泛应用于临床所有手术学科。但从狭义来说，是需要在放大镜或手术显微镜下，使用显微器材，对细小组织进行精细手术操作，例如小血管吻合，重建被破坏的神经及细小的肌腱等。随着各种医疗器械的发展，显微外科在临床上的应用也越来越广泛。

二、显微外科应用范围

显微外科除在眼科、耳鼻喉科、心脏外科和神经外科应用外，在再植、移植和修复重建外科方面主要有断肢（指）再植、吻合血管的组织移植、周围神经显微修复、显微淋巴外科、小管道显微外科及器官移植等。

三、显微外科的设备和器材

显微外科的设备和器材包括手术显微镜或放大镜及显微外科手术器械如显微外科组织镊、显微外科持针器、显微外科剪刀、冲洗针头及冲洗装置及显微缝合针线等。

四、显微外科手术技术

显微外科手术技术包括显微外科基本技术及小口径管道修复、吻合技术两部分。显微外科基本技术包括掌握手术器械、显微镜的使用，及在显微镜下能熟练进行组织解剖、缝合、打结及手术者之间的相互配合等。小口径管道修复、吻合技术包括对直径 < 2mm 的血管吻合技术及显微神经吻合技术等。

五、术后治疗

1. 术后常规治疗

包括术后应用抗生素预防感染、抗凝治疗、抗痉挛及生命体征的监测。

2. 移植物或再植物血循环的观察及处理

（1）观察内容 ①色泽：移植物或再植物色泽青紫，常提示静脉回流受阻，苍白则表示动脉供血不足。②皮温：移植物皮温低于 27℃，提示动脉性血流障碍，皮温在 27 ~ 31℃之间，提示静脉性血流障碍。③血管的充盈和搏动：可观察移植物浅层较大血管的充盈（静脉）和搏动（动脉），用彩色多普勒超声血流仪测定更为准确。

（2）血管危象的处理 血管危象是指因吻合血管发生血流障碍，从而危及移植或再植物存活的一种现象，需要及时处理。其处理步骤如下：①分析血管复杂的病因，进行对症处理。②发现血管危象的征象后采取积极治疗，包括体位调整、保暖措施、抗痉挛、抗凝治疗，并严密观察处理后反应。③经上述处理，病情持续恶化或未见明显好转，则应手术探查。

六、术前护理措施

① 心理支持：及时了解患者的心理状态，向患者说明手术的方式、术后可能发生的问题及注意事项，消除患者的顾虑，使患者正确面对手术治疗，既充满信心，又对风险有一定的心理准备，使其积极配合治疗。

② 常规术前准备（表 7-7）

表7-7　常规术前准备

一般准备	术前2周戒烟、戒酒 术前晚保证充分睡眠，必要时遵医嘱给予镇静剂
常规检查	血常规、生化、凝血常规、胸片、交叉配血、心电图等，排除手术禁忌证
签署文书	签署手术同意书、麻醉同意书等手术相关文书
皮肤准备	备皮范围同外科手术 有溃疡或肉芽创面者，协助医生换药 严禁在术区内做穿刺与治疗，严格保护供区与受区的皮肤与血管，供区与受区皮肤有皮疹、破溃或蚊虫叮咬等情况须及时通知医生 协助医生用彩色多普勒超声血流仪检测供区与受区血管的走行，在皮肤表面做出标记并以碘酊固定
胃肠道准备	按麻醉要求禁食禁饮 会阴区手术的患者术前2～3天遵医嘱口服肠道抑菌剂，术前晚及术晨清洁灌肠
术晨常规	测生命体征及体重并记录，询问女患者有无月经来潮，如有异常情况及时通知医生 遵医嘱使用术前用药 遵医嘱留置导尿管 取下身上所有饰物及眼镜、义齿等，妥善保存 备好病历及手术所需物品（如胸、腹带等），与手术室护士交接 铺麻醉床，准备氧气、心电监护仪及抢救设备 有条件应住单人病房，房间彻底清洁和消毒，保持室温在22～25℃，湿度在40%～60% 必要时备红外线烤灯

七、术后护理常规

① 术后常规护理（表 7-8）

表7-8　术后常规护理

体位	一般受区位置应高于心脏水平15°左右，既利于良好的动脉供血，又促进静脉回流 适当制动和稳妥固定，以免静脉受压致血栓形成 受区位置太高则供血不足，太低静脉回流慢易加重肿胀 骶尾部巨大压疮皮瓣转移术后，尽量卧身床，以俯卧位为主，防皮瓣长时间受压，影响皮瓣血运
保暖镇痛	必要时有效镇静止痛，消除患者的紧张情绪，避免各种不良刺激导致患者情绪波动 保持病室安静、舒适、整洁，保证充足睡眠，防止血管痉挛，影响皮瓣成活室温处于22～25℃恒温，必要时可用红外线照射局部皮瓣，以维持局部皮瓣温度，以防吻合血管痉挛、血栓形成。但需注意防止烫伤
基础护理	术后1周内严禁下床活动，定时协助床上翻身，防止压疮及肺部感染 满足患者的生活护理需求，随时提供帮助保持大便通畅 搬动患者时注意动作轻柔，以防吻合血管的变化 手术1周后，可进行适当的床上活动，但手术部位需制动
用药护理	遵医嘱准确使用抗生素、血管活性药、解痉药、抗凝药观察用药后反应 维持充足有效循环血量，必要时遵医嘱输血输液
饮食护理	术后注意膳食搭配，进高热量、高蛋白、高维生素饮食，多饮水，保证排便通畅 外阴部位手术的患者遵医嘱进无渣全流质饮食3～5天 不能经口进食者，遵医嘱给予鼻饲营养，必要时遵医嘱静脉补充营养
引流管护理	密切观察引流物的颜色、性状及量 保证引流通畅 持续保持负压状态 如有异常及时向医生反映

② 皮瓣的观察及护理（表 7-9）

表7-9　皮瓣的观察及护理

皮肤温度	正常移植皮瓣的温度在33～35℃。皮瓣温度与健侧相差0.5～2℃以内

皮肤温度	观察时尚需考虑干扰因素,如室温、受区面积、暴露时间、每次测量时间与探头压力是否恒定等 移植皮瓣与健侧温度相差在±3℃以内,说明血循环良好 低于健侧3℃以上并伴有色泽改变,常提示血循环障碍:①低于27℃,常提示动脉供血障碍;②皮温在27～31℃之间,常提示静脉回流障碍
皮肤色泽	移植组织复温后,色泽较健处稍红 色泽青紫,常提示静脉回流受阻 色泽苍白则提示动脉供血不足 注意观察应在自然光线下进行,日光灯或光线过强会影响观察结果
毛细血管充盈反应	超过5秒或反应不明显,应考虑有血循环障碍的存在 皮下脂肪肥厚的移植物,此反应常不明显 静脉回流障碍期,因毛细血管内血液淤滞,充盈反应可较平时活跃
肿胀	移植物肿胀,常提示静脉回流障碍 若移植物皮温、色泽及毛细血管充盈反应无明显改变,而肿胀加重,甚至局部隆起,并逐渐出现毛细血管充盈障碍,则可能为血肿形成,应通知医生及时处理
血流情况测定	可用彩色多普勒超声诊断仪测定游离皮瓣血流通畅情况,临床上不常用 一般要求每小时测定一次 听到血流声音,提示血管吻合情况良好,血循环通畅 若听不到血流声音,应找出原因(如定点的位置不对或未抹耦合剂等) 若出现皮肤瘀斑又听不到血流声,则说明血流不通,应及时报告医生

③ 健康宣教(表 7-10)

表7-10 健康宣教

饮食	进高营养含膳食纤维、少刺激饮食
沐浴	伤口愈合、无红肿渗液即可沐浴,注意伤口处勿用力搓洗
防瘢治疗	术后2周开始使用弹性敷料包扎或戴弹力护套,以减少水肿,防止瘢痕过度增生
防冻伤烫伤	术后皮神经受损,组织感觉不敏感,故易致烫伤和冻伤,其功能恢复需半年左右

续表

功能锻炼	游离皮瓣移植术后一般均做了局部固定，长期的固定致肢体运动受到影响，故拆去固定物后，应从小范围到大范围地进行功能锻炼 适当做理疗、体疗、功能训练等运动 拇指再造的患者，术后2周即应开始主动的功能锻炼，有条件者可同时做物理治疗，以恢复其拇指功能
术后生活安排	根据病情安排好生活与工作 避免剧烈运动与强体力劳动 生活应有规律 适当加强营养，禁烟、酒等刺激物
复诊	移植术后如又患其他疾病，应向医师说明移植手术史，以便妥善检查与处理 留下联系电话，并告知医院电话，以便随时追踪指导及患者咨询 定期复查或电话咨询

八、并发症的预防及护理

并发症的预防及护理见表7-11。

表7-11　并发症的预防及护理

常见并发症	预防及护理
血管危象	一般发生于术后72小时内，尤其是术后24小时 避免诱发血管危象的各种因素 采取积极的保温、复温措施，如局部使用红外线治疗仪等 遵医嘱应用抗凝药物，以预防局部吻合口凝血 做好手术探查的准备
感染	严格执行消毒隔离制度 尽量避免感染的危险因素 遵医嘱准确及时应用敏感抗生素 保持伤口敷料清洁干燥，及时换药 保持引流通畅 加强营养支持，提高抵抗力

九、特别关注

① 皮瓣的观察及护理。

② 健康宣教。

③ 并发症的预防及处理。

第三篇
疾病护理

第八章　烧伤各期的护理

第一节　体液渗出期

一、定义

烧伤早期，由于烧伤局部炎性介质的释放，引起毛细血管壁通透性增加，导致血管内液向第三间隙渗透，这段时间称为体液渗出期。体液渗出的速度一般以伤后 6～12 小时内最快，持续时间多达伤后 24～36 小时，可延至伤后 48 小时或更长。

二、临床表现

① 由组胺、缓激肽、5-羟色胺、氧自由基、花生四烯酸等炎性介质的作用下，毛细血管通透性增加，血管内液及小分子蛋白质渗漏到第三间隙，导致低血容量或失血浆性休克。

② 全身组织进行性水肿，创面局部渗出多。

③ 如果患者伤后及时进行液体复苏，则病人临床表现以组织水肿为主。

④ 如果患者延迟复苏，则临床上患者有不同程度的休克表现，如烦躁不安、肢体发凉、口渴少尿、脉搏加快、脉压差缩小或血压下降等。严重的可导致心、肺、肾、胃肠等多器官功能衰竭。

⑤ 有吸入性损伤的患者，可出现进行性加重的声嘶。

三、实验室及其他检查

（1）血常规　血液浓缩，血红蛋白、血细胞比容均有不同程度的升高。

（2）尿常规　烧伤早期有效血容量减少，肾脏滤过率降低，尿量减少，尿相对密度增高。电烧伤及严重挤压伤因大量肌肉组织及红细胞的损伤，可出现肌红蛋白尿、血红蛋白尿。

（3）电解质　严重急性体液渗出期容易发生低钠、高钾血症。早期由于烧伤部位和非烧伤区微血管渗透性增加等一系列病理生理改变，钠如同水分的丢失一样，通过创面向体外丢失，并向第三间隙和细胞内转移。此外，肾脏缺血、缺氧、再灌注损伤、细菌毒素及抗生素（尤其是氨基糖苷类）对肾小管的损害，使肾小管对钠的回吸收能力下降，从而导致低钠血症。严重烧伤致组织损伤、破坏，分解代谢增强以及休克期组织缺血缺氧，无氧代谢增强，导致代谢性酸中毒，H^+ 向细胞内转移，K^+ 向外置换，肾脏则 H^+-K^+ 交换大于 K^+-H^+ 交换，而导致高钾血症。

（4）尿素氮　无尿及肾功能障碍时可能出现升高。

（5）血气分析　急性体液渗出期最容易发生的是代谢性酸中毒，由于 HCO_3^- 原发性减少，致使 SB、AB 下降，BE 负值增大，动脉血、二氧化碳分压（$PaCO_2$）代偿性降低，pH 值下降。

（6）血流动力学　血流动力学变化是反映机体有无休克最客观的指标，但需要一定的条件，目前没有普遍开展。休克状态时右心房压（RAP）< 0，肺动脉压（PAP）收缩压 < 18.3mmHg，舒张压 < 4.7mmHg，脉动脉楔嵌压（PAWP）< 5mmHg，心排血量（CO）< 4L/ 分，心排指数（CI）< 2.5L/（分 · m²）。

四、治疗

① 及时有效的液体复苏，监测水电解质平衡。在延迟复苏的病员，注意过快输液导致心力衰竭及肺水肿。

② 休克相对平稳时，进行创面简单清创。

③ 有吸入性损伤病员，注意呼吸道水肿导致窒息，对于中重度吸入性损伤的患者，可早期进行预防性的气管切开术。

④ 对于肢体、躯干环形深度烧伤的患者，为防止组织水肿导致筋膜间隙压升高，引起肢体远端缺血或限制呼吸动度，应及

时行筋膜切开减压术。

⑤ 严重烧伤患者需静脉预防性使用抗生素。

五、观察要点

（1）观察有无神志改变　烦躁不安是烧伤休克最早出现的临床征兆，常发生在血压降低之前。由于失液、血容量不足，脑细胞灌注不良和缺氧所致。随着脑缺氧的加重，可出现神志淡漠、意识障碍，甚至昏迷。

（2）观察有无生命体征的改变　烧伤后由于应激反应，血管活性物质如儿茶酚胺分泌增加，使心肌收缩力加强、心率加快，以代偿提高因血容量减少时心排血量的不足。大面积烧伤急性体液渗出期，脉率一般维持在 120 次 / 分，儿童心脏搏动有力不 > 140 次 / 分。烧伤休克早期，代偿性血管收缩，周围阻力增高，血压有时略升高，舒张压升高更明显，脉压变小。伴随代偿失调，毛细血管床扩大，血容量与血管床容量比例失调，血压开始下降。烧伤休克血压变化的特点是收缩压下降常继发于脉压减少之后。

（3）观察尿量改变　尿量是反映组织血液灌流情况最灵敏指标之一。肾血流量约占全身循环血量的 24%。血容量不足时，由于应激反应，全身血流重新分布，肾脏在肾上腺素、去甲肾上腺素、血管紧张素等的作用下，肾小球血管收缩缺血，滤过率下降，尿量减少，甚至无尿。因此尿量的变化直接反映了肾血流量的变化，由此可推断其他内脏灌注是否足够。

（4）检查末梢循环情况　早期由于交感神经兴奋，皮肤血管收缩，以保证重要器官血液供应，表现为皮肤发白，肢体发凉；随着大量液体的渗出，微循环障碍，可出现发绀，按压甲床或皮肤，恢复颜色较慢。

六、护理要点

1.心理护理

烧伤往往是意外发生，容貌的改变及功能障碍，财产损失及治病费用，使早期烧伤患者表现出惊吓、恐惧、担忧、焦虑等心理反应。护士应了解其心理反应及需求，给予同情、安慰、开导的同时，鼓励患者将痛苦说出来，针对不同的原因给予相应的支持。并提供整形美容信息，消除患者不必要的担忧，激发患者对生命、对家庭的责任感，树立战胜疾病的信心。并做好患者亲人、朋友及同事的工作，以寻求到家庭、社会支持。

2. 一般护理

（1）体位 ①大面积烧伤取平卧位，适当抬高头部。②头面颈部烧伤，取高肩仰卧位，以开放气道，并利于充分暴露颈部创面。③四肢烧伤者抬高患肢，以促进静脉回流，注意四肢关节置于功能位。④生命体征平稳后予以翻身，必要时上翻身床。

（2）饮食护理 ①有休克症状时禁食禁饮。②生命体征平稳后早期进食，从口服电解质液开始，逐步向流质、半流质、软食过渡。③病情允许时，鼓励进食高热量、高蛋白、高维生素饮食。④有消化道症状，如恶心、呕吐、腹胀等暂停进食，必要时予胃肠减压。⑤口服营养不足时，可予静脉补充。

（3）保暖 ①大面积烧伤后由于皮肤被烧毁，保暖屏障破坏，患者常感寒冷，故需保持室温：冬天 32 ～ 34℃，夏天 28 ～ 30℃，湿度 50% ～ 60%。②可使用红外线治疗仪局部保暖，或采用空调、暖气等调节室温。

（4）留置导尿 ①置保留尿管，保持引流通畅。②准确观察并记录每小时尿量、色泽及比重，间接判断血容量情况。

（5）保持呼吸道通畅 ①密切观察呼吸情况，每小时测量一次生命体征。②遵医嘱予持续低流量氧气吸入。③观察吸氧效果，注意用氧安全。④必要时行气管切开。

（6）用药护理 ①遵医嘱使用抗感染、抗水肿、利尿、镇静、镇痛、防应激性溃疡药物。②肌内注射吸收障碍，一般常采用静脉滴注。③观察药物效果及不良反应。④镇静止痛药、利尿药应在补足血容量的情况下遵医嘱使用。⑤老年患者、颅脑损伤患者、呼吸道烧伤患者及 1 岁以下的婴儿禁用镇静止痛药。

3. 补液护理

（1）原则 ①迅速建立有效的静脉通道。②按时、按质、按量输入所需液体，防时松时紧、先快后慢、先晶后胶、先盐后糖、交替输入。

（2）穿刺部位 ①一般采用表浅静脉穿刺，尽量远离创面。②特大面积患者表浅静脉被烧伤，宜行深静脉置管或 PICA2 置管。③电击伤者患肢表浅静脉大多栓塞，故不宜在患肢行静脉穿刺。④四肢环行烧伤患者不宜在远端穿刺。⑤经创面作深静脉置管的患者，24 小时内覆盖置管处，以后改为暴露，局部涂磺胺嘧啶银。⑥局部出现炎症反应应立即更换输液部位。

（3）注意事项 ①全面了解 24 小时输液计划的总量、成分，计算每小时入量，特别注意第一个 8 小时入量。②不能在较长时间内输入一种液体，或短时间内快速输入同一种液体。③小儿输液时，尤其应警惕脑水肿、肺水肿发生。④注意应以受伤时间开始计算，而非入院时间。

（4）休克期体液复苏有效监护指标 ①神志清楚、无烦躁、烦渴有好转。②心率：成人在 120 次/分、小儿在 140 次/分以下、收缩压 90mmHg 以上、呼吸规则、无呼吸困难、无发绀。③尿量：成人在 30～50ml/小时，小儿 1ml/(kg·小时)，若有血红蛋白尿或肌红蛋白尿者需在 50ml/小时以上，老年患者、心血管疾患或合并呼吸道烧伤者可稍偏低。④周围循环良好、肢端温暖、毛细血管充盈良好。⑤监测中心静脉压维持在 8～12cmH$_2$O。⑥符合以上指标，则表明补液有效，休克纠正。

4. 创面护理

（1）病室要求 ①定时消毒、通风。②同一病房最好安排同期或同病种患者。③有条件应住层流病房，必要时重度烧伤患者安置在单人或双人病房。④定期监测病室空气菌落数。

（2）用物 ①病床上用物需消毒后使用。②床单、棉垫、敷料浸湿需及时更换。

（3）保持创面清洁干燥 ①躯体环行烧伤创面暴露疗法的患

者，应每 2 ~ 4 小时翻身一次，防止创面受压潮湿，减少病原菌的繁殖。②翻身幅度不宜过大或过快。③浅度暴露创面经常用消毒棉签拭去渗液。④包扎疗法者，渗液湿透外层敷料应及时更换。

5.并发症的预防及护理

（1）肺水肿 ①严密观察有无呼吸增快、呼吸困难、胸前紧迫感、阵咳、大量粉红色泡沫痰等肺水肿表现。②予以 4 ~ 6L/ 分氧气吸入，并经 20% ~ 30% 乙醇湿化后吸入（但毒性气体引起的肺水肿禁用）。③遵医嘱应用脱水剂、强心剂、激素。

（2）脑水肿 ①观察有无神经、精神症状以及肌肉抽动、昏迷、呕吐、眼球震颤、呼吸困难等表现。②禁止口服大量不含盐的水分和集中一段时间内大量输入水分等。③停止水分摄入，输入适量胶体。④遵医嘱给高渗盐水输入。⑤吸氧。⑥在纠正血容量的基础上给脱水剂：常用 20% 甘露醇量遵医嘱。⑦镇静：必要时可用地西泮、苯巴比妥等。

第二节　急性感染期

一、定义

所谓急性感染期，系指烧伤后短期内所发生的局部或全身性感染。一般为伤后 1 ~ 2 周。在急性感染期发生严重感染，是导致烧伤病员的早期死亡的主要原因之一。

二、临床表现

（1）发生时间在伤后 1 ~ 2 周。

（2）肠源性感染可发生于伤后 3 ~ 6 小时。它的特点是：

① 常见于大面积烧伤早期液体复苏延迟的患者。

② 原因是早期肠道黏膜屏障功能破坏，肠道内细菌移位，异位定植的结果。

③ 多为革兰阴性细菌感染，感染来势凶猛，迅速加重早期休克症状，死亡率极高，救治困难。

（3）创面感染是烧伤早期感染的主要原因。感染来源可能是：

① 烧伤创面周围正常皮肤或烧伤创面残存皮肤附件中的常驻细菌。

② 烧伤发生时外周环境导致创面污染。

③ 患者自身分泌物或排泄物污染。

④ 急救人员的接触污染。

⑤ 各种有创操作及植入管道引起感染。

（4）创面感染根据创面上病原菌的密度及侵犯深度可分为侵袭性感染和非侵袭性感染。

① 非侵袭性感染特点如下：a. 烧伤创面仅有少量病原菌定植。b. 创面有大量细菌检出，仅限于分布表面。c. 创面病原菌已穿透焦痂，但菌量较少（$< 10^5$CFG/g），仅产生局部炎性反应，或未侵袭到有活力的组织。d. 患者临床表现主要是创面有局部感染，但全身反应较轻。通过局部创面的清理，坏死组织的去除，大部分感染能有效地清除。

② 侵袭性感染的特点如下：a. 根据病原菌侵入的深度分局灶性、普通性及微血管性侵袭三型，侵袭深度越深，感染越重。b. 创面显示出明显的感染征兆，水肿严重、分泌物增多，或凹陷、出现坏死斑。c. 伴有全身感染症状。d. 最终可引起创面脓毒症及败血症。创面脓毒症的诊断应具备 3 个标准：病原菌穿透焦痂并侵入活力组织而诱发微血管炎及淋巴管炎，细菌定量培养超过 10^5CFG/g 组织和全身脓毒症状。

三、实验室及其他检查

① 血常规：白细胞升高，中性粒细胞比例明显增加，核左移，或白细胞骤降，中性粒细胞比例骤降。

② 血培养阳性。

四、治疗

（1）积极有效的液体复苏　早期及时有效的液体复苏可以避免休克导致的多器官功能障碍，特别是有效的减轻或防止肠黏膜屏障功能受损及免疫防御功能受损，从而降低肠源性败血症及创面侵袭性感染的发生率。

（2）及时有效地进行创面清理　休克相对平稳就可以及时清理创面。清除污染物坏死腐皮，创面涂以磺胺嘧啶银糊剂，根据受伤部位、创面污染情况及烧伤严重程度将创面采用包扎疗法或暴露疗法。

（3）免疫调理　目前，许多抗炎性反应的单克隆抗体或受体阻滞剂尚在动物实验阶段。对于严重烧伤伴有明显侵袭性感染或肠源性感染症状的病员，可早期给予静脉补充大量的人体免疫球蛋白，通过提高被动免疫有效的预防感染。

（4）尽早切除创面坏死组织　休克相对平稳后，尽早地去处坏死组织可以有效地降低创面毒素的吸收，去除感染来源，缩短病程。

（5）营养支持　休克相对平稳后，鼓励患者早进食。早期胃肠营养有助于胃肠道功能恢复，减轻肠黏膜屏障功能的损伤，降低肠源性感染的发生率。进食量不足的患者可辅以静脉营养。

（6）生长激素的应用　在患者休克期度过后，可考虑使用生长激素。生长激素可以促进蛋白质的合成，增进食欲，减轻机体的负氮平衡状态，增强机体免疫力。但在使用中可引起血糖增高，注意控制血糖。

（7）抗生素的应用　在预防和控制侵袭性感染时，不容易做到有针对性的使用抗生素，但不能滥用抗生素。早期抗生素的给予是经验性的，一般根据临床表现和本病室近期细菌调查结果综合考虑。一旦创面培养及血培养有阳性发现，要及时调整抗生素的类型及用量。

五、观察要点

（1）体温

① 每30分钟测一次体温，观察有无持续高于39℃或低于35℃以及寒战等。

② 高热护理：体温＞40℃，使用降温措施，如降室温、物理降温、药物降温；对症治疗无效遵医嘱使用强有力抗生素及激素等；增加水分的补充。

③ 低温护理：注意保暖，体温＜35℃可用水温计或半导体测温计测肛温。

（2）脉搏 大面积烧伤患者除测脉搏外，还应常做心脏听诊，以便及时发现心律失常。

（3）呼吸 密切观察呼吸变化，保证呼吸道通畅，准备好气管切开包、气管插管器械、呼吸机和呼吸兴奋剂。

（4）神志

① 尽量减少对患者的刺激，保持室内安静，光线不宜太强烦躁严重时，按医嘱给予镇静药物。

② 防止患者坠床，可置护架栏，必要时四肢上约束。

（5）消化道

① 腹胀时停牛奶、糖类等易产气的食物，密切观察胃肠道蠕动及排气情况，如果腹胀加剧、肠鸣音消失时，需禁食，必要时行胃肠减压、肛管排气。

② 腹泻时注意观察大便性质和颜色，记录排粪便次数和总量，送大便常规和细菌培养及涂片检查，每次便后用温水清洁肛门及周围皮肤。肛周可用氧化锌软膏保护。

（6）舌象

① 舌象变化往往出现在败血症的其他症状之前加强口腔护理。

② 细致观察舌象和霉菌感染症状。

③ 有烧伤创面脓毒症、败血症时，舌象呈红绛紫色，舌苔焦黄、干裂，有芒刺。

六、护理要点

1.心理护理

护理人员应关心理解患者，多与之接触交流。认真分析导致患者心理行为改变的压力源，针对不同的压力源给予相应的指导。使患者及家属了解烧伤治疗的各个环节，正确理解治疗过程中的发热、食欲减退等不适。

2. **体位**

（1）头颈部烧伤 ①若患者生命体征平稳，取半坐卧位，有利于头面部消肿。②颈部烧伤患者取高肩仰卧位。③耳郭烧伤患者侧卧时垫棉圈，使其悬空，严防耳郭受压。

（2）双上肢烧伤 ①外展90°，充分暴露腋下创面。②若上肢伸侧为深度烧伤则保持屈肘位，前臂置中立位，不要旋前、旋后。

（3）手部烧伤 ①保持腕背屈，虎口张开，掌指关节屈曲。②包扎时注意各指间用油纱分隔开，即用油纱逐个手指分别包扎，切忌用一张油纱将所有手指包裹在一起。

（4）双下肢烧伤 保持双下肢外展，膝前深度烧伤保持屈膝位，双踝保持背屈位，防止出现足下垂。

3. **营养护理**

（1）营养供给途径 ①胃肠道营养是烧伤患者能量摄入的主要来源。②胃肠功能尚好但进食困难者，可采用鼻饲营养。③胃肠道摄入，可辅以静脉高营养。

（2）营养物种类 ①口服营养以提供高蛋白、高维生素、高热量清淡易消化饮食为主。②静脉高营养成分早期以碳水化合物、维生素、电解质及微量元素等为主，逐步以能量蛋白质、脂肪乳化剂、氨基酸均衡供给。

（3）原则 ①多样化，少量多餐。②注意改进烹调色、香、味，以刺激患者食欲。③解除或减少影响患者食欲的不良因素，减少餐前治疗。④鼻饲营养注意现配现用，避免污染变质。⑤静脉营养期间定时测定体重、上臂周径、血浆白蛋白等。⑥每日准确记录出入量，计算氮平衡，保持体液平衡。⑦观察患者对营养物的耐受性，配合医生做好患者营养评估。

4. **预防烧伤感染的护理**

（1）创面护理 ①保持环境干燥：相对湿度在18%～28%

（平均 24%），必要时可用去湿机。②严密观察：a. 观察创面有无坏死斑、健康皮肤有无出血点和坏死斑。b. 暴露的创面应经常细心观察痂下有无感染积脓。c. 采用包扎疗法的患者，如体温升高、创面疼痛加剧或有持续性跳痛或出现烦躁不安者，均应及时更换敷料、检查创面。③保持创面干燥：a. 定时翻身，使前、后、侧创面交替暴露。有条件可上翻身床，勿因受压不透气而导致霉菌感染。b. 可应用热风疗法，使背侧创面保持干燥。c. 早期创面尚未结痂，要随时用棉签、棉球吸干创面渗液。d. 创面发现真菌斑，用 5% 碘酊涂擦创面局部。④根据血培养加药敏选用敏感抗生素。⑤定时进行病室空气通风消毒，有条件的医院设置层流病房。

（2）吸入性损伤护理 ①严密观察呼吸情况。②保持呼吸道通畅，随时吸痰、翻身拍背持续低流量吸氧。③床旁备气管切开包，必要时协助医生及时行气管切开术。④遵医嘱予雾化吸入或气管内持续滴入 0.9% 氯化钠注射液。

（3）保护肠黏膜功能 ①鼓励患者经口进食。②注意饮食卫生。③遵医嘱使用胃黏膜保护剂。

（4）医源性侵入性管道护理 ①静脉留置针或深静脉置管：a. 保持输液通畅。b. 严格无菌技术操作。c. 留置时间在规定安全时限内。d. 严密观察有无局部渗漏、炎症反应、导管脱出等，如有异常及时更换输液部位。②气管切开：a. 严格无菌操作，预防肺部感染。b. 保持呼吸道通畅，随时吸痰，鼓励咳嗽、协助翻身拍背。c. 湿化气道：导管外口覆盖 0.9% 氯化钠溶液湿纱布 2 层，遵医嘱予雾化吸入或气管内滴药。③保留尿管：a. 保持引流通畅。b. 加强会阴护理。c. 严格无菌操作，防止逆行感染。

5. 用药护理

① 严格掌握抗生素的使用时机，严密观察其治疗效果及不良反应。

② 烧伤治疗中抗生素的使用原则是及时、联合、有效。

③ 用药过程中严密监测药效及不良反应。

④ 发现严重肝、肾功能损害者，及时报告医师，停药或改药。

⑤ 轻度肝肾功能损伤而病情又需要不便更换者，适当延长给药时间及减少给药剂量。

6. 翻身床的应用与护理

（1）优点　①使创面充分暴露，促进干燥，避免长时间受压。②便于更换体位、减轻患者痛苦。③便于处理大小便、运送患者、清理创面。④便于进行切痂、植皮手术。

（2）缺点　能变换的体位仅限于仰卧与俯卧，俯卧时伤员多感不适等。

（3）适应证　多用于大面积烧伤，特别是有躯干环状烧伤的患者。

（4）禁忌证　休克、呼吸障碍、烦躁、心血管系统不稳定等年老体弱者慎上翻身床。

（5）注意事项　①解释：初次翻身前要向病员介绍翻身的目的、意义及可能的不适感觉，解除疑虑，取得合作。②检查：翻身床使用前一定要检查各部件是否灵活、牢固、安全。③病情观察：翻身前后测定心率、呼吸，观察病情变化，危重患者准备急救物品。④翻身时间：初次俯卧时间不宜过长，一般以 1～2 小时为宜，适应后 4～6 小时翻身一次。如有头面部烧伤患者或吸入性损伤者，特别是面颈部水肿严重者，俯卧时间宜短，以半小时为宜，以免发生咽喉部坠积性水肿而影响呼吸。⑤足部保持功能位，防止足下垂。⑥安全保证：a. 有气管切开者，翻身前应检查气管导管是否通畅，翻身前后皆应清理气道的分泌物，检查系带松紧度，翻身俯卧后检查气管导管口有无堵塞，妥善固定氧气管。b. 有静脉输液者，妥善保护输液管道。c. 每次翻身前，必须移除附件、杂物等，检查床片固定螺丝是否安放妥当等。d. 翻转时速度不宜过快或过慢，以防发生意外。⑦充分暴露：翻身后病员姿势固定为"大"字形，以充分暴露腋下、会阴及双大腿内侧创面。⑧翻身床使用后应彻底消毒备用。

7. 并发症的预防及护理

（1）感染　①严密观察全身及局部症状。②严格执行消毒隔离制度。③尽量避免感染的危险因素。④遵医嘱准确及时应用敏感抗生素。⑤保持创面清洁干燥，及时处理创面。⑥保持引流通畅。⑦加强营养支持，提高抵抗力。

（2）应激性溃疡　①根据病情尽早指导进食，恢复肠道功能。②观察有无腹痛、呕血、黑便等消化道出血表现积极补液防治休克。③保护胃黏膜：应用抗酸疗法或黏膜保护疗法留置胃管，抽空胃液，灌注止血药物。④静脉滴注氨甲苯酸、奥美拉唑、促胰液素、生长抑素。⑤必要时内窥镜直视下止血。⑥做好手术治疗准备。

（3）MODS（多器官功能障碍综合征）　①休克复苏。②控制感染。③代谢支持。④心肺支持。⑤阻断炎性介质。

（4）急性肾衰竭　①准确记录 24 小时尿量，测量尿比重。②控制液体入量，量出为入。

（5）ARDS　①控制高钾血症：停止补钾，使用钾拮抗剂、蛋白合成剂、抗生素，必要时予透析治疗。②停止使用对肾功能有损害的药物。③机械通气可改善肺顺应性，增加动脉氧含量。④糖皮质激素的应用：可稳定溶酶体，改善微血管通透性，但对已发生的急性肺损伤无效。⑤吸入低浓度氧化氮：可使缺氧或血栓烷 A_2 引起的肺动脉高压患者的肺动脉压下降。

第三节　创面修复期

一、定义

创面修复期在临床上没有固定的时间阶段。创面深度越浅，修复发生越早。

二、临床表现

① 创面的修复期贯穿到临床的整个过程。

② 除Ⅰ度烧伤外，所有的创面都有渗出，极易发生感染，创面一旦感染其深度会加深，创面修复将延迟。

③ 浅Ⅱ度烧伤愈合时间在伤后 2 周左右，残留的表皮基底细胞和皮肤附件是自发性愈合的基础。愈合后创面不留瘢痕，皮肤的质地结构正常，仅有色素沉着，一般在数周或数月内消退。

④ 深Ⅱ度烧伤愈合时间在伤后 3～4 周，残留的皮肤附件是自发性愈合的基础。愈合后创面留有瘢痕。头皮由于大部分毛囊分布于皮下组织，即使是深Ⅱ度烧伤创面也可因毛囊表皮细胞再生而迅速覆盖创面。所以，头皮深Ⅱ度烧伤愈合后可不留瘢痕。

⑤ Ⅲ度烧伤不能自发性愈合。一般在伤后 3～4 周创面开始溶痂，当创面基底健康肉芽组织长出，则可以行刃厚植皮手术。

三、治疗

① Ⅰ度烧伤无需特殊治疗，伤后 5～7 天创面脱屑愈合。

② 浅Ⅱ度烧伤要尽力保护创面，避免继发性感染，促使自发性愈合。

③ 深Ⅱ度烧伤对于特重烧伤的病员，应尽力保护创面，避免继发感染，促使自发性愈合。将残留的有效的供皮源（正常皮肤或Ⅰ度及浅Ⅱ烧伤愈合后的皮肤）用于Ⅲ度烧伤创面的植皮。对于轻、中度或重度烧伤患者、病情平稳且有足够皮源的患者，则可在面部及关节等部位肉芽创面行中厚植皮，以保证愈合后有良好的功能。手背的深Ⅱ度烧伤，可在烧伤早期（伤后 3～10 天内），行手背削痂，薄中厚皮植皮术。以尽量恢复手部功能。

④ 小面积的Ⅲ度烧伤创面，可以直接行切痂植皮手术，可大大缩短病程。对于重度或特重烧伤的患者则需要做治疗计划，分期分批对创面进行切痂、削痂或蚕食脱痂，有计划地利用有限的供皮源对创面行植皮手术。这一时期预防供皮区及创面感染非常重要。

⑤ 在烧伤患者的救治过程中，一旦发生了创面脓毒症，应及时检查创面，再次清创。必要时可在全身麻醉下行坏死组织削除或切除术，彻底引流创面，待创面肉芽形成后及时覆盖创面。

为避免暴露创面过多，时间过长，机体组织液丢失过多，创面可用异体皮、异种皮或人工皮覆盖。

⑥ 对于肢体及躯体深度环形烧伤，注意避免止血带效应，应在烧伤后 24 小时内及时行焦痂及深筋膜切开减压术。

⑦ 在整个创面修复期要注意预防全身性感染，全面的营养支持及免疫支持，注意水电解质平衡及保护心、肝、肺、肾等脏器功能。

四、观察要点

观察新愈合的创口颜色有无改变，是否有皮肤充血或瘢痕形成，瘢痕部位、面积、大小、硬度，确定瘢痕的性质、分类与分期以及瘢痕对功能的影响。

五、护理要点

1. 心理护理

烧伤后期，患者面临频繁的换药、手术。新生皮肤颜色的改变与瘙痒、日益突出的瘢痕增生挛缩所致的功能障碍和畸形；出院前的烧伤患者，面临重新适应家庭、社会环境的局面，必须应对来自自身与环境的压力。此时，医护人员要主动关心患者，及时发现患者的心理变化，有针对性地介绍自我护理的知识及整形美容外科的新信息，并及时解除患者的痛苦，鼓励患者正视现实。而对盲目乐观，对整形效果抱有过高的期望值的患者，应采用适当的方式把手术后可达到的实际效果告知患者。同时，鼓励患者坚持进行功能锻炼，激发其主观能动性和改善功能的希望，积极配合治疗。

2. 营养护理

（1）饮食类别　①鼓励进食高蛋白、高热量、高维生素，易消化饮食。②禁食辛辣刺激食物。

（2）饮食卫生　注意饮食卫生，防止腹泻。

（3）就餐环境　①创造整洁、无异味的就餐环境，及时清理污染物等。②就餐前不宜进行换药、清洁卫生等操作。

（4）增进食欲 ①少食多餐。②注意食物的色香味。③了解患者的饮食习惯，病情允许时尽量满足，以增进患者的食欲。④必要时遵医嘱使用生长激素。

（5）营养摄入方式 ①经口进食为主。②不能经口进食者予管饲。③必要时予静脉补充。

3. 体位与活动

（1）颜面部烧伤 ①面部消肿后，训练眨眼、转动眼球等预防睑外翻张大口或叼黄瓜、胡萝卜在嘴里预防小口畸形。②仰卧时头居中，侧卧时用棉圈使耳部悬空。

（2）颈部瘢痕 ①颈前瘢痕：取高肩仰卧位或俯卧时抬头，使颈前过伸。②颈侧瘢痕：头向健侧倾斜和转动。

（3）腋部烧伤 上肢外展90°，或上举过头；仰卧位时，双手交叉于脑后。

（4）肘部烧伤 ①练习伸、屈、旋转运动。②休息时保持在伸位。③用患肢提重物、手拉门柄等。

（5）手部烧伤 ①锻炼握拳动作及拇指与其他四指做对掌运动，休息时置于功能位置。②手背烧伤时用夹板使腕背伸、掌指关节屈曲、指间关节伸直，拇指外展。③掌侧烧伤时腕、指、掌、指间关节均伸展，以夹板固定。④全手烧伤时，腕置微背伸位，掌指关节屈曲80°～90°，指间关节微屈5°～10°位，平时以夹板固定，活动时取下，出现挛缩时以动力夹板牵引。⑤手部烧伤患者最有效的活动方式是日常生活训练，应鼓励患者自己洗漱、吃饭等。

（6）膝部烧伤 使膝伸直，腘窝伸展，并做屈膝动作。

（7）下肢烧伤 ①髋关节、膝关节保持伸直位。②膝前瘢痕做屈膝活动、练习下蹲。③踝关节保持中立位，防止足下垂。

4. 器官功能的保护

（1）水电解质平衡 ①严密观察病情变化。②监测血生化，及时纠正水电解质失衡。

（2）心、肺功能 ①观察有无心悸、心律失常、脉搏短促、大动脉搏动。②微弱、呼吸困难、发绀等表现。③定期行心肺功能测定。④老人及小儿适当控制输液速度。⑤必要时遵医嘱使用强心药。

（3）肾功能 ①观察并记录尿量。②定期抽血查肾功能。③避免使用肾损害大的药物，病情需要时，应减小剂量、加大稀释量、短时使用。④出现肾功能不全或肾衰竭应限制入量，量出为入。

（4）脑功能 ①注意观察有无喷射性呕吐、头疼、高热、惊厥等症状。②密切监测体温变化，必要时予冰帽保护脑组织。③积极处理创面，防止发生颅内感染。

5. 感染预防

（1）创面护理 ①注意观察创面情况，有无创周炎、坏死斑、出血点等。②保持创面清洁干燥，定时协助翻身，防止创面受压加强创面浸浴及换药。③严格无菌技术操作。④积极改善全身及局部营养状况。⑤适时手术清创植皮，消灭创面。

（2）浸浴疗法 ①深度烧伤后新愈部位常反复形成水疱，上皮被细菌吞蚀。②采用浸浴治疗，可以彻底清洁创面，清除创面分泌物及痂皮，减少细菌数量，有利于减轻或控制感染。③同时温水浴可以改善局部血液循环，促进创面愈合。④感染控制、肉芽创面新鲜后，进行切削痂植皮手术。

（3）输液护理 ①严格无菌技术操作。②保持输液管道通畅、密闭、无污染。③输液通道尽量远离创面。④一旦发生静脉炎立即更换部位，并积极处理。

（4）尿管护理 ①加强会阴护理，每天2次。②尽量保持尿管系统密闭，减少开放次数。③每周更换引流袋，每月更换尿管。④出现膀胱刺激征及时处理。

（5）气管切开护理 ①加强气管切开护理，每天2次。②随时吸痰，严格无菌操作。③遵医嘱予雾化吸入或气管内滴药，以稀释痰液，预防和控制肺部感染。④鼓励患者有效咳痰，协助翻身拍背，以利痰液排出。

（6）病室环境　①病室定时行空气消毒、开窗通风。②有条件最好单人病房或层流病房。

（7）手卫生　①医护人员操作前后按六步洗手法洗手。②接触每个患者前后均需洗手，防止由医护人员的手导致院内感染的发生。③戴手套、口罩。

（8）陪伴管理　①限制陪伴，每床限留陪护一人。②教会陪护人员基本的医院感染（院感）防控知识。③有条件最好取消陪护。

6. 健康宣教

（1）注意事项　①保护新愈合皮肤。②保持清洁。③避免使用刺激性的肥皂清洗。④避免日晒。

（2）瘙痒　①皮肤瘙痒时，避免搔抓。②可遵医嘱口服止痒药，如马来酸氯苯那敏、阿司咪唑。③外用乳膏止痒。

（3）功能锻炼　坚持功能锻炼，维持关节部位功能位置。

（4）饮食　避免进食刺激性食物。

（5）随访及复查　门诊随访，分别于半个月、1个月、3个月、半年后复查。

第四节　康复期

一、定义

不同深度的创面愈合后可能留有不同程度的瘢痕，瘢痕可以迅速增生，继之挛缩，影响功能。康复期主要目标是通过防瘢治疗，功能锻炼，理疗、体疗或手术整形恢复肢体、躯干的功能。

二、临床表现

① 小面积深度烧伤患者，可以选择早期手术以缩短病程，尽早进入康复期。

② 大面积烧伤患者，往往部分创面愈合、部分创面还没溶

痂或等待植皮。康复多需分部位进行。

③ 烧伤患者住院时间长，长期卧床引起肌肉失用性萎缩及关节强直。

④ 深Ⅱ度或植皮愈合的创面，因下地行走或摩擦等原因，创面易起血疱或糜烂溃疡。长期瘢痕溃疡不愈可诱发瘢痕恶变。

⑤ 肢体、躯体等活动部位较大的关节，如颈部、肘部、髋部及膝部，一旦发生深度烧伤，极易引起躯体、肢体关节挛缩屈曲畸形，临床常见的颏胸粘连及肘部瘢痕挛缩屈曲畸形就是典型的例子。而在腕、踝及手指足趾等部位，腹侧或背侧均可引起屈曲畸形，临床上最常见的就是爪形手畸形。

⑥ 大面积深度烧伤后，患者即使痊愈出院，由于皮肤泌汗功能丧失，体温调节功能发生紊乱，需经过几年时间才能适应。

⑦ 患者在烧伤康复期，由于躯体功能障碍，美观因素、反复手术打击、工作，甚至治疗经费等问题，可引起心理异常或精神失常。

三、治疗

① 严重烧伤的病程可达 1 个月至数个月，由于长期卧床，患者易发生肌肉废用性萎缩。在治疗过程中，不可忽视对肢体的主动运动及被动运动锻炼，以防止肌肉萎缩及深静脉血栓形成。

② 在院卧床治疗期间，除鼓励患者躯体可动的部位自行主动运动外，应注意各关节保持在功能位。

③ 深Ⅱ度烧伤创面在伤后 3 周即可愈合，愈合后要及时对创面进行防瘢及抗挛缩治疗。同样，Ⅲ度烧伤后植皮创面也需要相同治疗。可采用外用弹力套、抑制瘢痕生长的硅酮类贴剂或喷剂，康复师协助功能锻炼，及各种对抗瘢痕挛缩的支具、支架、可塑夹板等。

④ 对于泌汗功能差的患者，夏天应安置在空调房内康复治疗，以防止中毒。

⑤ 康复期患者，躯体康复治疗时，注意心理康复治疗。

四、观察要点

康复过程中，严密观察病情变化，如有不适应立即停止。症状缓解后再康复治疗。

五、护理要点

1. 心理护理

（1）心理关怀 ①根据患者的心理特点，给予安慰、疏导，消除不良心理因素。②鼓励患者面对现实，树立战胜疾病的信心，以坚强的毅力、最佳的心态接受治疗和训练。

（2）心理精神康复 ①烧伤常超越患者心理承受和精神负担的能力。②大面积深度烧伤，治疗周期长，愈后瘢痕瘙痒，功能障碍，使患者承受巨大的心理压力。③患者常表现为压抑、淡漠或烦躁、哭闹、不配合，甚至拒绝治疗。严重者产生轻生念头。④护士要以高度同情和负责的精神，及时给予适当的治疗，使患者心理上的不平衡及早得到调整，精神上的紊乱尽快得到治疗。

2. 瘢痕预防的护理

（1）可塑性夹板 ①具有可随意塑形的特点，起到良好的制动和对抗挛缩的作用。②适用于身体各部位的固定。适应证：a. 深度烧伤创面愈合后。b. 植皮后关节制动。c. 拆线后固定。d. 指间关节有挛缩趋向时，即对抗位牵引。③一般疗程3～6个月。④抗挛缩、防畸形时可白天功能锻炼，夜间固定神志不清者或植皮后固定者，应连续固定。

（2）压力疗法 ①穿用弹性织物对烧伤愈合部位持续压迫可预防和减轻瘢痕增生，是局部深度烧伤愈后防止瘢痕增生的治疗方法，应尽早实施。②弹力服应紧身、符合治疗部位体形。③穿着弹力服应持之以恒，要持续6～12个月。④对局部皮肤菲薄者，特别是骨突部位，应用优质细软纱布平铺两层作为衬垫，以防受压破溃。⑤小儿用弹力服应注意到限制发育的问题。尤其是面部下颌持续压迫会限制下颌骨和齿槽的发育，影响牙胚发育，造成齿列不齐，咬合不全。面容随之变形。⑥男性青少年穿弹力裤会影响睾丸发育，成为日后不育的原因。应予以充分重注意。⑦弹力服久用弹力减小、体型变化者，应予以改制或新制。⑧功能部位穿在弹力套中，会限制功能活动，应努力坚持锻炼，以防肌肉废用和关节僵硬。

（3）按摩疗法 ①按摩以按、摩、揉为主，对老的瘢痕应增加推、提、捏等手法。②按摩前涂液状石蜡以减少摩擦，并不断变换按摩位置，以防产生水疱。③按摩力垂直于瘢痕挛缩方向，螺旋状移动，用力循序渐进。④加压治疗时注意：a. 加压治疗应尽早。b. 压力适中，以能忍受、无血液循环障碍为佳。c. 持续加压 6～12 个月。

（4）被动活动 ①被动活动能放松痉挛肌肉、活动关节，同时牵伸相应组织，起到防止挛缩和粘连的作用。②活动时注意手法及力度，由弱到强，循序渐进。③活动量视病情而定，逐渐扩大活动范围、增加活动频率及强度。④植皮术后 1 周内暂停运动，1 周后恢复。

（5）主动活动 ①主动活动既增加肌力，促进血液循环，又可防止关节粘连和钙化。②活动度由小到大，从不痛部位开始，逐渐扩展到疼痛部位。③鼓励患者坚持各个部位循序活动。④卧床期间练习闭眼、张口；双臂上举、外展，屈伸肘、腕，前臂旋前、旋后，握拳，伸指。⑤双下肢练习静力肌肉收缩，外展，直腿抬高，屈伸髋、膝、踝，尤其注意练习足背伸。⑥每天 2～3次，每次 15～30 分钟。⑦可下床活动时则练习穿衣、洗脸、梳头、吃饭、如厕等。⑧指导家属做好监督工作。

（6）温水疗法 ①水的浮力使患肢容易活动，温水中运动疼痛明显减轻，同时可减轻瘢痕挛缩，促进瘢痕成熟。②一般水温 38～39℃。③每天 1～2 次，每次 20～30 分钟。

（7）康复练习 ①下床前先练习双下肢下垂坐在床边，每天 2～3 次，每次 20～30 分钟。②下床时下肢使用弹力套，先练习站立，逐步发展到走路、弯腰、转体、下蹲、爬楼梯等。③注意防止摔伤。④行走后抬高双下肢，防止下肢水肿。

（8）瘢痕贴与弹力套合用　①预防和压迫增生的瘢痕，抑制其生长，24小时持续。②使用效果更佳。③从创面愈合后开始使用。④使用时间一般为半年至一年，甚至更长时间。

（9）瘢痕疼痛瘙痒　可选用物理疗法，如音频电疗、超声波治疗，可以止痛、止痒、软化瘢痕。

（10）预防为主　①功能康复的原则是防治结合，预防为主。②烧伤早期即应采取有效的预防措施：a.保护烧伤创面，防止创面加深。b.各关节保持在功能位和对抗挛缩位。c.早期主动与被动锻炼。d.创面愈合即开始弹力压迫等。③深度烧伤创面，愈合过程必然导致瘢痕增生，为阻止或减轻这种病理过程的转化，手术是最有效的手段。④手术包括早期切痂植皮和晚期残余创面植皮。⑤术后仍需坚持功能锻炼，防止皮片挛缩。

3. 药物治疗的护理

（1）外用药　①使用预防和软化瘢痕的乳剂，如肤康霜、醋酸去炎舒松霜、氯倍地霜、康瑞宝等，均匀地涂在已愈合的创面上按摩，使其充分吸收。②也可用喷雾剂（如抑瘢灵）或口服肤康片。

（2）注射用药　将醋酸去炎舒松和局麻药注入和浸润到瘢痕组织中，是药效发挥最好的方法。

（3）激素类药物　利用其消炎、减少供血和抑制成纤维细胞胶原蛋白合成、促使成纤维细胞退行性变等作用来抑制瘢痕增生。

4. 整形手术和美容治疗护理

（1）整形手术　①应用整形美容外科手术，切除或松解烧伤瘢痕，恢复功能。②组织缺损创面，用Z字成形、游离皮片移植、带蒂皮瓣和游离皮瓣移植等方法修复。

（2）美容治疗　①将护肤美容技术用于治疗烧伤治愈后的皮肤缺陷，如局部色素沉着和表浅瘢痕等。②表浅瘢痕采用磨削术予以消除，促使局部愈合后改善原有缺陷。③对烧伤治愈后局部色素沉着，可采用青花素离子导入法治疗。④有表浅瘢痕者，可同时予软化瘢痕治疗。⑤烧伤后眉毛缺如者，可予文眉。⑥烧伤后的容貌缺陷用舞台化妆法掩盖。运用黏膜、塑垫和油彩等进行美化。⑦缺发、斑秃者戴发套。⑧眼部缺陷戴墨镜等。

5. 健康宣教

(1)加强营养 ①给予高热量、高蛋白饮食，同时注意补充维生素和微量元素。②注意不吃含胶原纤维多的食物，如猪蹄、肉皮等少吃辛辣食物，防止加重瘢痕的疼痛、瘙痒。

(2)注意事项 ①避免各种不良因素刺激。②创面愈合后，禁搔抓、碰撞。③避免日晒。

(3)固定 关节部位应用热塑夹板维持在功能位置固定。

(4)压力治疗 ①创面大部分愈合后尽早开始压力治疗，并要坚持用弹性绷带固定，穿弹力套、弹力衣，以不影响静脉血流为宜。②手、颈、腋部必须同时结合夹板治疗对抗瘢痕挛缩。

(5)功能锻炼 ①早期开始活动。②首先进行日常生活的训练。③从小范围活动开始，逐渐扩大活动范围和增加活动频率。④瘢痕成熟时，鼓励患者进行职业训练。⑤以简单形式的劳动为主，如持锤子敲打操作。⑥按职业工种和体力选择训练内容，如写字、打字、打算盘电脑、编织等。⑦特别强调循序渐进，持之以恒。

第九章　烧伤常见并发症的护理

第一节　应激性消化道溃疡

一、定义

烧伤后并发应激性溃疡，以黏膜糜烂和急性溃疡为特征。常见部位为胃和十二指肠，也可发生于食道下端、小肠和结肠。其发病率与烧伤的程度及烧伤后液体复苏是否及时及有效密切相关。不同程度的烧伤其文献报道应激性溃疡的发病率为 0.93% ～ 83.5%。

二、病因及发病机制

① 烧伤后液体延迟复苏导致胃肠道组织血液灌流不足,胃肠道黏膜屏障功能破坏。

② 烧伤创伤应激反应导致炎性介质的释放,这些炎性介质可以直接或间接地破坏胃肠道黏膜的屏障功能。

③ 烧伤感染,细菌的内毒素可以直接降低肠黏膜的局部血流,直接作用于胃肠道黏膜上皮细胞,破坏肠道黏膜屏障功能。

④ 烧伤后低蛋白血症可引起胃肠道黏膜水肿;烧伤后放置胃管及胆汁反流等均可导致胃黏膜损伤,破坏胃黏膜屏障功能。仅可诊断,还可进行内镜下治疗。

⑤ 对于内镜检查阴性而出血严重患者,可考虑进行腹腔动脉后选择性血管造影,明确出血部位及制定治疗方案。

三、临床表现

① 上腹部的腹痛。

② 其他胃肠道症状:如嗳气、反酸、烧心、恶心、呕吐等,呕吐和恶心多反映溃疡具有较高的活动程度。

③ 全身症状:患者可有失眠等神经官能症的表现,疼痛较剧而影响进食者可有消瘦及贫血。

④ 缓解期一般无明显体征。活动期胃溃疡压痛点常在中上腹或偏左腹;十二指肠球部溃疡者常在偏右腹;后壁穿透性溃疡在背部第 11、12 胸椎两旁。

四、实验室及其他检查

(1)血常规、大便常规检查 血红蛋白降低,活动性出血时可进行性下降;大便隐血试验为强阳性。

(2)纤维胃镜检查 在伤后 5 小时可观察到胃黏膜早期变化,出现红斑或淤血,与苍白的黏膜重叠,灶性黏膜出血及表浅糜烂。个别病例在 24 小时后出现盔甲图形黏膜病变。胃底和胃体黏膜普遍受累，而胃窦部有一半受累。十二指肠黏膜出现类似变化者达 72%。黏膜活体组织检查显示微血管充血、水肿、出血及上皮细胞坏死。一般在伤后 72 小时可见急性黏膜溃疡形成。

（3）腹部 X 线摄片检查　如发现腹腔内有游离气体，则表明有胃穿孔。

五、治疗

1. 预防

① 及时而有效的液体复苏，避免休克的发生。

② 积极救治烧伤，避免严重感染，尽早覆盖创面。

③ 应用制酸剂和胃黏膜保护药物。可用 H_2 受体阻滞剂及谷氨酰胺、维生素 A 等胃肠道黏膜保护剂。

2. 治疗

（1）口服或静脉注射 H_2 受体阻滞剂　如甲氰米胍 200 ～ 400mg 口服，每 6 ～ 8 小时一次；或法莫替丁 20mg 静脉注射，每 12 小时一次。

（2）保留胃管，持续胃肠减压　冰盐水（每次 60ml）或血管收缩剂（去甲肾上腺素 8mg 加入 100ml 冰盐水）胃灌洗。

（3）口服胃黏膜保护剂　如牛奶、铝镁合剂等。

（4）胃镜下止血　可采用胃镜下喷洒止血剂或高频电凝、激光止血等方法。

（5）上述治疗无效者，可以行腹腔动脉选择性造影，明确出血部位，进行选择性的血管栓塞。

（6）手术治疗　对于内科治疗无效患者，明确出血部位后，可选择单纯缝合结扎止血、选择性迷走神经切断术及胃大部切除术，如为肠道出血，可行部分肠段切除术。手术指征为：

① 大量呕血或便血，迅速发生休克；

② 内科治疗无效，血红蛋白无明显回升迹象；

③ 出血持续 48 小时，输血及抗休克反应不佳；

④ 伴有穿孔或动脉硬化不易止血者;

⑤ 患者近期内有反复消化道大出血病史者。

（7）积极治疗原发病 如抗休克、控制严重感染、纠正低蛋白及贫血、纠正负氮平衡等。

六、观察要点

严密观察生命体征及神志变化,遵医嘱按时测量血压、脉搏、呼吸,同时注意观察病人神志、面色;有无呕吐,呕吐物和排泄物的颜色、量,及时发现胃出血情况。如果胃管引流物为鲜红色黏稠液体或呕吐鲜红色胃液或血块,或出现鲜红色稀大便,血常规结果血红蛋白进行性地下降,均提示胃有活动性大出血。如果病人脉率快,脸色苍白,四肢冰凉,血压下降,警惕低血容量休克的发生。上述情况必须立即报告医师,积极处理,如加快输液、输血,遵医嘱用止血药,并做好手术前的准备。

七、护理要点

1.饮食护理

（1）大出血患者

① 禁食,置保留胃管（三腔双囊管）。

② 遵医嘱胃管内注药。

③ 注药后夹管 1 小时,以保证药效。

④ 禁高温（食物）或药物。

（2）少量出血患者

① 流质饮食,或根据情况禁食。

② 病情好转后逐渐进食。

（3）未出血患者

① 流质饮食或软食。

② 早期少量多次口服肠道营养,如牛奶或要素饮食等。

2.护理常规

（1）心理护理

① 有出血时,医护人员沉着冷静,积极正确处理。避免因

医护人员的慌乱加重患者及家属的紧张情绪，教会患者自我放松的方法。

② 做好患者家属心理护理，避免家属情绪影响患者，进行适当的健康宣教，分散转移患者注意力。

③ 鼓励家属和朋友给予患者关心、支持和帮助。

④ 对需要手术的患者解释手术的必要性、手术和麻醉的方式、术中术后注意事项与配合要点，使患者及家属以良好的心态接受手术。

（2）严密观察病情

① 测量生命体征。同时观察神志、面色的变化。

② 观察患者有无呕吐、呕吐物和排泄物的颜色、量。

（3）药物护理

① 按医嘱使用止血药。

② 胃管内注药温度宜冰或凉。

③ 严密观察止血药物的不良反应及止血效果。

（4）体位　取头低足高侧卧位，以保证头部血供及防止窒息。

（5）基础护理

① 做好口腔护理、尿管护理、皮肤清洁等工作。

② 留置胃管者保持胃管通畅。

③ 定时翻身、雾化。

3.健康宣教

（1）饮食

① 避免刺激性强及高温食物。

② 进食有规律。

③ 不吸烟、饮酒。

（2）休息　适当休息，避免过度劳累。

（3）复诊　定期复查。

4.并发症的处理及护理

（1）窒息

① 持续 4～6L/分吸氧。

② 加强呼吸道护理，及时清除分泌物、呕吐物，防止误吸。

③ 取头低足高侧卧位。

④ 密切观察病情变化。发现异常情况及时协助医生施行气管切开术或气管插管。

⑤ 头面颈部深度烧伤，宜行预防性气管切开术以防窒息。

（2）低血容量性休克

① 遵医嘱建立双路或多路静脉输液、输血通道，保持通畅。

② 每 10 ～ 15 分钟测量一次生命体征。

③ 准确记录 24 小时液体出入量。

④ 准确记录每小时尿量和各种引流物的性状、颜色和量。

第二节 脑水肿

一、定义

烧伤后并发脑水肿较多见，尤其在头面部烧伤的患者。一般说来，烧伤越重，脑水肿的发生率越高，小儿特别容易发生。脑水肿可发生于烧伤的各个时期，但最常见于烧伤早期。

二、病因及发病机制

① 头面部烧伤，局部炎性介质的释放引起颅内毛细血管扩张，产生脑水肿。

② 烧伤的吸入性损伤及继发肺部病变导致缺氧，脑水肿。

③ 烧伤的代谢紊乱及严重感染可引发脑水肿。

④ 烧伤补液速度过快诱发"水中毒"，导致脑水肿。

三、临床表现

（1）脑损害症状　局限性脑水肿多发生在局部脑挫裂伤灶或脑瘤等占位病变及血管病的周围。常见的症状为癫痫与瘫痪症状加重，或因水肿范围扩大，波及语言运动中枢引起运动性失语。脑损伤后，如症状逐渐恶化，应多考虑脑水肿所致。弥漫性脑水肿，可因局限性脑水肿未能控制，继续扩展为全脑性，或一开始即为弥漫性脑水肿，例如弥漫性轴索损伤。

（2）颅内压增高症状　表现为头痛、呕吐加重，躁动不安，嗜睡甚至昏迷。眼底检查可见视乳头水肿。早期出现生命体征变化，脉搏与呼吸减慢，血压升高的代偿症状，如脑水肿与颅内压高继续恶化则可导致发生脑疝。

（3）其他症状　脑水肿影响额叶、颞叶、丘脑前部可以引起精神障碍，严重者神志不清、昏迷。颅内压增高也可引起精神症状。有时体温中度增高，脑水肿累及丘脑下部，可引起丘脑下部损害症状。

四、实验室及其他检查

（1）颅内压监护　颅内压监护可以显示和记录颅内压的动态变化，如颅内压升高，从颅内压曲线结合临床过程分析，可以提示脑水肿的发展与消退。

（2）CT 或 MRI　CT 或 MRI 扫描是直接提示脑水肿的最可靠诊断方法，CT 图像所显示的征象，在病灶周围或白质区域，不同范围的低密度区，MRI 在 T_1 或 T_2 加权像上，水肿区为高信号，较之 CT 扫描结果更确切。

五、治疗

① 重在预防：注意防治休克，纠正内环境紊乱，保持呼吸道通畅，预防感染。头面部烧伤患者，注意易发生脑水肿。

② 脱水疗法：是防治脑水肿最常用的方法。多用甘露醇脱水，注意其利尿作用强。在合并低蛋白血症时，要及时纠正低血清蛋白状态，有利于减轻脑水肿。

③ 吸氧、改善通气功能。

④ 水中毒诱发脑水肿可限制输液量，用利尿剂、透析等方法脱水。

⑤ 肾上腺皮质激素可减轻脑水肿。常用地塞米松 5～10mg 静脉滴注，每日 4～6 次，注意使用激素时加强预防感染。

六、观察要点

观察脑水肿患者的意识状态和生命体征。

七、护理要点

1.常规护理

（1）心理护理 ①神志清楚的患者进行语言交流，了解并满足患者要求，护理患者细致入微，提供安静、舒适的环境。②加强沟通，减少患者躁动不安与紧张情绪，从而降低耗氧量。

（2）体位 采取半卧位，一般床头抬高 20°～30°。

（3）饮食 ①限制盐水摄入并补充蛋白质。②昏迷患者禁食水。③待意识清醒或好转后，给予营养丰富的清淡饮食。

（4）指标监测 肾功能、水电解质平衡监测，检查血清肌肝、尿素氮、尿比重、pH、蛋白定量等，并做好记录。

（5）基础护理 ①昏迷患者用油纱布覆盖眼球，定时滴眼药水，防止暴露性角膜炎。②定时翻身，按摩骨突出部位。③注意皮肤清洁，防止压疮形成。④注意耳、鼻、口腔护理。⑤保持管道通畅，妥善固定，安全放置。注意无菌操作，防止逆行感染。

2.脑水肿观察及护理

（1）脱水疗法护理 ①控制输液量和速度。②既要保证脱水有效，又要防止液体总量过多。准确记录 24 小时出入量。

（2）低温疗法护理 ①头部用冰帽。②遵医嘱使用冬眠药物。③高热惊厥患者，使用镇静剂等。

（3）意识状态 ①使用脱水疗法，降低颅内压。②合理使用保护用具，防止意外发生。

（4）呼吸道护理 ①及时吸出呼吸道分泌物。②吸氧。③呕吐时头偏向一侧防误吸。④必要时气管切开。

第三节　急性肾功能衰竭

一、定义

烧伤后泌尿系并发症较为常见，如肾功能不全及泌尿系感染，其中急性肾功能衰竭是常见及严重的并发症。多见于大面积烧伤后延迟复苏及深度烧伤和电击伤。

二、病因及发病机制

① 烧伤后延迟复苏导致低血容量性休克是烧伤早期引起急性肾功能不全的主要原因。

② 烧伤后应激产生一系列炎性介质释放可引起肾血管收缩，诱发急性肾功能不全。

③ 严重深度烧伤、电击伤可引起红细胞破坏、肌肉坏死，释放大量的血红蛋白及肌红蛋白，导致肾小管堵塞，诱发急性肾功能衰竭。

④ 严重感染，细菌毒素大量释放可直接导致急性肾功能衰竭，这是烧伤后期肾功能衰竭的主要原因。

⑤ 民间部分烧伤外用药对创面的愈合有很好的疗效，但在创面大量应用的情况下，中药中含有的某些活血化瘀成分极易导致肾功能损害，诱发急性肾功能衰竭。另外，创面大量使用磺胺嘧啶银及静脉使用肾毒性较大的抗生素，也可诱发急性肾功能衰竭。

三、临床表现

1. 少尿或无尿期

少尿期的临床表现主要是恶心、呕吐、头痛、头晕、烦躁、乏力、嗜睡以及昏迷。由于少尿期体内水、钠的蓄积，病人可出现高血压、肺水肿和心力衰竭。当蛋白质的代谢产物不能经肾脏排泄，造成含氮物质在体内积聚时出现氮质血症。如同时伴有感染、损伤、发热，则蛋白质分解代谢加快，血中尿素氮、肌酐快速升高，即形成尿毒症。

（1）尿量减少。

（2）进行性氮质血症。

（3）水、电解质紊乱和酸碱平衡失常。

（4）心血管系统表现　①高血压。②急性肺水肿和心力衰竭。③心律失常。④心包炎。⑤消化系统表现：是急性肾功能衰竭最早期表现。常见症状为食欲显减、恶心、呕吐、腹胀、呃逆或腹泻等。上消化道出血是常见的晚期并发症。⑥神经系统表现：轻型患者可无神经系统症状。部分患者早期表现疲倦、精神较差。若早期出现意识淡漠、嗜睡或烦躁不安甚至昏迷，提示病情重，不宜拖延透析时间。⑦血液系统表现：早期罕见贫血。

2. 多尿期

每天尿量达 2.5L 称多尿。多尿期临床表现主要是体质虚弱、全身乏力、心悸、气促、消瘦、贫血等。

3. 恢复期

根据病因、病情轻重程度、多尿期持续时间、并发症和年龄等因素，患者在恢复早期变异较大，可毫无症状，自我感觉良好，或体质虚弱、乏力、消瘦；当血尿素氮和肌酐明显下降时，尿量逐渐恢复正常。除少数外，肾小球滤过功能多在 3～6 个月内恢复正常。但部分病例肾小管浓缩功能不全可持续 1 年以上。若肾功能持久不恢复，可能提示肾脏遗留有永久性损害。

四、实验室及其他检查

（1）尿沉渣　可见血（肌）红蛋白尿、红细胞、管型等。

（2）尿相对密度　正常尿相对密度波动范围较大，在 1.020 左右。肾衰竭时，尿相对密度低而固定（1.002～1.004）。

（3）尿液检查　肾实质损伤时，肾小管重吸收钠发生障碍，尿钠明显升高，> 20mmol/ 小时时，表明有肾实质损害；尿钠 > 40mmol/L 者，提示肾小管已有损害。在少尿型肾衰竭，尿钾、尿素氮、尿肌酐量均明显减少；非少尿型肾衰竭时，由于肾小球滤过率降低，尿素氮和尿肌酐量也降低，尿钾量则视肾小管功能而异。

（4）血液检查　肾衰竭时，血清尿素氮（BUN）、血肌酐（Cr）、血清渗透压均明显增高。由于同时水电解质平衡紊乱，因而还应检查血电解质的变化，以及血清游离血（肌）红蛋白量、血细胞比容等。

（5）其他指标　依据血、尿的变化，可计算出以下检测指标。

① 内生肌酐清除率：是反映肾小球滤过率的指标。24 小时内生肌酐清除率正常值（90±10）ml/ 分，50～80ml/ 分为轻度损伤，30～50ml/ 分为中度损伤，＜30ml/ 分为重度损伤。

② 钠滤过分数（FE_{Na}）：测定肾小球滤过钠和尿排泄钠的百分数，即肾小球滤过而未被肾小管再吸收钠的百分数。一般认为 FE_{Na}＜1 时，提示肾小管功能完好，主要是细胞外液丢失或心排血量下降所致。FEN_{Na}＞1 时多有肾实质损伤。

③ 肾衰竭指数（RFI）：其意义与 FENa 相似。肾衰竭平均 RFI 为（5.64±0.23）。

④ 尿或血渗透浓度：由于肾小管坏死，丧失了尿浓缩功能，尿渗透浓度明显下降，几乎接近血渗透压，若尿或血渗透浓度比值＜1.5，可确诊为肾衰竭。

五、治疗

（1）预防

① 及时液体复苏，防止休克发生。

② 预防严重烧伤感染，尽早处理烧伤创面，防止创面脓毒症的发生。

③ 注意全身或局部使用药物对肾脏的毒性作用，尽量选择无毒性药物。

④ 对有肌（血）红蛋白尿患者，补充适量的碳酸氢钠以碱化尿液，增加液体复苏的液体量，并使用利尿剂利尿，促使肌（血）红蛋白排出。

（2）治疗

① 静脉补液遵循"量出为入"原则：每日输入量包括500ml基础需要量、24小时尿量，体表不显性失水及额外丢失量（气管切开丢失约1000ml，呕吐物及粪便量等）。

② 纠正电解质紊乱：常见的是高钾血症，可给予葡萄糖及胰岛素促使钾向细胞内转移。高钾易引起心功能紊乱，是少尿型急性肾功能衰竭患者的主要死因。

③ 透析疗法：患者可行腹膜透析或血液透析。目前已有床旁血液净化仪，不需搬动患者，可根据病情调整透析时间及次数，但反复透析易引起血小板大量丧失及凝血功能障碍。

④ 给予全身支持，加强营养。

⑤ 正确合理地使用抗生素，检查并去除可疑感染病灶。对创面脓毒症患者，在病情稳定情况下，及时的手术清除坏死组织及感染病灶可阻断细菌及毒素的来源，逆转病情。

六、观察要点

① 定时测量生命体征并作记录。

② 准确测量、记录24小时出入液体量，气管切开患者，呼吸道蒸发水分应计算在出量内。

③ 非透析患者严格控制入液量，量出为入，避免水中毒。

④ 合理输液，每天测量体重，以了解水分存留情况。

⑤ 动态监测血钾变化，控制高血钾。

⑥ 注意观察排尿颜色、性状、尿量并详细记录。

七、护理要点

1. 护理常规

（1）心理护理 ①耐心倾听患者对疾病的反应，观察患者的心理变化。②针对患者个体情况进行不同的健康宣教。③鼓励患者保持良好心态接受治疗，树立战胜疾病的信心。

（2）营养护理 ①进食高效价蛋白质、含钾和含水量少的食物。②蛋白质：能进食的非透析患者的蛋白质摄入量为每日每千克体重 0.55 ～ 0.6g。③适当摄入钠盐，食盐摄入为 1 ～ 2g/ 天。
④急性期应限制含钾高的食物，如蘑菇、橘子、香蕉等。⑤营养
支持以口服为主。⑥必要时予静脉补充。

2. 肾功能衰竭的护理

（1）感染预防　①有条件尽量住单人病房，限制探视人员。
②做好病室清洁与空气净化。③做好各种管道护理，严格执行无
菌技术操作。④定时协助患者翻身拍背咳痰，保持呼吸道通畅。
⑤加强口腔护理和皮肤护理。

（2）血液透析护理　①详细了解透析种类的优缺点、原理、
方法和注意事项。②每次透析前应测定患者的生命体征及体重
等。③透析中严格执行无菌技术操作，并根据不同病情采用不同
的透析液处方。④加强营养管理，防止因透析出现低血压。⑤透
析中脱水速率不宜过快，防止出现失衡综合征。⑥出现致热反应
时，应立即更换新透析管道，遵医嘱静脉推注地塞米松，必要时
暂停透析。

（3）健康宣教　①积极治疗原发病，增加抵抗力，减少感染
发生。②避免伤肾的食物、药物或毒物进入体内。

3. 并发症的处理

① 合理安排输液种类，监测电解质紊乱及酸碱失衡的表现。

② 遵医嘱及时、准确给药。

第四节　急性呼吸窘迫综合征

一、定义

急性呼吸窘迫综合征（ARDS）是烧伤早期的主要死亡原因
之一。是大面积烧伤、严重感染、重度休克及吸入性损伤的常见
并发症。临床特征是进行性呼吸困难及顽固性低氧血症。

二、病因及发病机制

（1）烧伤患者发生 ARDS 的常见原因有：

① 重度烧伤后全身炎性反应综合征致使大量炎性介质释放，可直接导致 ARDS。

② 烧伤后延迟复苏导致严重休克可引发 ARDS。

③ 吸入性损伤有害物质及热力直接损害肺组织，导致 ARDS。

④ 烧伤后并发严重全身性感染。

⑤ 烧伤患者如并发肺部感染、肺水肿、肺不张、肺栓塞及误吸等情况下，易诱发 ARDS。

（2）发病机制　ARDS 的病因各异，但发病机制基本相同。各种炎性介质及有害物质引起肺毛细血管栓塞和痉挛，肺泡上皮细胞受损，表面活性物质分泌减少，导致肺通气/灌流比例失调，肺泡弥散障碍，引起进行性呼吸困难及顽固性低氧血症。

三、临床表现

症状表现为呼吸频数和窘迫，进行性呼吸困难，吸氧治疗难以缓解，烦躁不安，发绀和心率增速，早期肺部体征不明显，或可闻肺泡呼吸音减低和干湿啰音，后期出现肺突变体征，病情严重者可伴有多脏器功能障碍（衰竭）的表现。

四、实验室及其他检查

（1）动脉血气分析　观察有无进行性低氧血症，根据氧离解曲线，$PaO_2 < 60mmHg$（8kPa）时，氧饱和度急骤下降，则表明肺气体交换功能明显减退；$PaO_2 < 40mmHg$（5.33kPa），则组织缺氧。动脉血气分析可作为诊断 ARDS 的重要依据，病人早期对增加吸氧浓度反应不佳，并伴有急性呼吸性碱中毒，在鼻导管给氧的情况下，$PaO_2 < 60mmHg$（8kPa），$PaCO_2 < 35mmHg$（4.67kPa）。若机械通气吸纯氧 15 分钟后，$PaO_2 < 100mmHg$（13.3kPa），应考虑 ARDS。

（2）肺顺应性下降　呼吸无效腔增大，正常潮气量（VT）450ml，呼吸无效腔量（VD）150ml，VD/VT 约为 0.3。肺功能衰竭时，潮气量可降至 300ml 以下，VD/VT 增至 0.5 以上。肺顺应性下降至 $100ml/cmH_2O$（100ml/0.098kPa）以下；功能残气量降至 100ml/kg。

（3）肺分流量增加 正常吸空气时，（A-a）$DO_2 \leqslant 15mmHg$（2kPa），吸入纯氧 15 分钟后，（A-a）$DO_2 \leqslant 50mmHg$（6.67kPa）。而烧伤并发 ARDS 时，（A-a）DO_2 可不断增大，吸入纯氧，（A-a）DO_2 可＞200mmHg（26.6kPa）或氧合指数（PaO_2/FiO_2）＜300mmHg（39.9kPa）对 ARDS 诊断很有帮助。分流量超过心排血量40%者，预后多不佳。

（4）X 线胸片 早期肺野清晰，或仅有肺纹理增多、边缘模糊，提示血管周围液体聚集；以后可出现斑片状阴影或呈现毛玻璃样改变，到晚期可形成广泛、大片致密阴影。

五、治疗

（1）预防

① 对于烧伤合并有肺部原发病的患者要积极救治烧伤和原发病。

② 预防严重烧伤感染。

③ 对于重度烧伤患者及时复苏，避免休克发生。

④ 避免长时间吸入高浓度氧，引起氧中毒。

⑤ 对于明确有中重度吸入性损伤的患者，及早做预防性气管切开术。

（2）治疗

① 保持呼吸道通畅。

② 给氧、应用机械通气。

③ 控制输液量、输注白蛋白及血浆并辅以利尿剂改善肺水肿。

④ 皮质激素的应用。可采用早期大剂量冲击疗法，以对抗全身炎性反应综合征，但不宜长时间用，以免加重感染。

⑤ 应用血管扩张药物减轻肺血管痉挛及肺动脉压力。

六、观察要点

① 监测生命体征和意识状态。

② 严密观察皮肤、黏膜、指甲颜色的变化。

③ 观察痰液的颜色性质、气味、量。

④ 观察呼吸音的改变。

⑤ 遵医嘱及时采集和送检血气分析和生化检测标本。

七、护理要点

1.常规护理

（1）心理护理 ①给予患者心理支持，解除紧张心理。②做好机械通气患者及家属解释工作。③为患者提供安静舒适的环境，消除患者的恐惧情绪。④积极采用语言与非语言的沟通方式，满足患者的心理需求。

（2）饮食 ①提供高蛋白、高热量、易消化食物。②中、重度患者应给予流质或半流质。③不能进食者，给予鼻饲或静脉高营养。

（3）低氧血症护理 ①向患者讲明氧疗的重要性和必要性。②记录吸氧方式、吸氧浓度及时间。③观察氧疗的效果及副反应。④在吸氧过程中应充分湿化，防止气道黏膜干燥受损。

（4）基础护理 ①定时协助翻身和按摩骨突处。②保持皮肤清洁，防止压疮发生。③加强口腔护理。④保持会阴部的清洁，防止泌尿系感染。

2.机械通气的护理

（1）开机前准备 ①选择适合患者类型的呼吸机。②选择正确的通气模式，调节呼吸机参数。

（2）呼吸机与患者气道连接 ①面罩法：面罩盖住患者口鼻后与呼吸机相连。②气管插管法：气管内插管后与呼吸机相连。③气管切开法：气管切开连接专用接口后与呼吸机相连。

（3）观察病情及呼吸机运行 ①观察通气量是否合适。②观察胸部是否随机械呼吸而起伏。③观察胸廓运动是否对称。④观察双肺有无呼吸音。⑤观察呼吸机工作是否正常，有无漏气、人机对抗、呼吸道。⑥阻塞及管道连接脱落。⑦观察神志、脉搏、呼吸、血压、血气分析等变化。

（4）呼吸机参数调节　①通气量不足：患者可出现烦躁不安、多汗、皮肤潮红、血。②血压升高、脉搏加速。③通气过足：患者可出现昏迷、抽搐等碱中毒症状。④通气量适宜：患者安静，呼吸合拍，血压、脉搏正常。

（5）停机　①神志清楚、呼吸困难的症状消失。②缺氧得到纠正。③血气分析基本正常，心功能良好。④生命体征稳定。

3. 并发症的预防及护理

（1）肺水肿　①控制液体入量，原则是保证血容量足够，血压稳定的前提下使总的出、入液量呈轻度负平衡。②遵医嘱使用利尿剂。③如有心力衰竭可给予快速小剂量强心剂。④加强心肺功能的监测。

（2）肺部感染　①鼓励深呼吸和咳痰。②及时清理口鼻分泌物。③严格无菌技术操作。④定时清洗消毒各种管道。⑤有人工呼吸道者要加强湿化、雾化和灌洗。⑥遵医嘱使用抗菌药物。

第五节　多器官功能障碍综合征

一、定义

多器官功能障碍综合征（MODS）是指严重创伤或感染发生24小时后，出现两个（包括心血管、肺、肾、肝、胃肠道、血液、内分泌及中枢神经系统等）或两个以上器官功能不全的临床表现。严重烧伤后由于全身炎性反应综合征、延误复苏及严重感染可导致MODS，是烧伤主要死亡原因，占烧伤病死率的50%。

二、病因及发病机制

（1）烧伤引发全身炎性反应综合征　烧伤后大量的炎性介质释放，可以激发机体对抗外来创伤，同时过多炎性介质释放可导致多器官细胞功能障碍。

（2）缺血缺氧、再灌注损伤　烧伤后无论是否有临床上可明确诊断的休克发生，机体内脏特别是胃肠道均可有隐匿性缺血状态，可造成胃肠道黏膜屏障功能受损。液体复苏后，可发生再灌注后过量自由基损伤。

（3）细菌感染　烧伤早期肠源性感染，内毒素释放极易诱发烧伤早期 MODS；烧伤后期创面脓毒症及败血症则是烧伤迟发型 MODS 的主要诱因。

三、临床表现

MODS 的临床分期和临床表现见表 9-1。

表 9-1　MODS 的临床分期和临床表现

临床表现	1 期	2 期	3 期	4 期
一般情况	正常或轻度烦躁	急性病态，烦躁	一般情况差	濒死感
循环系统	需补充血容量	容量依赖性高动力学	休克，心排血量（CO）下降，水肿	依赖血管活性药物维持血压，水肿
呼吸系统	轻度呼碱	呼吸急促，呼碱，低氧血症	ARDS，严重低氧血症	呼酸，气压伤，高碳酸血症
肾脏	少尿，利尿剂有效	肌酐清除率降低，轻度氮质血症	氮质血症，有血液透析指征	少尿，透析时循环不稳定
胃肠道	胃肠道胀气	不能耐受食物	应激性溃疡	腹泻、缺血性肠炎
肝脏	正常或轻度胆汁淤积	高胆红素血症，PT 延长	临床黄疸	转氨酶升高，重度黄疸
代谢	高血糖，胰岛素需求增加	高分解代谢	代酸，血糖升高	骨骼肌萎缩，乳酸酸中毒
中枢神经系统	意识模糊	嗜睡	昏迷	昏迷
血液系统	正常或轻度异常	血小板减少，白细胞增多或减少	凝血功能异常	不能纠正的凝血功能障碍

四、实验室及其他检查

（1）心电图异常，心肌酶异常。

（2）微循环失常，平均动脉压（MAP）< 50mmHg（6.7kPa）。

（3）血气分析有血氧分压降低，呼吸功能失常：PaO_2 < 70mmHg（9.31kP）；PaO_2/FiO_2 ≤ 300mmHg（39.3kPa）；（A-a）DO_2（FiO_2 1.0）25 ~ 50mmHg（3.33 ~ 6.65kPa）

（4）无尿及少尿型：尿 Na^+ > 40mmol/L；血肌酐 > 176.8μmol/小时。非少尿型肾衰竭者：血肌酐 > 176.8μmol/ 小时，尿相对密度 ≤ 1.012。

（5）胃镜检查见病变。

（6）肝功能失常，血胆红素增多、黄疸；血清总胆红素 > 17.1μmol/L；ALT 高于正常值的 2 倍以上。

（7）血小板减少，PT、APTT 延长；低纤维蛋白血症，检查出纤维蛋白裂解物。

五、治疗

① 尽快纠正休克，减轻缺血、缺氧及再灌注损伤。

② 严重烧伤发生后应尽早进行液体复苏，这可以减轻除原发创伤外继发性炎性反应综合征的程度。

③ 控制创面感染，尽快覆盖创面。

④ 保护胃肠道黏膜屏障功能。

⑤ 加强全身营养支持。

⑥ 对抗过度炎症反应。

⑦ 对于心、肝、肺、肾、脑及凝血功能障碍的治疗。

六、观察要点

密切观病情变化，如有异常立即通知医生。

七、护理要点

1.护理常规

（1）心理护理 ①做好神志清醒患者的解释说明，使其知道自己的病情变化及相应治疗措施，尽量减轻恐惧心理。②作为家属的解释工作，如实说明病情的严重性，使其有必要的心理准备。

（2）饮食 ①加强全身支持疗法。②尽可能经口摄入。③昏迷患者可留置胃管，给予必要的营养补充。④静脉营养可作为胃肠营养不足的补充。⑤注意增加蛋白质的摄入量。⑥肾衰竭的患者限制蛋白质摄入。

（3）体位 ①绝对卧床休息。②根据具体情况调节体位。

（4）基础护理 ①定时帮助患者翻身，按摩骨突出处，防止压疮。②做好口腔护理，预防口腔炎、口腔溃疡。③做好各种管道护理，保证管道通畅。④做好会阴部护理，防止泌尿系感染。⑤意识障碍或烦躁患者做好安全防护。⑥ MODS 患者最好住单间。⑦严格无菌操作，防止交叉感染。

2.人工气道和机械通气的护理

（1）保持气道畅通 ①及时吸除气道分泌物。②掌握吸痰的时机和技巧。③严格无菌操作。

（2）呼吸道湿化 ①呼吸机雾化。②气道内直接滴注。③湿化器湿化等。

（3）机械通气护理 ①机械通气时注意血气分析结果。②给予调整呼吸机参数。③长期使用时，每周更换两次管道并消毒。

3.症状护理

（1）组织灌注不足 ①早期快速补液，尽早复苏。②遵医嘱建立有效静脉输液通道。③严密监测输液观察指标的变化。④及时调整补液种类、补液量和速度，做到有效补液。

（2）清理呼吸道无效气体交换受损 ①予氧气吸入。②必要时应用呼吸机纠正低氧血症。③一旦呼吸功能好转，要及时撤机，减少肺部损伤和并发症的发生。

第十章 特殊原因烧伤的护理

第一节 电烧伤

一、定义

电压高于 1000V 以上的电流称高压电，而高于 22 万 V 以上的电流称为超高压电。人体当接近高压电线一定距离时可因产生电弧光造成热烧伤。而真正的与高压电接触产生的电击伤则是我们临床上常说的电烧伤。

二、病因及发病机制

人体是电流的导体，不同组织和器官的电阻不同。各组织电阻大小关系为骨骼＞脂肪＞肌腱＞皮肤＞肌肉＞血管＞神经。通过组织的电流强度决定机体损伤程度，多数情况下，由于肌肉、血管、神经电阻小，电流经过人体时往往经过电阻小的组织传导，因此在电击伤时，血管、神经及肌肉的损伤往往重于皮肤、骨骼等。

同样，机体接触电源的面积大小也直接影响损伤的程度。接触面积越大，局部电流密度越小，组织损伤越轻。由于在高压电作业中，出口相对较小，因此出口处的损伤往往重于入口处。

三、临床表现

1.电烧伤的全身症状

人体触电时，如电流强度和电压达到一定强度，特别是电流通过头部时，患者可出现电休克状态，表现为意识不清、烦躁、呼吸急促、血压升高、瞳孔缩小等，可持续数分钟至数小时，严重者出现呼吸、心跳停止或心室颤动，如不及时抢救可立即死亡。

2. 电烧伤局部损害的特点

（1）低压电损伤　低压电损伤造成的创面损害一般范围小，创面较浅，一般为深二度至三度烧伤创面。常局限于触电部位，如手、足、口腔等，个别可深达手或足部的血管、神经、肌腱。

（2）高压电烧伤　电流入口处可显示炭化中心、创面凹陷，环以蜡黄色或灰白色皮革样坚韧的坏死皮肤，其外层为黑色或鲜红色狭窄环，伴有略高的边缘。进口可能不止1个。进口的大小变异较大，但这并不反映其下面组织的损伤范围及情况。出口可能较小，干燥而呈圆形，也可能不止1个。电击创面最突出特点为皮肤的创面很小，而皮肤下（正常皮肤下）的深部组织的损伤却很广泛。深部组织损伤可累及肌肉、肌腱、神经、血管、骨骼。肌肉损伤的表现从一般性的肿胀直至明显的凝固性坏死，坏死的肌肉色泽呈灰白色或暗红色，水肿、软化，其坏死的范围和平面很不均匀，损伤的肌肉往往与正常肌肉分界不清，深浅层次不规则，可能浅层肌肉正常，而深层肌肉缺血、坏死。可呈夹心坏死现象，即在血运良好的浅部肌束下有深部肌束的坏死，同一肌束内的坏死可仅见于一段，同一平面血运良好的肌束中可能夹有片状坏死的肌肉，由于各部位组织结构及导电性、对热损伤耐受的不一致，以及触电时身体各处电场分布的差异等，造成电烧伤的"多发性""节段性""跳跃性"及肌肉的"夹馅状"坏死、骨周围"套袖状"坏死等复杂多样化表现。

四、实验室及其他检查

（1）尿常规　血红蛋白尿，肌红蛋白尿，尿蛋白。

（2）血常规　血液浓缩。

（3）心电图　心律不齐，心室颤动。

五、治疗

（1）现场急救

① 迅速脱离电源，发生呼吸心跳骤停的立即行心肺复苏。

② 了解因高处坠落是否有合并伤。

③ 建立静脉通道，转送至当地医院。

（2）创面修复

① 焦痂及筋膜切开减压术：因电击伤出入口处的深部组织损伤多重于局部皮肤损伤，为防止环形焦痂造成的止血带效应，应尽早行焦痂切开减压术。对于肢体的电击伤，为防止深部血管破裂大出血，床旁常规备放止血带。

② 深部组织探查、清创及创面覆盖：多在伤后 3～7 天进行，清除坏死组织，保留间生态组织。如有残留的神经血管及肌腱组织外露，创面多采用皮瓣覆盖，如为无法覆盖的创面，可采用负压吸引装置覆盖创面，待肉芽生长后，植皮覆盖创面。

③ 由于电击伤创面深，注意并发感染，特别是厌氧菌如破伤风和气性坏疽的感染。

④ 预防和治疗肌红蛋白阻塞性肾功能衰竭。

⑤ 注意迟发型心功能不全及合并其他内脏损伤的救治。

六、观察要点

① 观察并记录患者意识和瞳孔，有无恶心、呕吐、头痛、发热等。

② 观察记录小时尿量、颜色、比重，维持尿量在 50～100ml/小时，有无肌红蛋白尿、血红蛋白尿。

③ 持续低流量吸氧，改善组织缺氧。

④ 持续心电监护，观察并记录心律、心率、心电图的改变。

⑤ 观察患肢远端血循环，如颜色、温度、动脉搏动以及有无麻木、胀痛等血运障碍表现。

⑥ 床档保护防坠床。

七、护理要点

1.心理护理

① 安慰患者，告知其治疗方法、治疗过程及效果。

② 鼓励患者表达自身感受。

③ 教会患者自我放松的方法。

④ 针对个体情况进行针对性心理护理。

⑤ 鼓励患者家属和朋友给予患者关心和支持。

2. 加强创面护理，促进愈合

① 清创后创面暴露，有利于随时观察创面。

② 创面局部涂磺胺嘧啶银混悬糊剂，保持创面干燥，防止糜烂。

③ 观察创面颜色、气味，有无发绀、干性坏死，警惕糜烂坏死组织腐蚀血管致大出血。

④ 床旁备止血带及无菌纱垫，以备血管破裂出血紧急结扎和加压。

⑤ 保守治疗效果不佳的，应手术治疗，采取游离皮瓣或游离肌皮瓣、游离大网膜覆盖或截肢（指、趾）术。

3. 补充液体、维持有效循环

① 建立有效静脉通路，按计划补液。

② 监测小时尿量，维持尿量成人 50～100ml/ 小时以上，小儿 20～30ml/ 小时，清亮淡黄色。

③ 监测生命体征，成人心率＜ 120 次 / 分，小儿心率＜ 140 次 / 分。

4. 抗感染

① 加强消毒隔离，严格遵守无菌操作规程。

② 病室定时通风换气，每日用多功能动态消毒灭菌机消毒 2 小时，有条件者设置层流病房。

③ 遵医嘱合理使用有效抗生素。

5. 体位

① 头面部烧伤患者，采取半卧位，促进静脉回流，减轻肿胀。

② 肢体烧伤患者应抬高患肢，观察远端血循环。

③ 皮瓣手术后患者体位要制动，防止皮瓣蒂扭转，造成血运障碍。

6. 饮食护理

① 无恶心呕吐给予营养清淡易消化的饮食，早期宜少食多餐，以后逐渐增加进食量。

② 必要时给全胃肠营养液或静脉高营养补液。

③ 并发急性肾功能衰竭，应限制饮水量。

7. 健康宣教

（1）用电安全知识　①告知患者相关知识，一旦发生电烧伤，应立即切断电源。②告知患者电烧伤是人体接触电流引起的组织损伤，电烧伤常导致严重的深部组织损伤，往往有生命危险及严重的功能障碍或器官损伤。

（2）预防大出血　①翻身幅度不能太大，避免用力大便、咳嗽，以免用力致电烧伤后血管破裂出血。②告诉患者及家属紧急呼叫医护人员的方法。③告知患者及家属紧急情况下止血带和棉垫加压的使用方法。

（3）功能锻炼　伤口愈合后，早期进行肢体被动和主动锻炼。

（4）防瘢治疗　①创面完全愈合后尽早使用弹力套、防瘢药物，预防和减轻瘢痕的超常增生。②弹力套使用原则：一"早"、二"紧"、三"持久"。

（5）复诊　①出院后3个月、6个月、1年定期复查，必要时二期整形手术。②截肢残端瘢痕稳定后安装假肢。

8. 并发症预防及护理

（1）急性肾功能衰竭　①复苏补液，维持较高的尿量。②观察排尿颜色，有无肌红蛋白尿和血红蛋白尿。③碱化尿液，遵医嘱使用碳酸氢钠。④在补充血容量情况下，遵医嘱使用甘露醇等利尿药。⑤尽早处理创面，减少坏死组织和毒素对肾脏的影响。

（2）感染　①观察患者有无感染征象：寒战、体温升高、脉搏快，白细胞计数和中性粒细胞升高，创面有脓性分泌物和异味。②加强翻身，充分暴露创面，可使用红外线仪照射创面，促进创面干燥。③对症治疗：行物理降温或冰帽降温，必要时药物降温。④遵医嘱合理使用抗生素。⑤加强创面处理。

（3）继发性出血　①加强巡视，特别是伤后 2～3 周，尤其是夜间。②避免诱发因素：用力排便、咳嗽、翻身等。③床旁备止血带、无菌棉垫、静脉切开包。④出血紧急处理：在出血点近心端扎止血带，不能上止血带的部位用无菌纱垫压迫，并立即通知医生。⑤建立静脉通路，测血压、配血，准备手术。

（4）高血钾症　①动态检测血电解质，以了解血钾浓度。②持续监测心电图，对高钾血症有辅助诊断价值。③遵医嘱静脉滴注 5% 碳酸氢钠和 10% 葡萄糖酸钙，以对抗钾离子对心脏的毒性，减少心律失常的发生。

第二节　化学烧伤

一、定义

化学性烧伤是指常温或高温的化学物质直接对皮肤的腐蚀作用及化学反应造成的皮肤损害，可伴有眼烧伤和呼吸道烧伤。化学物质经皮肤吸收可造成全身脏器损害。化学烧伤的程度取决于化学物质的种类、浓度、接触时间、处理是否及时及是否合并中毒有关。常见的化学性烧伤包括酸烧伤、碱烧伤及磷烧伤。

二、病因及发病机制

（1）强酸烧伤　强酸是工农业中常用的化学剂，烧伤常见的强酸有硫酸、硝酸及盐酸。强酸烧伤的深度与酸的浓度及接触时间成正比。它直接引起皮肤凝固性坏死。

（2）碱烧伤　临床上常见的碱烧伤，如苛性碱（氢氧化钠、氢氧化钾）、石灰和氨水，烧伤中的化学物质在我们的工农业生产中常常用到。当碱性物质与皮肤接触后，可以使局部细胞脱水；碱离子与组织蛋白形成碱-变性蛋白复合物，皂化脂肪组织；皂化时产生的热，可使深部组织继续受损害。由于碱-变性蛋白复合物是可溶性的，能使碱离子进一步穿透至深部组织，造成深度烧伤。碱烧伤的程度与碱浓度及接触时间成正比。

生石灰烧伤主要是因为生石灰遇到汗液或水生成氢氧化钙并放出反应热,引起皮肤碱烧伤或热烧伤。而氨水易挥发,除接触皮肤引起碱烧伤外,易由于氨水蒸气的吸入导致吸入性损伤。

(3)磷烧伤 磷在制造业中应用广泛,临床上在化学烧伤中仅次于酸、碱烧伤,居第三位。皮肤上粘附黄磷后,黄磷与空气接触可自燃发生热烧伤,生成 P_2O_5 及 P_2O_3,该两种物质遇水生成磷酸和次磷酸,引起皮肤烧伤。磷继续与烧伤创面接触后,可以迅速地吸收入血,引起脏器损害,主要损害肝肾功能。

三、临床表现

1.酸烧伤

常见的为硫酸、盐酸、硝酸烧伤,此外尚有氢氟酸、石炭酸、草酸等,它们的特点是使组织脱水,蛋白沉淀,凝固,故烧伤后创面迅速成痂,界限清楚,因此限制了继续向深部侵蚀。

(1)硫酸、盐酸、硝酸烧伤 硫酸、盐酸、硝酸烧伤发生率较高,占酸烧伤的80.6%,硫酸烧伤创面呈黑色或棕黑色;盐酸者为黄色;硝酸者为黄棕色,此外,颜色改变与创面深浅也有关系,潮红色最浅,灰色,棕黄色或黑色较深,酸烧伤后,由于痂皮掩盖,早期对深度的判断较一般烧伤困难,不能因无水疱即判为轻度烧伤。

硫酸、盐酸、硝酸在液态时可引起皮肤烧伤,气态时吸入可致吸入性损伤,三种酸比较,在同样浓度下,液态时硫酸作用最强,气态时硝酸作用最强,气态硝酸吸入后,数小时即可出现肺水肿,它们口服后均可造成上消化道烧伤,喉水肿及呼吸困难,甚至溃疡穿孔。

(2)氢氟酸烧伤 氢氟酸是氟化氢的水溶液,无色透明,具有强烈腐蚀性,并具有溶解脂肪和脱钙的作用,氢氟酸烧伤后,创面起初可能只有红斑或皮革样焦痂,随后即发生生坏死,向四周及深部组织侵蚀,可伤及骨骼使之坏死,形成难以愈合的溃疡,伤员疼痛较重,10%氢氟酸有较大的致伤作用,而40%则对皮肤浸润较慢。

（3）石炭酸烧伤　石炭酸吸收后主要对肾脏产生损害，其腐蚀、穿透性均较强，对组织有进行性浸润损害，故急救时首先用大量流动冷水冲洗，然后再用 70% 乙醇冲洗或包扎，深度创面应早期切痂或削痂。

（4）草酸烧伤　皮肤、黏膜接触草酸后易形成粉白色顽固性溃烂，且草酸与钙结合使血钙降低，故处理时在用大量冷水冲洗的同时，局部及全身应及时应用钙剂。

2. 碱烧伤

临床上常见的碱烧伤有苛性碱、石灰及氨水等，其发生率较酸烧伤为高，碱烧伤的特点是与组织蛋白结合，形成碱性蛋白化合物，易于溶解，进一步使创面加深；皂化脂肪组织；使细胞脱水而致死，并产热加重损伤，因此它造成损伤比酸烧伤严重。

（1）苛性碱烧伤　苛性碱是指氢氧化钠与氢氧化钾，具有强烈的腐蚀性和刺激性，其烧伤后创面呈粘骨或皂状焦痂，色潮红，一般均较深，通常在深Ⅱ度以上，疼痛剧烈，创面坏死组织脱落后，创面凹陷，边缘潜行，往往经久不愈。

（2）石灰烧伤　生石灰（氧化钙）与水生成氢氧化钙（熟石灰），并放出大量的热，石灰烧伤时创面较干燥呈褐色，较深，注意用水冲洗前，应将石灰粉末擦拭干净，以免产热加重创面。

（3）氨水烧伤　氨水极易挥发释放氨，具有刺激性，吸入后可发生喉痉挛、喉头水肿、肺水肿等吸入性损伤，氨水接触之创面浅度者有水疱，深度者干燥呈黑色皮革样焦痂。

3. 磷烧伤合并中毒

磷烧伤在化学烧伤中居第三位，仅次于酸、碱烧伤，除磷遇空气燃烧可致伤外，还由于磷氧化后生成五氧化二磷，其对细胞有脱水和夺氧作用，五氧化二磷遇水生成磷酸并在反应过程中产热使创面继续加深，磷蒸气吸入可引起吸入性损伤，磷及磷化物经创面和黏膜吸入可引起磷中毒。

磷系原生质毒，能抑制细胞的氧化过程，磷吸收后在肝、肾组织中含量较多，易引起肝、肾等脏器的广泛损害，磷烧伤后病人主要表现为头痛、头晕、乏力、恶心，重者可出现肝、肾功能不全，肝肿大，肝区痛，黄疸，少尿或无尿，尿中有蛋白和管型，由于吸入性损伤及磷中毒可引起呼吸急促，刺激性咳嗽，肺部闻及干湿啰音，重者可出现肺功能不全及 ARDS，胸片提示间质性肺水肿，支气管肺炎，部分病人可有低钙、高磷血症、心律紊乱、精神症状及脑水肿等，磷烧伤创面多较深，可伤及骨骼，创面呈棕褐色，Ⅲ度创面暴露时可呈青铜色或黑色。

四、实验室及其他检查

实验室检查发现红细胞结构异常，蛋白尿、管型尿、血清胆红素升高，应考虑为化学物质中毒导致的造血系统、肝脏、肾脏等的损害。

五、治疗

化学烧伤的一般处理如抗休克、抗感染、手术等可参照一般烧伤进行，但早期创面的冲洗与合并全身中毒的防治则是化学烧伤两个特异性的问题。

1.全身治疗

无机化学物目前仍缺乏有效的解毒剂，处理主要是输液、利尿加速排泄；大量维生素 C、吸氧、输新鲜全血；必要的营养支持；保护肝、肾功能，勿选用对肝、肾毒性大的抗生素，必要时可考虑血液透析。针对不同的化学物质烧伤的治疗原则如下：

（1）碳酸（苯酚）烧伤　烧伤后宜增加补液量和碱化尿液、利尿以促使苯酚排出，严密监护心、肺功能，注意补充钾。若有苯酚蒸气吸入，为预防化学性肺炎，可静脉推注甲泼尼龙；中枢神经系统抑制者，宜行机械通气；深度苯酚烧伤应早期手术。

（2）磷烧伤　对无机磷目前仍无有效的解毒剂。处理主要是增加输液量以加速磷排泄，尽可能使尿量维持在 30 ～ 50ml/ 小时；同时注意碱化尿液；在有血红蛋白尿时，及早使用甘露醇、山梨醇等溶质性利尿药，或呋塞米（速尿）、依他尼酸（利尿酸

钠）等利尿。有呼吸困难和肺水肿时，应及时做气管切开，并应
用解除支气管痉挛的药品，如静脉推注氨茶碱，异丙肾上腺素雾
化吸入等；吸入氧气，必要时应用呼吸机进行辅助呼吸。低钙血
症、高磷血症时，静脉推注 10% 葡萄糖酸钙注射液。给予高热、
高蛋白、高糖类及高维生素 C。避免使用对肝、肾毒性大的抗生
素。激素对减轻中毒症状，促进器官功能恢复有一定好处。维持
酸碱及水电解质平衡，吸收的磷酸有可能酸化血液，可能使血
钙、磷比例失衡，影响正常血的钙磷乘积，为维持钙磷乘积，钙
的排出与沉积均增加，病人可能出现低钙血症。补钙对减轻磷中
毒症状有利。

2. 局部治疗

积极处理创面，早期切痂，断绝毒物来源。

（1）创面冲洗 被化学液浸渍的衣服、鞋袜必须立即脱下，
创面随即用水冲洗，这是减轻化学烧伤的最重要措施。目的一是
稀释，二是机械冲洗，可将化学物质从皮肤黏膜创面上冲洗干净。

（2）暴露创面 一般酸碱烧伤冲洗后创面采用暴露疗法，但
磷烧伤创面要隔绝空气，不宜暴露，可用 4% 碳酸氢钠液湿敷包
扎。禁用油质敷料覆盖或包扎，以免磷溶解后易被吸收。

（3）手术治疗 一般化学烧伤边界清楚，脱痂慢，只要深度
明确，适于手术处理。深度氢氟酸烧伤的病人，手术治疗是根本
性的治疗措施。对水疱、深部组织液化坏死灶均需彻底扩创。凡
累及指（趾）甲床者，需做指（趾）甲拔除术。深部烧伤病人行
手术治疗后，还应该继续应用其他措施。

六、观察要点

化学烧伤最容易引起化学中毒，而化学中毒最易损伤的器官
是肝、肾、肺，因此应严密观察病人的生命体征，注意病人的呼
吸频率、节律变化；观察病人尿的颜色、性状和量。观察不同化
学物质中毒的临床表现，定期监测肝肾功能、造血系统血细胞变
化等。及时发现，及时报告医师做相应的处理。

七、急救处理及护理要点

1.急救处理

迅速脱离现场，终止化学物质对机体的继续损害，脱去被化学物质浸渍的衣服，立即用大量清水冲洗，根据化学物质的种类、性质、浓度、剂量及与皮肤接触的时间采取有效的解毒措施，防止中毒，进行全面体检和化学检测。

2.常见酸烧伤的急救及护理

（1）硫酸　①脱离现场，用大量清水冲洗致伤部位，一般不使用中和剂。②必要时用2%～5%的碳酸氢钠、2.5%氢氧化镁或肥皂水处理创面，中和后再用大量的流动清水冲洗。③加强创面护理，酸烧伤清创后宜采用暴露疗法。④持续低流量氧气吸入。⑤观察有无吸入性损伤，观察呼吸频率、节律改变，有无声嘶、有无肺水肿情况，必要时行气管切开。

（2）氢氟酸　①脱离现场，脱去污染的衣服。②立即用大量清水冲洗创面，去除大量残留氢氟酸。③用3%～5%碳酸氢钠湿敷或冲洗20～30分钟，再用清水冲洗。④钙剂中和。遵医嘱静脉注射10%葡萄糖酸钙，或直接注射于创面局部及四周，减轻疼痛和继发损害。

（3）石炭酸　①迅速脱离现场，用大量清水冲洗。②遵医嘱增加补液量，并使用甘露醇等渗透性利尿剂，促进石炭酸代谢产物苯二酚的排泄，保护肾功能。③观察并记录尿量，石碳酸中毒患者尿液呈棕黑色。

（4）铬酸　①脱离现场，用大量清水冲洗。②入院后用1%磷酸钠或硫酸钠溶液湿敷。③注意观察，有无全身中毒症状、缺氧症状，有无肝脏损坏。

（5）氢氰酸及氢氧化物　①迅速脱离现场，立即吸入亚硝酸异戊酯15～30秒，数分钟内可重复1～2次。②缓慢静脉推注3%亚硝酸钠10～20ml，推注速度为2～3ml/分，同时监测血压，防过快注射致血压下降静脉推注25%～50%硫代硫酸钠25～50ml。③创面用大量清水冲洗或用1：1000的高锰酸钾冲洗后再用 5% 硫酸铵湿敷。④加强创面护理，因氰化物毒性大，中毒时病情凶险进展迅速，必须争分夺秒，先治疗后行检查。

3. 常见的碱烧伤的急救及护理

（1）强碱　①脱离现场，立即用大量清水持续冲洗创面。②一般不用中和剂，若用应在冲洗后进行，防中和过程中产生大量的热加深组织损害。③休克期输液观察与护理。④早期创面处理及护理。⑤对症处理。

（2）生石灰　①脱离现场，刷除创面上的残留石灰。②大量的清水长时间冲洗创面。③中和剂：5% 枸橼酸、3% 硼酸。④眼部的处理、创面处理及护理。

（3）氨水　①脱离现场，立即用大量清水冲洗，继用 2%～3% 硼酸湿敷。②观察有无口、鼻、咽喉部黏膜烧伤。③保持呼吸道通畅，观察有无吸入性损伤，床旁备气管切开用物。④必要时行气管切开术，按吸入性损伤护理。

4. 其他化学烧伤的急救及护理

（1）磷　①立即扑灭火焰，脱去被污染的衣服，用大量的水冲洗创面及周围的正常皮肤，冲洗时间在半小时以上。②在现场缺水无法冲洗时，应用浸透的湿布包扎或掩覆创面，以隔绝磷与空气接触，防止其继续燃烧加重组织损害。③转运途中采用湿敷包扎方法，以免复燃。④及时清创：用清水或 2% 碳酸氢钠冲洗后再用 1% 硫酸铜溶液冲洗，于暗室内清除残余磷颗粒。⑤清创后创面采用湿敷包扎疗法，禁用油质敷料，以免磷溶解吸收。⑥观察有无吸入性损伤，尽早及时进行气管切开。⑦观察有无肝、肾及血液系统的损害。⑧补液抗休克，维持尿量在 50ml/小时以上。⑨保护肝肾功能，补充大量维生素，禁用对肝肾有损害的药物。

（2）镁　①立即脱离现场，并用大量的清水冲洗创面及周围皮肤。②由于镁向皮肤四周扩大，对已形成的溃疡，在局麻下将其表层用刮匙搔刮，必要时全部切除受伤组织。③中和剂：10% 葡萄糖酸钙静脉注射。④早期创面的处理及护理。

（3）沥青 ①立即脱离现场并冷疗：用冷水或冰水冲洗或浸泡迅速降温。②在休克复苏稳定后，及早清除创面沥青。③沥青清除剂：松节油、汽油等，清除后再用清水冲洗。④大面积沥青烧伤应观察有无全身中毒症状，急性肾衰竭是其主要死亡原因。⑤早期创面的处理及护理，注意观察有无眼部损伤。

（4）水泥 ①脱离现场，脱去被污染的衣物，刷除创面上的残留水泥。②早期用清水冲洗，清除水疱及腐皮。③必要时弱酸或枸橼酸溶液湿敷。④早期创面的处理及护理。

5.化学烧伤的一般护理

（1）心理护理 ①解释化学烧伤的处理原则、注意事项，取得配合和理解。②鼓励患者表达自身感受，接受事实，敢于面对。③针对个体情况进行针对性心理护理。④鼓励患者家属和朋友给予患者关心和支持。

（2）病情观察 ①观察创面的颜色和深度，以间接判断化学物质的种类。②观察生命体征，密切关注患者呼吸频率、节律的变化。③观察患者排尿量、颜色、性状等。④动态监测肝肾功，了解有无肝肾功损害以及电解质紊乱，及时报告医生处理。

（3）创面护理 ①早期彻底冲洗创面，时间足够，观察创面有无化学物质残留。②观察创面有无污染，必要时进行创面培养。

（4）饮食护理 ①进食新鲜的高蛋白、高热量、高维生素食物，促进创面愈合。②有肝肾功损害者作相应饮食结构的调整。

（5）基础护理 做好口腔护理、气管切开护理、雾化吸入、尿管护理、定时翻身、做好患者的清洁等工作。

（6）疼痛护理 ①治疗和护理动作轻柔，集中进行，减少刺激。②向患者讲解化学烧伤引起疼痛的原因以及缓解疼痛的方法。③必要时遵医嘱使用止痛剂。

（7）体液渗出期、感染期、恢复期护理 见烧伤各期的护理。

6.并发症的处理及护理

（1）感染

① 表面：创面有肿胀、异味、溶痂。分泌物有特殊颜色的

改变：草绿色、絮白色等，痂下有积液、积脓体温升高，白细胞计数增高。气管切开的患者合并肺部感染等。

② 处理：加强消毒隔离制度。加强创面护理，常规做创面菌培养，局部及全身抗感染治疗。加强营养支持，增加抵抗力。监测体温及血常规。

（2）应激性溃疡

① 表现：腹痛、腹胀、压痛、反跳痛。呕吐咖啡色样胃液或呕血、便血。贫血表现为面色苍白、心率增快、血红蛋白降低等。

② 处理：密切观察病情变化，监测生命体征，对症处理，保护胃黏膜，抑制胃酸分泌、应用止血剂。

（3）中毒性肝炎

① 表现：患者自觉乏力、纳差、恶心、呕吐、腹胀。全身皮肤黄染，小便颜色呈黄色。

② 处理：密切观察上述症状，监测生命体征和肝功能。加强营养，卧床休息。使用保肝药物及促肝细胞生长药物，降低总胆红素。

（4）急性肾功能不全

① 表现：患者有恶心、呕吐、心累、气急、尿少、水肿。

② 处理：控制感染，避免使用对肾功有损害的药物。利尿，保护胃肠道，维持水电解质酸碱平衡，必要时血液净化治疗，监测肾功能，加强营养支持。

（5）急性肺水肿

① 表现：患者呈急性面容，自觉胸闷、气紧、呼吸困难、胸痛，有痰鸣、吐粉红色泡沫痰，颜面及甲床发绀明显等。

② 处理：立即端坐位，双腿下垂。心理护理，使患者镇静。吸氧，加入 25% ~ 30% 乙醇湿化，6 ~ 8L/ 分。使用镇静剂、强心剂、利尿剂、糖皮质激素药物等。心电监护，保持呼吸道通畅。

第三节　瓦斯爆炸伤

一、定义

瓦斯是井下煤层中释放出的有害气体的总称。主要成分是甲烷、二氧化碳、一氧化碳（CO）、氮气、硫化氢等。它们无色、无味，扩散速度快，具爆炸性。通常造成成批的烧冲复合伤，其多发伤、并发症多见，死亡率、致残率高。

二、病因及发病机制

① 瓦斯爆炸可产生高热，但燃烧时间短，多造成浅度烧伤，如果引燃衣物可造成深度烧伤。

② 由于煤矿操作多在密闭环境中，加之瓦斯中含有的有害气体，常引起吸入性损伤。

③ 爆炸发生后，患者持续吸入有害气体，常造成中毒。

④ 爆炸产生的冲击波可导致全身多处的复合伤，这常是致命伤。

三、治疗

① 现场救治，将伤员迅速转移到通风良好的地方。

② 立即吸入高浓度氧，促使血中 CO 解离，对抗 CO 中毒。

③ 注意及时手术救治严重的头、胸、腹复合伤。

④ 密切观察呼吸功能，因中毒呼吸中枢抑制及吸入性损伤双重作用，患者易出现呼吸障碍，必要时尽早进行预防性气管切开术。

⑤ 创面采用暴露疗法。

⑥ 其余的抗休克、防感染、抗感染及支持治疗同普遍烧伤。

四、观察要点

密切观察患者生命体征变化，如有异常立即通知医生。

五、护理要点

1. 瓦斯爆炸伤的一般护理措施

（1）心理护理　①解释瓦斯爆炸伤的处理原则、治疗方法、注意事项。②鼓励患者表达自身感受，接受事实，敢于面对，针对个体情况进行针对性心理护理。③鼓励患者家属和朋友给予患者关心和支持。

（2）创面护理　①保持创面清洁，进行清创后暴露创面。②持续红外线治疗仪照射创面。③严格无菌操作。④局部及全身使用抗生素。

（3）饮食护理　①忌食辛辣食物，进食新鲜的高蛋白、高热量、高维生素食物。②必要时行肠内或肠外营养支持治疗。

（4）基础护理　做好口腔护理、尿管护理、定时翻身、做好患者的清洁等工作。

（5）疼痛护理　向患者讲解缓解疼痛的方法，必要时遵医嘱使用止痛剂。

（6）体液渗出期、感染期、恢复期护理　见烧伤各期的护理。

（7）出院指导　①定期来院复查。②避免紫外线照射。③进行功能锻炼，防瘢治疗。

2. 并发症的处理及护理

（1）一氧化碳中毒

① 表现：轻度：头疼、呼吸困难、烦躁不安，视力减退。中度：视物模糊，恶心，易激惹，易疲劳。重度：幻觉，惊慌，运动失调，昏迷，呼吸功能衰竭、甚至死亡。白细胞和血小板减少。

② 处理及护理：心电监护，密切观察病情变化。吸氧，对重症患者可用高频吸氧或高压氧治疗。防止脑水肿，遵医嘱使用地塞米松、皮质醇、甘露醇等。有呼吸衰竭时遵医嘱使用呼吸兴奋药。有抽搐者遵医嘱使用镇静药。监测血中碳氧血红蛋白含量。

（2）急性肺水肿

① 表现：患者频繁咳嗽、胸闷、气紧、呼吸困难、发绀。双肺湿啰音及干啰音明显。

② 处理及护理：立即停止输液，保留静脉通路。端坐卧位，双腿下垂。高流量吸氧，乙醇湿化。心电监护。必要时四肢轮扎。加强心理护理。

（3）多器官出血

① 表现：患者皮下瘀斑、便血、呕血、腹膜刺激征与移动性浊音贫血或休克。

② 处理及护理：密切观察生命体征，判断出血部位及出血量。使用止血药物。补液扩容。必要时手术治疗。

（4）骨折

① 表现：局部疼痛、肿胀、活动受限。患处畸形，可查及有骨擦音及骨擦感。

② 处理及护理：结合影像学检查确定有无骨折。早期清创及固定、复位。

第四节　放射性损伤

一、定义

放射性损伤是指机体受到某种射线的辐射，受照射的部位及全身组织器官发生的形态或功能损害。由于皮肤位于体表，在受到辐射时首当其冲，其受伤后临床表现及后期创面覆盖类同普通烧伤，因此也称为放射性烧伤。

二、病因及发病机制

引起放射性损伤的常见射线有 X 线、γ 射线、β 射线、高能电子束和中子等。临床上最常见的放射性损伤是肿瘤放射治疗后局部皮肤的坏死。放射性损伤也可见于核工业生产、核电站、核试验及原子能反应堆的核泄漏引发的损伤。放射性损伤的严重程度与照射剂量及照射间隔时间相关，照射剂量越大，间隔时间越短，所致损伤越重。射线的种类不同，所致损伤的深度不同。β射线和软 X 线能量低，穿透能力弱，多被皮肤吸收，易引起皮肤损伤。硬 X 线、γ 射线和高能电子束能量高，易透过皮肤表层造成深部损伤。

三、临床表现

本病是皮肤受到一次或短时间内多次大剂量电离辐射照射而引起的急性皮肤放射性损伤。

（1）临床表现一般可分为 4 期：

① 第一期，为早期反应期，表现为受照射局部发生暂时性红斑，严重者可发生急性放射病时所出现的全身性早期反应（头疼、倦怠、恶心、呕吐等）。

② 第二期，为假愈期（又称潜伏期），上述局部红斑消退，表面上看来无其他病变，但照射部位仍有功能性障碍，出现温度变化，汗腺分泌失调等。此时如伴有全身性早期反应。

③ 第三期，为症状明显期，出现程度不一的特定的症状。

④ 第四期，为恢复期，此期皮肤损伤恢复痊愈，或转为慢性病变（此时称晚期反应期）。

（2）按其损伤严重程度可区分为 4 度：

① Ⅰ度：脱毛反应，主要损伤皮肤的附属器官——毛囊及皮脂腺。

② Ⅱ度：红斑反应，此度损伤有明显的临床分期。

③ Ⅲ度：水疱反应，早期反应与第 2 度相似，但出现早，程度重。

④ Ⅳ度：溃疡反应，照射后局部迅速出现烧灼或麻木感、疼痛、肿胀和早期红斑等明显加重。

第Ⅲ、Ⅳ度局部皮肤放射性烧伤后，多伴有全身症状，其中包括放射损伤的全身反应和局部烧伤病变引起的全身反应。局部的病变即使愈合，经数月或数年后，还可能发生晚期反应，转化为慢性皮肤放射性损伤。

四、实验室及其他检查

通过物理或生物检测手段，估计受照射类型和剂量。

五、治疗

① 脱离放射源。

② 保护损伤部位，Ⅰ度多自行愈合无需处理，Ⅱ度损伤避免皮肤受外界刺激如摩擦及紫外线照射等，外用清凉软膏。Ⅲ度损伤除保护创面外可用促上皮生长及防止感染药物，促使自行愈合。

③ 对于不能愈合的Ⅲ度及Ⅳ度损伤采用手术治疗，根据局部血供、创底情况及肿瘤有无复发可能选择植皮或皮瓣移植。

④ 对于慢性放射性损伤皮肤病变可采用局部切除，创面直接缝合、植皮或皮瓣转移。

六、观察要点

密切观察病情变化，如有异常及时通知医生。

七、护理要点

1. 一般护理

（1）心理护理 ①解释放射性损伤的处理原则、治疗方法、注意事项。②鼓励患者表达自身感受，接受事实，敢于面对。③针对个体情况进行针对性心理护理。④鼓励患者家属和朋友给予患者关心和支持。

（2）创面护理 ①保持创面清洁，清创后根据受伤深度采取包扎或暴露疗法。②加强翻身，防止同一部位长时间受压。③必要时创面植皮。④采取保护性隔离措施。

（3）补液抗感染护理 同普通烧伤护理。

（4）出院指导 定期来院复查，复查肝肾功、免疫系统、造血系统。

2. 并发症的处理及护理

① 密切观察皮肤有无淤血、大小便颜色；②遵医嘱使用止血药；③动态监测血常规；④遵医嘱采取成分输血。

第五节 热压伤

一、定义

热压伤是一种热与挤压的复合伤，占烧伤住院病人的 0.5% ～ 1%，它不同于单纯烧伤，除皮肤深度烧伤外，常伴深部组织包括肌腱、神经、血管，甚至骨质等损伤。多见于手部，其他部位较少；烧伤总面积多为 1% ～ 2%，但功能影响较严重。

二、病因与发病机制

致伤原因多为不同类型的高温热压机或热滚筒机械，这些机械在造纸或塑料工业上广泛使用，受伤程度随温度、压力及受压时间而异。

三、临床表现

手部热压伤由于操作时前臂多取旋前位，手心向下，多伤及手背、指背。由于烧伤面积不大，伤员全身表现轻，但局部伤情重，多伴有骨、关节损伤。创面干枯，伤区界限清楚，挤压部位的血管内皮受损，出现进行性血液循环障碍，周边组织水肿明显，疼痛剧烈，可发生进行性血管栓塞和组织坏死，截指率高。因手部热压伤伤残率高，故其预后较单纯的创伤差。

四、实验室及其他检查

对怀疑骨、关节损伤者，应立即行 X 线摄片检查。

五、治疗

（1）全身治疗　由于热压伤面积小，对全身影响小，故非手术治疗主要是针对疼痛和感染的严重程度进行治疗，适当使用止痛药，根据创面细菌种类合理使用抗生素。

（2）局部治疗　原则是彻底清创，处理损伤的骨、关节和覆盖创面，最大限度地恢复其功能。除浅层烧伤清创后可行游离植皮外，多数因创面深，清创后深部组织暴露，需行皮瓣修复。基底较好的可用超薄皮瓣，可免日后行修整手术；对无法修复的肢体、手指可予截除。

六、观察要点

严密观察患肢、患指肿胀、疼痛及血液循环情况，如发现手部温度降低、颜色发绀、感觉消失或减退，疼痛和肿胀进行性地加剧等情况，提示患肢有血液循环障碍，应及时报告医师处理。

七、护理要点

（1）心理护理 手是人体最重要的劳动器官。手热压伤后，致残率和截指率相当高，严重影响病人生活和工作，病人心理压力大，情绪反应强烈。护士要主动关心、同情和理解病人，向其详细解释手损伤后治疗方案、手术的必要性及手术效果，鼓励病人坚强，要有战胜疾病的信心，积极配合治疗护理，坚持不懈地按要求做好功能锻炼。如果要截肢，也要正视现实，珍惜生命，自强不息。

（2）饮食 同普通烧伤病人。

（3）体位 抬高患肢以利水肿回吸及减轻疼痛。

第十一章 特殊部位烧伤的护理

第一节 头面部烧伤

一、头皮烧伤的临床特点及救治

头皮是人体的皮肤仓库，有丰富的毛囊、皮脂腺及汗腺，利于愈合，但也容易夹藏细菌，造成感染。在处理时注意以下几点：

① 由于头皮有丰富的毛囊、皮脂腺及汗腺，所以头皮的深Ⅱ度烧伤也能很快愈合不留瘢痕。

② 对于大面积烧伤，头皮是供皮区，可以反复多次取皮，取皮后防止感染最重要。

③ 头皮要时常剃光，保持创面引流通畅；头部变换体位，避免一处长期受压、皮肤感染及坏死。

④ 头皮的深度烧伤未累及骨膜患者，可等待溶痂后创面行刃厚植皮术。

⑤ 如果头皮烧伤深达颅骨导致骨外露，根据外露骨的大小可选择局部皮瓣转移术或行颅骨钻孔术，待肉芽生长后再植皮覆盖创面。

⑥ 如果颅骨全层坏死，甚至缺失、伴硬脑膜及部分脑组织坏死，可清除坏死颅骨或深层的坏死组织，人工硬脑膜修复硬脑膜缺失，再根据创面部位及大小选用局部随意皮瓣、斜方肌肌皮瓣、前臂逆行桡动脉皮瓣及游离大网膜或皮瓣移植。

二、面部烧伤的临床特点及救治

面部为人体最常暴露的部位，易于烧伤。面部烧伤时有以下特点：

① 面部血供丰富，但因有五官开口，因此也相对容易感染，在面部烧伤时要做好五官护理。

② 面部深度烧伤，由于有眼、口的存在，常造成深部压力从此处释放使结膜及口腔黏膜外翻。因此，口唇呈"鱼嘴样"改变是面部深度烧伤的表现。

③ 面部烧伤由于五官的存在，需用暴露疗法。

④ 面部Ⅲ度烧伤，由于面部血供丰富，切痂层面不清，一般不采用切痂植皮。

⑤ 面部烧伤创面植皮可行中厚皮移植以减少术后挛缩及五官变形的程度。

⑥ 严重的睑外翻畸形，即使烧伤创面未愈，也可行整形手术，以保护眼球功能。

⑦ 面部深度烧伤所遗留的畸形，一般等待伤后 6～12 个月

瘢痕软化后进行手术，但功能障碍严重的瘢痕畸形，如睑外翻及小口畸形可早期手术。

⑧ 面部深度烧伤愈合后，尽早进行康复锻炼，鼻孔及口唇定做支撑器，防止鼻孔狭窄及小口畸形。面部外用瘢痕贴及弹力套进行防瘢处理。

三、眼烧伤的临床特点及救治

眼烧伤患者常极度恐慌，应做好解释工作，并及时请眼科医师配合治疗。临床救治注意以下几点：

① 眼球烧伤后立即用大量清水清洗，降低温度及洗净化学物质，这是救治的关键。

② 眼球烧伤后常有疼痛、流泪、畏光、异物感及视力减退等症状，要及时告知患者。

③ 移除眼球异物。

④ 局部抗生素预防感染。

⑤ 做好五官护理，如有结膜烧伤，需用玻棒分离粘连2～3次。

⑥ 使用阿托品散瞳，防止并发虹膜睫状体炎。同时可加用改善角膜营养及血供减轻局部组织坏死及炎性反应的药物。

四、耳烧伤的临床特点及救治

耳郭突出于头颅两侧，易遭受烧伤。烧伤时有如下特点：

① 耳郭组织菲薄，烧伤时易累及耳软骨，严重烧伤或电击伤时，常使整个耳郭干性坏死。

② 耳郭烧伤常易并发化脓性耳软骨炎，重在预防，主要是避免耳受压，保持创面引流通畅。一旦发生软骨感染，因软骨坏死易导致小耳畸形。

③ 注意保持外耳道的清洁，外耳的局部感染可引发鼓膜穿孔，甚至中耳炎。

五、观察要点

严密观察有无声嘶、呼吸困难等咽喉水肿的表现，如有异常及时通知医师。

六、护理要点

1.心理护理

① 开导患者主动表达自身感受，针对不同的原因给予相应的支持。

② 介绍烧伤后创面水肿、吸收、愈合的过程，让其对较长时间的治疗过程有正确的认识。

③ 对深度烧伤可能导致毁损伤的患者，在沟通中注意把握言语的分寸，激励其战胜疾病的信心。

④ 了解患者家庭成员、社会关系和经济情况等，取得亲人和朋友的支持，消除其顾虑。

2.饮食护理

（1）中、小面积无休克者　早期进流质或半流质饮食，以后逐渐过渡为高营养的普食。

（2）大面积伴休克者　有明显消化道并发症宜暂禁食。无恶心、呕吐患者，伤后适当进流质饮食，以后根据情况逐渐进高热量、高蛋白的半流质和普食。

（3）特别注意　患者口渴应口服含盐液体或烧伤饮料（常用口服补液盐），切忌饮入大量白开水，特别是小儿。

3.体位护理

（1）不同受伤情况　主要体位。

（2）有休克的患者　取平卧位，适当抬高头部。

（3）无休克的患者　取半坐卧位，利于静脉回流，减轻头面部水肿。

（4）有颈部烧伤者　取肩下垫枕颈过伸位，充分暴露创面。

（5）颈部烧伤未合并其他部位烧伤者　白天取坐位头后仰，夜间肩下垫枕颈过伸位。

（6）大面积烧伤伴头面颈烧伤者　休克期平稳后睡翻身床，定时翻身。

4. 颜面部各部位烧伤的特殊护理

（1）眼部烧伤　①及时清理眼部分泌物。②遵医嘱滴眼药水、涂眼膏。③眼睑外翻者用无菌油纱布覆盖，防止角膜感染。④取俯卧位时额部垫棉垫悬空眼部，防止眼部受压。

（2）鼻部烧伤　①用 0.9% 氯化钠溶液棉签清洗灰尘、分泌物，保持鼻腔清洁、通畅，必要时用镊子取出异物和痂壳。②鼻腔内分泌物粘结、干燥可涂少量的液状石蜡。③鼻黏膜水肿时，可使用麻黄碱滴鼻剂滴鼻，以利通气。

（3）耳郭烧伤　①用无菌干棉签或棉球拭干渗液及脓性分泌物，保持外耳创面干燥，防止渗液流入耳内引起感染。②侧卧位时，可用海绵圈或棉圈等悬空耳郭，以避免受压。

（4）呼吸道吸入性损伤　①严密观察有无声嘶、呼吸困难等咽喉部水肿的表现。②心电监护，特别是血氧饱和度的监测。③静脉用地塞米松预防咽喉部水肿。④床旁备气切包、吸痰盘、负压吸引装置，必要时协助行气管切开术。⑤行气管切开者按气管切开护理常规进行护理，特别注意在水肿回收期，颈部周径变细，应及时调整气管导管系带的松紧度，以防系带太松而滑脱。

5. 健康宣教

（1）陪护　严格限制探视人员。

（2）创面　保持创面清洁干燥，防止不洁的手去摸、抓、搔。

（3）饮食　以软食为主，进食时注意保护口周创面，防污染。

（4）防瘢　创面愈合后用瘢痕贴、抑瘢灵、弹力套预防瘢痕的增生。弹力套使用原则："一早""二紧""三持久"。

（5）随访　坚持门诊随访（一般为 1 个月、3 个月、半年、一年）。

6. 并发症的预防及护理

（1）感染　①病情观察：观察创周有无红、肿、热、痛；患者有无反复持续高热，创面上有无脓点及霉斑等感染征象。②保持创面清洁干燥。③高热者予对症处理。④加强病房消毒管理工作。⑤常规行创面分泌物培养＋药敏试验，根据需要局部或全身使用抗生素。

（2）窒息　①保持患者呼吸道通畅，随时清除呼吸道分泌物。②颈部深度烧伤应及时行焦痂切开减压术。③观察患者有无口唇发绀、进行性呼吸困难等呼吸道梗阻症状。④气管切开，随时吸痰。

第二节　手烧伤

一、定义

双手占体表面积的 5%，是人体操作的执行者且多处于暴露部位，常因各种原因导致不同程度的烧伤。

二、临床表现

① 手背皮肤薄而松弛，易造成深度烧伤。手背创伤愈合后，多因瘢痕挛缩导致"爪形手"畸形。表现为指间关节过度屈曲，掌指关节过度背伸，拇内收畸形及掌横弓消失。

② 手背深度烧伤后，因皮肤滑动功能差，甚至瘢痕与肌腱、关节囊直接粘连，导致手的功能障碍。在电击伤及热压伤则易直接伤及皮肤全层甚至骨骼，导致手坏死。

③ 手掌皮肤较厚，加之手的功能位为半握拳状，手掌受伤的概率及深度小于手背，且多数深度烧伤多能自行愈合。

④ 手掌的皮下脂肪多，烧伤时多不易伤及屈肌腱，但易于累及大小鱼际肌肉。

⑤ 手掌深度烧伤后，因瘢痕挛缩导致手指屈曲，多伴有指蹼粘连及指蹼过浅，重者手掌消失，呈"拳样手"畸形。

三、治疗

① 尽快消灭创面，最大限度地保存手的功能。

② 减轻水肿，抬高患肢。

③ 早期功能锻炼。

④ 保持手的功能位。手背烧伤时宜掌屈，手掌烧伤时宜背伸，全手烧伤时保持中间位。

⑤ 预防感染，确保浅度烧伤自然愈合，防止创面加深。

⑥ 手、腕、前臂及上臂的深度环形烧伤，及时实行焦痂切开减压术，减少截肢率和截指率。注意在施行手指切开减压术时，切开焦痂即可，痂下采用钝性分离，勿伤及指血管及指神经。

四、观察要点

① 保持暴露创面和创面敷料清洁干燥，随时更换，松紧适宜。

② 密切观察患手指端血循环：颜色、温度、疼痛、肢端肿胀等情况。

③ 采用包扎疗法的患者，3 天后可去除外层敷料，只留下内层油纱布从而改为半暴露疗法。

④ 密切关注有无痂下积液积脓，以及创周有无红肿等感染征象，及时发现及时处理。

五、护理要点

1.心理护理

① 介绍手部烧伤的深度、面积、目前采取的治疗方案和护理方法，让患者能积极配合治疗。

② 同情、关心和理解患者，介绍手部烧伤愈合过程，深度手烧伤的患者应加强沟通，强调手术的必要性和重要性。

③ 对可能致残者，及时得到亲人和朋友的支持，正视现实，珍惜生命。

2.体位和活动

（1）抬高患肢　患肢抬高，手高过肘，肘高过肩，利于静脉回流，减轻水肿。

（2）保持功能位　①无论暴露或包扎疗法，均应保持手部的功能位，即腕背屈30°或中位，分开各指，拇指对掌位，第2～5掌指关节屈20°，指间关节伸直。②用翻身床翻身时注意手的保护，防止手滑出加重损伤。

（3）活动　①伤后 48 小时内制动，48 ～ 72 小时后逐渐进行被动或主动活动手指各关节。②鼓励患者自己穿衣、吃饭、大小便等日常生活训练，植皮术后 8 ～ 10 天开始理疗和功能锻炼，以免关节僵硬残疾。

（4）禁忌　禁止在患肢输液、抽血、测血压和做有创操作等。

3. 健康宣教

（1）功能锻炼　维持手部功能位 2 ～ 3 个月，进行主动和被动功能锻炼，以手指最大限度屈伸和虎口张大为主。

（2）自理生活　鼓励患者独立完成吃饭、洗脸、梳头、刷牙、拿书等日常生活动作。

（3）防瘢治疗　使用弹力手套、瘢痕贴、抑瘢灵等进行防瘢治疗，疗程 3 ～ 6 个月，甚至 1 年以上。

（4）复查　一般为 1 个月、3 个月、半年、一年各复查一次，检查并指导手的功能恢复情况，必要时行整形手术治疗。

4. 并发症的预防及护理

（1）感染　①保持创面清洁干燥，随时更换浸湿的敷料，深度烧伤采用暴露疗法者，清创后涂磺胺嘧啶银，保护焦痂完整。②观察患者创周有无红、肿，痂下有无积液积脓；创面上有无脓点及霉斑；患者有无反复持续高热等感染征象。③监测体温和血常规的变化，高热予对症处理。④必要时根据药敏实验结果局部或全身使用抗生素。

（2）患手血循环障碍　①抬高患肢，观察远端血循环，异常情况及时通知医生处理，特别是手的深度烧伤应重点关注。②必要时行患手切开减压手术，改善血运。

第三节　会阴烧伤

一、定义

会阴部较隐蔽，烧伤相对少见。除了全身多处大面积烧伤有会阴烧伤外，小儿会阴烧伤相对较多。常见原因有小儿洗澡跌入热水盆中，玩耍时跌坐入热汤锅及电炉上等。

二、治疗

① 会阴部包扎不便，多采用暴露疗法。暴露疗法时常红外线治疗仪照射不到位，需加用辅助干燥设备促使创面干燥。

② 会阴部有二便及生殖器开口，容易污染，创面导致感染，便后需及时护理。

③ 会阴部深度烧伤不切痂，采用蚕食脱痂后植皮覆盖创面。

④ 会阴的深度烧伤可导致男性阴茎部分，甚至全部缺失。会阴前部阴毛区烧伤愈合后因毛囊反复发炎，易于形成瘢痕疙瘩；而会阴中心烧伤可导致生殖器及肛门移位变形、排粪及性功能障碍；累及臀部、大腿的会阴部瘢痕挛缩常导致下肢外展和坐蹲困难，严重者伴有行走困难。

⑤ 会阴烧伤植皮后，为确保植皮存活，患者应术前流质饮食、灌肠，术后肠内无渣营养或静脉营养 5 ～ 7 天。

⑥ 植皮的创面在病人麻醉清醒后，采用暴露疗法，便于创面清理。在清除分泌物和护理时要格外小心，勿移动皮片。为防止小儿术后乱动，可采用人字夹板固定髋及双下肢。

三、护理要点

1. 心理护理

① 加强与患者和家属的沟通。

② 对患者的担心（性功能、大小便等）给予理解、同情和解释，加强对隐私的保护。

③ 介绍疾病相关知识以及治疗和护理的注意事项，取得患者和家属的配合。

④ 了解其社会关系，取得亲朋好友的情感支持。

2. 饮食护理

（1）非手术患者　高营养易消化的普食，饮食要新鲜、清淡，忌辛辣。

（2）手术患者　①术前两天进无渣流质饮食。②术前晚及术晨按麻醉要求禁饮禁食。③术后进无渣流质饮食 4 ～ 5 天，加强肠外营养。

3.体位

① 仰卧位，大腿外展充分暴露会阴部创面。

② 大面积伴会阴部烧伤者：睡翻身床，便于创面暴露和大小便的护理。

③ 保护隐私：尽可能将其安置在单、双间病房，或用屏风遮挡。

4.创面护理

（1）彻底清创　①剃除阴毛，采用暴露或半暴露疗法。②反复冲洗皱褶和凹陷处，去除腐皮和污物。

（2）保护创面　①随时用棉签拭去渗液和分泌物。②保持创面干燥，用红外线仪治疗或吹风辅助治疗。

（3）二便护理　①睡翻身床或有孔床，小儿睡大字架，双下肢外展位。②大便后用 0.9% 氯化钠溶液清洗肛周，减少污染。③必要时安置尿管，按留置尿管护理进行护理。④男性生殖器烧伤者，应托起阴囊，用无菌接尿器接尿，避免污染创面。⑤便器专用并消毒，防交叉感染。

（4）合并外生殖器烧伤　①男性：用纱布卷托起阴囊和阴茎，防潮湿和水肿。②女性：双大腿充分外展，分开阴唇，防止粘连和阴道闭锁。

5.健康宣教

（1）康复训练　循序渐进地进行大腿外展和下蹲训练。

（2）日常生活护理　饮食清淡，忌辛辣，瘢痕瘙痒忌抓挠，防裂开出血感染。

（3）防瘢治疗　坚持瘢痕贴、抑瘢灵和弹力裤的使用。

6.并发症——感染的预防及护理

① 保持创面清洁干燥。

② 二便护理：每次大便后用 0.9% 氯化钠溶液清洗肛周并保持干燥。

③ 视病情置保留尿管接于床旁。

④ 高热者予对症处理。

⑤ 严格控制陪护人数，加强病房消毒工作。

⑥ 局部或全身抗感染治疗。

第十二章　吸入性损伤的护理

一、定义

吸入性损伤是热力和（或）烟雾引起的呼吸道以至肺实质的损害。是烧伤早期患者死亡的主要原因之一。

二、病因及发病机制

（1）病因

① 热空气直接损伤呼吸道黏膜和肺实质。

② 烟雾中的颗粒和有害气体吸入气管及肺泡引起组织损害。

③ 烧伤后环境缺氧及有害气体吸收入血，可立即导致患者死亡。

（2）发病机制

① 呼吸道黏膜水肿、坏死致气道阻力增加。面颈部及胸廓的深度烧伤会明显限制呼吸动度，导致呼吸困难。

② 烧伤局部毛细血管通透性增加，加重呼吸道水肿并可诱发肺水肿。

③ 肺泡表面活性物质异常导致肺泡表面张力降低，产生肺萎缩。

④ 烧伤休克和吸入性损伤可引起心排血量减少、肺灌流不足，加之上述原因可导致肺换气障碍。

⑤ 在气道梗阻及分泌物增加，肺萎缩、水肿情况下，极易并发肺部感染。

三、临床表现

（1）即期　伤后 6 小时左右，是吸入性损伤的急救阶段。吸入空气氧浓度低、二氧化碳增多和一氧化碳中毒，严重者可致死，或迅速并发呼吸衰竭。严重的上呼吸道凹凸伤，病人可迅速出现咽喉水肿，发生上呼吸道梗阻。此时，病人表现为呼吸性呼吸困难，如呼吸费力、鼻翼扇动、发绀、三凹征。

（2）水肿期　常发生在伤后 6 ～ 48 小时。由于毛细血管通透性增高，与皮肤烧伤一样，损伤的呼吸道黏膜发生水肿，伤后 6 小时为高峰，48 小时后开始回吸收。在此阶段可并发声门水肿，也可发生肺水肿。又由于损伤黏膜脱落，可发生呼吸道阻塞；肺泡表面活性物质减少，致肺不张或肺萎陷，从而并发急性呼吸衰竭。如果病人出现声嘶，表明喉部损伤；喘鸣则提示由于痉挛和水肿，呼吸道变窄，正常的气流由层流变成湍流。如果伴有呼吸急促，低氧血症和高碳酸血症，则提示急性呼吸衰竭。

（3）感染期　吸入性损伤后呼吸道黏膜损伤，随后并发肺水肿和肺不张，均是细菌繁殖的有利环境，很早即可发生肺部感染，但多数于伤后 48 小时才出现明显症状，可有发热、咳嗽、呼吸加快、气促，肺部干、湿啰音等。

（4）修复期　吸入性损伤病人度过水肿期，即进入漫长的修复期。呼吸道损伤轻者仅有数层表浅的、同质的、肿胀的上皮细胞脱落；重者，上皮层完全脱落，局灶性坏死，形成含有黏膜、细胞碎屑、纤维蛋白渗出物、中性粒细胞和成团细菌的假膜。黏膜下层严重充血、水肿、出血；坏死黏膜可反复脱落，阻塞呼吸道。裸露的肉芽组织常引起咳血，甚至可发生血管破裂、大出血。另外，脱落黏膜面特别适于细菌生长繁殖。

开始修复时，呼吸道的细胞无正常功能，脱落部分常由立方形肺泡细胞修复，使呼吸道狭窄，产生过多的黏液。在多数病人，损伤黏膜的修复和肺功能的恢复常需 1 个月以上。呼吸道损伤的严重病例，修复后将并发支气管扩张或呼吸道内息肉，呼吸管、支气管瘢痕狭窄。

四、实验室及其他检查

出现 pH 值改变、低氧血症、高碳酸血症出现时，应警惕呼吸衰竭。

五、治疗

① 吸氧。

② 保持呼吸道通畅、解除气道梗阻。

③ 重度吸入性损伤早期进行气管内灌洗，清除气道内原发及继发性致伤物，预防并发症。

④ 吸入性损伤已出现轻度呼吸功能衰竭或已确诊为重度吸入性损伤者，应尽早采用机械通气。

⑤ 定时做痰培养，灌洗液及创面分泌物也应送培养，根据结果及临床表现及时调整抗生素。

⑥ 伤后 2～4 周，当发生呼吸道黏膜脱落时，要迅速地利用吸痰器、镊子及纤支镜协助脱落黏膜排出。

⑦ 合并大面积烧伤者，注意抗休克、抗感染、全身营养支持治疗。

六、观察要点

密切观察生命体征变化，如有异常及时通知医生。

七、护理要点

1. 心理护理

① 解释吸入性损伤的病变过程及伴随的不适、告知治疗的方案和注意事项。

② 气管切开术后的患者可通过手势、文字等方式和医护人员沟通，及时了解患者需求。

③ 针对个体情况进行针对性心理护理。

④ 鼓励患者家属和朋友给予患者关心和支持。

2. 饮食

① 非气管切开的患者口服流质或半流质饮食。

② 气管切开的患者行鼻饲或全胃肠外营养。

3. 体位与活动

（1）单纯的吸入性损伤　半卧位。

（2）轻度的吸入性损伤　半卧位或仰卧头高位。

（3）合并其他损伤者　其体位根据具体情况进行调整。

（4）注意　定时更换体位，翻身拍背，并鼓励患者深呼吸，自行咳痰，促进体位引流。

4. 气管切开护理

（1）气管导管更换　①内导管一般应 8～12 小时清洁消毒一次，若呼吸时有阻塞声音，应立即更换。②外导管可于 1 周左右更换。

（2）保持切口清洁　①一般 6～8 小时清洁切口一次。②随时更换覆盖开口纱布。

（3）气管导管的固定　①气管导管应固定牢靠、防止滑脱。②水肿回吸收期，套管系带变松时，应及时调整，尤其是睡翻身床的患者。

（4）呼吸道的湿化　①用湿纱布覆盖气管导管口，随时保持湿润每 4～6 小时超声雾化一次。②持续气管内滴入湿化液。

（5）严格无菌操作　①严格消毒、洗手。②使用一次性吸痰管，经口腔、气管导管、吸痰管严格分开。③吸痰护理盘 4 小时更换一次。

（6）气管内灌洗法　①灌洗时应认真细致、有效。②两人同时操作。③做好给氧等急救准备。④灌洗时出现发绀时，应立即停用。⑤每日依情况可灌洗 3～4 次。

（7）注意　吸痰时操作宜轻柔，边吸边向外移，吸痰前后给予高流量吸氧 2 分钟，使用呼吸机患者给予纯氧吸入 2 分钟。每次抽吸时间以 15～20 秒为宜，两次抽吸至少间隔 3～5 分钟。

5. 健康宣教

吸入性损伤患者出院后要定期行肺功能检查，及时进行防治。

6.并发症的预防及护理

（1）呼吸道梗阻　①床旁备气管切开包。②严密观察呼吸情况变化，采用气管内插管。③定时更换体位，翻身拍背。④湿化呼吸道，气管内灌洗。⑤严格掌握上翻身床的时间和指征，避免发生呼吸道梗阻。

（2）低氧血症　①严密监测血氧饱和度及血气分析结果。②常规吸氧，氧流量一般为 4～6L。③一氧化碳血红蛋白增高者，立即给予高浓度吸氧，血红蛋白接近正常者，吸氧浓度不宜超过40%。④吸入性损伤后并发的低氧血症需辅助机械通气。⑤吸痰时可采用充氧-吸痰双腔管。

（3）肺水肿　①早期补液时，加强心、肺功能监测。②并发呼吸衰竭，肺水肿严重时，酌情给予利尿剂和少量多巴胺类药物。

（4）肺部感染　①严格遵守无菌操作原则。②接触呼吸道的器械或各种管道定时消毒。③及时清除呼吸道内分泌物，促进引流，湿化呼吸道。

第十三章　小儿烧伤的护理

第一节　小儿烧伤体液渗出期

一、定义

烧伤早期，由于烧伤局部炎性介质的释放，引起毛细血管壁通透性增加，导致血管内液向第三间隙渗透，这段时间称为体液渗出期。体液渗出的速度一般以伤后 6～12 小时内最快，持续时间多达伤后 24～36 小时，可延至伤后 48 小时或更长。

二、临床表现

小儿烧伤体液渗出期很容易发生休克。临床表现为尿量减少，神志改变（如烦躁不安），皮肤黏膜变化。

（1）尿量　如小儿尿量＜1ml/小时，则为少尿，提示组织血液灌流不足，可能进入休克的状态。

（2）神志　1岁以上小儿体液不足多表现为精神异常兴奋、多语，或者表现为反常的安静、淡漠或先躁动不安，后逐渐入睡；1岁以内小儿多表现为嗜睡、精神萎靡。此时切莫认为病人安静而不予处理。同时要注意小儿伤后疼痛和创面不适所致的大哭大闹，与休克的烦躁不安相鉴别。对1周岁以上的小儿遵医嘱给予镇静药后仍不能使其安静，应考虑为休克所致的哭闹。

（3）皮肤黏膜　休克时，小儿皮肤颜色变化较成人明显，皮肤苍白、花纹斑、毛细血管充盈缓慢，而且变化迅速，当休克纠正时，皮肤的这种微循环变化的恢复也比较慢，应仔细判断。

（4）心率、呼吸　在判断休克时只能作为参考，因为小儿哭闹时心率、呼吸的变化大，只有连续观察变化规律才有参考价值，小儿心率依据年龄一般不超过140～160次/分。

三、实验室及其他检查

（1）血常规　血液浓缩，血红蛋白、血细胞比容均有不同程度的升高。

（2）尿常规　烧伤早期有效血容量减少，肾脏滤过率降低，尿量减少，尿相对密度增高。电烧伤及严重挤压伤因大量肌肉组织及红细胞的损伤，可出现肌红蛋白尿、血红蛋白尿。

（3）电解质　严重急性体液渗出期容易发生低钠、高钾血症。早期由于烧伤部位和非烧伤区微血管渗透性增加等一系列病理生理改变，钠如同水分的丢失一样，通过创面向体外丢失，并向第三间隙和细胞内转移。此外，肾脏缺血、缺氧、再灌注损伤、细菌毒素及抗生素（尤其是氨基糖苷类）对肾小管的损害，使肾小管对钠的回吸收能力下降，从而导致低钠血症。严重烧伤致组织损伤、破坏，分解代谢增强以及休克期组织缺血缺氧，无氧代谢增强，导致代谢性酸中毒，H^+ 向细胞内转移，K^+ 向外置换，肾脏вы H^+-K^+ 交换大于 K^+-H^+ 交换，而导致高钾血症。

（4）尿素氮　无尿及肾功能障碍时可能出现升高。

（5）血气分析　急性体液渗出期最容易发生的是代谢性酸中毒，由于 HCO_3^- 原发性减少，致使 SB、AB 下降，BE 负值增大，动脉血、二氧化碳分压（$PaCO_2$）代偿性降低，pH 值下降。

（6）血流动力学　血流动力学变化是反映机体有无休克最客观的指标，但需要一定的条件，目前没有普遍开展。休克状态时右心房压（RAP）< 0，肺动脉压（PAP）收缩压 < 18.3mmHg，舒张压 < 4.7mmHg，脉动脉楔嵌压（PAWP）< 5mmHg，心排血量（CO）< 4L/ 分，心排指数（CI）< 2.5L/（分·m^2）。

四、治疗

小儿烧伤休克的防治原则与成人相同，但更要强调及早入院、及早补液、维持呼吸道通畅、纠正水电解质及酸碱平衡紊乱。

（1）尽早补液　补液原则为小儿烧伤面积 > 10%（头面 > 5%），均应静脉补液治疗，小面积可口服烧伤饮料补液。补液量应按小儿补液公式计算，保证小儿平稳度过急性体液渗出期。

（2）维持呼吸道通畅　如有吸入性损伤、面颈部深度烧伤水肿致呼吸道阻塞者应及时行气管切开，胸部环行焦痂者应及时行减张切开。由于小儿代谢率高，氧消耗多，而肺功能的代偿潜力小，不但容易发生缺氧，而且对缺氧的耐受力也较差，需输氧。避免镇静药过量引起呼吸抑制。

（3）早期创面处理　如小儿小面积烧伤后生命体征平稳，应及早清创，保护创面；如为大面积烧伤或已经发生休克，应先抗休克治疗，待生命体征平稳、全身情况改善后，在输液的同时送手术室清创。面部、会阴部烧伤常采用暴露或半暴露疗法。深Ⅱ度创面可用 3% 磺胺嘧啶银或聚维酮碘（对磺胺嘧啶银霜过敏者尤其适应）外涂。Ⅲ度创面可涂 2% 碘酊或聚维酮碘溶液，有利于保痂。

（4）镇静止痛　适当的镇静止痛可减少氧耗，有利于纠正休克；防止因躁动而增加创面的再损伤。

（5）抗感染　烧伤早期即使用强有力的敏感抗生素，以预防创面感染或菌群失调所致肠源性感染。常用的抗生素有青霉素类、头孢菌素类（如头孢他啶）、氨基糖苷类（阿米卡星）和亚胺培南-西拉司丁等。

五、观察要点

密切观察患者生命体征变化，如有异常及时通知医生处理。

六、护理要点

1.烧伤早期护理

（1）病情评估　①询问患儿受伤时间、原因、伤后处理情况等，特别关心患儿伤后有无饮水、饮水成分、饮水量，伤后有无排尿、排尿量。②评估有无休克表现：兴奋躁动、神志淡漠、嗜睡，脉搏增快、尿量少、烦渴、皮肤苍白，甚至出现花纹斑、肢端冰凉。③评估烧伤面积深度以及部位。④评估有无合并伤，特别是头面部烧伤应警惕呼吸道吸入性损伤。

（2）防治休克抢救程序　①迅速建立有效的静脉通道补液。②吸氧，改善组织缺氧。③留置尿管，观察小时尿量。④保暖：采用空调、暖气等，使用红外线仪升高局部创面温度。⑤镇静止痛，有颅脑损伤、吸入性损伤等合并伤慎用。⑥持续心电监护。⑦合并头面部烧伤，床旁备气管切开包、负压吸引器等。⑧建立烧伤观察记录，观察并记录患儿神志、心率、小时尿量、肢端血循环、创面情况，24小时出入量。

（3）基础护理　更衣、剃除烧伤部位邻近毛发、清洁完好部位皮肤等。

2.休克期补液的护理

（1）补液方式　①口服补液：适用于烧伤面积在10%以下（头面部烧伤面积＜5%）的患儿；采用口服补液盐，即ORS液。

②静脉补液：大面积烧伤的患儿应立即建立静脉通道补液防治休克，必要时建立静脉双通道；应根据患儿的年龄和病情选择，1岁以上的患儿按常规选择手背或足背静脉，如常规部位静脉隐匿或受损，可选择内踝部位的大隐静脉；对脱水较严重，需快速补液处理的患儿，可选择肘窝部位的静脉或颈静脉；婴幼儿由于不合作，易活动，不易固定，可选择头皮静脉；保持静脉补液通道通畅，妥善固定，防止患儿自行将输液管拔除。

（2）补液血管选择　应根据患儿的年龄和病情选择。①1岁以上的患儿常选择手背或足背静脉，如该部位静脉隐匿或受损，可选择内踝部位的大隐静脉。②对脱水较严重，需快速补液的患儿，可选择肘窝部位的静脉或颈静脉。③婴幼儿由于不合作，易活动，不易固定，可选择头皮静脉保持静脉补液通道通畅，妥善固定，防止患儿自行将输液管拔除。

（3）补液速度及量　①晶体、胶体、水分交替输入，不可在短时间内输入大量同一品种液体，防止患儿并发脑水肿、心力衰竭等。②根据患儿体重、烧伤面积等计算补液量，再制订详细的输液计划，分配好每小时输液量及每分钟滴数。③根据患儿每小时尿量及生命体征的变化等随时调节输液速度。

（4）补液效果观察　①尿量：是反映补液效果的最可靠指标。记录每小时尿量、尿色、尿比重，尿量维持1ml/（kg·小时），则提示补液有效；否则应适当加快补液速度，若仍然少尿或无尿，应仔细检查尿管是否通畅，膀胱是否充盈，排除以上因素影响后，患儿仍尿量＜1ml/（kg·小时），及时报告医生进行处理。②生命体征：每小时观察并记录一次生命体征。通过有效的补液治疗，患儿的生命体征趋于平稳，一般患儿心率＜140次/分，收缩压维持正常，即年龄×2+80mmHg，否则应根据每小时尿量、中心静脉压及全身情况等，考虑是并发心力衰竭、肺水肿，还是有效循环血容量不足所致，若为前者需强心、利尿、控制输液速度及量，后者应加快输液速度。③神志：休克期患儿可因循环血量不足，脑组织灌注不足，造成脑缺氧，表现出躁动、谵妄，通过增加补液速度，增加输入量后，患儿转为安静，提示补液有效。④周围循环：如患儿足背动脉搏动细弱，毛细血管充盈时间延长，肢体远端冰凉，应加快补液速度，检查肢体包扎的松紧度，若包扎过紧，可适当放松。⑤口唇颜色红润，皮肤温暖，口渴症状缓解，提示补液有效。

3. 症状护理

（1）口渴　①患儿较早出现口渴症状，不可无原则的满足患儿饮水的要求。②应多次少量口服含盐液体，过急过多可能诱发呕吐、腹胀等。③要有计划有记录患儿口服的液体量。

（2）高热　①高热常在伤后早期出现，有的患儿甚至出现惊厥。②及时告知医生积极处理，首选冰袋物理降温如冰敷、温水或乙醇擦浴等。③遵医嘱采取药物降温，特别注意用药后反应，防出汗过度致脱水。④加强口腔护理，保持患儿口腔清洁卫生。⑤及时更换患儿汗湿的衣服，警惕上呼吸道感染。

（3）疼痛　①尽量减少对患儿创面的刺激，集中操作或治疗。②必要时遵医嘱使用镇静止痛药。

4. 药物护理

（1）抗生素　①正确按量使用对患儿肝肾功影响小的抗生素。②观察用药效果及不良反应，监测肝肾功、血常规等，观察有无皮疹、发热、胃肠道反应等。③一般采用静脉滴注给药。

（2）创面外用药　①避免使用刺激性大的药物，以免刺激正常皮肤引起皮炎、湿疹等。②外用药物浓度不可过浓，涂抹面积不宜过大，警惕药物吸收中毒。

（3）镇静药　①血容量尚未补足时，不宜使用镇静药，以免引起血压骤降。②协助家长做好患儿的安抚工作，排除因恐惧引起的哭闹，否则即便给予患儿镇静药效果也欠佳。③休克时最好采用静脉滴注给药，增强药物的吸收。④使用镇静药后，若小儿仍然烦躁哭闹，应检查是否因补液量不足引起，不能盲目增加药物剂量。

5. 心理护理

① 护士应和蔼热情接待患儿，主动与其沟通，给予鼓励、安慰，适当留家长，尽量消除患儿的恐惧心理。

② 护理操作应尽量轻柔、集中进行，以减少对患儿的刺激或搬动。

③ 给予患儿家长同情及安慰，耐心解释烧伤的治疗过程及预后等，取得家长的理解配合，促进患儿的康复。

6. 健康宣教

（1）饮食 ①早期进食，休克期患儿无恶心、呕吐，可给予营养均衡的流质或半流质，少量多次进食，如米汤、豆浆等。②肠道吸收功能完好而消化功能不佳者，可给予要素饮食，以维持胃肠道的功能。③禁止大量饮用不含盐的饮料或白开水，可遵医嘱少量多次饮用含盐溶液。

（2）体位 ①大面积烧伤的患儿应取平卧位，适当抬高头部，以减轻头部水肿，臀部烧伤生命体征稳定的患儿可采取俯卧位。②中、小面积或伴有呼吸道损伤的患儿应给予半坐卧位，以促进静脉回流，减轻创面水肿。③肢体烧伤的患儿应适当抬高患肢，注意四肢关节处于功能位，注意早期活动，防止关节僵硬。

（3）家长的宣教 ①向家长解释伤后72小时是渗出较多、水肿严重的休克期，医护人员主要是观察患儿的生命体征及给予患儿补液治疗，使其心中有数，积极配合治疗。②向家属说明休克期患儿虽口渴，但禁止给予患儿大量饮水，否则会引起患儿脑水肿、肺水肿、心力衰竭等并发症，饮水和进食按医嘱进行。

7. 并发症——感染的预防及护理

① 积极补液抗休克，让患儿平稳度过休克期。

② 鼓励早进食，有助于胃肠道功能恢复，减轻肠黏膜屏障功能的损伤，降低肠源性感染的发生率。

③ 遵医嘱使用抗生素。

④ 保持创面敷料及床单位干燥清洁，敷料被渗液浸湿应及

时更换。

⑤ 使用红外线灯照射创面，促进创面干燥结痂。

⑥ 定时翻身，充分暴露创面，每 2 ～ 4 小时翻身一次，避免创面长期受压而造成创面感染或创面加深等。

⑦ 加强二便的护理。

⑧ 做好病室清洁及空气消毒，接触创面需戴手套，操作前后洗手，严格无菌操作。

第二节　小儿烧伤急性感染期

一、定义

所谓急性感染期，系指烧伤后短期内所发生的局部或全身性感染。一般为伤后 1 ～ 2 周。在急性感染期发生严重感染，是导致烧伤病人的早期死亡的主要原因之一。

二、临床表现

小儿烧伤后全身感染（脓毒血症和创面脓毒症）的发生期、发生率、致病菌均与成人相同，但死亡率高于成人。小儿烧伤的脓毒血症发生率为 4.46%，脓毒血症死亡率为 53.57%，是小儿烧伤死亡的首要原因。

严重脓毒血症的表现为小儿持续高热 40℃ 以上或高热骤然下降至 36℃ 以下，或在环境温度时体温不升。若无哭闹或其他原因引起的心率增快，心率＞160 次 / 分，甚至 180 ～ 200 次 / 分，并有心律不齐、心音特强。心率逐渐减慢，甚至达正常以下是临终的征兆。小儿呼吸改变比心率变化快，张口呼吸或抬肩呼吸，表示脓毒血症已经到了晚期。

小儿可出现精神萎靡，表情淡漠，嗜睡，易惊醒，或梦中叫醒、哭闹、烦躁、摸头、摇头、四肢乱动或持续全身微颤动、惊厥、幻觉、幻视等。消化系统可出现腹胀、厌食、恶心、呕吐、腹泻、肠鸣音亢进，大便每次 10 次，大便稀薄但无脓血。

三、实验室及其他检查

① 白细胞剧烈增高，多达（20～30）×10^9/L，并有明显的核左移。当有些白细胞极低，低于正常以下者，除表示危险外，还表明可能发生革兰阴性杆菌脓毒血症。

② 血培养可呈阳性。

③ 小儿铜绿假单胞菌脓毒血症时出现绿珠蛋白尿，尿呈绿色。

④ 小儿易发生酸中毒、低血钾、脱水等水电解质紊乱。出现肾功能改变，表现为尿素氮增高、肌酐上升、肌酐清除率降低。

四、治疗

（1）正确处理创面 尽量保护未感染的创面，使之完整、干燥，争取浅度创面自愈；创面无明显感染者、全身情况良好时尽早植皮，消灭创面；感染灶的坏死组织要彻底清除；肢体广泛坏死者，应及时截肢；创面用药浓度不宜过高，用药面积不宜过大，特别在广泛应用磺胺嘧啶银霜或磺胺米隆时，谨防创面吸收中毒；当创面出现坏死斑时应立即切除坏死组织和焦痂；切痂范围不宜过大，以防失血过多。

（2）营养支持 提供足够的热量和蛋白质，使小儿达到正氮平衡，可提高小儿的抵抗力，特别是对免疫球蛋白的形成有很大好处。

（3）合理使用抗生素 据创面微生物培养及抗生素敏感试验选择抗生素。

五、观察要点

1. 生命体征

（1）血压 应每2小时观察并记录一次，病情平稳后可4小时一次。

（2）体温 观察患儿有无感染的重要指标之一。大面积烧伤的患儿体温维持在38℃左右为宜，过低、过高、骤降或骤升都是感染的标志。高热（39℃以上）、寒战、低体温（36℃以下）时应及时告知医生，给予处理。

（3）心率 严密监测心率的变化，若出现脉搏短绌，除测量脉搏外还应听心音，若患儿出现脉搏与体温分离的现象时，警惕有严重感染，应及时报告医生。

（4）呼吸 注意呼吸的节律、频率和幅度的变化，感染发生时，呼吸的改变比心率早，应随时清除呼吸道分泌物，保持呼吸道通畅。

2.神志

① 当患儿出现梦呓、幻觉、烦躁不安时应警惕脓毒血症的发生。

② 注意保持病室环境安静，光线柔和，尽量减少对患儿的刺激。

③ 适当使用约束带约束患儿四肢，放置床档，防止患儿坠床。

④ 必要时遵医嘱使用镇静药物，注意镇静效果的观察。

六、护理要点

1.常规护理

（1）创面护理 ①创面有无分泌物、分泌物的气味和量、创面色泽、有无水肿、出血点、坏死斑，创周有无炎症反应等。②常规作创面分泌物培养＋药敏试验，必要时创面采用抗生素湿敷换药。③暴露创面应保持创面干燥，随时拭干渗液、更换烧伤垫。④定时翻身，防创面长时受压致感染加深。⑤会阴部烧伤的患儿，应加强二便护理，随时保持干燥严格消毒隔离措施，防医院内感染。

（2）口腔护理 ①注意口腔黏膜及舌象的变化，此变化往往是脓毒血症或创面脓毒症的最初症状，如舌苔津少、焦黄有芒刺等。②加强口腔护理，2～3次/天，防止腮腺炎及口腔炎的发生。③头面部烧伤的患儿应做好五官护理，2～3次/天。

（3）体温异常护理 ①高热护理：降低室温。物理降温：如温水擦浴、乙醇擦浴、冰敷，但高温伴寒战时，不宜用冰敷或乙醇擦浴。药物降温，当物理降温效果不好时应遵医嘱使用药物降温。遵医嘱适当增加补液量,多饮水。②低温护理:提高室温,注意保暖。局部可采用红外线烤灯照射保暖。

2. 营养护理

(1) 口服营养支持 ①合理调配膳食,提供足够的热量、蛋白质、维生素等。②满足患儿口味,给予新鲜、易消化的流质、半流质饮食,少食多餐。③提供舒适的就餐环境,去除病房异味。④在进餐前尽量避免治疗护理操作。⑤家属宣教:科学认识饮食与烧伤愈合的关系,走出饮食种类与烧伤皮肤愈合是否留疤的误区。

(2) 静脉营养支持 ①进口摄入不足,遵医嘱静脉补充白蛋白、血浆、全血等。②随时复查肝肾功,异常情况随时纠正。③静脉通道选择粗而直的血管,防高渗性静脉炎发生,必要时采取深静脉置管。

3. 健康宣教

(1) 饮食 ①以高蛋白、高热量、易消化、清淡的饮食,加强营养,以增强患儿机体的抵抗力,少食多餐,同时应注意饮食卫生。②能口服者以口服的营养方式为主,也可用静脉高营养及鼻饲。③应给予种类丰富的食物,以增进食欲。④腹胀时应禁食牛奶、糖类等产气物,必要时遵医嘱禁食。⑤严重腹泻时应禁食。

(2) 体位 根据不同的烧伤部位,采取不同的体位,应以置于功能位为原则。

(3) 家长的宣教 加强对患儿家长病房探视制度及隔离重要性的宣教,降低感染的发生率。

4. 并发症的预防及护理

(1) 恶心、呕吐 不可勉强进食,应采取随意饮食;遵医嘱静脉补充营养或采取鼻饲给予营养液。

(2) 腹泻、腹胀 及时留取大便标本进行大便检查,并适当调整饮食结构,针对可能原因应用相应抗生素。

(3) 腹痛 评估腹痛的性质、部位、程度、伴随症状等,严密观察疼痛的进展，及时告知医生；在疼痛性质尚未确定之前，不能使用哌替啶等止痛药。

第三节　小儿烧伤创面修复期

一、定义

创面修复期在临床上没有固定的时间阶段。创面深度越浅，修复发生越早。

二、临床表现

创面基底健康肉芽组织长出，则可以行刃厚植皮手术。

三、治疗

（1）Ⅰ度烧伤　无需特殊治疗，伤后5～7天创面脱屑愈合。

（2）浅Ⅱ度烧伤　要尽力保护创面，避免继发性感染，促使自发性愈合。

（3）深Ⅱ度烧伤　对于特重烧伤的病人，应尽力保护创面，避免继发感染，促使自发性愈合。将残留的有效的供皮源（正常皮肤或Ⅰ度及浅Ⅱ度烧伤愈合后的皮肤）用于Ⅲ度烧伤创面的植皮。对于轻、中度或重度烧伤患者、病情平稳且有足够皮源的患者，则可在面部及关节等部位肉芽创面行中厚植皮，以保证愈合后有良好的功能。手背的深Ⅱ度烧伤，可在烧伤早期（伤后3～10天内），行手背削痂，薄中厚皮植皮术。以尽量恢复手部功能。

（4）小面积的Ⅲ度烧伤　可以直接行切痂植皮手术，可大大缩短病程。对于重度或特重烧伤的患者则需要做治疗计划，分期分批对创面进行切痂、削痂或蚕食脱痂，有计划地利用有限的供皮源对创面行植皮手术。这一时期预防供皮区及创面感染非常重要。

（5）创面脓毒症　应及时检查创面，再次清创。必要时可在全身麻醉下行坏死组织削除或切除术，彻底引流创面，待创面肉芽形成后及时覆盖创面。为避免暴露创面过多，时间过长，机体组织液丢失过多，创面可用异体皮、异种皮或人工皮覆盖。

（6）肢体及躯体深度环形烧伤　注意避免止血带效应，应在烧伤后 24 小时内及时行焦痂及深筋膜切开减压术。

（7）创面修复期　注意预防全身性感染，全面的营养支持及免疫支持，注意水电解质平衡及保护心、肝、肺、肾等脏器功能。

四、观察要点

观察患儿生命体征是否平稳，如有异常及时通知医生。

五、护理要点

1.功能锻炼的护理

（1）锻炼方法　①早期正确摆放体位，以利于对抗关节畸形。②肢具牵引及夹板固定，保持患儿关节的活动度。③体疗按摩，增加患儿各关节的活动。④鼓励并协助患儿主动活动各关节，增强患儿的肌力。⑤注重日常生活训练及物理疗法。

（2）注意事项　①主动与被动锻炼相结合，以主动锻炼为主，时间适宜，切忌患儿疲劳，锻炼度由小到大，范围逐渐扩大。②功能锻炼前，应对患儿及家长做好解释工作，以取得患儿及家长的配合。③大面积烧伤的患儿，因为长期卧床，在初次坐起或下床时可能会出现面色苍白、出冷汗等虚脱症状，应特别注意，一旦出现上述情况应立即平卧或休息。④行走后应抬高患儿的双下肢，以防下肢水肿。⑤注意观察患儿家长是否因害怕患儿疼痛或因没有意识到功能锻炼、生活锻炼的重要性，而未坚持执行康复锻炼措施，应随时提醒和配合。

（3）复诊　①创面愈合后定期门诊复查，指导功能锻炼方法，及时纠正不正确方式。②复查有无功能障碍和外观的改变，必要时整形手术治疗。

2.瘢痕的预防及护理

（1）预防　①使用预防或软化瘢痕的乳膏，将乳膏均匀地涂在愈合的创面上，轻轻按摩，使其充分吸收，也可使用喷雾剂或瘢痕贴预防瘢痕的增生。②使用弹力绷带压迫增生的瘢痕，抑制其生长，24小时持续使用，从创面愈合后开始，一般使用半年至1年。

（2）疼痛瘙痒　瘢痕疼痛瘙痒可采用物理疗法，如超声波治疗等，可达到止痛、止痒、软化瘢痕的作用。

3. 心理护理

（1）患儿　①年龄稍大的患儿因担心出院回到学校或社会时可能会受到歧视，往往会产生自卑感，因此，护士及家长应给予患儿帮助，使其能够正确的认识自我，珍惜生命、不断充实自己，增强内在美来弥补外在的不足。②指导并教会功能锻炼的方法，自觉坚持，勇敢面对。③介绍整形美容新技术、新信息，让患儿增强生活的信心。

（2）家长　①正确引导家长，不要一直沉湎于过去的自责之中，消除其自责感，使其振作精神，抓住现在，坚持不懈的帮助孩子进行功能锻炼，争取最大限度的恢复功能。②家长不要过分溺爱患儿，不能因害怕患儿受苦或惧怕患儿疼痛而减少或放弃锻炼。

第十四章　老年烧伤的护理

第一节　老年烧伤体液渗出期

一、定义

老年人随着年龄增长，蛋白质消耗增加，肌肉萎缩，全身含水量减少，特别是细胞内水分减少。从而机体调节水、电解质能力降低，脏器功能降低，代偿能力差，因而烧伤后易发生休克。

二、临床表现

急性肾功能衰竭、心血管功能障碍，慢性支气管炎和肺气肿，应激性溃疡，电解质紊乱。

三、实验室及其他检查

蛋白尿持续阳性，尿相对密度固定在 1.010 ～ 1.020，尿中出现红细胞，颗粒管型和红细胞管型，多提示急性肾衰竭、肾功能异常、酸中毒、电解质紊乱。

四、治疗

1.液体复苏的特点

① 当烧伤面积＞10% 或Ⅲ度烧伤面积＞5%，应立即补液；或烧伤面积＜10%（Ⅲ度烧伤面积＜5%），有心、肾功能障碍者仍应补液，但要限量，并需密切观察病人对输液的反应及输液效果，及时调整输液量。

② 补液速度要均匀，忌快速补液或冲击试验。在能纠正休克的前提下，适当控制输液量，以免导致急性肺水肿和心力衰竭。

③ 可给予毛花苷 C、多巴胺等强心护肾。因老年病人输液量需适当控制，在血容量恢复而氧输送不足的情况下，增强心脏功能，提高心排血量，增加氧输送，有利于改善重要脏器和组织的无氧代谢状态。

④ 较早给予清除氧自由基的药物，如维生素 E、超氧化物歧化酶（SOD）、别嘌醇别嘌呤醇、地塞米松等。

2.保持呼吸道通畅

老年人多患有肺部疾病，伤后易发生肺部并发症。当病程中发现呼吸困难、气管分泌物增多、咳嗽、喘鸣等症状时，应鉴别是肺源性的还是输液引起的。肺源性的表现为突然呼吸困难、胸闷、心悸和窒息感，刺激膈肌时胸痛可放射致肩部；后者表现为胸闷、呼吸急促、面色苍白、出冷汗，心前区有压感或疼痛，咳泡沫样痰、血性痰。针对不同情况采取相应的措施。

3.保护肾脏功能

输液量应按计划平均输入，保证肾脏有效血流量。以尿量作为输液的主要依据；尽量避免使用对肾功能有损害的药物，一定要使用时，应减少剂量和延长用药时间，一般用量为成人用量的2/3。确诊为急性肾衰竭时，应按肾衰竭用药。

4.保护心脏功能

（1）窦性、室性、室上性心动过速　可选用毛花苷C、普鲁卡因胺、苯妥英钠或美托洛尔。盐酸胺碘酮对控制心律失常也有较好的效果。

（2）心房颤动　除可用洋地黄外，可用奎尼丁。对因疼痛等刺激诱发的心房颤动应首先选用哌替啶、地西泮等镇痛镇静药。

（3）束支传导阻滞　多为原发疾病引起。如系原发性高血压，仅控制血压在安全线内即可；如系水电解质紊乱，需纠正水电解质紊乱，以达正常生理指数；如为败血症，则需要控制感染。

（4）完全和不完全传导阻滞　心率 < 60 次 / 分，可用阿托品治疗。如果是冠状动脉粥样硬化供血不足所致，应纠正休克和缺氧。

5.烧伤创面的处理

老年烧伤病人，因皮肤再生能力减弱，创面的恢复比同面积的其他病人慢得多。创面处理的原则同一般病人，但注意加强全身营养，及早封闭创面，促进愈合，及时翻身，防止创面因被压加深或形成新的压疮。

五、观察要点

（1）观察有无神志改变　烦躁不安是烧伤休克最早出现的临床征兆，常发生在血压降低之前。由于失液、血容量不足，脑细胞灌注不良和缺氧所致。随着脑缺氧的加重，可出现神志淡漠、意识障碍，甚至昏迷。

（2）观察有无生命体征的改变　烧伤后由于应激反应，血管活性物质如儿茶酚胺分泌增加，使心肌收缩力加强、心率加快，以代偿提高因血容量减少时心排血量的不足。大面积烧伤急性体液渗出期，脉率一般维持在 120 次 / 分；儿童心脏搏动有力不＞ 140 次 / 分。烧伤休克早期，代偿性血管收缩，周围阻力增高，血压有时略升高，舒张压升高更明显，脉压变小。伴随代偿失调，毛细血管床扩大，血容量与血管床容量比例失调，血压开始下降。烧伤休克血压变化的特点是收缩压下降常继发于脉压减少之后。

（3）观察尿量改变　尿量是反映组织血液灌流情况最灵敏指标之一。肾血流量约占全身循环血量的 24%。血容量不足时，由于应激反应，全身血流重新分布，肾脏在肾上腺素、去甲肾上腺素、血管紧张素等的作用下，肾小球血管收缩缺血，滤过率下降，尿量减少，甚至无尿。因此尿量的变化直接反映了肾血流量的变化，由此可推断其他内脏灌注是否足够。

（4）检查末梢循环情况　早期由于交感神经兴奋，皮肤血管收缩，以保证重要器官血液供应，表现为皮肤发白，肢体发凉；随着大量液体的渗出，微循环障碍，可出现发绀，按压甲床或皮肤，恢复颜色较慢。

六、护理要点

1.心理护理

① 烧伤对老年患者来说不仅仅是皮肉之苦，而且还有心理和精神损伤，关注老年患者的焦虑和恐惧心理、消除其顾虑，使其积极的配合治疗和护理。

② 老年患者常会有因经济困难和需要家人照顾而产生内疚和负罪感，感觉拖累家人，医务人员加强患者和家属的沟通，充分发挥家庭和社会的支持协同作用，使其在较好的氛围中、保持良好的心情积极配合治疗和护理。

③ 多与老年患者沟通、讲解伤情，使其对疾病有所了解，帮助老年人正确的看待伤残，提高生活的信心。

2. 饮食护理

（1）小面积烧伤　常规饮食。

（2）中面积烧伤　①无恶心呕吐者，可进食流质或普食。②有恶心呕吐者，暂禁食，根据病情逐步进食。

（3）大面积烧伤　①无恶心呕吐者，可在第一个 24 小时内进食流质，以后逐步改为软食和普通饮食。②有恶心呕吐者，暂禁食，根据病情逐步进食。

（4）特别指导　①注意避免刺激性强的食物。②宜少量多餐，清淡易消化的食物，以免出现腹部不适，如腹胀、呃气。③不吸烟、不饮酒，不随意改变老年患者的饮食规律。

3. 体位护理

（1）四肢烧伤　抬高患肢，促进静脉回流，减轻水肿。

（2）头面部烧伤　①平卧位。②病情允许可以半卧位或坐位。

（3）会阴部烧伤　①可以取截石位，充分暴露创面。②应注意患者隐私保护。

（4）大面积烧伤　①先取平卧位或中凹卧位，酌情床上翻身。②病情平稳后翻身床翻身。

（5）吸入性损伤　①肩下垫枕，取颈部过伸位，开放气道。②必要时可行气管切开术。

4. 创面护理

（1）创面保护　①保持创面清洁、干燥、避免受压。②换药时注意严格的无菌技术原则。③对创面采取包扎疗法的患者，观察创面敷料渗出液的颜色、气味和量。④有肢体烧伤的患者还要注意肢端的血液循环。

（2）红外线仪治疗　充分利用红外线治疗仪的热作用，使血管扩张，促进血液循环和上皮生长。

（3）翻身床治疗　①对使用翻身床的老年患者因其耐受性差，翻身间隔时间适当缩短。②特别是上翻身床的初期和俯卧位时，应加强观察。③俯卧位时间不宜超过 2～3 小时，警惕俯卧位时因喉头水肿引起窒息。

（4）观察和记录 ①协助医生做好创面处理。②及时的观察和做好记录。

5. 补液抗休克治疗

（1）补液通道的选择 ①选择粗直的血管，确保输液通路通畅，留置针固定妥善。②对体表烧伤严重血管不宜穿刺者，或短时间内需大量补液者，立即通知医生行静脉切开或深静脉置管术。注意观察导管是否固定、通畅以及穿刺点皮肤的变化。③不宜在环形烧伤肢体的远端进行静脉穿刺。④电击伤肢体浅表静脉大多已烧坏，故不宜在患侧肢体穿刺。

（2）尿量 ①老年患者代偿能力下降，每小时尿量维持在30ml 左右即可。②尿少时切勿盲目的加快补液，以免加重心肺负担。③出现血红蛋白尿或肌红蛋白尿时，及时通知医生，适当加快补液、碱化尿液，同时观察尿量和尿色的改变。

（3）脉搏 ①老年患者心功能降低，心储备能力下降。②严重时引起心律失常和心力衰竭。

（4）神志 ①老年患者多反应迟钝。②加强对神志的观察有助于判断休克是否纠正。

（5）血压 ①正常老年人的血压随着年龄的增加而增加，烧伤后血压也会发生变化，加强血压监测。②必要时监测中心静脉压（CVP），正常值 5 ~ 12cmH$_2$O。

6. 并发症的预防及护理

（1）肺水肿 ①吸氧，保持气道通畅。②严密监测尿量或CVP 值。③控制输液速度。

（2）心律失常 ①立即吸氧和纠正休克。②遵医嘱用毛花苷C、普鲁卡因胺、阿托品等。

（3）急性肾功能衰竭 ①避免使用对肾脏有损害的药物。②动态监测肾功能变化。③必要时血液透析。

第二节 老年烧伤急性感染期

一、定义

所谓急性感染期，系指烧伤后短期内所发生的局部或全身性感染。一般为伤后 1～2 周。在急性感染期发生严重感染，是导致烧伤病员的早期死亡的主要原因之一。

二、临床表现

（1）发生时间在伤后 1～2 周。

（2）肠源性感染可发生于伤后 3～6 小时。它的特点是：

① 常见于大面积烧伤早期液体复苏延迟的患者。

② 原因是早期肠道黏膜屏障功能破坏，肠道内细菌移位，异位定植的结果。

③ 多为革兰阴性细菌感染，感染来势凶猛，迅速加重早期休克症状，死亡率极高，救治困难。

（3）创面感染是烧伤早期感染的主要原因。感染来源可能是：

① 烧伤创面周围正常皮肤或烧伤创面残存皮肤附件中的常驻细菌。

② 烧伤发生时外周环境导致创面污染。

③ 患者自身分泌物或排泄物污染。

④ 急救人员的接触污染。

⑤ 各种有创操作及植入管道引起感染。

（4）创面感染根据创面上病原菌的密度及侵犯深度分为侵袭性感染和非侵袭性感染。

① 非侵袭性感染特点如下 a. 烧伤创面仅有少量病原菌定植。b. 创面有大量细菌检出，仅限于分布表面。c. 创面病原菌已穿透焦痂，但菌量较少（＜10^5/g），仅产生局部炎性反应，或未侵袭到有活力的组织。d. 患者临床表现主要是创面有局部感染，但全身反应较轻。通过局部创面的清理，坏死组织的去除，大部

分感染能有效的清除。

② 侵袭性感染的特点如下　a. 根据病原菌侵入的深度分局灶性、普通性及微血管性侵袭三型，侵袭深度越深，感染越重。b. 创面显示出明显的感染征兆，水肿严重、分泌物增多，或凹陷、出现坏死斑。c. 伴有全身感染症状。d. 最终可引起创面脓毒症及败血症。创面脓毒症的诊断应具备 3 个标准：病原菌穿透焦痂并侵入活力组织而诱发微血管炎及淋巴管炎，细菌定量培养超过 $10^5/g$ 组织和全身脓毒症状。

三、实验室及其他检查

血常规显示白细胞升高，T 细胞功能降低，免疫监视能力很弱。

四、治疗

（1）老年人补液　严格控制单位时间内液体输入量，预防肺水肿的发生。

（2）营养支持疗法　为提高机体免疫力，对大面积烧伤的老年人或隔日输入全血或血浆 200 ～ 400ml/ 天，必要时输入人血清蛋白或丙种球蛋白。

（3）应用保护胃黏膜的药物　应用 H_2 受体阻滞药及胃黏膜保护药。有报道老年人烧伤感染发生急性胃溃疡出血者占 17.8%。

（4）使用抗生素，注意老年人肾脏功能减退，经肾排泄的药物量减少，须减少用药的剂量，延长给药的时间。

（5）适当应用治疗糖尿病的药物。

五、观察要点

（1）体温

① 老年患者体温调节功能下降，易出现高热（40 ～ 42℃）或体温不升（< 36℃）。

② 高热时给予降温，必要时可用冰毯和冰帽。

③ 体温不升时应注意患者的保暖。

（2）神志

① 在发生脓毒血症时容易出现神志改变。

② 多表现为一些精神症状，早期表现为烦躁、幻觉、谵语等，后期表现为嗜睡、神志不清、定向力障碍，甚至昏迷。

③ 老年患者发病时其临床表现不明显，应注意加强观察。

（3）呼吸

① 当患者出现呼吸浅快、粗糙的呼吸音、张口呼吸或点头样呼吸时，应注意患者呼吸道的支持。

② 必要时使用呼吸机辅助呼吸。

（4）胃肠道

① 烧伤后会有消化系统方面的反应出现。

② 常表现为食欲下降、腹胀、腹泻、恶心、呕吐等。

六、护理要点

1.心理护理

① 老年患者常会因创面长时间不愈合以及伴随的食欲下降、高热、胃肠不适和多次手术及换药所致的疼痛而产生消极想法，对治疗没有信心，要与患者多沟通，关心、理解和接受他们，鼓励患者树立信心。

② 老年患者还会因拖累家人和住院费用的支付困难而产生负罪感，容易产生消极想法，多与患者和家属沟通，充分发挥亲人和朋友的支持作用，让患者在心理和生理都得到满足。

③ 用一些康复患者的病例鼓励患者，让老年患者保持乐观向上的心情，以正确的心态对待治疗和护理中的不适。

2.饮食护理

（1）少食多餐　①老年患者烧伤后常会出现食欲下降、腹胀等不适。②应指导其合理进食、由少到多、逐渐加量形成规律。

（2）营养丰富　烧伤患者的代谢率高，创面修复同时需要大量的营养，应鼓励患者进食高蛋白、高维生素、高热量、易消化的食物。

（3）合理搭配 注意色、香、味的搭配，刺激和增加病人的食欲。

（4）就餐环境 消除病房异味，提供舒适的就餐环境，注意卫生。

（5）特殊患者 对于进食差或不能进食的患者可以采取鼻饲或胃肠外静脉高营养。

3.体位和创面护理

① 根据烧伤的部位的不同而采取不同的体位，目的在于充分暴露创面。

② 老年患者长时间卧床和皮肤修复功能减退，容易发生压疮，加强翻身。

③ 保持完整皮肤清洁、干燥，做好基础护理。

④ 伤后创面大量渗液是细菌良好的营养，应随时更换浸湿的敷料和棉垫。

⑤ 创面换药时，注意严格的无菌技术原则。

⑥ 保证烧伤红外线治疗仪的正常使用，促进创面干燥结痂。

⑦ 对于创面包扎的患者要注意观察渗出液的量、颜色和气味。

4.并发症的预防及护理

（1）应激性溃疡 ①暂禁食、行胃肠减压。②严密观察生命体征的变化。③遵医嘱使用胃肠道黏膜保护剂及止血药物。④做好心理护理，缓解紧张情绪。

（2）急性呼吸窘迫综合征 ①吸氧。②做好呼吸道的护理。③观察患者吸氧效果。④治疗原发病，控制感染。⑤严重时呼吸机辅助呼吸。

第三节 老年烧伤创面修复期

一、定义

创面修复期在临床上没有固定的时间阶段。创面深度越浅，修复发生越早。

二、临床表现

① 创面的修复期贯穿到临床的整个过程。

② 除 Ⅰ 度烧伤外，所有的创面都有渗出，极易发生感染，创面一旦感染其深度会加深，创面修复将延迟。

③ 浅 Ⅱ 度烧伤愈合时间在伤后 2 周左右，残留的表皮基底细胞和皮肤附件是自发性愈合的基础。愈合后创面不留瘢痕，皮肤的质地结构正常，仅有色素沉着，一般在数周或数月内消退。

④ 深 Ⅱ 度烧伤愈合时间在伤后 3～4 周，残留的皮肤附件是自发性愈合的基础。愈合后创面留有瘢痕。头皮由于大部分毛囊分布于皮下组织，即使是深 Ⅱ 度烧伤创面也可因毛囊表皮细胞再生而迅速覆盖创面。所以，头皮深 Ⅱ 度烧伤愈合后可不留瘢痕。

⑤ Ⅲ 度烧伤不能自发性愈合。一般在伤后 3～4 周创面开始溶痂，当创面基底健康肉芽组织长出，则可以行刃厚植皮手术。

三、治疗

参见本篇第八章第三节。另需注意老年人皮下脂肪薄，长期固定关节于一个状态，容易导致压疮与肌肉痉挛，应适当放松。

四、观察要点

密切观察患者生命体征，如有变化及时通知医生。

五、护理要点

1.心理护理

① 鼓励老年患者表达自身的感受。

② 多与老年患者交流、沟通、解释功能锻炼的重要性和注意事项。

③ 教会老年患者学会自我放松的方法。

④ 鼓励家属和朋友多给予支持和关心，充分发挥家庭和社会的支持作用。

⑤ 用康复出院患者的榜样示范作用为例增加其战胜疾病的信心。

2. 饮食护理

① 进食清淡、营养丰富的普通饮食。

② 食物准备时应注意色香味的搭配，增进患者的食欲。

③ 注意避免进食辛辣、刺激性强的食物，如酒、辣椒等。

④ 饮食要注意卫生和规律。

3. 体位和锻炼

修复期的锻炼对保持各关节功能位置及预防瘢痕挛缩有着非常重要的意义。

（1）颈部瘢痕 仰卧位时取颈过伸位，俯卧位时抬头。

（2）颈侧瘢痕 头部可做转颈运动和向键侧牵拉。

（3）腋窝瘢痕 活动上肢高举过头，上肢外展尽量超过90°。

（4）肘部瘢痕 肘部可做内旋、外旋、伸、屈动作。

（5）手部瘢痕 做握拳运动和五指的对掌运动，休息时保持功能位。

（6）髋部瘢痕 髋部的内收和外旋。

（7）会阴瘢痕 做跨步运动和"大"字练习。

（8）膝部瘢痕 做下蹲运动可使膝关节和腘窝伸直。

（9）踝部瘢痕 做踝关节的内收和外展运动。

（10）足部瘢痕 做足背的外展、内收、背伸运动。

4. 健康宣教

（1）时间宜短 老年患者随着年龄的增加，容易感觉疲劳和恢复缓慢。

（2）动作宜轻 ①锻炼时间不宜太久，锻炼时动作应轻柔。②逐步加大力量，以老年患者感到能耐受为宜。

（3）预防瘢痕 坚持使用防止瘢痕生长的药物或弹力衣、弹力套。

（4）色素沉着 ①外出时尽量避免阳光直晒和紫外线的照射。②注意皮肤的清洁，穿棉质衣物。③瘙痒时注意不要抓伤皮肤，必要时使用止痒药。

（5）家庭督导制订计划 ①鼓励家属参与康复训练的培训。

②督促患者每天有计划的运动。③在锻炼时要有家属或朋友的陪同。④如有异常立即停止和就医。

（6）复查　①出院后 3 个月、6 个月、1 年分别门诊复诊。②若有瘢痕影响功能时及时就诊。

第十五章　体表肿瘤的护理

第一节　黑色素细胞痣

一、定义

黑色素细胞起源于神经嵴，分布于皮肤基底层、毛囊、大多数鳞状上皮细胞覆盖的黏膜、软脑膜及其他部位。黑色素细胞合成酪氨酸酶，使酪氨酸氧化成多巴，并进一步氧化形成黑色素体，最终形成黑色素，分泌到周围的上皮细胞。

黑色素细胞痣（简称黑痣）是由黑色素细胞巢状排列形成的。仅是黑色素细胞增多，但呈散在分布，不能称其为黑色素细胞痣，如太田痣、单纯性雀斑样痣等。

二、病因

黑色素细胞痣具体形成机制不明，在性质上，所有的黑色素细胞痣可能都不同程度地介于畸形和肿瘤之间，都与黑色素细胞的增殖新生有关。

三、治疗

每个正常成年人全身平均可有 15 ～ 20 个黑痣，是一种常见疾病，通常除了美容目的外，绝大部分的黑痣不需治疗。

（1）手术治疗　对于 > 3mm 的黑痣可采用梭形切除，或分次切除的方法。对于面积更大的黑痣，可以选择切除后植皮或皮瓣转移的方法。原则上切除的黑痣标本均应送病理检查。

（2）非手术治疗

① 激光治疗：多采用 CO_2 激光进行扫描气化，见色素消失，基底呈淡白色即可，治疗应彻底，不可残留。

② 化学烧灼法：主要利用 30% ～ 50% 三氯醋酸，或冰醋酸、中药等腐蚀性药物进行剥脱，因方法较难控制，已较少使用。

四、观察要点

① 观察内容：皮瓣颜色、温度、毛细血管充盈反应及血管的充盈和搏动。

② 皮瓣皮肤微红而有光泽，或用棉签轻压皮瓣后 1 ～ 2 秒钟内转为红润，则证明皮瓣血运良好。

③ 术后每小时观察 1 次，对皮瓣出现青紫、斑点、苍白、皮温低、有水疱或者血肿时，应及时报告医生并做对症处理。

④ 若皮瓣变硬时，应及时引流，局部用抗感染的药物，或用注射器分别抽取过氧化氢、0.9% 氯化钠溶液做灌洗，必要时手术清除坏死组织。

五、护理要点

（一）术前护理

（1）心理护理

① 解释手术的必要性、手术方式、注意事项。

② 鼓励患者表达自身感受。

③ 教会患者自我放松的方法。

④ 针对个体情况进行针对性心理护理。

⑤ 鼓励患者家属和朋友给予患者关心和支持。

（2）术前常规准备

① 根据手术大小术前行抗生素皮肤试验。

② 协助完善相关术前检查：大小便及血常规、出凝血试验、心电图、胸部 X 线检查等。

③ 术前晨备皮。

④ 术晨更换清洁病服。

⑤ 术晨与手术室人员进行患者、药物核对后，送入手术室。

（二）术后护理

1. 术后常规护理

（1）局麻术后护理常规 ①了解麻醉和手术方式、术中情况。②术后应取舒适卧位休息，头面部取半卧位、肢体应抬高患肢。③术后每2～4小时监测生命体征一次至平稳。

（2）全麻术后护理常规 ①了解麻醉方式、手术方式和术中情况等。②短时（4～6小时）低流量吸氧。③去枕平卧4～6小时。④床档保护防坠床。⑤监测生命体征。

（3）伤口观察及护理 ①保持伤口敷料干燥、固定、无移位。②观察伤口有无渗血渗液，有无红、肿、痛等感染征象。③术后7～10天拆除缝线。

（4）疼痛护理 ①评估患者疼痛情况。②遵医嘱给予镇痛药物。③提供安静舒适的环境。

（5）组织送检 切除的组织应常规送病理检查。

（6）饮食的护理 ①进食高蛋白、高营养、易消化的食物。②禁食辛辣刺激性食物。

2. 出院指导

① 保持皮肤清洁，避免受伤，术后7～10天拆线。

② 避免在阳光下暴晒。

③ 定期门诊复查，追踪观察病变有无复发。

④ 防瘢痕治疗，关节部位加强功能锻炼。

3. 并发症的处理及护理

（1）出血 ①加压包扎并制动。②术后应严密观察手术部位有无活动性出血，一旦发现、及时报告医生给予处理。③遵医嘱使用止血药。

（2）皮卡坏死 ①观察皮片下有无积血积液，及时清除血肿。②遵医嘱应用抗生素。③用红外线治疗仪照射，改善局部血循环。

第二节　脂肪瘤

一、定义

脂肪瘤通常被认为是由成熟脂肪细胞形成的良性软组织肿瘤，是常见的软组织肿瘤之一。

二、病因

其产生原因及性质仍不明了，是真性的肿瘤、错构瘤，还是局部脂肪组织的过度堆积，仍只有推测性的证据。

三、临床表现

表现为单个和多个皮下局限性肿块，或与血管球瘤并存，除肿瘤较大影响局部动作，或因压迫神经而引起疼痛外，一般无自觉症状。极少恶变。

四、实验室及其他检查

（1）组织病理检查　肿瘤切面为淡黄色，肿瘤由薄层纤维膜包裹成熟脂肪小叶而成，包膜菲薄、完整，脂肪细胞大小、形态一致，内有小梁分隔的脂肪小叶，小叶间具有分支纤维组织和毛细血管。组织中血管不多，毛细血管分布不均，可混杂有少量散在泡沫细胞，有时亦可见灶性黏液变性、钙化、骨化、出血、坏死、液化或黄色瘤样变。纤维组织一般不多，若较多，则称为纤维脂肪瘤。较大脂肪瘤蒂扭转时，可因局部血流障碍，引起液化改变而呈囊肿样。

（2）染色体检查　细胞遗传学方面研究示本病与12q、6p和13q染色体异常改变有关。

五、治疗

手术是唯一的有效治疗方法，对于浅表，有包膜的病灶切除时，应在包膜外切除，其浅表皮肤可以保留。

六、观察要点

术后适当加压包扎伤口，必要时用沙袋压迫术后 24 小时更换敷料、拆除引流条。伤口缝线于术后 7 ～ 10 天拆除。

七、护理要点

（一）术前护理

（1）心理护理

① 解释手术的必要性、手术方式、注意事项。

② 鼓励患者表达自身感受。

③ 教会患者自我放松的方法。

④ 针对个体情况进行针对性心理护理。

（2）协术前准备

① 根据医嘱术前行抗生素皮试，术晨遵医嘱带入术中用药。

② 协助完善相关术前检查：心电图、B 超、出凝血试验、胸部 X 检查等。

③ 术晨备皮。

④ 术晨更换清洁病服。

⑤ 术晨与手术室人员进行患者、药物核对后，送入手术室。

（二）术后护理

1. 术后常规护理

（1）局麻术后护理常规　①了解麻醉和手术方式、术中情况、切口情况。②术后健侧卧位。③术后监测生命体征，每 2 ～ 4 小时一次至平稳。

（2）用药护理　遵医嘱口服抗生素 2 ～ 3 天。

2. 并发症的处理及护理（表 15-1）

表 15-1　并发症的处理及护理

常见并发症	处理及护理
出血	加压包扎并制动 严密观察术区有无活动出血，一旦发现，及时报告医生给予处理 遵医嘱使用止血药

续表

常见并发症	处理及护理
感染	保持局部清洁、干燥 观察伤口发红、疼痛，体温有无高热 遵医嘱应用抗生素 伤口敷药，局部使用莫匹罗星等

第三节 皮肤囊肿

一、定义

皮肤囊肿包括皮脂腺囊肿、皮样囊肿、表皮样囊肿。皮脂腺囊肿多见于皮脂腺分泌旺盛的青年，是最常见的皮肤囊肿。

二、病因

皮脂腺囊肿是因皮脂腺导管堵塞，导致腺体内分泌物积聚则形成的，又称粉瘤。

皮样囊肿是由表皮细胞形成的较罕见囊肿。

表皮样囊肿又称外伤性囊肿或上皮囊肿，一般是因外伤异物刺入将表皮皮屑导入皮下，缓慢长大而形成。

三、治疗

皮脂腺囊肿、皮样囊肿、表皮样囊肿的治疗主要选择手术摘除，摘除时应连囊壁一起完整摘除避免复发。

四、观察要点

观察病变的大小、质地、颜色，周围有无炎症和破溃，必要时通知医生暂缓手术。

五、护理要点

1. 术前护理措施

（1）心理护理

① 解释手术的必要性、手术方式、注意事项。

② 教会患者自我放松的方法。

③ 针对个体情况进行针对性心理护理。

（2）术前护理

① 协助完善相关术前检查：血常规、出凝血试验等。

② 术晨更换清洁病服。

③ 术晨与手术室人员进行患者、药物核对后，送入手术室。

2. 术后护理

术后常规护理见表15-2。

表15-2　术后常规护理

局麻术后护理常规	了解麻醉和手术方式、术中情况、切口情况 术后适当休息 观察生命体征
伤口观察及护理	术后24小时更换敷料、观察切口情况 术后7～10天后拆除伤口缝线
用药护理	术后遵医嘱口服抗生素2～3天

第四节　皮肤良性黑色素细胞增生性疾病

一、定义

皮肤良性黑色素细胞增生性疾病包括表皮内良性黑色素细胞增生疾病和真皮内良性黑色素细胞增生疾病。前者包括单纯性雀斑样痣、雀斑、咖啡牛奶斑、黄褐斑、Peutz-Jeghers综合征。后者包括太田痣、伊藤痣、蒙古斑、蓝痣及细胞性蓝痣。

二、病因

1. 表皮内良性黑色素细胞增生疾病

（1）单纯性雀斑样痣　为表皮黑色素细胞良性增生。

（2）雀斑　常染色体显性遗传病。

（3）咖啡牛奶斑　可为神经纤维瘤病，结节性硬化症的表现，或仅单纯是先天性色素增多的表现。

（4）黄褐斑　大部分病因不明，部分可能和雌孕激素相关。

（5）Peutz-Jeghers 综合征　常染色体显性遗传病。

2.真皮内良性黑色素细胞增生疾病

（1）太田痣　东方人常见的色素性胎记，病因不明。

（2）伊藤痣　病因不明。

（3）蒙古斑　常见的蓝色胎记，病因不明。

（4）蓝痣及细胞性蓝痣　病因不明。

三、治疗

多数皮肤良性黑色素细胞增生性疾病因多发，散在而难以根治。蒙古斑通常在 3～4 岁内自行消退。其他常见的治疗包括：

（1）激光治疗　雀斑、咖啡牛奶斑、太田痣等。

（2）手术　皮肤磨削术治疗雀斑或太田痣，整形外科手术切除蓝痣及细胞性蓝痣。

（3）化学药物　如氢醌霜用于雀斑和黄褐斑。

四、观察要点

观察病变部位、分布情况、颜色、周围有无炎症和破溃等。

五、护理要单

（一）术前护理措施

1.心理护理

① 解释治疗及手术的必要性、手术方式、注意事项。

② 教会患者自我放松的方法。

③ 针对个体情况进行针对性心理护理。

2.术前常规准备

① 根据手术方式行术前抗生素皮肤试验。

② 协助完善相关术前检查　血常规及出凝血试验等。

③ 术前皮肤的准备　保持皮肤清洁无损伤、无丘疹及毛囊炎等。

④ 术晨更换清洁病服。

⑤ 术晨与手术室人员进行患者、药物核对后，送入手术室。

（二）术后护理措施

1. 并发症处理及护理

（1）出血 ①严密观察伤口情况。②根据出血的性质与量做相应的处理，如加压包扎等，必要时重新缝扎止血。

（2）切口裂开 ①尽可能避免易发因素：切口张力过大、缝合不严密，营养不良，脂肪液化。②重新缝合伤口。

（3）感染 ①术前充分评估有无营养不良、合并糖尿病等自身疾病，给予积极治疗。②保持伤口敷料清洁干燥。③遵医嘱预防使用抗生素。

2. 出院指导

① 避免进食辛辣食物及紫外线照射，防癌治疗，定期随访。

② 体表肿物随时就诊在医生指导下选择正确的治疗方法，不宜滥用化学药物烧灼。

第五节 神经纤维瘤与神经纤维瘤病

一、定义

神经纤维瘤病包括Ⅰ型神经纤维瘤病，过去称为周围型神经纤维瘤病和Ⅱ型神经纤维瘤病，又称双侧听神经瘤病，以前称为中心型神经纤维瘤病。而没有神经纤维瘤病表现的孤立的，局部单发的即为一般所指的神经纤维瘤。

二、病因

神经纤维瘤病因不明，已知可能与遗传因素相关。

（1）Ⅰ型神经纤维瘤病 属于常染色体显性遗传病，因为仅有半数的Ⅰ型神经纤维瘤病有家族史，所以，其余患者来源于基因突变。

（2）Ⅱ型神经纤维瘤病 远较Ⅰ型神经纤维瘤病少见，也是一种常染色体显性遗传病，相关基因位于第 22 号染色体。

三、临床表现

① 位于肢体肿物，呈梭形，其神经干支配的肢体远侧常有麻木，疼痛，感觉过敏等症状，

② 压迫瘤体也可引起麻痛。

四、实验室及其他检查

检查时可见肿瘤呈粉红色或灰白色，基底广平不易活动或带蒂，质较硬，需借病理检查以确诊。

五、治疗

1.神经纤维瘤

皮肤神经纤维瘤的主要治疗手段是手术切除。位于面部或颈部较小的皮肤神经纤维瘤，可采用激光治疗。

2.神经纤维瘤病

（1）Ⅰ型神经纤维瘤病 ①手术：主要针对体积较大，有疼痛或功能障碍的瘤体；②激光：可用于皮肤咖啡牛奶斑。

（2）Ⅱ型神经纤维瘤病 治疗类似于Ⅰ型神经纤维瘤病，听神经瘤手术完全切除后可达到根治目的。

六、观察要点

① 观察并记录病变的部位、质地、大小、体表颜色、活动度等。

② 观察有无功能障碍，如颜面部病变有无合并患者视力减退或失明，肢体病变有无功能障碍。

七、护理要点

（一）术前护理措施

（1）心理护理

① 解释治疗手术方案、手术效果以及术后注意事项，取得患者理解和配合。

② 教会患者自我放松的方法。

③ 根据患者术前心理状态与其手术的适应能力进行针对性

的心理疏导。

④ 鼓励患者家属和朋友给予患者关心和支持。

（2）术前常规准备

① 术前行抗生素皮肤试验，术晨遵医嘱带入术中用药。

② 协助完善相关术前检查：胸部 X 线、心电图、生化分析、血常规及出凝血试验、交叉配血等。

③ 术晨更换清洁病服。

④ 术前皮肤的准备：保持皮肤清洁无损伤、无炎症。

⑤ 术晨与手术室人员进行患者、药物核对后，送入手术室。

（二）术后护理措施

1. 术后常规护理

（1）全麻术后护理常规　①了解麻醉和手术方式、术中情况、切口情况。②持续低流量吸氧。③心电监护。④观察生命体征，保持呼吸道通畅。

（2）体位护理　①全麻清醒前去枕平卧位，头偏向一侧。②全麻清醒后，健侧卧位，防术区受压。③病变在肢体，于术后应抬高患肢并制动。④较大面积的病变切除皮瓣转移修复术后患者，遵医嘱让其睡翻身床，防皮瓣受压而影响成活。

（3）饮食护理　给予高蛋白、高热量、高维生素、易消化、少渣食物。

（4）切口护理　观察切口有无渗血渗液，以及有无红、肿、疼痛。

（5）皮瓣的护理　①植皮患者，植皮区制动。②观察皮瓣的颜色、肿胀、弹性，综合判定皮瓣血运情况，发现异常及时报告主管医生。

（6）基础护理　做好管道护理、定时翻身、患者清洁卫生等工作。

2. 健康宣教

① 保持皮肤清洁，避免外伤，减少对病变处的刺激。

② 指导患者进行体表肿物自检的简单方法。

③ 随时门诊复诊，发现复发及时手术。

④ 防瘢治疗，关节部位加强功能锻炼。

3. 并发症的处理及护理

（1）出血 ①严密观察手术部位有无活动性出血，渗血范围有无扩大，颜色有无加深，及时报告医生清除积血。②加压包扎并制动，必要时沙袋压迫。③遵医嘱使用止血药。

（2）感染 ①保持局部清洁。②观察有无伤口发红、疼痛，体温有无高热。③遵医嘱应用抗生素。④加强伤口换药。

（3）皮瓣血循环障碍 ①严密观察皮瓣颜色、温度、毛细血管充盈度情况。②动脉供血障碍，检查有无皮瓣受压，特别是皮瓣的蒂部，有无包扎太紧，遵医嘱使用解痉药。③静脉回流障碍，可行皮瓣轻度按摩，适当加压包扎或拆除部分缝线，促进静脉、淋巴回流。

第六节 皮肤纤维瘤病

一、定义

纤维瘤病又称为侵袭性纤维瘤病、硬纤维瘤、韧带样纤维瘤等，是一种发生于肌肉、腱膜、深筋膜而富于胶原纤维成分的纤维组织肿瘤。容易发生局部浸润，较少发生远处转移和高复发率是其显著特征。2002 年，WHO 软组织肿瘤分类中将其归入成纤维细胞 / 肌纤维母细胞肿瘤。

二、病因与发病机制

目前，该病确切病因仍不清楚，研究表明遗传因素、外伤和雌激素等可能与其发生、发展有关。肿瘤解剖位置、首次手术切除范围、术后放化疗可能与复发有关。

三、临床表现

（1）好发部位 多见于四肢伸侧，好发于下肢、肘上方或躯干两侧和肩背部，其他部位亦可发生。

（2）临床症状

① 皮损：在临床上有诊断价值，皮内丘疹或结节，隆起，坚硬，基底可推动，但与表皮相连。表面的皮肤光滑或粗糙，色泽深浅不一，可为正常肤色，亦可为黄褐色、黑褐色或淡红色。多见于中年成人，罕见于儿童。通常为圆形或卵圆形丘疹或结节，直径约 1cm，通常不超过 2cm，偶 2cm 或更大。皮损常持久存在，亦可数年后自行消退。

② 通常无自觉症状，偶或有轻度疼痛感。有些患者可发展为多发性皮肤纤维瘤，后者有与用泼尼松或免疫抑制剂治疗的红斑性狼疮和 HIV 感染伴发者。

③ 一般为单发，或 2 ~ 5 个，偶或多发。结节表面平滑或粗糙呈疣状，常为单个，偶或为多个。

（3）临床体征　性质坚实，触之硬，其上方与表皮粘连，与深部组织不粘连，下方可自由移动。侧压时结节中央呈微小凹窝，有特征性，Fitzpatri 提出"凹窝征"一名，以表明其特征性。"酒窝"征阳性。

四、实验室及其他检查

（1）组织病理　组织病理检查示切面呈灰白、黄褐或黑褐色；下界清楚，上界与表皮之间常夹着一条由幼稚胶原纤维组成的"境界带"。病变主要位于真皮，镜下可见增生的成纤维细胞、组织细胞、内皮细胞和成熟或幼稚的胶原纤维组织；病灶中央表皮多有明显增生，棘层肥厚，皮突延长。可分纤维型损害和细胞型损害两种，前者由散在的幼稚胶原纤维组成，淡蓝色，不规则排列成交织吻合的条索，呈漩涡状或车轮状，纤维间可见胞核狭长的成纤维细胞。后者由大量成纤维细胞和少量胶原纤维构成，很多细胞有大而圆形或卵圆形核，富含染色质，胞质丰富，细胞内可含脂质呈泡沫状或含有含铁血黄素。有时细胞可呈非典型性。

（2）免疫组化检查　大多数细胞 α 因子阳性，MAC387 阴性，S-100 蛋白阴性和 CD34 阴性。损害与周围组织无明显分界，与其上表皮常有一狭窄的正常胶原纤维带相隔，表皮明显增生，表皮突规则延长，伴基底层色素增加，有诊断价值。

五、治疗

（1）手术治疗　是主要治疗手段，要求完整彻底切除。

（2）放疗　可用于复发病例。

（3）化疗　用于不能手术的病例，疗效有待进一步研究。

（4）药物治疗　抗雌激素的内分泌治疗。

六、观察要点

① 观察病变的部位、大小、有无压痛等。

② 观察患者生命体征。

七、护理要点

（一）术前护理措施

（1）心理护理

① 解释治疗及手术的必要性、手术方式、注意事项。

② 鼓励患者表达自身感受。

③ 教会患者自我放松的方法。

④ 针对个体情况进行针对性心理护理。根据患者术前心理状态与其手术的适应能力进行针对性的心理疏导，使其能积极配合治疗。

⑤ 鼓励患者家属和朋友给予患者关心和支持。

（2）术前常规准备

① 术前行抗生素皮试，术晨遵医嘱带入术中用药。

② 协助完善相关术前检查：胸部 X 线检查、心电图、生化分析、血常规及出凝血试验等。

③ 影像学检查：CT 及 MRI。

④ 术晨更换清洁病服。

⑤ 术前皮肤的准备：保持皮肤清洁无损伤、无丘疹等皮疹。

⑥ 术晨与手术室人员进行患者、药物核对后，送入手术室。

（二）术后护理措施

1. 术后常规护理

（1）全麻术后护理常规　①了解麻醉和手术方式、术中情况、切口情况。②持续低流量吸氧 4～6 小时。③心电监护。④观察生命体征，保持呼吸道通畅。

（2）伤口观察及护理　①术后加压包扎伤口，必要时用沙袋压迫。②术后 24 小时更换敷料、拆除引流条。③伤口缝线于术后 7～10 天拆除。

（3）血浆引流管的护理　①妥善固定，防扭曲、脱落、折叠等。②保持引流通畅，持续低负压吸引。③观察引流液颜色、性状和引流量，一般术后 2～3 天拔除。④引流量较多或颜色鲜红提示有活动性出血，立即通知医生处理。引流量过少，提示引流管打折、贴壁，应分析原因及时处理。⑤告知患者引流管的重要性，切勿自行拔出。

（4）体位护理　①全麻清醒前去枕平卧位，头偏向一侧。②全麻清醒后，健侧卧位，防术区受压。③病变在肢体，于术后应抬高患肢并制动。④较大面积的病变，切除皮瓣转移修复术后患者，遵医嘱让其睡翻身床，防皮瓣受压而影响成活。

（5）皮瓣的护理　①植皮患者，植皮区制动。②观察皮瓣的颜色、肿胀、弹性，综合判定皮瓣血运情况，发现异常及时报告主管医生。

2. 健康宣教

（1）拆线　术后 7～10 天拆线，拆线后进行防瘢治疗。

（2）功能锻炼　关节部位术后逐渐进行康复功能训练。

（3）复查　①术后放化疗期间定期门诊随访，检查肝功能、血常规等。②术后每 3 个月复查一次，半年后每半年复查一次，至少复查 5 年。

第七节　血管瘤

一、定义

血管瘤可发生于身体任何部位，多见于皮肤和皮下组织。在分类上，可按形态学分类为毛细血管瘤、海绵状血管瘤、混合型血管瘤和蔓状血管瘤。

二、病因与发病机制

血管瘤是一种胚胎性血管发育异常，其发病机制尚不完全明确，可能和遗传因素相关。

三、临床表现

（1）典型症状　毛细血管型血管瘤为鲜红或紫红色斑块。海绵状血管瘤为无自觉症状、生长缓慢的柔软肿块。蔓状血管瘤为高起呈念珠状或蚯蚓状。

（2）其他症状　毛细血管型血管瘤与皮肤表面平齐或稍隆起，边界清楚，形状不规则，大小不等。海绵状血管瘤为表浅的表面皮肤或黏膜呈青紫色。深部者皮色正常。蔓状血管瘤则扪之有搏动感与震颤感，听诊有吹风样杂音。

四、实验室及其他检查

颈部X线摄片、血管造影、超声波、磁共振检查或细针穿刺。

五、治疗

（1）毛细血管瘤　①草莓状血管瘤：可采用激光治疗、放射治疗、激素治疗、干扰素治疗、手术治疗。②葡萄酒色斑：激光治疗为首选。

（2）海绵状血管瘤　手术治疗和非手术治疗。非手术治疗包括硬化剂局部注射、平阳霉素注射等。

（3）混合型血管瘤　类似于草莓状血管瘤的治疗。

（4）蔓状血管瘤　手术治疗，介入栓塞治疗等。

六、观察要点

① 观察病变的部位、大小、颜色、温度、有无炎症、破溃。

② 告知患者适当制动，保护患处，防外伤致血管瘤破裂出血。

七、护理要点

（一）术前护理措施

（1）心理护理

① 介绍麻醉方式、手术方案、手术效果、术后注意事项，增强患者对手术的信心。

② 主动与患者沟通，启发患者接受现实，用正确心态对待外表。

③ 教会患者自我放松的方法。

④ 了解患者对手术的期望值，正确认识手术效果。

⑤ 鼓励患者家属和朋友给予患者关心和支持。

（2）术前常规准备

① 术前行抗生素皮肤试验，术晨遵医嘱带入术中用药。

② 协助完善相关术前检查：胸部 X 线、心电图、血常规及出凝血试验等。

③ 术前 2～3 天起，每日用碘伏消毒病变处并用无菌纱布包扎。

④ 术晨备皮，用力适当，防刮破患处。

⑤ 术晨更换清洁病服。

⑥ 术晨与手术室人员进行患者、药物核对后，送入手术室。

（二）术后护理措施

1. 术后常规护理

（1）全麻术后护理常规　①了解麻醉和手术方式、术中情况、切口情况。②持续低流量吸氧。③心电监护。④观察生命体征，保持呼吸道通畅。

（2）饮食护理　①全麻清醒 4～6 小时后进普食，局麻术后即可进食。②面部手术根据手术方式给予流质或半流质饮食。

（3）皮瓣的护理 ①保持伤口敷料清洁干燥。②植皮患者，植皮区制动。③观察皮瓣的颜色、肿胀、弹性，综合判定皮瓣血运情况，发现异常及时报告主管医生。

（4）基础护理 做好管道护理、定时翻身、患者清洁卫生等工作。

2.体位护理

（1）头面颈部、上胸部手术 健侧卧位，麻醉清醒后半卧位。

（2）肢体手术 平卧位，抬高患肢并制动，防皮瓣撕脱。

3.血浆引流的护理

（1）通畅 ①保持血浆引流管的负压状态，做到有效引流。②勿折叠、扭曲、压迫管道。

（2）固定 ①将血浆引流管妥善固定于床旁。②告知患者引流管的重要性，切勿自行拔出。③避免引流管脱出或落入伤口内，若引流管不慎脱出，切勿自行安置，应立即通知主管医生处理。

（3）观察并记录 ①注意观察并记录引流的量、颜色及性状，在短时间内引流量增加及时通知医生处理。②观察安置引流管处敷料是否有渗血，便于及时处理。

（4）拔管 对渗血不多者，24小时就可拔除引流管，以免增加感染的机会，一般不超过48小时。

4.健康宣教

（1）拆线 根据手术方式于术后10～14天拆线。

（2）活动 ①皮瓣移植术后平卧卧床休息，术区制动。②告知引起伤口出血的原因及诱因，尽可能避免，如勿用力活动、保持排便通畅等。

（3）功能锻炼 肢体部位手术伤口愈合后加强康复训练。

（4）复查 术后定期复查，有肿瘤复发及时手术。

5.并发症的处理及护理

（1）出血 ①保持伤口敷料清洁干燥。②术区制动加压包扎。③监测生命体征，特别是血压。④遵医嘱使用止血药。⑤保守治疗无效，急诊手术探查止血。

（2）感染　①观察伤口有无红肿、疼痛等炎性表现，观察伤口有无异味。②监测体温的变化。

（3）皮瓣坏死　①遵医嘱使用抗生素。②观察皮瓣血运，发现皮瓣苍白、发绀等异常情况及时报告医生处理。③将术区放置于躯体高位，促进回流。④敷料包扎松紧适宜。⑤局部保暖，遵医嘱使用红外线照射，防寒冷致皮瓣血管痉挛。⑥遵医嘱使用扩血管改善循环的药物。

第八节　淋巴管瘤

一、定义

一般认为淋巴管瘤是淋巴系统发育异常，但不具备肿瘤增殖特性，以病灶内大量体液集聚为特点的肿块。

二、病因

多数学者倾向于淋巴管畸形，但是否真是良性肿瘤或错构瘤，仍难以确定。其发生原因目前不明确。多数学者认为，由于淋巴管先天发育畸形或某些原因引起发病部位淋巴液排出障碍造成淋巴液潴留致淋巴管扩张、增生而形成。外伤、炎症、寄生虫等后天性因素导致长期淋巴液流出受阻，淋巴管闭塞扩张而继发形成。前者多见于小儿，后者多见于成人。

三、临床表现

（1）毛细淋巴管瘤　又称为单纯性淋巴管瘤，皮肤多发，口腔黏膜发病也多见，常如黄豆大小，色淡黄透明，破损时有黏液样液流出，有时混有小血管而呈淡红或紫红色，多为成群聚集，未破损淋巴管瘤表面光滑柔软具有压缩性。

（2）海绵状淋巴管瘤　最常见，主要由扩张屈曲的淋巴管组成，发生在皮肤，皮下组织及肌间结缔组织间隙中，表皮颜色多无变化，有压缩性，很柔软，多房性囊肿彼此相通，结构如海绵，发病以头颈最多，其次为下肢，臂，腋及躯干，唇舌发病的可形成巨唇（舌）症。

（3）囊性淋巴管瘤 又名水瘤，是一种充满淋巴液的先天囊肿，与周围正常淋巴管不相连，主要来源于胚胎的迷走淋巴组织，好发于颈部后三角区，但可延伸至锁骨后，腋下及纵隔等多部位，向上可延及颌下，口底等，腹股沟及腘窝也可发生，常似拳头般大，缓慢生长，由于与皮肤无粘连，肿物表面皮肤无变化，性质柔软，囊性，分叶状结构，能透光，轻微压缩性，用针穿刺可抽出草黄色胆固醇结晶液性，透明，很快凝固，与淋巴液性质相似，无肿大压迫时没有临床上任何自觉症状，体积过大时视囊性淋巴瘤生长部位而产生相关的症状，继发感染，弥漫性肿可加剧压迫症状。

四、实验室及其他检查

① B超可测定肿瘤大小，范围，性质及与周围组织关系。

② 颈部，锁骨上，腋下淋巴管瘤应用X光线了解肿瘤支气管，纵隔的关系。

③ 对深部及内脏淋巴管瘤可行CT，MRI检查确诊，及了解其对周围组织关系。

④ 对腹腔、消化道淋巴瘤可行消化道钡餐造影，内窥镜，腹腔镜检查。

⑤ 诊断椎穿刺可与血管瘤鉴别。

五、治疗

（1）手术治疗 是主要的治疗手段和首选方法。

（2）硬化疗法 瘤体内液穿刺抽吸后注射OK-432、博来霉素等硬化剂，促使瘤壁发生炎症粘连，使淋巴管道闭塞。

六、观察要点

① 观察病变的部位、大小、质地，表面有无破溃，周围有无炎症等。

② 观察有无影响手术的全身性疾病。

七、护理要点

（一）术前护理措施

（1）心理护理

① 告知有关疾病的基本知识，指导患者相信科学。

② 解释手术的必要性和重要性，手术方法、术后恢复过程及预后情况，使其接受和配合手术治疗。

③ 鼓励患者表达自身感受。

④ 教会患者自我放松的方法。

⑤ 针对个体情况进行针对性心理护理。

⑥ 鼓励患者家属和朋友给予患者关心和支持。

（2）皮肤准备

① 术前2～3天起用碘伏消毒患处并用无菌纱布包扎，1～2次/天。

② 避免抓伤和碰伤病变处，保证完整性。

③ 术晨备皮：包括病变区和供皮区。

（3）术前常规准备

① 术前行抗生素皮试。

② 协助完善相关术前检查：心电图、胸部X线、出凝血试验等。

③ 术晨更换清洁病服。

④ 术晨备皮：范围根据淋巴管瘤生长的部位不同而有所差异。

（二）术后护理措施

1.全麻术后常规护理

包括生命体征监测、卧位护理、饮食护理等。

2.术区观察与护理

（1）伤口观察 ①严密观察术区渗血、渗液情况，保持伤口敷料的干燥。②渗血不断扩大，颜色加深，应通知医生及时处理。③嘱患者不随意移动或拆开伤口敷料，以免皮片（瓣）移位，影响成活。

（2）血浆引流管护理　①妥善固定，防扭曲、脱落、折叠等。②保持引流通畅，持续低负压吸引。③观察引流液颜色、性状和引流量，一般术后 2～3 天拔除。④引流量较多或鲜红色提示有活动性出血，立即通知医生处理。引流量过少，提示引流管打折、贴壁，应分析原因及时处理。⑤告知患者引流管的重要性，切勿自行拔出。

（3）用药护理　①遵医嘱使用抗生素。②督促患者准时服用辅助药物，促进伤口愈合。③观察药物的作用和不良反应。

（4）制动　①头面部术后抬高床头，促进静脉回流，消除肿胀。②术区制动，健侧卧位，防皮瓣受压。

（5）疼痛护理　①观察记录疼痛的部位、性质、程度及伴随症状和诱发因素。②抬高患肢，高于心脏平面，头面部手术者取坐位或半坐卧位。③播放患者爱听的音乐，以转移其注意力。④教会患者一些放松全身的方法，轻柔搬移术区，适当改变体位。⑤随时关心看望患者，满足合理需求，让患者心情舒畅，以提高痛阈。⑥确保伤口包扎松紧适宜。⑦遵医嘱使用镇痛药物并评价镇痛效果。

3. 饮食护理

① 面颈部病灶切除皮瓣转移术后应禁食或改为流质饮食。②无饮食限制患者指导其进食高蛋白、高热量、高纤维素的营养丰富的清淡饮食，以利伤口的愈合。③禁食强烈刺激性食物及高温饮食。

4. 健康教育

① 让患者了解淋巴管瘤的有关知识，掌握病情观察，有利于早诊断，早治疗。②心理指导：使患者出院后尽快、尽早适应社会及身体器官和外观的改变，提高生活质量。

5. 发症的预防和护理

（1）皮瓣血循环障碍　①保守治疗：术后保暖，适当使用抗凝、扩血管药物。②保持伤口持续低负压引流，妥善固定皮瓣。

③适当加压包扎创面，避免皮瓣下遗留死腔和皮瓣移位。④保守治疗无效者应及时行再次手术。

（2）感染 ①加强营养，提高机体抵抗力。②遵医嘱及时使用抗生素。③观察伤口有无红肿及异味，有无体温高热。④血常规检查，有无白细胞计数增高。⑤有明确感染应加强伤口的换药引流。

第九节 鳞状细胞癌

一、定义

鳞状细胞癌简称鳞癌，是一种源于表皮或皮肤附属器角朊细胞的恶性肿瘤，癌细胞倾向于不同程度的角化。

二、病因

病因尚不清楚，已知和紫外线照射、种族遗传因素、某些化学制剂长期接触、日光性角化病等癌前病变、瘢痕溃疡以及其他皮肤疾病有关。

三、临床表现

早期皮损常呈小而硬的淡红色结节，边界不清，表面光滑，但常演变为疣状或乳头瘤状，有时表面有鳞屑。肿瘤进行性增大，进一步侵犯其下方组织，包括肌和骨并固定于其上。

根据肿瘤发展的快慢，肿瘤中央迟早会发生溃疡，发展迅速的肿瘤直径达到 1～2cm 大小之前就发生溃疡，溃疡表面呈颗粒状，有坏死组织，易出血，溃疡边缘宽而高起呈菜花状，性质坚硬，伴恶臭。发生于口唇的鳞癌 90% 发生于下唇，常为单个结节溃疡性皮损，较皮肤鳞癌发展迅速，预后差。一般来讲继发于放射性皮炎、焦油性角化病、瘢痕、溃疡、窦道者，其转移远较日光损伤，如日光性角化病为高；发生于口唇、阴茎、女阴者亦易于转移。

原发性鳞癌少见，早期为一小的丘疹，结节状或呈疣状突起，淡红色，表面粗糙，生长迅速易破溃并向周围浸润，多见于头顶部。继发性鳞癌多见，常在原有头皮的慢性溃疡、瘢痕等损害基础上癌变所致。

四、实验室及其他检查

组织病理检查肿瘤由不规则表皮细胞团块构成，向真皮增生。瘤团由不同比例的正常鳞状细胞和非典型（间变）鳞状细胞构成。非典型鳞状细胞大小和形状不一，核增生，染色深，出现非典型性核丝分裂，细胞间桥消失，出现个别细胞角化不良和角珠形成（瘤细胞作同心圆排列，自周围逐渐向中心处不完全或完全角化）。肿瘤恶性程度愈高则细胞分化程度越低，角珠形成愈少，细胞间桥愈少，真皮内炎症反应较轻，反之则细胞分化较高，细胞间桥存在，角珠较多，真皮炎症反应重。

五、治疗

（1）手术治疗　手术切除是首选治疗，切除范围应在病灶外1～2cm正常组织内。切除标本除送病理检查外，还应术中冰冻病检切除标本边缘和基底是否有肿瘤残留。

（2）放射治疗　适合于不能耐受手术的患者和手术后的辅助治疗。

六、观察要点

① 观察并记录病变部位、大小、分泌物气味，表面有无出血、周围有无感染。

② 观察患者生命体征。

七、护理要点

（一）术前护理措施

（1）心理护理

① 告知有关疾病的基本知识，说明手术的必要性和重要性，取得患者的配合和理解。

② 解释麻醉方式、手术方法、手术效果等，消除患者顾虑。

③ 告知手术成功案例，缓解患者紧张焦虑情绪。

④ 鼓励患者家属和朋友给予患者关心和支持。

（2）皮肤准备

① 入院后予以清洁和消毒病变部位及周围皮肤，1 次/天，清除异味，加压包扎，防出血。

② 术晨剃除病变区和供皮区皮肤。

（3）术前常规准备

① 术前行抗生素皮试。

② 协助完善相关术前检查：心电图、胸部 X 线、出凝血试验等。

③ 术晨更换清洁病服。

（二）术后护理措施

1. 全麻术后常规护理

包括生命体征监测、卧位护理、饮食护理等。

2. 术后观察与护理

（1）伤口观察　①严密观察术区渗血、渗液情况及术肢末梢血运是否正常。②皮片移植的观察：则根据植皮的部位、大小而采取相应措施，保证有效的制动，观察皮片，皮瓣的存活的情况，预防受区水肿，保证引流通畅，抬高移植部位。③术后伤口张力大者，应采取相应减张措施。

（2）疼痛护理　①观察记录疼痛的部位、性质、程度及伴随症状和诱发因素。②抬高患肢，高于心脏平面，头面手术者取坐位或半坐卧位。③播放患者爱听的音乐，以转移其注意力。④确认伤口包扎松紧是否适宜。⑤遵医嘱使用镇痛药物并评价镇痛效果。

（3）用药护理　①遵医嘱使用抗生素。②督促患者准时服用辅助药物，促进伤口愈合。③观察药物的作用和不良反应。

3. 营养护理

① 鼓励进食高蛋白、高热量、高纤维素的营养丰富的清淡

饮食。

②必要时予以静脉营养支持，以利创面愈合。

4.健康宣教

（1）知识宣教 ①让患者了解鳞状细胞癌的有关知识，掌握病情观察，有利于早诊断，早治疗。②尽可能消除或减少致癌的因素，如紫外线、慢性溃疡、接触化学物质等。

（2）活动锻炼 ①积极参加户外锻炼，增强自身体质。②尽快、尽早适应社会及身体器官和外观的改变，提高生活质量。

（3）复诊 术后每3个月复查一次，半年后每半年复查一次，至少复查半年。

5.并发症的预防及护理

（1）感染 ①加强营养，提高机体抵抗力。②遵医嘱及时使用抗生素。③监测体温，每4小时1次，观察有无高热。④观察局部有无红、肿、切口裂开等现象。⑤及时更换伤口敷料，严格无菌操作。⑥告诉患者不用手触及伤口周围，不搔抓正常皮肤，以免破皮后感染。

（2）皮片或皮瓣坏死 ①保守治疗：术后保暖制动，健侧卧位，防植皮区受压抬高患肢，促进回流。②保持伤口持续负压引流，妥善固定皮瓣。③适当加压包扎创面，避免皮瓣下遗留死腔和皮瓣移位。④保守治疗无效者加强局部换药后植皮覆盖创面。

第十节 基底细胞癌

一、定义

基底细胞癌是发生于表皮基底细胞或皮肤附件的一种低度恶性肿瘤，主要由间质依赖性多能样细胞组成。它的重要特点是生长缓慢，极少转移。

二、病因

基底细胞癌的病因与日光照射，放射线照射，以及无机砷的摄入等有关，有时，单纯的创伤也有可能诱发基底细胞癌。

三、临床表现

基底细胞癌多发生于 30 岁后，70 岁为高峰，85% 患者发生于头颈曝光部位。掌跖和黏膜罕见。皮损通常单发，但亦有发生数个甚至多数者，临床上常分为以下数型。

1. 结节溃疡性基底细胞癌

最常见，占基底细胞癌之 50% ～ 54%，好发于颜面，特别是颊部、鼻旁沟、前额等处。初起为小的蜡样结节，缓慢增大，形成溃疡，绕以珍珠状向内卷曲的隆起边缘，称侵蚀性溃疡，偶见皮损呈侵袭性增大，向深部生长，破坏眼、鼻，甚至穿透颅骨，侵及硬脑膜，造成患者死亡。

2. 色素性基底细胞癌

占基底细胞癌的 6%，与结节溃疡型不同之处，仅在于皮损呈褐色或深黑色，有时易误诊为恶性黑色瘤。

3. 硬斑病样基底细胞癌

罕见，仅占基底细胞癌的 2%，常单发，好发于头面部。为扁平或轻度凹陷的黄白色蜡样到硬化性斑块，缺乏卷起珍珠状边缘，亦无溃疡及结痂，类似局限性硬皮病，边缘常不清，皮损发展缓慢。

4. 表浅性基底细胞癌

其发生占基底细胞癌的 9% ～ 11%，常发生于躯干部，特别是背部和胸部，皮损为 1 个或数个轻度浸润性红斑鳞屑性斑片，向周围缓慢增大，境界清楚，常绕以细线状珍珠状边缘。皮损表面可见小片表浅性溃疡的结痂，愈后遗留光滑萎缩性瘢痕。

5. 纤维上皮瘤样基底细胞癌

为 1 个或数个高起的结节，略带蒂，触之中等硬度，表面光滑，轻度发红，临床上类似纤维瘤，好发于下背部。

6. 其他

（1）痣样基底细胞癌综合征　本病系常染色体显性遗传，外显率低。儿童期，最晚在青春期出现数以百千计的皮肤小结节。在"痣样"期，结节数目和大小逐渐增加，不规则分布于面部和躯体。在成年期，很多基底细胞癌常破溃，晚年疾病有时进展为"肿瘤"期，此时有些基底细胞癌特别是颜面部损害变为侵袭性、破坏性和残缺。偶尔甚至由于先侵犯眼眶，以后侵犯脑而致死，也可转移至肺。半数成年患者，掌跖部出现很多直径 1 ～ 3mm 的小凹陷，常发生于 11 ～ 20 岁，为顿挫性基底细胞癌。

（2）线状单侧基底细胞痣　极罕见，常出生时即有，皮疹广泛，呈单侧线状或带状皮疹。皮损由密集基底细胞癌结节构成，其间散在存在粉刺和纹样萎缩区。损害不随年龄而增大。

（3）Bazex 综合征　本病呈显性遗传，其主要特征首先是毛囊性皮肤萎缩，在四肢出现毛囊口扩张样"凿冰痕"。其次为发生于儿童、青年或少年面部的多发性小的基底细胞癌。此外可有局限性无汗症和（或）全身性少汗症和先天性头部及其他部位毛发稀少。

四、实验室及其他检查

（1）组织病理　瘤细胞团位于真皮内与表皮相连。瘤细胞似表皮基底细胞，但细胞核大，卵形或长形，胞浆相对少，细胞境界不清，细胞间无细胞间桥，周边细胞呈栅状排列，境界清楚。瘤细胞的核大小、形态及染色均颇一致，无间变。瘤团周围结缔组织增生，围绕瘤团排列成平行束，其中有许多幼稚成纤维细胞，并可见黏蛋白变性，由于黏蛋白在标本固定与脱水过程中发生收缩，因而瘤团周围出现裂隙，此虽为人工现象，但为本病的典型表现，而有助与其他肿瘤鉴别。

（2）免疫组织化学　基底细胞癌细胞角蛋白染色阳性。alpha-2 和 β1intergrin 染色亦呈阳性，但细胞间粘附分子 1（ICAM-1），白细胞功能抗原 1a（LFA-1a）和血管细胞粘附分子 1（VCAM-1）阴性。有时肿瘤细胞 HLA-DR 抗原阳性。大多数肿瘤细胞 p53 蛋白表达阳性。

（3）其他辅助检查　X 线摄片、CT 和 MRI 等检查，对估计癌肿的范围和侵犯层次有帮助。

五、治疗

（1）手术治疗　是治疗基底细胞癌的首选方法。要求彻底切除病灶，一般距离病灶边缘 0.5 ～ 1cm，术中将切除标本送病理冷冻切片观察边缘及基底是否切除干净。

（2）放射治疗　适用于不愿手术的患者。

六、观察要点

① 观察并记录病变的大小、质地、颜色等，周围有无炎症、破溃。

② 包扎和保护患处：入院后予以碘伏消毒并用纱布包扎保护。

七、护理要点

（一）术前护理措施

1. 心理护理

① 告知有关疾病的基本知识，说明手术的必要性，手术的方法，术后恢复过程及预后情况，使其接受和配合手术治疗。

② 鼓励患者表达自身感受。

③ 教会患者自我放松的方法。

④ 针对个体情况进行针对性心理护理。

⑤ 鼓励患者家属和朋友给予患者关心和支持。

2. 术前常规准备

① 术前行抗生素试。

② 协助完善相关术前检查：心电图、胸部 X 线检查、出凝血试验等。

③ 术晨更换清洁病员服。

④ 术晨备皮，对需植皮或皮瓣移植修复创面的患者则需根据所需皮片或皮瓣面积的大小，厚度及部位的不同而进行不同的准备。

（二）术后护理措施

1. 全麻术后常规护理

包括生命体征监测、卧位护理、饮食护理等。

2. 术后观察与护理

（1）伤口与创面护理　①保持伤口敷料的干燥，严密观察术区渗血、渗液情况。②观察患肢肢端血运是否正常。③皮片移植的观察：则根据植皮的部位、大小而采取相应措施，保证有效的制动，观察皮片，皮瓣的存活的情况，预防受区水肿，保证引流通畅，抬高移植部位。④术后伤口张力大者，应采取相应减张措施。

（2）体位护理　①健侧卧位，防止皮片或皮瓣受压。②有效制动，防止活动后皮片／皮瓣移位而影响成活。③抬高患肢，高于心脏平面，头面手术者取坐位或半坐卧位。

（3）疼痛护理　①评估患者疼痛情况。②确认伤口包扎松紧是否适宜。③遵医嘱使用镇痛药物并评价镇痛效果。④提供安静舒适的环境。

（4）用药护理　①遵医嘱使用抗生素。②督促患者准时服用辅助药物，促进伤口愈合。③观察药物的作用和不良反应。

3. 健康宣教

（1）相关知识宣教　①了解基底细胞癌的有关知识，掌握病情观察，利于早诊断，早治疗。②消除或减少致癌的因素，减少肿瘤的复发。③保持均衡膳食、适当运动，保持愉快的心情。

（2）预防措施　①避免紫外线照射是主要预防措施，尤其应避免在强烈的日光下暴晒。②防护性着装：包括宽檐帽、长袖衫、裤子、太阳镜等。

（3）复诊　术后每3个月复查一次，半年后，每半年复查一次，至少复查半年。

第十一节　黑色素瘤

一、定义

恶性黑色素瘤（简称恶黑）是起源于皮肤黑色素细胞的高度恶性肿瘤，多发生于皮肤，占体表恶性肿瘤的 7% ～ 20%，次于鳞癌和基底细胞癌，居第三位，占全身恶性肿瘤的 1% ～ 2%。

恶黑在白色人种中发生率较高，在年龄上好发于 40 岁以上的成年人及老年人，青年人发病者少，但恶性程度一般较高。

二、病因

恶黑的发病机制尚不明了，但与下列因素有关：①黑色素痣；②紫外线照射；③种族和遗传；④外伤；⑤内分泌因素；⑥病毒。

三、临床表现

病变部位头皮如有黑色素斑或黑痣，因理发、洗头、搔痒的反复刺激或长期戴帽压迫摩擦，表皮糜烂，依附的毛发脱落，并逐渐增大发生瘤变。

四、实验室及其他检查

① 抗人黑色素瘤血清做间接免疫荧光标记黑色素组织，当抗血清稀释为 1∶2 时，最高阳性率可达 89%。

② 用 Vacca 双 PAP 免疫酶标记法标记测定，当抗血清稀释度为 1∶400 时，82.14% 呈阳性反应。

③ 色素原检查：黑色素原经肾排出后氧化，使尿液呈暗褐色，称黑色尿。若在尿液中加入氯化铁、重铬酸钾、硫酸，可促进其氧化，再加硝酸钠，尿液呈紫色；先加醋酸，再加氢氧化钠，尿液呈蓝色。

五、治疗

目前，及早地进行根治性手术切除是治疗恶黑的最理想方法，免疫治疗和化疗可作为辅助治疗。

1.手术切除

一般距离病灶 3cm 左右，深达深筋膜切除病灶，如有淋巴结转移应行淋巴结清扫。

2.免疫治疗

干扰素治疗是最常用的辅助治疗手段。

3.其他

放疗、化疗等。

六、观察要点

① 观察并记录病变部位、大小、颜色，表面有无糜烂、溃疡、出血，周围有无炎症。

② 观察患者生命体征，消瘦患者注意观察皮肤情况并加强护理。

③ 了解有无慢性疾病和遗传性疾病，了解术前相关检查结果，评估患者能否耐受手术。

七、护理要点

（一）术前护理措施

1.心理护理

① 耐心解释疾病相关知识，告知患者相信科学，正确面对所患疾病。

② 说明手术的必要性和重要性，告知手术方案、术后效果以及术后辅助治疗方法，使其接受和配合治疗。

③ 鼓励患者表达自身感受。

④ 教会患者自我放松的方法。

⑤ 针对个体情况进行针对性心理护理。

⑥ 鼓励患者家属和朋友给予患者关心和支持。

2.术前常规准备

① 术前行抗生素皮试。

② 协助完善相关术前检查：心电图、胸部 X 线、胸部 CT、出凝血试验等。

③ 术晨更换清洁病员服。

④ 术晨备皮：包括供区和受区皮肤准备。

（二）术后护理措施

1.术后护理常规

（1）全麻术后护理常规 ①了解麻醉方式、手术方式和术中情况等。②短时（4～6小时）低流量吸氧。③去枕平卧4～6小时。④床档保护防坠床。⑤监测生命体征。

（2）管道的护理 ①输液通道：保持通畅，留置针妥善固定，注意观察穿刺部位皮肤。②留置尿管：按照尿管护理常规进行，一般术后第1日可拔除尿管，拔管后注意关注患者自行排尿情况。③评估患者疼痛情况。

（3）疼痛护理 ①对有镇痛泵（PCA）患者，特别是截肢患者，保持镇痛装置通畅，评价镇痛效果是否满意。②遵医嘱给予镇痛药物。③提供安静舒适的环境。

（4）基础护理 做好尿管护理、定时翻身、患者清洁等工作。

（5）用药护理 ①遵医嘱使用抗生素2～3天。②观察药物不良反应。

2.伤口与创面的护理

① 保持伤口敷料清洁干燥，有无活动性出血，发现问题及时处理。

② 伤口包扎松紧适宜，消灭死腔，防皮片或皮瓣下积液或积血。

③ 观察皮瓣血运情况，发现血循环障碍及时通知医生处理。

④ 保持引流通畅，抬高移植部位，促进静脉回流。

⑤ 术后10～14天拆线。

⑥ 根据手术大小、部位及皮片成活情况，鼓励患者及早下床进行功能锻炼。

3.饮食

进食高蛋白、高热量、富含纤维素的营养丰富的清淡饮食，以利创面愈合。

4.健康宣教

（1）相关知识宣教 ①了解黑色素瘤的有关知识，掌握病情观察要点，利于早诊断，早治疗。②消除或减少致癌的因素，减少肿瘤的复发。③保持愉快的心情，积极参加体育锻炼，尽早适应社会及身体器官和外观的改变，提高生活质量。

（2）预防措施 ①不宜用腐蚀药物或冷冻等方法反复刺激黑痣。②对发生在容易摩擦部位的色素痣宜尽早去除。

（3）复诊 ①术后放化疗期间定期门诊随访，检查肝功能、血常规等。②术后每3个月复查1次，半年后每半年复查1次，至少复查5年。

5.并发症的预防及护理

（1）皮片/皮瓣坏死 ①严密观察有无皮片/皮瓣下积液、积血，有无皮瓣血循环障碍。②术后保暖制动，适当使用抗凝、扩血管药物。③保持负压引流通畅，适当加压，避免皮瓣下遗留死腔和皮瓣移位。④保守治疗无效者加强换药植皮覆盖创面。

（2）伤口感染 ①保持伤口敷料清洁干燥。②观察有无伤口疼痛、红肿、体温升高。③血常规检查。④按医嘱使用抗生素。

第十六章 头颈部损伤与畸形的护理

第一节 头皮撕脱伤

一、定义

头皮撕脱伤常发生于女性，多因长发卷入转动的机器，导致头皮全部或部分撕脱，撕脱平面通常在帽状腱膜和骨膜之间，但有时骨膜也可能一起撕脱。

二、诊断要点

头皮撕脱伤撕脱皮瓣可部分与头皮相连，但常常完全撕脱，患者疼痛伴大量失血，诊断需了解失血量，有无活动出血，相关生命体征，有无颅骨骨折和颅脑损伤等合并伤。

三、临床表现

头皮裂伤多由锐器或钝器致伤，裂口大小、深度不一，创缘整齐或不整齐，有时伴有皮肤挫伤或缺损，由于头皮血管丰富，血管破裂后不易自行闭合，即使伤口小出血也较严重，甚至因此发生休克。

四、实验室及其他检查

常规物理检查血常规；尿常规；便常规；生化全项；心电图；胸片等。

五、治疗

① 早期处理：清创，血供良好的皮瓣修剪后原位缝合。

② 显微外科手术：完全撕脱皮瓣如无严重挤压伤可考虑行血管吻合回植皮瓣。

③ 晚期处理：早期未得到合适治疗，或皮瓣坏死的病例可行湿敷换药，肉芽创面新鲜后植皮。如颅骨外露，可先行颅骨钻孔，待肉芽从钻孔处生长出来布满创面后再植皮。

六、观察要点

① 严密监测生命体征、瞳孔、神志的变化。

② 询问患者有无头晕、头痛、口渴、恶心、呕吐等合并颅脑损伤临床表现。

③ 监测每小时尿量，间接反映血容量，警惕失血性休克的发生。

七、护理要点

（一）术前护理措施

（1）包扎止血　协助医生以无菌敷料加压包扎伤口暂时止

血，防止患者大量失血致失血性休克。

（2）抗休克补液　立即建立有效的静脉通道补液，出血量多时需做好交叉配血、输血准备。

（3）心理护理

① 解释疼痛与出血的原因，以及采取的相关治疗护理措施等，消除紧张焦虑情绪。

② 向患者解释头皮撕脱伤后行手术治疗的必要性、手术过程及注意事项，取得配合。

③ 耐心开导患者，向其介绍有关后期整形美容的新信息、新技术，增加患者战胜疾病的信心及继续生活的勇气。

（4）妥善保存撕脱的头皮　仔细剔除撕脱头皮的毛发，用0.9%氯化钠溶液清除异物和污垢后，用0.9%氯化钠溶液纱布或浸有抗生素的湿纱布包裹、放在塑料袋内低温保存待用。

（5）用药护理　遵医嘱于伤后尽早注射破伤风抗毒素，视创面污染情况使用抗生素。

（6）做好急诊手术的准备　禁食、备皮、交叉配血等。

（二）术后护理措施

1. 术后常规护理

（1）全麻术后护理常规　①了解麻醉和手术方式、术中情况等。②去枕平卧 4～6 小时。③持续低流量吸氧。④持续心电监护。⑤床档保护防坠床。⑥严密监测生命体征。

（2）各管道观察及护理　①输液管道保持通畅，留置针妥善固定，注意观察穿刺部位皮肤。②尿管按照尿管护理常规进行护理，一般术后第 1 日可拔除尿管，拔管后注意关注患者自行排尿情况。

（3）疼痛的护理　①观察患者疼痛的性质、部位、程度等，评估疼痛的原因、性质及程度。②检查敷料包扎是否过紧。③鼓励患者听音乐等，转移患者注意力。④提供安静舒适的环境。⑤遵医嘱给予镇静止痛药，并观察镇痛效果，对有镇痛泵（PCA）患者，检查管道是否通畅，评价镇痛效果是否满意。

（4）**基础护理** 做好口腔护理、尿管护理、定时翻身、患者清洁等工作。

2. 病情观察及护理

（1）**严密监测生命征** ①重点观察患者的心率、血压、脉搏及颅内压的变化。②如心率＞100次/分，血压波动不稳，脉压增大，应警惕有无伤口渗血及血肿形成，是否有血容量不足等，发现异常及时通知医生处理。

（2）**伤口观察及护理** ①保持伤口敷料清洁干燥、固定，无松脱。②皮瓣血运观察：有血管吻合的患者，严密观察皮瓣的温度、颜色等血循环情况，如发现皮瓣颜色苍白或青紫，应及时告知医生。③有效包扎：头皮回植、皮瓣移植或皮片移植术后采取适当加压包扎，如包扎不确定，敷料移动，过紧或过松都将影响移植组织的成活。

（3）**卧位护理** ①采取仰卧位和半坐卧位交替，减少植皮部位的受压。②枕部有组织移植者，指导患者采取俯卧或侧卧等，平卧时枕部垫棉圈，悬空术区，减少受压。

（4）**晚期创面护理** ①对长期不愈的肉芽创面，采用敏感抗生素溶液湿敷创面，加强全身营养支持，促进肉芽组织新鲜，争取尽早植皮，以消除创面。②若创面瘢痕表皮愈合，但极不稳定的患者，需采用换药来控制感染，再切除全部不稳定的瘢痕，行中厚皮片移植修复。

（5）**供皮区的护理** ①加压包扎，保持干燥无浸湿。②术后3～5天可揭取外层敷料，红外线照射，半暴露。

3. 健康宣教

（1）**饮食护理** ①指导患者进食高热量、高蛋白、富含维生素及纤维素的饮食，增强患者的体力，提高患者的抗病及愈合能力。②为患者提供一个清洁的就餐环境，去除病房内的异味等。

（2）**心理护理** ①对伤后无法回植或未能完全回植成功，遗留部分或完全性秃发造成严重心理负担的患者，做好解释及疏导工作。②告知后期扩张器整形手术、假发的配戴等，使患者能够正确的对待暂时的容貌缺陷，面对现实，增强其生活的信心。

（3）拆线　如无并发症，一般在术后 7～10 天就可对修复组织生长良好者酌情拆线。

（4）出院指导　①注意对新移植皮肤的保护。防止擦破及尽量减少对头皮的摩擦，以免造成破溃而形成慢性溃疡。②头皮撕脱范围较大，伤口愈合后形成秃发的患者，可考虑配戴假发。③若遗留有外耳部分或全部缺损，眉毛缺损或瘢痕挛缩畸形时，可于瘢痕稳定后进行相应的整形手术治疗，改善外观和功能。④抗瘢痕治疗，可使用瘢痕贴或抗瘢痕药物。

4.并发症的预防及处理

（1）感染　①保持伤口敷料清洁干燥，随时查看伤口有无异味。②监测体温的变化，必要时进行血常规检查。③随时更换浸湿的敷料。④预防性使用抗生素，防止感染的发生。

（2）出血　①术前应做好全身性出血性疾病的排查。②告知患者尽量避免引起出血的诱因，如用力起床、用力大便等。③如发现伤口出血，应立即用无菌纱布按压止血，并及时通知医生处理。④遵医嘱使用止血药，必要时包扎止血或手术探查止血。

第二节　颅骨缺损

一、定义

颅骨缺损多由外伤手术后或肿瘤手术后形成，临床治疗颅骨缺损多采用自体骨移植或非生物材料修补的方法。

二、病因

颅骨缺损的常见原因包括：①神经外科手术时去颅骨行颅内减压；②切除累及颅骨的头皮肿瘤；③头部严重电击伤、Ⅲ度烧伤或外伤造成的颅骨缺损。

三、临床表现

（1）颅骨缺损处局部表现　局部有胀痛，缺损边缘疼痛，不能忍受的脑搏动,缺损部高位时头皮向颅内陷入;缺损部低位时,头皮甚至合并部分脑组织、脑室向外膨出。

(2)颅骨缺损综合征　主要表现为头痛、头晕,患者对缺损区的搏动、膨隆、塌陷存恐惧心理,怕晒太阳、怕震动甚至怕吵闹声,往往自制力差、注意力不易集中和记忆力下降;或有忧郁、疲倦、寡言及自卑。

(3)长期颅骨缺损　有脑膨出或突出时,脑组织可萎缩及囊变。小儿颅骨缺损随脑组织发育而变大,影响正常脑发育而出现智力偏低;成年人可出现反应迟钝、记忆力下降甚至局灶性神经系统症状、体征。脑膜-脑瘢痕形成时可伴癫痫。

四、实验室及其他检查

(1)X线平片　正侧位及其他不同方位平片即可显示颅骨缺损的部位、范围。

(2)CT扫描　同X线片相结合,不仅可以进一步明确颅骨缺损的部位与范围,而且可以了解周边颅骨及颅内、脑膨出组织情况,有利于手术。

五、治疗

手术治疗方法包括:

(1)自体骨移植

① 颅骨外板自体骨移植术。

② 肋骨移植术。

③ 髂骨移植术。

(2)非生物材料修复　可用于颅骨修复的材料包括有机玻璃、甲基丙烯酸酯、硅橡胶-涤纶丝网。

六、观察要点

(1)一般护理　了解患者手术部位、方式、术中出血及止血情况、血压波动情况等。

（2）供骨区的护理

① 髂骨切取术后：绝对卧床休息 1 周，局部加压包扎。

② 肋骨切取术后：卧床休息 1 ～ 2 天，因术中可能误伤胸膜造成气胸，应注意观察患者有无呼吸困难、缺氧、烦躁不安等症状。

（3）拆线

① 一般头皮部切口：术后 6 ～ 7 天就可拆线。

② 老年患者及营养较差的患者：酌情延迟 1 ～ 2 天拆线。

③ 张力较大的切口：先行间断拆线，1 ～ 2 天以后再完全拆除。

七、护理要点

（一）术前护理措施

（1）术前常规准备

① 术前行抗生素皮试，术晨遵医嘱带入术中用药。

② 协助完善相关术前检查：心电图、出凝血试验等。

③ 术晨更换清洁病员服。

④ 术晨询问女性患者是否有月经来潮。

⑤ 术晨建立静脉通道。

⑥ 术晨与手术室人员进行患者、药物核对后，送入手术室。

（2）备血　头部组织血运比较丰富，术中出血量较多，需按医嘱备血。

（3）头部 X 线检查　便于了解颅骨缺损的范围及深度。

（4）脑电图检查　颅骨缺损往往合并有局部脑及脑膜的瘢痕，甚至是颅骨软组织与脑的瘢痕粘连，脑电图检查可以显示有无局部脑功能的改变。

（5）头皮的准备　由于头皮皮脂腺较多，如果清洗、消毒不彻底，容易继发术后感染。术前 1 天应剃头，以温肥皂水清洗，术晨再剃一次并清洁。如果发现头皮有感染灶，应及时告知医生，考虑是否延期手术。

（二）术后护理措施

1. 血浆引流管的护理

（1）通畅 ①保持血浆引流管的负压状态，做到有效引流。②勿折叠、扭曲、压迫管道。

（2）固定 ①将血浆引流管妥善固定于床旁。②告知患者引流管的重要性，切勿自行拔出。③避免引流管脱出或落入伤口内，若引流管不慎脱出，切勿自行安置，应立即通知主管医生处理。

（3）观察并记录 ①注意观察并记录引流量、颜色及性状，在短时间内引流量增加及时通知医生处理。②观察安置引流管处敷料是否有渗血，便于及时处理。

（4）拔管 对引流不多者，24 小时就可拔除引流管，以免增加感染的机会，一般不超过 48 小时。

2. 健康宣教

（1）颅骨修补部位的保护 避免头部碰撞与受压，以免造成修补部位的移位、折断、坍塌。

（2）移植皮瓣的保护 ①嘱患者保持头部清洁卫生。②注意洗头时避免用力搔抓及水温过高，以防造成移植皮瓣的抓伤及烫伤。

3. 术后并发症的预防及处理

（1）感染 ①保持伤口敷料包扎的稳固妥善，以免移植骨块移位及切口部感染。②加强营养支持，增强患者抗感染的能力。③遵医嘱使用抗生素。④及时更换被渗液浸湿的敷料，观察伤口有无分泌物及异味。⑤观察生命体征，特别是体温的监测。

（2）出血 ①告知患者尽量避免引起出血的诱因，如用力不当、活动不当等。②因头皮血运丰富，术后伤口易渗血形成血肿，应注意观察患者有无颅内压升高的症状。③遵医嘱使用止血药物，必要时手术探查。

（3）皮瓣下积液 ①加强观察：积液常发生于颅骨修补术后 1～2 周内。②积液处理：积液不可自行吸收；积液较多，需穿刺抽吸，然后加压包扎。③抽吸时注意无菌操作。

第三节 先天性斜颈

一、定义

先天性斜颈包括先天性肌性斜颈和由脊柱发育畸形导致的斜颈，临床一般常见的是肌性斜颈。其发病率为 2‰ ～ 5‰，男、女及左、右侧之间发病无明显差异。

二、病因

先天性肌性斜颈是由于患侧胸锁乳突肌纤维化和挛缩引起的。其根本病因可能与遗传因素、先天畸形、产道损伤相关。

三、临床表现

（1）颈部肿块　一般于出生后即可触及，位于胸锁乳突肌内，呈梭形，长 2 ～ 4cm，宽 1 ～ 2cm，质地较硬，无压痛，于生后第 3 周时最为明显，3 个月后即逐渐消失，一般不超过半年。

（2）斜颈　于出生后即可发现，患儿头斜向肿块侧（患侧）。半月后更为明显，并随着患儿的发育，斜颈畸形日益加重。

（3）面部不对称　一般于 2 岁以后，即显示面部五官呈不对称状，主要表现为：

① 患侧眼睛下降：由于胸锁乳突肌挛缩，致使患者眼睛位置由原来的水平状向下方移位，而健侧眼睛则上升。

② 下颌转向健侧：亦因胸锁乳突肌收缩之故，致使患侧乳突前移而出现整个下颌（颏部）向对侧旋转变位。

③ 双侧颜面变形：由于头部旋转，致双侧面孔大小不一，健侧丰满呈圆形，患侧则狭而平板。

④ 眼外角线至口角线变异：测量双眼外角至同侧口角线的距离，显示患侧变短，且随年龄增加而日益明显。

除以上表现外，患儿整个面部，包括鼻、耳等均逐渐呈现不对称性改变，并于成年时基本定型，此时如行手术矫正，颌面部外形更为难看。因此，对其治疗力争在学龄前进行，不宜迟于 12 岁。

（4）其他

① 伴发畸形：可检查有无髋关节脱位、颈椎椎骨畸形等。

② 视力障碍：因斜颈引起双眼不在同一水平位上，易产生视力疲劳而影响视力。

③ 颈椎侧凸：主要是由于头颈旋向健侧，因而引起向健侧的代偿性侧凸。

四、实验室及其他检查

无相关实验室检查。X线可排除颈部畸形性斜颈。

五、治疗

1. 保守治疗

新生儿1岁内可采取手法治疗矫正。

2. 手术治疗

胸锁乳突肌切断术，胸锁乳突肌部分切除术，胸锁乳突肌延长术。

六、观察要点

（1）石膏固定

① 术后立即用烤灯将石膏烘干，避免体位变化致石膏断裂。

② 注意观察石膏边缘，特别是颈后伤口有无渗血，如有异常应及时通知医生处理保证有效固定。

③ 有无包扎过紧压迫血管或抑制呼吸，如有异常及时处理。

（2）伤口情况

① 术后包扎松紧适宜。

② 经常检查伤口敷料是否被血性液体浸湿或石膏边缘有血性液浸湿，患者主诉伤口肿胀疼痛，应立即查看处理。

（3）呼吸观察

① 观察患者有无气紧、呼吸困难等颈部压迫症状。

② 保持呼吸道通畅，及时清除呼吸道分泌物，床旁备吸痰用物。

七、护理要点

（一）术前护理措施

（1）心理护理

① 利用图片、模型和周围的人群作对比，引导患者树立正确的审美观。

② 向患者简单解释手术的效果及功能锻炼的重要性，以取得患者的配合，使患者树立起生活的信心。

（2）术前准备

① 皮肤准备：术晨备皮范围应超过手术区域 10cm，尤其注意做好患侧头部、腋下皮肤准备。

② 协助医生完善术前各种检查：例如颈椎 X 线片，以便与因颈椎畸形所致的斜颈相区别。

③ 行患者正位、侧位照相，留作术后对比。

（二）术后护理措施

1. 麻醉后常规护理

（1）全麻护理常规　主要针对小儿先天性斜颈矫正术患儿，了解麻醉和手术方式、术中情况等。去枕平卧 4～6h。持续低流量吸氧，持续心电监护。床档保护防止坠床。严密监测生命体征。

（2）局麻护理常规　① 一般用于成人先天性斜颈矫正术患者。② 了解手术方式、术中情况等。③ 测量生命体征。

2. 健康宣教

（1）饮食　① 术后 4～6 小时全麻清醒后，可喂水，无呕吐现象即可进食。局麻术后即可进食。以清淡易消化、高蛋白、高维生素、高热量饮食为主。② 进食时应注意防止食物污染伤口敷料及伤口，可在下颌与伤口敷料之间用塑料薄膜隔开。

（2）体位　① 术后当天平卧，头偏向健侧。② 第 2 天起将头部放置于过度矫正位，至少 6～8 天，以防复发，以后加强颈部功能锻炼。③ 方法：胸锁乳突肌一端切除术患者，用石膏颈圈或牵引布帽固定颈部，偏向健侧；胸锁乳突肌延长术患者，用海绵颈圈固定 2～3 天，此后白天加强功能锻炼，夜间用颈圈固定。

（3）拆线　术后 7～10 天可拆线。

（4）功能锻炼　指导颈部活动的方法，随时提醒和纠正患者的习惯性斜颈位置。

3. 术后并发症的预防及处理

（1）感染　①保持伤口敷料清洁干燥。②及时更换被渗液、汗液浸湿的敷料。③遵医嘱使用抗生素 2～3 天。④监测生命体征特别是体温的变化。

（2）出血　①术前做好全身性出血性疾病的排查。②向患者解释引起出血的诱因，如用力不当、活动不当等，尽量避免。③如发现患者出血浸透敷料，立即通知医生查看处理。④遵医嘱使用止血药物。⑤保守治疗无效行手术探查。

第四节　颈部瘢痕挛缩畸形

一、定义

颈部瘢痕挛缩畸形多由颈部深度烧伤继发瘢痕增生、挛缩而形成，常造成头颈部运动受限，严重者可导致下颌、下唇活动受限、甚至使患者眼睑、鼻翼、口角、耳、面部皮肤牵拉变形或外翻。

二、病因

常由颈部深度烧伤后瘢痕挛缩形成，此外，颈部的其他外伤、肿瘤切除术后或者感染后瘢痕形成也可能导致颈部挛缩畸形。

三、临床表现

颈部瘢痕挛缩畸形大部分是由于颈部烧烫伤后瘢痕挛缩而形成的后遗症。依据损伤的程度，可以分成三个类型：

第一类——表浅型：通常由浅 Ⅱ 度烧伤引起。瘢痕比较平坦、光滑，挛缩程度较小，所造成的畸形也较轻微。患者的颈部活动虽受到一定限制，但无抬头困难及下唇外翻等症状。有时瘢痕仅成纵向的束条状或蹼状。

第二类——轻度挛缩型：颈部遭受深Ⅱ度烧伤后常形成增殖性瘢痕。这类瘢痕收缩较小，故不致产生严重挛缩，但由于这类瘢痕组织坚硬厚实，给颈部活动带来一定的障碍；如颏部亦被波及，常并发下唇外翻畸形，影响功能和外貌。

第三类——严重挛缩型：由于颈部Ⅲ度烧伤未经妥善处理而造成。挛缩十分严重，有时颏部可与胸骨柄区域连成一片，形成颏胸粘连，使颈部轮廓不能辨认。除头颈不能活动外，常造成下唇极度外翻、口涎垂流、下睑外翻等。如烧伤发生在青春发育期以前，如不及时整复，则长期挛缩的结果可以影响下颌骨的发育，造成下颌骨前突、开颌等畸形。

四、治疗

（1）颈部瘢痕挛缩畸形需手术治疗，手术步骤和方式包括：

① 瘢痕切除松解：颈部瘢痕切开，或切除瘢痕，使颈部张力充分松解，头呈后仰位。

② 创面修复：Z字成形术、中厚皮片移植术、皮瓣转移术。

（2）颈部瘢痕挛缩畸形手术修复后需继续行防瘢治疗，外固定和功能锻炼以确保手术的效果，避免术后瘢痕形成和再挛缩。外固定可使用颈圈、颈托，并连续使用半年。

五、观察要点

（1）伤口情况

① 保持伤口敷料干燥清洁，固定妥善。

② 注意观察敷料有无渗血，渗血的范围及颜色，如渗血范围扩大，颜色加深，及时通知医生处理。

（2）防止呼吸道梗阻

① 保持呼吸道通畅，观察有无呼吸困难，及时吸净口咽部分泌物，床旁备吸痰装置。

② 头偏向一侧，避免呕吐物污染敷料或吸入气管造成阻塞窒息。

③ 如果发生呼吸困难并进行性加重，及时查明原因，是否

敷料包扎过紧，有无咽喉部水肿或颈部皮下血肿压迫，并及时告知医生处理。

六、护理要点

（一）术前护理措施

（1）心理护理

① 同情和关心患者，正确引导患者面对现实，以良好的心态配合手术。

② 充分了解患者对手术的期望值，有针对性地进行沟通，使其对手术效果有正确的认识。

③ 向患者介绍手术方案，使其对手术过程、手术中可能发生的情况及术后应该注意的事项有所了解。

④ 将手术后的效果、外观以及功能可能恢复的程度向患者做简单的介绍，使其消除顾虑，积极配合。

（2）手术区皮肤的护理

① 仔细检查患处有无感染及未愈合的伤口等，以便及时处理。

② 对于瘢痕增生或挛缩导致的皮肤凹陷、洞腔等藏垢之处，应用小镊子夹出污垢，剪除凹陷处的胡须和汗毛，再用乙醚、酒精、肥皂水和清水清洗。

③ 术前 2～3 天起予碘伏消毒液涂擦患处并用无菌纱布包扎，1～2 次/天。

（二）术后护理措施

1. 颈部制动

①随时检查石膏固定是否确实，敷料包扎是否合适。②采用石膏托固定，尽量减少患者吞咽及说话。③指导患者用手势、笔和纸表达其不适及要求。④避免敷料松动移位或石膏对头、躯干等部位的压迫。⑤术后平卧，头后仰，于肩下垫软枕，高度适宜，防石膏压迫正常皮肤。

2. 饮食护理

（1）术后 3～5 天内　鼻饲胃肠内营养或静脉高营养（未行

皮瓣移植者麻醉清醒后可经口进流质饮食）。

（2）术后第6天起　开始经口进流质，逐渐过渡至半流质饮食、普食。

3. 健康宣教

（1）拆线　术后7～10天拆线。

（2）防瘢治疗　拆线后使用弹力绷带、防瘢药物预防瘢痕增生。

（3）防皮片挛缩　①高肩仰卧位，防止皮片挛缩，伤口愈合后，继续配戴颈圈保持颈部制动后仰位半年。②去掉颈圈后仍需高肩仰卧位睡眠，需坚持1年半左右。

4. 并发症的预防及处理

（1）感染　①加强口腔护理，保持口腔清洁。②喂食时防止食物污染敷料。③术后加强营养支持，增强患者抗感染的能力。④随时更换被渗出液浸湿的敷料。⑤遵医嘱使用抗生素2～3天。

（2）皮片/皮瓣坏死　①手术皮片的切取遵循皮瓣设计的原则。②严密观察皮片血液循环情况，发现异常及时通知医生妥善处理。③植皮术后颈部严格制动。④保守治疗无效，加强换药早期植皮覆盖残余创面。

第五节　秃发与头皮缺损

一、定义

外伤性头皮缺损通常由外伤或手术造成。根据缺损的深度分为骨膜尚在的部分头皮缺损和骨膜缺失的全层头皮缺损。

秃发根据其发病原因分为脂溢性脱发、神经性脱发、瘢痕性脱发、疾病性脱发等。整形科收治的秃发多为瘢痕性秃发。

二、病因

外伤性头皮缺损常导致瘢痕性秃发的发生。

三、临床表现

（1）秃发 常出现于 20 ～ 30 岁的成人，男性占 80%，称男式脱发；女性占 20%，称女式脱发，本病在白种人中发生率较高，而我国发病率明显较低，据上海 1976 年调查，早秃的发病率为0.63%。

男式脱发主要发生于顶额部，发前缘尤其额部两侧发际向后退，因而前额变高，尤以两鬓角明显，向上向后延伸，随着病情逐渐加重，头顶部一片光秃，仅枕部及两侧颞部仍保留剩余的发缘，脱发处头皮光滑，可见纤细的毳毛，无自觉症状或仅有微痒。

不同病人的脱发形式及脱发速度不同，但大多病程缓慢，可伴有脂溢性皮炎或皮脂溢出，有的较轻病人仅表现为两鬓角处脱发，头顶部毛发稀疏。

女式脱发少见，程度也轻，一般是弥漫性头发脱落，以头顶部位明显，逐渐脱落，但不脱光，两鬓角也很少脱发，头发柔细并失去光泽，患处头皮变薄，可有灼热感，发痒或按痛，以后很难完全再长出新发。

（2）头皮缺损 头皮缺损可以是先天性或者先天性疾病如脑膜膨出引起；也可以是后天头皮损伤引起。最多见还是头皮外伤。

四、实验室及其他检查

（1）秃发

① 机体免疫功能的检测，包括白细胞介素 2 及其受体水平测定，T 淋巴细胞及其亚群测定，NK 细胞水平测定等。

② 微量元素测定。

③ 内分泌检测：甲状腺、肾上腺、脑下垂体分泌功能的检测。

④ 头皮病理切片。

⑤ 头部皮肤微循环检测。

⑥ 雄激素是否过多。

⑦ 颈椎偏位（骨科）。

（2）头皮缺损

CT 检查明确病因。

五、治疗

（1）头皮缺损的外科治疗

① 轻度头皮缺损：可使用局部皮瓣修复。

② 中度头皮缺损：可使用多个局部皮瓣或使用皮肤软组织扩张器行头皮扩张术。

③ 重度头皮缺损：如果早期撕脱皮瓣无严重损伤可以考虑回植，必要时行血管吻合术。后期修复可应用游离皮瓣移植的方法。

（2）瘢痕性秃发的外科治疗

① 毛发游离移植术。

② 瘢痕性秃发分期切除术。

③ 皮瓣转移术。

④ 头皮扩张术。

六、观察要点

（1）伤口护理

① 保持伤口敷料清洁干燥，观察伤口敷料有无渗湿、松动或脱落。

② 如果患者出现伤口疼痛，应及时检查是否伤口包扎过紧或血肿等，遵医嘱对症处理。

③ 留置负压吸引管的患者，应保持其通畅及负压状态，维持有效引流，防止扭曲、受压等，且应注意观察及记录引流液的颜色、性状、量。

（2）皮瓣的观察　严密观察皮瓣血液循环情况，观察颜色、温度、毛细血管充盈度等，发现异常，及时报告。

① 皮瓣皮温观察：皮瓣移植术后 2～3 小时皮瓣温度略低于健处皮温 1℃，以后逐渐升高与健处相等或略高 1～2℃。

② 皮瓣色泽观察：皮瓣移植复温后，移植皮肤呈微红或鲜红色。若移植皮肤呈紫红色提示静脉回流不良，发绀提示静脉回

流障碍，灰白或苍白提示动脉供血不足或阻塞。

③ 毛细血管充盈观察：用玻璃棒或棉签棒压迫皮肤表面使之苍白，随即移去后皮肤颜色在 1～2 秒内转红润；超过 5 秒或反应不明显，提示血液循环障碍。

七、护理要点

（一）术前护理措施

（1）心理护理

① 关心和同情患者，主动与其交谈，了解其心理状态，鼓励患者说出内心的感受。

② 向患者解释术前检查、手术方法、手术效果、术后可能发生的并发症以及手术费用等，让患者做好心理准备。

（2）术前准备

① 协助患者做好术前常规检查，如血液检查、心电图等。

② 局部皮肤准备。术前 1 天剃除全部头发，并用洗发水洗头，术晨再重复清洗一次，注意勿抓破头皮。

③ 拟行临近正常头皮扩张术者，应准备好相应大小的扩张器等。

（二）术后护理措施

1. 术后并发症的预防及处理

（1）感染　①术前仔细备皮，反复清洗凹凸不平的病变部位。②术区有感染病灶应告知医生考虑延期手术。③术前严格消毒扩张器。④扩张器注水期间严格按照无菌操作原则。⑤保持扩张器注水部位的干燥清洁。

（2）血肿　①适当加压包扎，防止皮瓣转移后形成皮下空隙、积液、积血。②持续负压吸引，及时引流出皮瓣下渗出物，如短时间内引流量较多，疑有出血倾向时，及时告知医生，重新加压包扎，使用止血药物。③如术后短时间出现头皮肿胀明显，头皮发绀逐渐加重时，应及时告知医生，做好手术探查止血的准备。

（3）皮片或皮瓣坏死　①手术皮瓣的切取遵循皮瓣设计的原

则。②严密观察皮瓣血液循环情况，发现异常及时通知医生妥善处理。③遵医嘱使用扩血管药物，改善皮瓣微循环。④保暖，使用红外线仪照射。⑤敷料包扎松紧适宜。

2.健康宣教

（1）体位 ①全麻术后去枕平卧 6 小时后，改为半坐卧位、坐位、健侧卧位，促进头部静脉回流，防止术区受压。②鼓励患者术后第 1 天下床活动，预防术后并发症，利于伤口恢复。

（2）饮食 给予患者高热量、高蛋白、富含维生素的食物，以促进伤口愈合。

（3）出院指导 ①术后 7～10 天拆线。②头皮扩张期间，防止被锐器刺伤。③注意睡觉时避免压迫术区，以免扩张器变形、移位、挤破。④注意术区的清洁，预防局部感染。

第十七章　颜面部损伤与畸形的护理

第一节　面部软组织缺损

一、定义

面部是不仅汇聚了许多重要的器官，还是人类外部形象最重要的部位。面部软组织缺损不仅使其生理功能，如发音、语言、进食、咀嚼、表情等受到影响，还严重影响人的容貌、心理。正确治疗面部软组织缺损，对恢复其生理功能和外观，减轻患者的身心痛苦有重要意义。

二、病因

面部缺损的病因主要包括外伤缺损、局部病变手术后缺损、先天性缺损等。

三、治疗

（1）皮瓣移植　面部软组织缺损主要采用皮瓣移植的方法修复。可分为：①局部或邻位皮瓣。②远位皮瓣。③游离皮瓣。

（2）皮肤软组织扩张术　应用扩张后局部或邻位皮瓣修复面部软组织缺损。

四、观察要点

1. 术前观察

① 观察并记录面部病变的部位和范围。

② 观察有无语言、咀嚼、表情等生理功能受限。

③ 关注有无影响手术的全身因素（如出血性疾病等）和局部因素（如局部炎症等）。

2. 术后观察

（1）皮瓣血运观察　①皮瓣皮温观察：皮瓣移植术后 2～3 小时皮瓣温度略低于健处皮温 1℃，以后逐渐升高与健处相等或略高 1～2℃。②皮瓣色泽观察：皮瓣移植复温后，移植皮肤呈微红或鲜红色。若移植皮肤呈紫红色提示静脉回流不良，发绀提示静脉回流障碍，灰白或苍白提示动脉供血不足或阻塞。③毛细血管充盈观察：用玻璃棒或棉签棒压迫皮肤表面使之苍白，随即移去后皮肤颜色在 1～2 秒内转红润；超过 5 秒或反应不明显，提示血液循环障碍。

（2）引流管护理　①妥善固定，防扭曲、脱落、折叠等。②保持引流通畅，持续低负压吸引。③观察引流液颜色、性状和引流量，一般术后 2～3 天拔除。④引流量较多或鲜红色提示有活动性出血，立即通知医生处理。引流量过少，提示引流管打折、贴壁，应分析原因及时处理。⑤告知患者引流管的重要性，切勿自行拔出。

（3）保暖制动　①术后用远红外线治疗仪予以局部保暖，防寒冷刺激致血管痉挛。②告知术后尽量减少面颊部活动，如说话、咀嚼等，可用笔和纸或手势表达其需求。③健侧卧位，防皮瓣受压影响血运。

（4）口腔护理 ①漱口液：复方氯己定含漱液、0.9%氯化钠溶液、1.5%过氧化氢溶液。②特殊用物：张口困难者使用棉签蘸取漱口液，有漱口液或口腔分泌物存积口腔时，使用吸引器随时吸净。③漱口频次：每日5次（晨起、睡前及餐后）。

五、护理要点

（一）术前护理措施

（1）心理护理

① 解释手术的方法、所需时间、术前术后注意事项以及术后容貌改善的效果等。

② 鼓励患者表达自身感受，主动与其交谈，逐渐启发患者和家属接受现实。

③ 耐心介绍整形美容的新信息、新技术。

④ 告知手术成功病例，缓解患者紧张情绪。

⑤ 主动与患者交流沟通，解释手术的目的，告知患者对术后改观的期望值应有正确认识。

⑥ 鼓励患者家属和朋友给予患者关心和支持。

（2）饮食护理

① 根据麻醉方式指导患者禁食、禁饮。

② 全麻术前8～10小时禁食，4～6小时禁饮；局麻手术患者则不需禁饮禁食。

（3）局部皮肤准备

① 术前2～3天：每日用肥皂水清洁患处，有皱折或凹陷处用棉签清洗，擦干后用聚维酮碘消毒液涂擦并用无菌纱布包扎。

② 术晨：剃除术区（供皮区和受皮区）及周围毛发，必要时剃除部分头发或将头发分区扎辫。备皮范围为面颈部和锁骨上部皮肤，在备皮过程中切忌刮破皮肤。

③ 检查术区及其周围皮肤有无破溃和毛囊炎、疖肿等情况，若有应及时报告医生处理或暂停手术。

（4）术前常规准备

① 协助完善相关术前检查：心电图、X 线、B 超、出凝血试验等。

② 术前 1 日行抗生素皮试，术晨遵医嘱带入术中用药。

③ 术晨询问女性患者是否有月经来潮。

④ 术晨更换清洁病员服。

⑤ 术晨建立静脉通道。

⑥ 术晨与手术室人员进行患者、药物核对后，送入手术室。

（二）术后护理措施

1. 术后护理常规

（1）一般护理　①短时（4～6 小时）低流量吸氧。②去枕平卧 4～6 小时。③床档保护防坠床。④监测生命体征。

（2）管道的护理　①输液通道：保持通畅，留置针妥善固定，注意观察穿刺部位皮肤。②留置尿管：按照尿管护理常规进行，一般术后第 1 日可拔除尿管，拔管后注意关注患者自行排尿情况。

（3）疼痛护理　①评估患者疼痛情况。②对有镇痛泵（PCA）患者，保持镇痛装置通畅，评价镇痛效果是否满意。③遵医嘱给予镇痛药物。④提供安静舒适的环境。

（4）基础护理　做好尿管护理、定时翻身、患者清洁等工作。

（5）用药护理　①遵医嘱使用抗生素 2～3 天。②观察药物不良反应。

2. 体位与活动

（1）全麻清醒前　去枕平卧位，头偏向一侧。

（2）全麻清醒后手术当日　半卧位头部略抬高（床头抬高 15°～20°），头偏向健侧。

（3）术后第 1 日起　适当下床屋内活动，但有下肢取皮者需限制患肢活动度。

3. 健康宣教

（1）拆线　术后 7～10 天拆线，在拆线前保持伤口敷料清洁干燥。

（2）防瘢治疗 ①拆线后5～7天开始使用瘢痕贴、抑瘢灵、弹力套等，疗程为3～6个月。②指导防瘢治疗的具体方法。

（3）门诊复查 ①术后3个月、6个月、1年复诊，查看面部外观和功能恢复情况。②指导和帮助患者进行面部肌肉的功能练习。③视面部外观和功能的改善情况确定是否再次手术矫形。

4.并发症的处理及护理

（1）皮瓣坏死 ①术后保暖，适当使用抗凝、扩血管药物。②保持负压引流通畅。③适当加压，避免皮瓣下遗留死腔和皮瓣移位。④观察皮瓣血运，异常情况及时报告医生处理。⑤保守治疗无效者应及时行再次手术。

（2）伤口感染 ①保持伤口敷料清洁干燥。②按医嘱使用抗生素。③定时测量体温，观察伤口有无疼痛、红肿等情况。④血常规检查。

第二节　面神经麻痹

一、定义

面神经麻痹又称面神经瘫痪，简称面瘫，是面神经损害后出现的面部表情功能丧失和组织失神经营养障碍为主的症候群。

二、病因

面瘫的发病原因与炎症、外伤、肿瘤以及先天性因素有关。

三、临床表现

临床可分为中枢性面瘫和周围性面瘫两大类型：

1.中枢性面瘫

仅表现为病变对侧下组面肌的瘫痪，并常伴有该侧的偏瘫。

2.周围性面瘫

除特发性面神经麻痹外，由其他原因引起的周围性面瘫主要有以下几种。

（1）Guillain-Barré 综合征（脑神经型） 可出现周围性面瘫，但病变常为双侧，多数伴有其他脑神经损害。脑脊液可有蛋白（增高）细胞（正常或轻度高）分离现象。

（2）脑桥病变 因面神经运动核位于脑桥，其纤维绕过展神经核。故脑桥病损除周围性面瘫外，常伴有脑桥内部邻近结构的损害，如同侧外直肌麻痹、面部感觉障碍和对侧肢体瘫痪等。

（3）小脑脑桥角损害 多同时损害同侧第Ⅴ和Ⅷ对脑神经以及小脑和延髓。故除周围性面瘫外，还可有同侧面部感觉障碍、耳鸣、耳聋、眩晕、眼球震颤、肢体共济失调及对侧肢体瘫痪等表现。

（4）面神经管邻近部位的病变 如中耳炎、乳突炎、中耳乳突部手术及颅骨骨折等，除周围性面瘫外，可有其他相应的体征和病史。

（5）茎乳孔以外的病变 因面神经出茎乳孔后穿过腮腺支配面部表情肌，故腮腺炎症、肿瘤、颌颈部及腮腺区手术均可引起周围性面瘫。但除面瘫外，常有相应疾病的病史及特征性临床表现，无听觉过敏及味觉障碍等。

四、实验室及其他检查

（1）实验室检查 依据可能的病因选择必要的有选择性的检查。

① 血常规、血电解质：一般无特异性改变，起病时血象可稍偏高。

② 血糖、免疫项目、脑脊液检查，如异常则有鉴别诊断意义。

（2）其他辅助检查

① CT、MRI 检查。

② 颅底摄片。

③ 脑电图、眼底检查。

④ 耳鼻喉科检查。

五、治疗

（1）外科治疗　①面神经减压术。②非动力性治疗，即静力悬吊术，方法上以阔筋膜悬吊为主，将歪斜的口、眼通过悬吊阔筋膜于患侧颞部，矫正其静态歪斜。③动力性治疗，即通过手术方式恢复面部的部分或全部表情功能。方法包括：断裂面神经修复、面神经-舌下神经吻合、跨面神经移植、颞肌或咬肌肌瓣转移以及吻合神经和血管的游离肌瓣移植等。

（2）药物治疗　可采用类固醇激素、抗病毒药物、B 族维生素、能量合剂、扩血管药等综合药物治疗。

六、观察要点

（1）环境要求

① 室温保持在 22～25℃，湿度 40%～60%，室温过低易引起皮瓣血管痉挛，室温过高可增加皮瓣耗氧量，不利于皮瓣成活。

② 戒烟，同时阻止探视人员吸烟，以免造成被动吸烟。

（2）眼睑手术区护理

① 询问有无眼球摩擦感及角膜刺激征，防止角膜溃疡发生。

② 遵医嘱使用眼药水和眼膏，无好转及时通知医生处理。

（3）引流管护理

① 妥善固定，防扭曲、脱落、折叠等。

② 保持引流通畅，观察引流液颜色、性状和引流量，术后 48 小时拔除。

③ 引流量较多或鲜红色提示有活动性出血，立即通知医生处理。引流量过少，提示引流管打折、贴壁，应分析原因及时处理。

④ 告知患者引流管的重要性，切勿自行拔出。

（4）皮瓣血运观察

① 皮瓣皮温观察：皮瓣移植术后 2～3 小时皮瓣温度略低于健处皮温 1℃，以后逐渐升高与健处相等或略高 1～2℃。

② 皮瓣色泽观察：皮瓣移植复温后，移植皮肤呈微红或鲜

红色。若移植皮肤呈紫红色提示静脉回流不良，发绀提示静脉回流障碍，灰白或苍白提示动脉供血不足或阻塞。

③ 毛细血管充盈观察：用玻璃棒或棉签棍压迫皮肤表面使之苍白，随即移去后皮肤颜色在 1 ～ 2 秒内转红润；超过 5 秒或反应不明显，提示血液循环障碍。

（5）保暖制动

① 术后用远红外线治疗仪照射术区，距离 40 ～ 60cm，增加局部温度以防寒冷刺激引起血管痉挛。

② 告知患者术后尽量减少面颊部活动，如说话、谈笑、咀嚼等，可用笔和纸或手势表达其需求。

（6）口腔护理　保持口腔清洁，进食后用清水和复方氯己定漱液漱口，防止口腔感染。

七、护理要点

（一）术前护理措施

（1）心理护理

① 耐心解释面瘫的常见发病原因，介绍手术方法和手术效果。

② 安排其与同类疾病的术后患者交谈，消除紧张焦虑情绪。

③ 耐心介绍疾病有关知识、麻醉方式以及术后注意事项，增强对手术的信心。

④ 主动与患者沟通，启发患者接受现实，用正确的心态对待外表。

⑤ 鼓励参加病友活动和社交活动消除自卑心理。

⑥ 了解患者对手术的期望值，并科学地给予指导，客观评价手术效果。

（2）饮食护理

① 指导进食清淡、柔软、易消化食物，避免坚硬和刺激性的食品。

② 指导进食后正确漱口，避免食物残留继发口腔炎症。

③ 提供清洁的就餐环境，去除病房异味。

④ 根据麻醉方式指导患者禁食、禁饮。

（3）局部皮肤准备

① 术前 2～3 天开始用 0.1% 苯扎溴铵洗头，2 次 / 天，术晨再洗一次并戴一次性手术帽。

② 术前 1 天剃除术区周围头发，可不需剃光头，女性患者将头发分区编辫。

③ 检查术区有无毛囊炎、疖疖等，若有通知医生暂缓手术。

（4）五官护理

① 术前 3～5 天开始指导患者在每次进餐后漱口，先用清水去除残留食物，再用复方氯己定含漱液。

② 术前 2～3 天行鼻腔护理，用棉签清洁后用氧氟沙星眼液滴鼻，1～2 次 / 天。

③ 眼睑不能闭合者入院后予以眼部护理，白天滴眼药水，晚上涂眼膏以防角膜炎。

（5）术前常规护理

① 协助完善相关术前检查：心电图、X 线、B 超、出凝血试验等。

② 术前 1 日行抗生素皮试，术晨遵医嘱带入术中用药。

③ 术晨询问女患者是否有月经来潮。

④ 术晨更换清洁病员服。

⑤ 术晨与手术室人员进行患者、药物核对后，送入手术室。

（二）术后护理措施

1. 体位与活动

（1）全麻清醒前　去枕平卧位，头偏向健侧。

（2）全麻清醒 6 小时后　半卧位或头高位，利于术区引流，促进肿胀消退。

（3）术后第 2 日　逐渐床边活动和下床活动，勿低头拾取地上的物品，以防充血或发生其他意外。取仰卧位或健侧卧位，勿压迫术区。

2.饮食指导

（1）术后前3天　①流质饮食，减少因咀嚼引起唇颊部活动。②用吸管吸入，防食物及水污染伤口及边缘。

（2）第4日起至术后2周　口腔半流质饮食。

（3）手术2周后　普食。

3.健康宣教

（1）拆线　术后5～7天拆线，在拆线前保持伤口敷料清洁干燥。

（2）心理指导　①保持良好情绪，改变不良生活习惯。②适当体育锻炼，防止呼吸道感染，拆线后3天可沐浴。

（3）巩固疗效　①面部牵引：拆线后在晚间行面部皮肤牵引至少3周，防止患侧面部再度下垂。②方法：将宽胶布一段剪开5cm，分别固定于面颊和口角，向外上方牵引拉紧后粘贴于颞部。

（4）功能锻炼　①拆线后逐渐加强面部活动，同时可配合按摩和理疗，防止转移的肌皮瓣萎缩。②术后6周开始指导患者对着镜子训练患侧有意微笑，锻炼表情肌功能，逐渐与对侧达到平衡。

（5）防瘢痕治疗　拆线后5～7天开始使用瘢痕贴、抑瘢灵、弹力套等，疗程为3～6个月。

（6）门诊复查　①术后前3个月每2周随访1次。②术后3个月行面部肌电图检查，以后每2周进行1次，直至面部肌肉完全恢复自主活动。

4.并发症的处理及护理

（1）皮瓣坏死　①保守治疗：术后保暖，适当使用抗凝、扩血管药物。②保持伤口持续低负压引流，妥善固定皮瓣。③密切观察皮瓣血运，异常情况及时汇报处理。④适当加压包扎创面，避免皮瓣下遗留死腔和皮瓣移位。⑤保守治疗无效者应及时行再次手术。

（2）伤口感染　①保持口腔卫生。②指导正确的进食进水方

法，防伤口污染。③指导正确呼吸和咳嗽，防伤口裂开。④保持
伤口敷料清洁干燥。⑤按医嘱使用抗生素。⑥定时测量体温，观
察伤口情况。⑦血常规检查。

第三节　半侧颜面萎缩

一、定义
半侧颜面萎缩又称 Parry-Romberg 综合征，该病是一种少见
的功能紊乱综合征，以一侧无痛性进行性面部萎缩为特征，累及
真皮、皮下组织、肌肉及骨骼。该病多呈散发性，但也有报道有
家族病史，好发于 10 ～ 20 岁，女性多发。

二、病因
病因尚不明确，提出的病因假说包括交感神经功能障碍、三
叉神经炎、血管神经炎、感染和免疫异常等。

三、临床表现
特征为面偏侧组织一部分或全部进行性萎缩。
女性约占 3/5，20 岁前发病者占 3/4，起病隐袭。左侧较多
见，面部萎缩多从一部分开始，进展速度不定，一般 2 ～ 10 年
发展成面偏侧全部萎缩。5% 的病例累及两侧面部，除面部萎缩
外，常可涉及软腭、舌和口腔黏膜，偶见同侧颈、胸以至躯干和
四肢萎缩（约占 10%）。患侧面部凹陷呈老人貌，与健侧呈鲜明
对照，头发、眉毛、睫毛常脱落，有白斑、皮肤痣等。可有面痛
或偏头痛，感觉障碍少见，除患侧汗腺和泪腺调节障碍外，可见
Horner 综合征，少数患者有癫痫发作，约半数脑电图有阵发性活
动。伴有大脑萎缩者可有偏瘫、偏身感觉障碍、偏盲、失语等。

四、治疗
1.手术治疗
（1）骨骼重建　自体骨移植，常用肋骨。

（2）软组织重建　自体脂肪移植、皮瓣移植、硅胶填充等。

2. 口腔矫正器治疗

早期配戴辅助下颌骨发育。

3. 药物治疗

0.8%甲氧沙林的凝胶治疗皮肤硬结和斑点状皮损。

五、观察要点

（1）体位护理

① 术后6小时去枕平卧，6小时后半卧，头颈部制动，两侧沙袋固定3～5天，防止吻合血管扭曲、牵拉影响皮瓣成活。

② 加强巡视，随时纠正患者不正确体位。

③ 不做摇头等剧烈运动，防伤口裂开、感染。

④ 取皮区用软枕抬高，利于血液回流，减轻肿胀。

（2）饮食护理

① 术后3天内进流质或半流质饮食，少言语，减少面部肌肉运动。

② 第4天进普食，但应注意避免吃辛辣刺激及粗糙食物，以免影响伤口愈合吻合。

（3）口腔护理　保持口腔清洁，进食后用清水和复方氯己定含漱液漱口。

六、护理要点

（一）术前护理措施

（1）心理护理

① 耐心介绍手术方案及术前术后注意事项，减轻心理负担。

② 告诫患者不能对术后改观的期望值太高，以免术后因手术效果未达个人目标而情绪波动。

③ 主动与患者沟通，启发患者用正确的心态对待外表。

④ 鼓励参加病友活动和社交活动消除自卑心理。

（2）饮食护理

① 提供清洁的就餐环境，去除病房异味。

② 加强营养：调整饮食结构，给予高蛋白、富含维生素饮食。

③ 根据麻醉方式指导患者禁食、禁饮。

（3）专项护理

① 协助医生进行多普勒超声血流仪检测供区和受区血管走行，并用亚甲蓝或甲紫标出碘酊固定。

② 术前 2～3 天开始用 0.1% 苯扎溴铵洗头，2 次 / 天，术晨再洗一次并戴一次性手术帽。

③ 口腔护理：术前 1 天予复方氯己定含漱液漱口，术晨再次漱口，防止口腔感染。

④ 术前 1 天剃除术区周围头发，可不需剃光头。

⑤ 术前照相：患者往往对术后期望值过高，用语言很难描述，术前照相留下资料，以便术后对照。

（4）术前常规护理

① 术前 1 日行抗生素皮试，术晨遵医嘱带入术中用药。

② 协助完善相关术前检查：心电图、X 线、B 超、出凝血试验等。

③ 术晨询问女性患者是否有月经来潮。

④ 术晨更换清洁病员服。

⑤ 术晨与手术室人员进行患者、药物核对后，送入手术室。

（二）术后护理措施

（1）拆线　术后 7～10 天拆线。

（2）日常护理　①拆线后 2～3 天可洗头，但应充分浸湿头发，不能强行揭掉痂皮防感染。②手术部位感觉异常需 3～6 个月逐渐恢复，一般不需热敷理疗。

（3）防瘢痕治疗　拆线后 5～7 天除发际内其他外露伤口可使用瘢痕贴或抑瘢灵 3～6 个月。

（4）门诊复查　术后 6 个月门诊随访，照相保存资料，根据面部外观改善情况确定是否再行Ⅱ期移植瓣修整术。

第四节　颜面部皱纹

一、定义

青春期或中年以后，面部皮肤软组织出现结构老化、松弛及萎缩，形成皱纹。去除颜面部皱纹的外科技术称为除皱术。

二、病因

按皱纹出现的原因可把颜面部皱纹分为：

① 自然性皱纹：与衰老相关。

② 动力性皱纹：与表情肌的长期收缩相关。

③ 重力性皱纹：与衰老基础上的重力作用相关。

④ 混合性皱纹：多种因素合并作用。

三、治疗

1.手术治疗

（1）根据操作层面分为　①皮下层分离除皱。② SMAS 筋膜下除皱。③骨膜下除皱。

（2）根据部位分为　①前额除皱术。②颞部除皱术。③面颈部除皱术。④中面部除皱术。

2.激光治疗

激光除皱一般适用于衰老导致的细小皱纹。不同波长的激光曾用于除皱治疗，现今比较新的方法是使用 1320nm 的冷触激光，不良反应较少。

3.药物治疗

如肉毒杆菌毒素注射除皱、胶原注射填充等。

四、观察要点

（1）伤口护理

① 术后用消毒纱布、棉垫和弹性绷带加压包扎 3 天，利于创面愈合。

② 观察伤口有无渗液、渗血，保持伤口敷料干燥。

③ 随时检查敷料有无脱落或移位，伤口有无新鲜渗血及血肿，异常情况及时通知医生处理。

（2）血浆引流护理

① 保持引流管通畅和有效固定，防止脱落、折叠、扭曲等。

② 观察引流液的性状和量，手术次日更换敷料拔除引流管。

③ 告知患者引流管的重要性，切勿自行拔出。

（3）面部制动

① 术后 3 日内进流质饮食，少言语，减少面部肌肉运动。

② 术后 10 日内严禁说笑和大幅度的面部表情动作。

③ 告知患者可用笔和纸或手势表达其需求。

五、护理要点

（一）术前护理措施

1. 心理护理

① 充分了解患者精神及心理状态，了解手术动机。

② 了解患者的家庭、婚恋及工作情况，说明手术只能改善面部老龄表现，不能解决其家庭婚恋等问题，让其心中有数。

③ 耐心介绍手术方案、手术切口设计原则、预期效果以及术后并发症和不良反应等，让其有足够的心理准备接受手术。

④ 对顾虑重重、心理压力较大的患者，应及时报告医生暂缓手术。

2. 饮食护理

① 提供清洁的就餐环境，去除病房异味。

② 根据麻醉方式指导患者禁食、禁饮。

3. 术区皮肤准备

（1）术前 2～3 日　用洗发精洗头后再用 0.1% 苯扎溴铵洗头浸泡 10～20 分钟，1～2 次/天，术晨再洗一次并戴一次性手术帽。

（2）术前 1 日　剃除切口区 2～3cm 范围内头发，将切口区两侧的头发分别扎成若干小辫，以免影响手术操作。男性患者最好剃光头。

4.其他准备

（1）术前2周禁止吸烟，禁服雌激素、阿司匹林、丹参等药物。

（2）协助术前照相，包括面部正位、侧位及45°角斜位像，必要时增加面部睁眼和闭眼正位像、颈阔肌及侧位略低位像，用作手术前后对照。

（3）遵医嘱术前1日和术前30分钟使用止血药。精神紧张者于术前晚口服镇静药。

（4）了解有无手术禁忌证，及时报告医生。①身患血液病、内分泌疾病及全身急、慢性疾病者。②过度肥胖者。③近期服用抗凝药、扩血管药以及活血化瘀药者。④精神心理障碍者。⑤瘢痕体质者。

5.术前常规护理

① 协助完善相关术前检查：心电图、X线、B超、出凝血试验等。

② 术前1日行抗生素皮试，术晨遵医嘱带入术中用药。

③ 术晨询问女性患者是否有月经来潮。

④ 术晨更换清洁病员服。

⑤ 术晨与手术室人员进行患者、药物核对后，送入手术室。

（二）术后护理措施

1.体位与活动

① 全麻清醒前：去枕平卧位，头偏向一侧。

② 全麻清醒后手术当日：半卧位抬高头部和胸部，减轻头面部水肿。

③ 术后2周内：严格禁止任何头颈部过度活动的动作，如开车等。

2.并发症的处理及护理

（1）血肿 表现：①术后10～12小时出现伤口剧痛。②患侧面部饱满，口唇肿胀，颊黏膜瘀斑。处理：①严密观察术区有无肿胀、瘀斑、新鲜渗血渗液等。②缝扎止血。通知医生拆开部分缝线止血，敷料覆盖后外加弹力绷带加压包扎。

（2）神经损伤　表现：①面神经额支损伤表现为不能闭眼。②面神经下颌支损伤表现为下唇外翻、流涎。处理：①术后严密观察有无神经损伤的表现，异常情况及时报告，早期处理。②尽早手术探查修复神经。

3. 健康宣教

（1）分期拆线　①耳前耳后和耳屏前缝线术后 5～7 天拆线。②颞区发丛和耳后发际缝线术后 7～10 天拆线。

（2）日常护理　①拆线后 2～3 天可洗头，但应充分浸湿头发，不能强行揭掉痂皮防感染。②手术部位感觉异常需 3～6 个月逐渐恢复，一般不需热敷理疗。

（3）防瘢痕治疗　拆线后 5～7 天除发际内其他外露伤口可使用瘢痕贴或抑瘢灵 3～6 个月。

（4）门诊复查　①术后 2 周、3 个月和 6 个月定期门诊随访，照相保存资料。②复查头面部切口区域感觉恢复情况，检查和指导防瘢后续治疗的效果和方法。

第十八章　眼部缺损与畸形的护理

第一节　眉畸形

一、定义

眉毛位于眶上缘，为横向弧形分布的一束毛发，左右两眉位置、形态对称。眉毛有阻挡额头汗水向下流入眼睑及表达情绪的功能。眉毛如有畸形，将失去其生理功能，影响面部表情活动及面部美学特征。

二、病因

眉畸形多为外伤或烧伤等创伤的后遗症，也见于老年性皮肤松弛、面神经额支损伤，少数因波及眉毛的皮肤病变切除所致，偶见于麻风、梅毒等疾病的局部表现。

三、临床表现

眉缺损或眉畸形多因烧伤、感染（麻风）、切除肿瘤引起，也可为先天性。可为部分或全部缺如，眉毛还可受额或睑瘢痕的牵拉致位置异常。

四、治疗

（1）手术

① 眉毛缺损的修复方法包括利用同侧或健侧眉毛行皮瓣转移修复缺损眉毛，利用头皮条游离移植、毛发单株插植或颞浅动脉岛状头皮瓣眉再造术等。

② 眉下垂畸形的修复方法包括眉上提整形术及眉弓上缘皮肤弧形切除术。

③ 眉移位畸形可根据具体情况采用 V-Y 或 Z 等成形术。

（2）文眉术或画眉。

五、护理要点

（一）术前护理措施

（1）心理护理

① 耐心细致地解释患者提出的问题，配合医生讲解治疗疾病有关知识。

② 介绍治疗的方法、效果及先进的整形技术。

③ 教会患者自我放松的方法。

（2）术前常规准备

① 协助完善相关术前检查：血常规、凝血常规等。

② 协助完善相关的医学签字手续，如手术同意书等。

③ 注意不要感冒，以免延误手术，女性应注意避开月经期。

④ 根据需要，协同医生为患者用亚甲蓝或甲紫再造眉的设计标志，用 2.5% 碘酊固定。告知患者画线前不要使用护肤品；画线后，保持画线部位干燥。

⑤ 术晨备皮：剃光头或剃除自额部经颞部、耳后部至枕部入发际 6cm 宽的头发，修面、剪鼻毛，注意备皮中要保留皮肤上的设计标志线。

（二）术后护理措施

1. 术后常规护理

（1）伤口情况　①指导患者回家后观察伤口的方法，随时电话随访保持伤口清洁干燥。②如发现局部持续渗血或进行性肿胀及自觉剧烈胀痛时，应及时就诊给予检查处理。

（2）局部制动　①嘱患者勿早进行抬眉活动。②术后敷料包扎妥善固定。③注意观察皮瓣蒂部位勿受压。

（3）疼痛护理　①评估患者疼痛情况。②遵医嘱给予口服镇痛药物。

（4）抗生素使用　遵医嘱口服抗生素 2 ～ 3 日，预防和控制感染。

2. 健康宣教

（1）生活指导　①安排好生活与工作。②避免出汗。③避免局部外力碰撞。

（2）伤口护理　①术后 5 ～ 7 天拆线。②切忌用力揭除痂皮，以免损伤毛囊。③局部涂眼膏保持湿润，促进痂皮自然脱落。

（3）保护再造眉　①教会患者保护再造眉。②经常修剪再造眉。③局部涂眼膏或软膏，使毛发逐渐近似正常眉毛生长的方向生长。

（4）随访　①术后当晚如疼痛、渗血明显应及时就诊。②定期门诊随访。

3. 并发症的处理及护理

（1）出血和血肿　①密切观察伤口敷料有无新鲜血液渗出及

有无进行性肿胀。②倾听患者的主诉，患者主诉伤口剧烈胀痛时，应及时检查处理。③少量出血和小血肿，用纱布填塞加压止血。④大出血和大血肿，拆除缝线，清除积血，止血后加压包扎更换伤口敷料。

（2）感染　①保持伤口敷料清洁干燥。②严格无菌操作规范。③敷料若有浸湿，应及时更换。④观察伤口有无红、肿、热、痛、分泌物增多等感染征象。⑤监测体温和白细胞计数。

第二节　眼睑外翻

一、定义

眼睑外翻畸形表现为眼睑和眼球分离，睑结膜向外翻转外露，泪小点与眼球不能接触。由于下睑板窄小且受重力影响，较易外翻。上睑外翻只有在皮肤缺失较多时才发生。

一旦发生眼睑外翻畸形，常致流泪，睑结膜干燥、充血、糜烂、肥厚、睫毛脱落等情况发生，情况严重者致眼睑闭合不全，容易发生暴露性角膜炎，如果延误治疗可致角膜发生溃疡，形成白斑，影响视力。

二、病因

睑外翻畸形病因较多，根据不同病因可分为先天性、痉挛性、老年性、麻痹性和瘢痕性 5 种，后两种在临床上更为常见。

三、临床表现

尽管病因多种多样，但临床表现基本相同，即睑缘向眼球外侧翻转。下睑外翻使泪小点离开泪湖，出现不同程度的溢泪症状，同时因向下揩拭的习惯性动作，使外翻加重。暴露的结膜由于失去泪液的湿润，最初局部充血、分泌物增加，久之变为干燥粗糙，高度肥厚，呈现角化现象。严重睑外翻常引起睑裂闭合不全，使角膜失去保护，角膜上皮干燥脱落，造成暴露性角膜炎及溃疡。

四、实验室及其他检查

无特殊检查。

五、治疗

不同病因的睑外翻畸形有不同的治疗方法。

（1）先天性睑外翻 可在上下睑内中 1/3 和外中 1/3 交界处做睑缘粘连，1 个月后打开粘连，如外翻仍存在，可行眼睑全层横径缩短术。

（2）痉挛性睑外翻 一般不需手术，仅解除刺激因素即可。

（3）老年性睑外翻 需行眼睑紧缩术（Kuhnt—Szmanowaki 矫正法）。

（4）麻痹性睑外翻 常用的有眼睑紧缩术、永久性外侧睑缘粘连术及悬吊术。最新的矫正方法为神经移植术和带血管的游离肌肉移植术。

（5）瘢痕性睑外翻 根据具体情况可采用 V-Y 手术、Z 成形术、邻近皮瓣转移术、以颞浅动脉为蒂的额部岛状瓣转移术、游离皮片移植或睑缘粘连术。

六、观察要点

① 观察伤口有无渗血渗液。

② 观察敷料是否包扎过紧。

③ 注意倾听患者主诉，应及时检查处理倒睫或纱布等损伤角膜。

七、护理要点

（一）术前护理措施

（1）心理护理 ①解释眼睑外翻手术的必要性、手术方式、注意事项。②耐心细致地解释患者提出的问题，指导患者配合手术及治疗。③向患者及家属说明手术效果、可能出现的并发症及预防、配合措施，使患者对手术有整体的认识、对手术效果有恰当的期望。④鼓励患者表达自身感受，与周围人群接近和交流。

⑤鼓励患者家属和朋友给予患者支持和关心。

（2）饮食护理　①全麻术前应禁食8～10小时，禁饮4～6小时。②婴儿在术前4小时停止哺乳，术前2小时停止喂水。③局麻无特殊要求。

（3）眼部护理　①入院后遵医嘱应用抗生素眼药水滴眼，每日4次，控制眼部炎症。②每晚睡前用抗生素眼膏涂眼并用无菌凡士林油纱覆盖眼部，防角膜暴露。③术前1天晚用0.9%氯化钠溶液100ml冲洗结膜囊，冲洗后遵医嘱滴抗生素眼药水。

（4）常规准备　①遵医嘱行抗生素皮试。②协助完善相关检查：B超、心电图、胸片、血常规、凝血等。③剃胡须，不需剃眉毛及睫毛。④术晨更换清洁病员服。⑤长发患者术晨将头发编辫，戴一次性手术帽。⑥术晨与手术室人员进行患者、病历、药物核对后送入手术室。

（二）术后护理措

1. 外科术后护理常规

（1）全麻术后护理　①了解麻醉和手术方式、术中情况、切口情况。②持续低流量吸氧。③持续心电监护。④严密监测生命体征，及时做好记录。⑤全麻术后禁饮禁食6小时后进普通饮食，鼓励病员进食高蛋白、高营养、富含维生素及纤维素的食物。

（2）输液管道护理　①保持输液通畅。②留置针妥善固定。③观察穿刺部位皮肤有无红肿、渗漏及留置针有效期。

（3）疼痛护理　①评估患者疼痛的原因、程度、性质及伴随症状。②做好心理护理，关心体贴患者，提供安静舒适的环境。③转移患者的注意力。④遵医嘱给予镇痛药物。⑤合理使用镇痛泵（PCA），评估镇痛效果是否满意。

（4）眼部护理　①需要时协助医生更换外层敷料。②加强眼部护理，用0.9%氯化钠溶液棉球擦净睑裂处分泌物。③遵医嘱使用抗生素眼药水或眼膏。

（5）药物护理　①遵医嘱全身应用抗生素2～3日，预防和控制感染。②注意观察药物的疗效及不良反应。

（6）基础护理　做好口腔护理、患者清洁等工作。

2. 限制活动期间的护理

（1）生活护理　①安排护工或专人护理，随时提供帮助。②患者的日用品固定摆放。③床旁不留障碍物。④妥善放置锐器、暖水瓶等物品。⑤不宜自行下床活动，以免出现跌伤。⑥教会患者使用呼叫器，并放置在患者使用方便的位置。

（2）心理护理　①患者术后恢复期间不能视物，心理上会感到心情郁闷或寂寞，应多与患者谈话、读报、读书、听音乐等，改善其心理状态。②在为患者做治疗时应先通知，并注意"四轻"原则，切忌突然触动患者而使之受到惊吓。

3. 健康宣教

（1）生活指导　①安排好生活与工作。②避免外力碰撞。③避免眼疲劳，少看书、电视等。④禁烟酒。⑤适当加强营养，限制油炸和刺激性食物。

（2）活动　睑外翻者睑粘连缝线未拆时，因视物不清故活动要注意安全。

（3）伤口护理　①保持伤口清洁干燥，观察有无红、肿、热、痛、分泌物。②增多等现象。③术后 7 ～ 10 天拆除植皮区缝线，2 周拆除睑粘连缝线。④ 3 ～ 6 个月剪开睑粘连部。

（4）防瘢治疗　拆线后 1 周遵医嘱应用抗瘢痕的药物，如瘢痕贴、抑瘢灵等。

（5）复查　①如有不适及时就诊。②定期门诊随访。

第三节　上睑下垂

一、定义

上睑下垂畸形是指由于上睑提肌的功能减弱或消失，患者在平视前方时，上睑遮盖角膜上缘超过 2mm 时就可诊断。上睑缘位于瞳孔上缘与角膜上缘中间水平，遮盖角膜 2mm，为轻度上睑下垂；上睑缘遮盖瞳孔上 1/3，下垂 3 ～ 4mm，为中度上睑下垂；上睑缘遮盖瞳孔 1/2，下垂量大于 4mm，为重度上睑下垂。

上睑下垂畸形影响美观致患眼无神及阻挡视线引起视力减退。

二、病因

上睑下垂畸形可分为先天性上睑下垂和后天性上睑下垂两类。先天性上睑下垂绝大多数是由于上睑提肌发育不全或支配它的动眼神经发育异常所致。后天性上睑下垂又可分为外伤性、神经源性、肌源性、老年性、机械性及假性上睑下垂等。

三、临床表现

根据上睑下垂程度将其分为轻、中、重度。轻度仅表现睑裂小，眼无神，单眼患病者两眼大小不一样；中、重度患者平视或向上注视时一般都需挑眉仰头形成特殊体位，久而久之会影响患儿的脊椎发育，长久扬眉还会增加额部皱纹；伴睑外肌麻痹者还会存在斜视；先天小睑裂综合征者则具有特定面容。

四、实验室及其他检查

上睑下垂诊断并不困难，通过询问病史、观察眼睑外观、测量睑裂高度、检查眼位及眼球运动基本可以确诊。对后天性上睑下垂并存在症状晨轻午重时，需要做新斯的明试验排除重症肌无力。对可疑小眼球时，要做眼科全面检查及 B 超或 CT 等影像学检查证实。

五、治疗

上睑下垂的矫正方法非常多，需要根据患者的实际情况合理选用。

（1）上睑提肌松解术　适用于轻度上睑下垂，上睑有迟滞现象者。

（2）睑板结膜部分切除术　适用于上睑提肌肌力在 8mm 以上的轻度上睑下垂，肌力良好的老年性上睑下垂及 Horner 综合征。

（3）睑板-结膜 -Muller 肌切除术　适用于上睑提肌肌力在

10mm 以上的轻度上睑下垂患者。

（4）经皮肤的睑板-腱膜切除术　适用于上睑提肌肌力在 10mm 以上轻度上睑下垂患者，以及肌力良好的后天性上睑下垂，如老年性上睑下垂和 Horner 综合征。

（5）上睑提肌缩短术　适用于上睑提肌肌力在 5mm 以上的先天性、老年性、外伤性或其他类型的中度上睑下垂患者。

（6）额肌悬吊术　适用于上睑提肌肌力小于 4mm、下垂量达 4mm 以上的重度上睑下垂患者，但对于进行性重症肌无力或周围性面瘫，额肌肌力消失的患者不能施行该手术。

六、观察要点

（1）伤口观察及护理　术后绷带加压包扎，每天换药，7 ～ 10 天后拆除皮肤缝线。保持敷料的干燥清洁，预防感染。

（2）眼痛观察及护理　评估患者疼痛性质及程度，及时告知医师给予正确的处置；安慰患者，减轻焦虑情绪；为患者提供安静舒适的环境。

七、护理要点

（一）术前护理措施

（1）心理护理

① 解释手术必要性、手术方式、注意事项及术后的不适及预后，增强患者对手术治疗的信心。

② 指导患者配合手术及治疗，保持其良好心态接受手术。

③ 保护患者的隐私，不取笑患者的缺陷。

④ 做好患儿的思想工作，使其配合手术，防止因哭闹、乱动使伤口渗血或纱布脱落。

（2）术前协助医生做以下检查

① 测患眼视力。

② 测量眼裂宽度。

③ 做额肌肌力的测定。

④ 测定上睑提肌功能。

（3）术前常规准备

① 协助完善相关术前检查：血常规、凝血常规等。

② 协助医生进行手术设计：术前 1 日协助医生用亚甲蓝或甲紫做上睑处切口标志，于眶上切迹做手术分离范围的标志，并用 2.5% 碘酊固定。术前备皮时应注意保留标志。

③ 术晨更换清洁衣服，长发患者应编辫，戴一次性手术帽。洗脸后不涂任何化妆品及护肤油脂，应注意保留画线标志。

④ 术晨摘掉眼镜、发卡等物品，女性患者要询问有无月经来潮。

（二）术后护理措施

1. 术后常规护理

（1）体位　采取半卧位休息，有利于静脉回流，减轻伤口肿胀。

（2）伤口观察及护理　嘱患者回家后注意观察伤口有无渗血，电话随访。观察伤口敷料是否妥善固定，有无松动。观察有无血肿压迫眼球及球后血肿压迫神经，如出现头晕、恶心、呕吐及眼球胀痛等症状，应及时来院给予检查处理。术后 1～2 日后，来医院拆除包扎敷料，注意观察伤口有无分泌物、红肿、瘀斑。观察有无角膜刺激症状。

（3）疼痛护理　评估患者疼痛情况。遵医嘱给予口服镇痛药物。

（4）抗生素使用　遵医嘱口服抗生素 2～3 天，预防伤口感染。

2. 健康宣教

（1）饮食　营养丰富。清淡、易消化饮食。适量限制油炸和刺激性食物。

（2）活动　适当活动双眼，如做皱眉、睁眼、闭眼等动作。训练额肌的睁眼、闭眼功能。

（3）休息　嘱患者卧床休息 5 日，不宜自行活动，以免出现跌伤。5 日内不看书报、电视等，尽量闭眼休息。

（4）拆线 术后 5 ～ 7 日拆线。术后 10 日协助医生做额肌肌电图检查，以观察额肌的神经支配有无损伤。

（5）伤口保护 术后避免外伤，以免造成术中悬吊的缝线脱落，导致手术不成功。术后不用手揉眼睛，引起眼部充血或炎症，影响伤口愈合。眼睑完全闭合之前，外出佩戴墨镜，以免过强的阳光或紫外线刺激眼睛，造成损伤。

（三）并发症的预防及处理

（1）出血

① 保持伤口清洁干燥，观察伤口敷料有无新鲜血液渗出。

② 出血时，立即按压止血。

③ 保守治疗：止血、局部用收缩血管药物。

④ 必要时协助医生重新缝合结扎止血，更换伤口敷料。

（2）暴露角膜炎

① 注意观察患者眼球有无充血、畏光、流泪等症状。

② 每日遵医嘱用抗生素眼药水滴眼 3 ～ 4 次。

③ 用无菌凡士林油纱覆盖患眼。

④ 每晚睡前用抗生素眼膏涂眼，一般涂在结膜囊内。

⑤ 必要时行下睑牵引缝线闭合眼睑。

⑥ 严重暴露性角膜炎，若为过矫引起眼睑闭合不全应及时手术处理。

第四节　下睑皮肤松弛症

一、定义

下睑皮肤松弛症（眼袋）表现为下睑部组织臃肿膨隆，呈袋状垂挂。一旦发生眼袋畸形，影响美观，严重者出现下睑缘与眼球脱离致睑外翻，下泪点外移溢泪。

二、病因

眼袋形成原因主要有眶内脂肪过多及下睑支持结构薄弱两方

面，前者常见于原发性眼袋，多见于年轻人，常有家族史；后者常见于继发性眼袋患者，多见于中老年人。

三、临床表现

眼袋系下睑皮肤、皮下组织、肌肉及眶隔松弛，眶后脂肪肥大，突出形成袋状突起称眼袋。眼袋常见于 40 岁左右的中老年人，不论男女均可发生，它是人体开始老化的早期表现之一。当然，随着人们物质、文化生活水平的提高和科学的发展，延缓眼袋的发生是可能的。

四、治疗

由于眼袋临床表现有多种形式，如以皮肤肌肉组织松弛为主的患者表现为下睑垂挂畸形，或以眶内脂肪过多为主的患者表现为下睑臃肿，具体有如下两种，需要根据患者的实际情况合理选用。

（1）结膜入路眼袋整形术　适用于无下睑皮肤和肌肉松弛的原发性眼袋的年轻人。

（2）皮肤入路眼袋整形术　适用于伴有下睑皮肤和肌肉松弛的患者。

五、观察要点

① 嘱患者回家后注意观察伤口有无渗血，电话随访。

② 保持伤口清洁干燥；如有不适及时就诊。

六、护理要点

（一）术前护理

（1）心理护理

① 主动接近患者，了解并理解其心态及想法，解除患者的思想顾虑。

② 解释眼袋的手术方式、注意事项、术后水肿消退时间、手术效果和可能出现的并发症等，使患者对手术效果有一个恰当的期望值。

③ 给患者参观同类手术前后效果对比相片或录像带，使患者有足够的思想准备。

④ 教会患者自我放松的方法。

（2）术前常规准备

① 患有眼部疾病，局部有感染病灶者，必须治愈后再进行手术。

② 询问是否为瘢痕体质，女性月经期及妊娠期不宜进行手术。

③ 通过仰卧位、坐位检查和睁闭眼、张口试验等来判断眼袋的形态特征和临床类型，以便对患者进行术前宣教和指导。

④ 协助完善相关术前检查：血常规、出凝血试验等。

⑤ 术前 1 日洗头、洗澡，术前眼部不要化妆。

⑥ 告知患者手术的基本程序及术中如何按医生指令做睁眼、闭眼的配合动作。

⑦ 进行术前医学签字，如手术同意书。协助术前医学照相，并妥善保存，以便与术后效果进行比较。

（二）术后护理措施

1. 术后常规护理

（1）局部护理　①术后 24 小时内可局部冷敷。②加压包扎 24 ～ 48 小时后，告知患者来医院，协助医生拆除包扎敷料、换药，清洗眼部，保持眼部清洁干燥。③1 周内遵医嘱使用抗生素眼药水及眼膏。

（2）疼痛护理　①评估患者疼痛情况。②遵医嘱给予口服镇痛药物。

（3）抗生素使用　遵医嘱口服抗生素 2 ～ 3 天，预防伤口感染。

2. 健康教育

（1）饮食　①进食营养丰富、清淡、易消化饮食。②1 周内禁食辛辣刺激食物。

（2）生活指导　①安排好生活与工作。②避免出汗、外力碰撞。

（3）拆线　术后 5 ～ 7 日拆线。

（4）保护线头　内路法受术者监督其注意保护好双眼内／外眦角处的线头，防止滑脱。

（5）防瘢治疗　外路法手术者拆线后切开口处可适当使用预防瘢痕增生的药物。

3.并发症的预防及护理

（1）球后出血　①倾听患者主诉，询问眼部有无胀痛。②密切观察眼球有无外突变硬。③监测眼压，有无增高。④发生球后出血时，应立即拆除缝线，清除积血、寻找出血点止血。⑤遵医嘱静脉滴注 20% 甘露醇及 10% 葡萄糖加地塞米松 10mg 降低眶内压力。

（2）血肿　①密切观察伤口敷料有无新鲜血液渗出。②观察有无进行性肿胀及淤血等。③患者主诉眼球剧烈胀痛时，应及时检查处理。④血肿发生时，轻者可在 48 小时后行理疗及局部热敷，重者及时拆除部分缝线，彻底清除积血，结扎出血点。

（3）下睑外翻、睑球分离　①掌握好皮肤肌肉的切除量，原则是"宁少勿过，力求适中"。②密切观察伤口有无红、肿、热、痛等感染征象。③观察伤口有无进行性肿胀。④一旦发生早期一般不宜急于处理。⑤轻者给予局部按摩、热敷等，待肿胀消退后，多能逐渐自行恢复。⑥对不可逆者，保守治疗 3～6 个月再根据情况采取适当手术矫正。

第五节　内眦赘皮

一、定义

内眦赘皮是位于内眦角前方的一片呈斜向或垂直向分布的半月形皮肤蹼状皱襞。内眦赘皮的存在，遮掩了内眦的正常外形和内侧视野，并显得两内眦间距过宽，影响容貌。

二、病因

内眦赘皮分先天性和后天性两种，临床上以先天性多见，它是蒙古人种的正常种族特征。

三、临床表现

内眦赘皮在临床上可分为单纯的内眦赘皮和复杂的内眦赘皮。前者是仅有内眦赘皮，眼裂略有缩小，单睑或内双，而无其他畸形；后者则伴有眼裂明显缩小，眼睑皮肤和皮下组织增厚、眼轮匝肌发育不良、睑板短而窄，常有上睑下垂（眼睁不大）。

四、治疗

手术是解决内眦赘皮的有效方法。目前手术方法很多，可根据赘皮类型和轻重程度合理选用。

（1）Stallard "Z" 成形术　适用于轻度内眦赘皮。

（2）Fox "Z" 成形术　适用于轻度内眦赘皮。

（3）双 "Z" 成形术　适用于较严重的内眦赘皮。

（4）"L" 形皮肤切除术　适用于轻度倒向型内眦赘皮。

（5）V-Y 成形术　适用于较严重的内眦赘皮并伴有内眦间距较宽的患者。

（6）Mustarde 内眦赘皮矫正术　适用于严重的内眦赘皮、内眦间距较宽和上睑下垂患者及小睑裂综合征者。

五、观察要点

① 嘱患者回家后观察伤口的方法，电话随访。

② 术后 24 ～ 48 小时复查伤口，消毒后涂以红霉素眼膏。

③ 1 周内遵医嘱使用抗生素眼药水及眼膏。

六、护理要点

（一）术前护理措施

① 术前彻底清洗面部尘埃及化妆品，根据需要，协同医生为患者用亚甲蓝或甲紫标出正常内眦位置，两侧对称，并用 2.5% 碘酊固定。

② 术前相关检查：血常规、出凝血试验等。

（二）术后护理措施

1. 术后护理常规

（1）疼痛护理　①评估患者疼痛情况。②遵医嘱给予口服镇痛药物。③教会患者自我放松的方法。

（2）抗生素使用　遵医嘱口服抗生素 2～3 天，预防伤口感染。

2. 健康教育

（1）饮食　①进食清淡易消化饮食。②1 周内禁食辛辣刺激食物。

（2）生活指导　①手术当天不宜看书、看报、看电视等，避免眼睛疲劳。②术后休息 1 周。③告知患者安排好生活与工作。④避免眼部碰撞。

（3）体位　头部稍抬高，以利于头部静脉回流，减轻面部水肿。

（4）拆线　①术后 5～7 天来医院拆线。②拆线 24 小时后可沐浴。

（5）告知　①伤口有渗液渗血及血肿发生应立即回医院处理。②嘱患者近期内避免强光、紫外线光照射。③短期内手术区局部青紫、水肿为正常现象，半个月左右自然消退。④伤口处留有红色线状瘢痕，3～6 个月逐渐消退。

第六节　重睑成形术

一、定义

重睑成形术是指使上睑皮肤与深部睑板形成粘连，在睑板上提时睑板前方皮肤被提上嵌入形成一条凹沟，也就是重睑皱襞的手术方式。

二、病因

由于种族不同，东方民族与高加索民族在眼睑解剖学上有各自的特点，因为东方民族缺少肌纤维延伸到睑板前方的眼睑皮肤中，仅上睑提肌腱膜附着于睑板上缘和睑板前方，所以约50%东方人缺少重睑皱襞。

三、治疗

由于患者脸型、有无内眦赘皮及眉眼距离的不同，可选择不同的重睑皱襞形状，常见的有广尾形、新月形及平行形三种。同时，根据患者有无眼周皮肤松弛、上睑臃肿或睫毛内翻等问题合理选用以下手术方式。

（1）切开睑板固定法　适用于有眼周皮肤松弛、上睑臃肿或睫毛内翻等问题的患者。

（2）缝线法　适用于睑裂大、眼睑薄、无臃肿及上睑皮肤无松弛或轻度松弛的患者。

（3）埋线法　适用于睑裂大、眼睑薄、无臃肿、上睑皮肤无松弛及无内眦赘皮的年轻患者。

四、观察要点

① 指导患者回家后观察伤口的方法，电话随访。

② 保持眼部清洁干燥，如有不适及时就诊。

③ 拆线以前勿用力揉眼以防止断线，影响手术效果。

五、护理要点

（一）术前护理措施

① 检查眼睑及周围有无感染病灶，如患有结膜炎、睑缘炎、严重沙眼等眼部疾病者，必须治愈后再进行手术。

② 检查双眼视力、眼睑皮肤弹性、松弛程度、眶内脂肪情况等。

③ 检查有无上睑下垂、内眦赘皮、眼球突出等病变。

④ 术前彻底清洗面部尘埃及化妆品，根据需要医生为患者做局部画线设计，画线后，保持画线部位干燥。

⑤ 告知患者手术的基本程序及术中如何按医生指令做睁眼、

闭眼的配合动作。

⑥ 询问是否为瘢痕体质,是否有药物过敏史,女性月经期及妊娠期应避免手术。

⑦ 协助完善相关术前检查:血常规、出凝血时间等。

⑧ 进行术前医学签字,如手术同意书。协助术前医学照相,妥善保存,以便与术后效果进行比较。

(二)术后护理措施

1. 术后常规护理

① 术后 24 小时内可局部冷敷。

② 术后 24 ~ 48 小时拆除敷料,碘伏消毒后涂以眼膏,自然睁眼。

③ 遵医嘱滴抗生素眼药水,每日 4 ~ 6 次。

2. 并发症的预防及护理

(1)出血、血肿 ①保持伤口清洁干燥,观察伤口敷料有无新鲜血液渗出。②伤口有出血时,用无菌纱布适当加压,并立即通知医生处理,必要时重新止血、更换敷料。③出现血肿时,协助医生拆除部分缝线,清除积血,止血后加压包扎。

(2)感染 ①保持伤口清洁干燥。②严格无菌操作规范。③观察伤口有无红、肿、热、痛、分泌物增多等感染征象。④监测体温,患者体温有无持续升高。⑤发生感染时,应尽早拆除缝线。⑥遵医嘱口服抗生素 2 ~ 3 天。

(3)瘢痕 ①术前认真设计,术中精细操作。②伤口处留有红色线状瘢痕,一般 3 ~ 6 个月会逐渐消退。③内眦部切口线处外用抑制瘢痕增生的药物,如瘢痕贴等。

(4)眼睑皱襞消失 ①术前认真做好手术设计。②术后 3 ~ 6 个月排除不稳定因素后,多需要再次手术。

第十九章　外耳畸形的护理

第一节　小耳畸形及耳郭缺损

一、定义

小耳畸形是耳郭先天发育不良，常伴有外耳道闭锁、中耳畸形和颌面部畸形的先天性疾病。耳郭完全未发育的称为无耳症，极为罕见。

小耳畸形发病率为 1/7000 左右，严重影响患者美观及心理发育，部分影响患者听力。

二、病因

小耳畸形患者无明确的病因，可能与妊娠早期病毒感染、服用某些化学药物等影响第一、二鳃弓组织分化有关。

三、治疗

（1）手术　耳郭再造手术方法很多，主要有一期手术法、皮肤扩张法及分期手术法三种，耳郭支架常为患者肋软骨雕刻而成。手术时机一般选择在 6～9 岁，这时患者耳郭已基本定型，肋软骨也充分发育。

① 一期手术法省时、经济，再造耳有一定立体感，不足之处在于耳后区如头部皮肤不够应用，常需带一定头皮。

② 皮肤扩张法弥补了一期手术法头皮不够用的缺点，使再造耳立体感更强，但需多行一次手术。

③ 分期手术法需行多次手术调整，费时、费力，也不经济，现已少用。

（2）配戴假耳。

四、观察要点

① 注意皮瓣血运的观察，一般术后 3 天打开术区敷料，观察颞浅筋膜血运、颜色，支架与覆盖组织贴合情况。

② 观察呼吸与胸部伤口敷料情况（取肋软骨作支架者）。

③ 正确包扎固定耳郭，保持耳郭的形态和颅耳角，包扎固定时间为 3～4 周。

④ 术后 10 天视伤口情况拆线，拆线后仍应固定耳郭外形 3 个月。

五、护理要点

（一）术前护理措施

（1）完善常规检查　①听力检查、血液检验、CT 检查、X 线检查等。②检查耳郭、外耳道有无局部感染性病变。③术前需进行耳部正、侧位照相并及时存档，以便术前术后对比。

（2）心理护理　①主动热情接待患者，向其介绍病房环境、医务人员及住院须知，以减轻患者的陌生感。②向患者及家属介绍疾病的发病原因及耳部正常结构，正确引导患者，告知耳郭再造仅能在一定程度上改变外形，不能修复内耳及改善听力，使其对手术效果有切实的期望。③向患者及家属讲解术后可能发生的异常反应、并发症及预防措施、术前术后注意事项，并介绍同疾病成功案例，以减轻其焦虑和恐惧。④鼓励患者主动表达自身感受，多询问、关心患者，提供必要的生活上的帮助。⑤指导患者学习自我放松的方法，如听轻音乐、看书、看电视、散步等。

（3）皮肤准备　①术前 2～3 天，每天清洁外耳道及耳郭，去除耳垢。②剃除耳周 5～10cm 范围内的头发。③术前 1 天用 0.1% 苯扎溴铵液洗头。④以肋软骨为支架者于术晨剃除胸毛及腋毛。

（4）术前常规　①术前遵医嘱行抗生素皮试。②术前禁食 8～10 小时，禁水 4～6 小时。③术前晚保证良好的休息。

（5）术晨准备　①为患者换上清洁病员服。②取下项链、戒指等首饰，并取下可活动假牙。③建立静脉通道。④遵医嘱准备术中带药。⑤与手术室人员严格核对患者、药物、病历等后送入手术室。⑥更换床单被套，铺麻醉床，床旁放置心电监护及吸氧装置备用。

（二）术后护理措施

1.术后常规护理

（1）全麻术后护理常规　①了解麻醉和手术方式和术中情况。②给予持续低流量吸氧及床旁心电监护。③予去枕平卧位休息。④床档保护患者以防坠床。⑤严密监测生命体征。

（2）疼痛的护理　①正确评估患者疼痛的来源、程度及患者对疼痛的耐受度。②给患者提供安静舒适的环境。③指导患者进行放松疗法，通过多种方式分散其注意力。④遵医嘱使用镇痛药物。⑤合理使用镇痛泵，注意检查管道是否通畅。

（3）饮食的护理　①指导患者术后6小时可进食半流质。②避免用力咀嚼以免影响再造耳成活。

（4）基础护理　为患者做好生活护理、管道护理、皮肤清洁等工作。

2.专科护理

（1）休息与活动　①术后麻醉清醒后可抬高头部，以减轻伤口出血，禁止患侧卧位，尤其是患者熟睡以后应加强巡视，以防患耳受压。②麻醉清醒后6小时即可坐起，逐渐增加活动量，避免剧烈活动。

（2）负压引流的护理（两保一防一注意）　①保持有效的负压吸引。②保持管道的通畅。③防止引流管脱落。④注意观察引流物的颜色、性状及量，准确记录。

3.健康宣教

（1）术区观察及保护　①避免再造耳受压、受冻、暴晒、牵拉、损伤。②指导使用再造耳郭保护耳罩3～6个月。③采用扩张器注水扩张皮肤的患者，定期注水，观察皮瓣血运。④注水间期注意保护扩张器。⑤指导患者及家属学会观察皮肤血液循环的方法。

（2）健康心理 ①保持积极乐观的良好心态，消除自卑、害羞等心理。②养成规律的生活习惯。③避免情绪过于激动。

4.并发症的预防及护理

（1）出血 ①术中正确包扎，严密止血。②合理使用止血药。③术后保持正确体位，防止伤口受压、管道牵拉、敷料松脱。④密切观察引流物的颜色、性状及量，记录出血量、颜色、性状。⑤发生出血，及时通知医生，更换敷料。⑥必要时做好手术探查止血准备。

（2）感染 ①换药及任何侵入性操作时严格执行无菌要求。②遵医嘱正确使用抗生素。③保持引流的通畅，防止逆行感染。④敷料浸湿应及时更换。⑤监测并记录体温变化。

（3）皮瓣坏死、软骨外露 ①术前精心设计、术中精细操作、术后加强术区血运情况的监测。②术后采用正确的体位，防止术区受压或受外伤。③必要时再次手术。

（4）支架材料导致的并发症——支架吸收或变形、过敏或排异反应 ①正确合理选择材料，目前认为自体软骨是最可靠的材料。②保证伤口正常愈合及支架的妥善固定。③一旦发生排异反应立即取出支架。

第二节　外耳道闭锁与狭窄

一、定义

外耳道闭锁占耳畸形所致的传导性耳聋者的半数以上，在出生婴儿的发生率为 1：10000 ～ 1：20000，常伴有耳郭和中耳畸形，偶伴内耳的发育异常。外耳道闭锁与狭窄除影响外形及听力的气导障碍外，因耳道内分泌物无法排出导致耳道感染。

二、病因

外耳道闭锁与狭窄患者可分为先天性和后天性两种。先天性外耳道闭锁是第一和第二鳃弓发育障碍引起的结构异常，常伴有不同程度的耳郭及中耳畸形，部分病例伴有患侧下颌骨发育不良及轻度面瘫，本病属胚源性疾病，但发病机制以及有无遗传因素尚不清楚。后天性外耳道闭锁与狭窄常因外耳道部位烧伤、创伤或感染后的瘢痕形成及挛缩也可导致外耳道狭窄，甚至闭锁。

三、临床表现

（1）先天性外耳道狭窄及闭锁　先天性外耳道狭窄及闭锁常伴有耳郭和中耳畸形。常合并有耳聋及下颌骨发育不全。

（2）后天性外耳道闭锁及狭窄

① 听力减退，或伴有耳鸣、耳痛、流脓。

② 耳道有瘢痕组织增生。

③ 听力检查为传音性耳聋。

四、实验室及其他检查

① 纯音测听为传音性聋。

② 乳突 X 线片可见外耳道狭窄或闭锁等。

五、治疗

① 先天性外耳道闭锁患者，尽量使用局部皮瓣向内翻入覆盖。

② 后天瘢痕性外耳道闭锁与狭窄患者可切除部分瘢痕条索然后行多个"Z"字成形术矫正，较广泛的瘢痕需彻底切除瘢痕甚至部分耳甲腔软骨，再游离植皮。

六、护理要点

（一）术前护理措施

（1）术前准备　协助患者完善各项检查；清洁手术区域皮肤；遵医嘱术前用药；儿童采用全麻者指导禁食禁饮等。

（2）心理护理　①向患者及家属讲解疾病相关知识及术后注意事项，鼓励患者以适合方式表达自己，减轻或消除紧张、焦虑等情绪。②告知患者及家属术后可能出现的并发症，减轻其恐惧心理。

（二）术后护理措施

1. 并发症的预防及护理

（1）感染　①监测体温变化。②观察伤口有无渗液及分泌物，伤口周围皮肤是否红肿，定期更换敷料。③加强个人卫生。④遵医嘱使用抗生素。

（2）外耳道再狭窄　①术中合理设计。②术后油纱填塞 6～8 天，松紧适宜。③外耳道内放置塞具 6 个月，固定妥善。④预防感染。

（3）面神经损伤　观察患者的面部表情是否正常、双侧是否对称，发现异常及时通知医生给予处理。

（4）鼓膜外侧移位　①定期检查患者听力情况。②发现听力下降时应及时复诊。

2. 健康宣教

① 告知患者及家属术后 8～10 天拆线。

② 愈合后继续放置外耳道塞具 6 个月，以防止发生挛缩。

③ 注意防止患耳受压。

第三节　招风耳

一、定义

招风耳畸形是一种较常见的先天性耳郭畸形，表现为耳郭与头颅面角度增大，重者达 90°。招风耳畸形以双侧多见，但两侧畸形程度常有差异，通常在家族中亦能发现同样的畸形。

二、病因

招风耳畸形一般认为是由胚胎早期耳轮形成不足或耳甲软骨过度发育所致。

三、临床表现

① 两耳耳郭显著向外侧耸立突出，也可只见于一侧。

② 耳郭上端与颅侧壁距离大于 2cm，夹角约成 90°。

③ 耳郭上半部扁平，舟甲角大于 150°或完全消失。

四、治疗

手术是解决招风耳的唯一方法，为了不影响患者的心理发育，一般在 5～6 岁手术。矫正招风耳的手术方法较多，具体原则是设法重新形成对耳轮及其上脚，减少耳甲壁宽度，使耳轮至乳突距离小于 2cm，对严重的无对耳轮下脚者还需形成对耳轮下脚及三角窝。

五、护理要点

（一）术前护理措施

（1）术前准备　协助患者完善各项检查；清洁手术区域皮肤；遵医嘱术前用药；儿童采用全麻者指导禁食禁饮等。

（2）心理护理

① 向患者及家属讲解疾病相关知识及术后注意事项，鼓励患者以适当方式表达需求，减轻或消除紧张、焦虑等情绪。

② 告知患者及家属术后可能出现的并发症，减轻其恐惧心理。

（二）术后护理措施

1. 常规护理

① 保持手术伤口清洁干燥，术后 10 天拆线。

② 患耳要加压包扎 2～3 周，以防血肿形成并利于耳郭塑形。

③ 术后数月内应避免可能使耳郭弯曲的活动。

④ 遵医嘱使用抗生素预防感染。

2. 健康宣教

① 耳后切口瘢痕一般 3～6 个月逐渐淡化。

② 指导术后禁食辛辣及刺激性食品，避免用力咀嚼。

3. 并发症的预防及护理

（1）血肿　①血肿能引起耳郭软骨坏死，后果较严重。②术中止血应彻底、仔细。③术后包扎要可靠。④术后如发现出血应立即打开敷料，清除积血，重新止血。

（2）两侧耳郭不对称　①术前仔细设计手术方案。②术中认真操作。③术后采取平卧或伴卧，防耳郭受压。

第四节　杯状耳

一、定义

杯状耳畸形是一种介于招风耳与小耳畸形之间的先天性耳郭畸形。杯状耳畸形以双侧多见，但两侧畸形程度常有差异，占各种先天性耳郭畸形 10% 左右。

二、病因

杯状耳畸形无明确的病因，有一定遗传倾向。

三、临床表现

① 耳轮缘紧缩，耳廓上方软骨卷曲，程度不等，单侧或双侧。
② 常伴横突畸形。
③ 严重者，整个耳郭呈卷状。

四、治疗

手术是解决杯状耳的唯一方法，为了不影响患者的心理发育，一般在 5 ～ 6 岁手术。矫正杯状耳的手术方法较多，具体原则是尽量矫正所有畸形，但每种方法都难以矫正各部分畸形，因此效果常不理想，仅能对外形有所改善。另外，对于轻、中度者可行耳郭局部整形，重度者因组织量严重不足，往往需行耳郭部分再造。

五、护理要点

一般常规应用抗生素 3 ～ 5 天，术后 10 天左右打开敷料拆线，忌刺激性食物，如生姜、生葱、生蒜、辣椒、海鲜等。术后近期内应避免压迫，撞击耳部，以免缝线断裂。

第二十章　鼻缺损与畸形的护理

第一节　鼻大部和部分缺损

一、定义

鼻位于颜面部的中央，分为骨性部分和软骨部分，鼻部骨性部分最窄处位于双眼内眦的连线水平，向下逐渐增宽至骨和软骨的交界处，软骨部分构成鼻尖、鼻翼和鼻小柱。鼻为呼吸道的开口之一及重要的嗅觉器官，从整形外科角度讲它又是面部关键的美学单元，占有重要的美学地位。

鼻缺损严重影响面部外观，患者的整形要求较为迫切，早在公元前 600 年就有古印度医生利用面颊皮瓣进行鼻再造。

二、病因

鼻的大部及部分缺损多源于外伤或鼻部肿瘤切除术后。

三、临床表现

鼻缺损包括不同程度的鼻组织缺损／缺失，其最主要的危害是影响患者的面部外观，继而影响患者的生活质量和心理健康。其次，鼻作为气道的入口也有初步过滤空气和使空气加温的作用，鼻内的嗅觉神经是人类嗅觉的主要感受器。部分或全部鼻组织的缺损也会影响到鼻的正常生理功能。

四、治疗

目前对于修复鼻缺损的方法较多，需根据缺损的大小、层次及毗邻结构的情况而选择不同的修复方法，原则上宜缺多少补多少、缺何组织即补相同或相近的组织。以下是几种常用的修复方法。

（1）皮肤移植 适用于单纯皮肤或皮肤软组织缺损但不伴有骨或软骨外露的病例，且要求缺损的基底血循环良好。宜选择全厚皮片移植，供皮区首选耳后，在耳后不能供皮的情况下也可选择上臂内侧或会阴部供皮，以期达到皮片存活后具有与受区相近的颜色和质地。

（2）复合组织移植 适用于伴有软骨缺损的鼻缺损，移植时机可选择在创伤后局部清创后或肿瘤切除后立即移植，也可选择后期瘢痕松解后移植。

① 带有皮肤和软骨的复合组织移植：适用于鼻翼全层缺损的修复，耳郭组织结构与鼻翼较为相近，且均属于血供较为丰富的组织，是修复鼻翼的游离复合组织的首选供区。复合组织可取到 2cm，必要时取到 2.5cm 也能存活。

② 带有皮肤和脂肪的复合组织移植：适用于修复鼻尖及其附近的组织缺损，耳垂部为首选的供区。

对于复合组织修复鼻缺损，有报道证实其存活后能随健侧一起生长，因此也适合修复儿童的鼻部缺损。

五、观察要点
① 观察伤口有无渗血渗液，观察再造鼻的血运。
② 观察皮瓣蒂部是否受到额外压力。
③ 一旦发现异常应立即通知并协助医生共同检查处理。

六、护理要点
（一）术前护理措施
1.心理护理
① 了解患者的心理状态，了解对手术的期望值，针对个体给予正确的引导。
② 介绍手术方法、手术效果以及术前术后注意事项等，取得患者的理解和配合。
③ 选择同类手术患者手术前后效果对比照片，让患者消除

顾虑，树立信心、积极配合手术。

2.饮食

根据不同麻醉要求禁食、禁饮。

3.术前常规准备

（1）常规检查 协助完善术前相关检查：血常规、出凝血时间等。

（2）备皮范围 ①术前1天修面，剪鼻毛。②男患者可剃光头。③女患者应剃前额发际以上7cm的头发。

（3）口鼻腔护理 ①了解有无上呼吸道感染及鼻腔炎症等。②手术前3天用麻黄碱滴鼻，以减少鼻腔分泌物。③术前2～3天开始用0.9%氯化钠溶液或3%过氧化氢擦洗鼻腔，揭去干痂。避免粗暴撕揭，以免黏膜损伤出血。必要时涂抹少许液状石蜡浸软干痂。④鼻腔分泌物较多者予以清洗后可用抗生素滴鼻液滴鼻，每日3次。⑤口腔护理：以0.02%氯己定漱口液或复方茶多酚含漱液漱口，每日2～3次。⑥术晨清洁面部和鼻腔时勿涂擦油膏类药物，以免影响术野皮肤消毒。

（4）评估既往史 ①了解患者是否有脑外伤史及其后遗症。②取肋软骨的患者术前应积极治疗呼吸道炎症。

（5）其他 ①了解患者生活习惯，术前戒烟。②术前拍照，签署手术知情同意书。③女性避开月经期、孕期。

（二）术后护理措施

1.术后常规护理

（1）饮食护理 ①术后半流食或软食。②不食用辛辣刺激性食物。

（2）体位 ①术后患者取平卧位，不垫枕头。②必要时还可垫高肩部，使额高顶低。③勿低头，防止鼻部充血、鼻内填充物和外固定纱布卷脱落。

（3）疼痛护理 ①评估患者疼痛情况。②遵医嘱给予镇痛药物。③提供安静舒适的环境。

（4）基础护理 做好口腔护理、鼻腔护理等工作。

2. 引流管的护理

（1）通畅　①维持负压引流的通畅，保持有效负压。②勿折叠、扭曲、压迫管道，使之保持通畅。

（2）固定　①每班检查引流管位置，确保牢固。②告知患者引流管重要性，切勿自行拔出。③若引流管不慎脱出，立即通知主管医生查看是否重置引流管。

（3）观察　①密切观察负压引流量、颜色。②如在短时间内引流出较多的新鲜血液或虽引流量不多，但患者自觉胀痛十分明显，且切口有渗出，应及时报告医生，尽早处理。

（4）拔管　①术后 24 小时持续负压引流。②3 ～ 4 天若引流液极少可拔除引流管。

3. 术区观察与护理

（1）取肋软骨的护理　①按肋骨骨折护理。②术后 24 小时内卧床休息。③协助和鼓励患者正确有效咳嗽。④再造鼻血运稳定后应鼓励患者要早期下床活动，防止肺部并发症。

（2）再造鼻的血运观察　①术后 3 天内每 30 ～ 60 分钟监测1 次。②测皮瓣温度、色泽、毛细血管反应（指压反应）、皮瓣肿胀、血管搏动及微循环情况。③注意观察鼻头血运。④观察皮瓣蒂部是否受到额外压力。⑤观察有无敷料包扎过紧、周围组织肿胀及蒂部血肿等。⑥一旦发生血运障碍应立即通知并协助医生共同检查处理。

（3）保护再造鼻　①一般用印胶膜鼻保护架、4 ～ 6 层纱布及一层油纱保护再造鼻，用胶布固定。②患者勿自行揭下敷料，以免移植的软骨支架移位。

（4）拆线　一般术后 7 ～ 10 天拆线。

4. 健康宣教

（1）饮食　①饮食规律。②给予高热量、高蛋白、富含维生素容易消化的饮食。③宜食软性食物，尽量减少咀嚼。④忌刺激性食物，忌烟酒。

（2）注意事项　①注意休息，防感冒。②勿剧烈活动，并减少咀嚼，打喷嚏、大笑等动作。③注意保护患处，防止撞伤、烫伤、冻伤等意外发生。④保持排便通畅，避免用力。⑤术侧鼻腔内填塞的橡皮管坚持使用 3～6 个月，防止鼻孔收缩影响呼吸功能和外形。⑥每日取出橡胶管清洗后涂抹少量液状石蜡或凡士林，再轻轻插入鼻孔。

（3）复诊　半个月复诊 1 次，检查有无鼻腔粘连或残留物，直至 1～2 个月。

（三）并发症的预防及护理

（1）出血　①术后遵医嘱给予氨甲苯酸、巴曲酶等药物。②嘱患者勿擦鼻、用力咳嗽等。③防感冒，避免流涕、喷嚏。④保持鼻腔填塞纱条牢固。

（2）感染　①保持鼻部周围清洁干燥。②保持鼻孔通气良好，用棉签蘸过氧化氢或 0.9% 氯化钠溶液擦洗支撑鼻孔的橡胶管内血痂。③双眼睑肿胀有分泌物时，可用 0.9% 氯化钠溶液棉签或棉球擦洗并用眼药水每日 3 次滴眼，防止眼部感染。④遵医嘱使用抗生素。

（3）皮瓣血运障碍　①若颜色变白表示动脉供血不足，应解除压迫。②若皮瓣颜色变紫则为静脉回流差，除解除压迫外还要减少张力，静脉滴注改善微循环的药物（如丹参、低分子右旋糖酐等）。③室温维持在 20～25℃。④红外线烤灯局部照射，防寒冷刺激引起皮瓣血管痉挛。⑤嘱患者多饮水，保证充足的体液，利于组织瓣血液灌注。

第二节　鼻孔狭窄或闭锁

一、定义

鼻孔为鼻前庭的开口，既是呼吸道的开口之一，又是鼻部外观的重要组成部分。鼻前庭衬里及鼻软骨的缺损所导致的瘢痕常引起鼻孔狭窄或闭锁，也可见于先天性或鼻整形再造术后的组织萎缩，整形外科的重点在于鼻前庭的鼻孔狭窄与闭锁的处理。

二、病因

创伤、感染、鼻唇部的手术等均可造成鼻前庭部的瘢痕，从而造成鼻孔狭窄或闭锁。

三、临床表现

鼻阻塞几乎是唯一症状，且与闭锁或狭窄程度呈正比。

四、治疗

鼻孔狭窄或闭锁造成鼻部外观异常或是通气功能障碍均应采取手术治疗，手术方法较多，原则为保证通气的前提下注重美观，并尽量采用皮瓣转移或组织瓣移植修复，避免瘢痕挛缩造成鼻孔狭窄或闭锁复发。

五、护理要点

（一）术前护理措施

（1）心理护理

① 解释手术的必要性、手术方式、注意事项。

② 鼓励患者表达自身感受。

③ 教会患者自我放松的方法。

④ 对个体进行针对性心理护理。

（2）术前准备

① 协助完善相关术前检查：血常规、出凝血试验等。

② 清洁面部和鼻腔、口腔。

③ 手术前 2 周内，勿服用含有阿司匹林的药物，以免血小板凝固的功能降低。高血压和糖尿病的患者，应该在初诊时详实向医生告知病情，以便医生确认手术方案。

④ 手术前确定身体健康，无传染性疾病或其他身体炎症。

⑤ 术前拍照，签署手术同意书。

⑥ 女性要避开月经期、孕期。

（二）术后护理措施

1. 术后常规护理

（1）局麻术后护理 ①了解麻醉和手术方式、术中情况、切口和引流情况。②严密监测生命体征。

（2）伤口观察及护理 观察伤口有无渗血渗液保持伤口敷料清洁、干燥。

（3）饮食护理 软食或半流食。

（4）体位 半卧位，以利头部静脉引流，减轻局部水肿。

（5）疼痛护理 ①评估患者疼痛情况。②遵医嘱给予镇痛药物。③提供安静舒适的环境。

（6）基础护理 做好口腔护理、鼻腔护理。

2. 鼻孔内硅胶管支架的护理

（1）通畅 ①保持鼻孔内的硅胶管通畅。②有血痂或分泌物，可用 3% 过氧化氢或 0.9% 氯化钠溶液棉签擦洗。

（2）固定 嘱患者不要摇动或随意取出鼻孔内硅胶管，以免影响皮片的固定，造成皮片坏死。

（3）拆线、拔管 ①术后 1 周拆线。②拆线后仍继续戴用硅胶管 6 ～ 12 个月，防皮瓣挛缩致鼻孔再次狭窄。

3. 健康宣教

① 忌辛辣刺激的食物。

② 适当锻炼预防感冒。

③ 坚持使用鼻腔硅胶管支架 6 ～ 12 个月，指导正确的清洗和放置方法。

第三节　驼峰鼻畸形

一、定义

驼峰鼻是对一种鼻骨发育畸形的描述，轻者表现为鼻骨下端与侧鼻软骨交界处的鼻梁嵴状突起；重者表现为鼻梁部宽大，常伴有鹰钩样畸形。以西方白色人种发病率较高。

二、病因

多数属先天性，是先天性鼻骨发育过度造成，少数由于外伤致鼻骨畸形愈合造成。

三、临床表现

① 鼻梁异常隆突。
② 鼻脊不成直线，鼻宽而长。
③ 鼻尖呈现向下弯曲下垂，外形如同鹰钩鼻。

四、治疗

治疗上仍宜行手术治疗，手术可分鼻内和鼻外入路，相对于鼻内切口入路，鼻外切口入路具有术野暴露充分，操作方便等优点，目前在国内较为常用，但其具有容易在暴露部位遗留瘢痕的缺点，因此，随着手术技术及手术器械的进步，经鼻内切口应是未来切口选择的趋势。

手术主要分为骨性部分矫正及软骨部分的矫正，骨性部分矫正主要为截除肥厚部分及缩窄鼻背，软骨部分整形主要为截除过长的鼻中隔软骨，使下移的鼻尖上提，从而使畸形的鼻部形状得以接近正常。

五、观察要点

术后观察及护理　①观察伤口有无渗血渗液，有无血肿。②3天内鼻部及上睑肿胀，一般在1周内消失。③严格无菌技术操作，保持伤口干燥、清洁。

六、护理要点

（一）术前护理措施

1.心理护理

① 介绍手术方法、效果以及注意事项等，取得患者配合。
② 了解患者对手术的期望值，对心理异常的患者应给予正

确引导，否则暂缓手术。

2.术前常规准备

（1）常规检查　术前查血常规、出凝血时间等。

（2）皮肤准备　术前 3 天用抗生素滴鼻液滴鼻，术晨修剪鼻毛。

（3）手术禁忌证　①梅毒、高血压、出血性疾病患者。②糖尿病未经适当治疗者。③术前服用阿司匹林等有抗凝作用的药物停药不足 2 周者。④处于孕期和月经期患者。⑤对手术有不切合实际要求者。⑥对手术抱有过多的不安和疑虑者。⑦精神心理异常者。

（4）医疗文书　①术前拍照（正面、侧面、斜面、仰位）。②签署手术知情同意书。

（5）局部要求　①严重的鼻中隔偏曲应在驼峰鼻整形手术前矫正。②鼻腔与鼻旁窦有感染需治疗控制后再行手术。

（6）注意事项　术前 24 小时内停止饮酒，术前戒烟。

（二）术后护理措施

1.外科术后护理常规

（1）局麻术后护理　①了解麻醉和手术方式、术中情况、切口和引流情况。②监测生命体征。

（2）体位与活动　①半卧位，减轻术区肿胀。②少做剧烈运动。③避免低头、弯腰等动作。

（3）鼻固定和鼻腔引流　①固定塑形 1 周。②嘱患者不要自己拆除鼻部固定。③观察固定的位置，确保固定牢固。④保证引流通畅，防鼻腔分泌物蓄积。⑤术后 3 天取出鼻内填塞物，清除鼻腔内分泌物。

（4）疼痛护理　①评估患者疼痛情况。②遵医嘱给予镇痛药物。

（5）基础护理　做好口腔护理、鼻腔护理等工作。

2.健康宣教

（1）饮食　①术后宜食软食，尽量减少咀嚼。②饮食规律，忌刺激性食物、忌烟酒。

（2）注意事项　①禁用任何加速血液循环，降低凝血机制、影响伤口愈合的补品、药品。②拆线以前保持伤口清洁。③驼峰鼻整形术后 1 个月内避免碰撞或剧烈揉搓。④不要自行拆除鼻部外固定。⑤避免低头、弯腰动作。

3. 并发症的预防及护理

（1）外形不满意　①需在术后 2 周内鼻骨尚未纤维愈合之前做矫正。②已经骨性愈合，则需尽早做二期手术。

（2）鞍鼻畸形　①术前精心设计。②依鼻梁状态，酌情考虑做隆鼻手术。

第四节　鞍鼻畸形

一、定义

鞍鼻是指鼻梁的骨性和软骨部分凹陷，表现为鼻梁形如马鞍、鼻尖上翘、鼻孔朝前的系列畸形，是最为常见的鼻部畸形，在东方人群中尤为常见。

二、病因

病因可分为先天性和后天获得性两种，国内及东方人群中最常见的是先天性鞍鼻畸形；国外及西方人群中以医源性鞍鼻畸形较为多见，多是因为广泛鼻中隔切除术后所导致的中隔软骨塌陷所致，另外，外伤或感染也是后天获得性鞍鼻畸形的常见病因。

三、临床表现

① 鼻梁低平或凹陷。

② 复杂性者合并鼻外部皮肤，鼻腔内黏膜、鼻骨的缺损或瘢痕挛缩，鼻中隔缺损。

③ 坏疽性口炎者合并鼻小柱、上唇缺损。

四、治疗

① 单纯鞍鼻畸形的矫正：只需填高鼻梁或抬高鼻尖即可达

到理想的美容效果。临床上采用隆鼻术，目前隆鼻假体的种类较多，主要包含自体软骨和硅胶假体两种，其中硅胶假体以其容易塑形、不被吸收、并发症少等优点而被广泛使用，常作为隆鼻术的首选。

② 复杂鞍鼻畸形的矫正：此类鞍鼻畸形常伴有面中部凹陷、鼻中隔穿孔、上颌窦发育不良等复合畸形等，单纯的隆鼻不能奏效，往往需要截骨、植骨及黏膜移植等复杂的手术操作相结合方能奏效。

五、观察要点

伤口观察及护理：①保持局部清洁干燥，观察伤口有无渗血渗液及血肿。②术后鼻部覆盖消毒纱布，并用 2 个手指轻压鼻背两侧 10～15min，以减少出血及避免血肿发生。③注意观察鼻的外观变化及切口有无感染。④切口缝线处用 0.5% 碘伏棉球每日清洁 1～2 次。⑤口服抗生素 2～3 天。

六、护理要点

（一）术前护理措施

1.术前常规准备

（1）常规检查　术前查血常规、出凝血时间等。

（2）皮肤准备　术晨修剪鼻毛。

（3）医疗文书　①术前拍照（正面、侧面、斜面、仰位）。②签署手术知情同意书。

（4）局部要求　外鼻及鼻腔有破溃及炎症时适当应用抗生素，待炎症愈合后再行手术。

2.隆鼻假体的准备

针对患者个体，在医生的指导下，选择适合的假体高压消毒备用。目前已有消毒好的独立包装鼻假体，使用方便。

（二）术后护理措施

1.术后常规护理

（1）体位与活动　①半卧位，以减轻头部充血造成的面部肿胀。②避免剧烈运动。③第 1 天避免低头、弯腰等动作以防出血。

（2）面部肿胀的护理 ①早期（术后 24 小时内）予以冰敷，可止痛止血。②后期（24 小时以后）可热敷，促进肿胀消散。③术后次日局部肿胀明显，有可能出现鼻两侧、面颊皮下淤血，一般 1 ～ 2 周自行消退。④若出现较明显的术区疼痛、头痛、发热应及时就诊处理。

（3）排异反应 ①观察术后半个月后患者有无出现局部红肿、切口间断流出黄色液体等，排除感染原因，要考虑患者对假体有排斥反应。②劝其及早取出鼻假体。

（4）拆线 ①鞍鼻充填者术后 5 ～ 7 天拆线。②拆线时如发现充填物偏歪，可即时再次剥离摆正，再行可靠固定，延期拆线。

2. 健康宣教

（1）活动注意事项 ①近期（1 ～ 2 周）内不戴过重的眼镜。②洗脸时不要用力、横擦鼻部。③鼻部避免碰撞压迫。④不要用手指挖鼻孔。⑤发现鼻梁偏斜、下垂等异常情况应及时与医护人员联系。⑥术后休息 1 周，避免剧烈运动，应减少头部活动。⑦术后 2 个月内避免鼻部碰撞及用力按摩，注意保持充填物的位置。⑧术后 3 天内避免挤压手术部位，以免发生变形。⑨防感冒受凉。

（2）复查 ①术后一段时间内，须按医师吩咐定期复诊、随访。②注意观察鼻尖部血运，如出现青紫鼻假体外露等异常情况应及时到医院处理。

（三）并发症的预防及护理

（1）血肿、感染 ①术前积极治疗呼吸道感染和鼻腔炎症。②术后保持伤口清洁，随时清除鼻腔分泌物。③遵医嘱使用抗生素 2 ～ 3 天。④血肿机化前，尽量抽出积血，如不能抽出则应取出假体后清除血块。⑤保守治疗无效则取出假体。

（2）排异反应 ①术前认真清洗消毒鼻假体。②使用正规厂家提供的材料。③一旦确定是排异反应，及时取出假体，改用自身组织充填隆鼻。

（3）外形不满意 ①术后避免重力、外部压力。②选择合适的手术方案。③术中仔细操作。④取出假体，查找原因重新调整。⑤加强外固定。⑥延期拆线。

第二十一章 先天性唇裂与腭裂的护理

第一节 先天性唇裂

一、定义

唇分上、下两部分。上唇的上界为鼻底，下唇的下界为颏唇沟。唇不仅对容貌具有重要意义，也是吸吮、语言和发音器官的一部分。

先天性唇裂俗称为兔唇、豁嘴，患儿出生后即可发现唇部有一裂隙，是口腔颌面部常见的先天性畸形。唇裂的发病率为0.17%，父母一方是唇裂的，其子女的发病率可高达2.6%～5.6%，比前者高出15～32倍。

二、病因

先天性唇裂的发病具有很强的家族遗传倾向，同时与孕妇妊娠早期缺乏营养、情绪紧张、患病或接触有毒有害物质有关。

三、临床表现

唇裂是先天性唇部组织裂开，常与牙槽嵴裂和腭裂伴发，可发生在单侧或双侧。典型的表现为上唇组织不同程度的裂开，裂隙侧鼻底塌陷或缺如，鼻翼塌陷，鼻孔扁平宽大，单侧唇裂的鼻小柱和鼻中线偏曲。裂隙常在一侧鼻孔的下方，宽度相差较大。唇裂影响美观，还可造成吸吮功能障碍、切牙发育畸形、位置易位和缺失，牙槽裂等。伴发腭裂时，严重影响患者吮吸功能，容易将液体食物误吸入呼吸道，反复引起吸入性肺炎等。

四、实验室及其他检查

视诊即可确诊。

五、治疗

手术是修复裂隙的唯一手段。术后还应有长期的语音训练和继发畸形的矫正。

（1）单侧唇裂的修复　下三角瓣法、旋转推进法、矩形瓣法、鬼塚手术法。

（2）双侧唇裂的修复　直线闭合法、三角瓣法、Bauer Truslet、Tondra 法等。

六、观察要点

① 保持伤口清洁干燥。

② 术后 1 日内可加压包扎术区，防止伤口出血。

③ 术后第 2 天即可使唇部创口暴露。

④ 每日以 0.9% 氯化钠溶液清洗创口，切忌用力擦拭。

⑤ 如有血痂存积，可用 3% 过氧化氢液和 0.9% 氯化钠溶液清洗。

⑥ 患儿流涕污染伤口时，及时用 0.9% 氯化钠溶液棉球擦去分泌物，涂金霉素眼膏。

⑦ 喂食后用 0.9% 氯化钠溶液清洗伤口及周围食物残渣，遵医嘱给予适当的抗生素，预防伤口感染。

七、护理要点

（一）术前护理措施

1.心理护理

（1）患儿的心理护理　①唇裂手术者多为小儿，首先要善于了解儿童的心理变化，术前恐惧，年龄大些患儿伴有焦虑情绪；自我封闭，不愿与人交往；以母爱的情感亲近患儿，与患儿多接触和交谈，通过讲故事、做游戏等取得患儿的信任，使其产生亲近感、依赖感，尽早消除恐惧害怕心理。②7 岁以上儿童具有一定的分析辨别和接受能力，可用通俗易懂的方法向患儿介绍本病的一些基本知识，使患儿减少心理压力，建立亲密的护患关系。

（2）家长的心理护理　①家长往往表现出焦虑、担忧，对手术的期望值极高，护理人员要以极大的同情心、和蔼的语言与家属进行友善沟通，缓解其焦虑心情。②详细讲解手术的方式、方法及术后效果。③引导家属既要充满信心，又要正确对待手术效果。

2.术前准备

（1）全身情况　①入院后连续观察测 3 日，了解体重、饮食及睡眠习惯，并行口腔及其他术前检查。②注意患儿的保暖，衣着厚薄恰当，防止受凉而引起上呼吸道感染，导致咳嗽，打喷嚏，影响如期手术。

（2）饮食护理　①术前根据患儿的月龄选择饮食，满足患儿身体所需。②行进食方法的训练，以适应术后进食的需要。③术前 12 小时禁食，4 小时禁水，婴儿术前 4 小时可给予 10% 葡萄糖液或糖水 100 ～ 150ml 口服，随后即需禁食水。

（3）局部皮肤准备　①做好术野清洁。②术晨 1 天清洗上下唇及鼻部。③用 0.9% 氯化钠溶液棉球擦洗口腔。

（二）术后护理措施

1.术后常规护理

（1）全麻术后护理常规　①了解麻醉和手术方式、术中情况、切口情况。②持续低流量吸氧。③床边备吸引器、开口器、压舌板、气管切开包。④保持呼吸道通畅，及时吸出口鼻腔分泌物，防止窒息。⑤持续心电监护。⑥严密监测生命体征。⑦床档保护防坠床。

（2）术后体位　①麻醉未醒前，去枕平卧，头偏向一侧，双肩稍垫高约 15°，使头稍后仰，保持呼吸道通畅，以免误吸。②麻醉清醒后，取屈膝侧卧位，头偏向一侧，以利口内分泌物流出。

2. 伤口护理

（1）固定　①用护臂夹板固定双臂制动或戴手套，防止患儿搔抓创口。②配戴唇弓做减张固定，避免切口裂开、出血。③一般于术后 10～14 天去除唇弓。

（2）拆线　①如创口愈合良好，可于术后 5～7 天拆去缝线。②如伤口张力高，则可在术后第 5～6 天时间隔拆线，其余在第 7～8 天拆除。③唇部及口腔内缝线可更迟些拆除或让其自然脱落。

3. 饮食护理

（1）清醒后 4 小时　①先喂少量葡萄糖水。②若无呕吐，可开始喂乳或流质饮食，每 2～3 小时 1 次。③拒食患儿按医嘱静脉补液，以维持体液平衡。

（2）术后 10 天内　喂食高蛋白、高热量、营养丰富流质饮食，如牛奶、蛋汤、肉汤、豆浆、果汁等。

（3）术后 10 天后　①可吮吸母乳或奶瓶、半流质饮食。②不可进硬性、有刺激性食物。③喂食时，汤匙置于健侧，尽量不接触伤口，以免引起伤口感染。④防止因吮吸、咀嚼而牵动切口引起切口裂开、出血。

4. 健康宣教

（1）口腔护理　①加强口腔清洁，防止感染。②教会患儿父母清洁唇部及牙槽骨的方法。

（2）切口护理　①注意保护切口，防止患儿跌倒及碰撞唇部。②伤口拆线后继续配戴唇弓 5～7 天，避免碰撞伤口以防裂开。③指导家属正确管束患儿双手，避免挠抓伤口。④手术 1～2 周后方可吮吸母乳或奶瓶。⑤预防上呼吸道感染。

（3）复查　①术后 3 个月内复诊。②如发现唇部或鼻部的修复仍有缺陷，可考虑 12 岁后或适当时间施行 II 期整复术。

5. 并发症的处理及护理

（1）出血　①遵医嘱用止血药。②加压包扎。③防止外伤触碰。

（2）感染 ①遵医嘱给予应用抗生素2～3天。②每日清洗切口，保持切口清洁干燥。③如切口处有血痂，可用3%过氧化氢溶液轻轻擦拭，待血痂完全溶解后用0.9%氯化钠溶液擦净。

（3）切口裂开 ①保持患儿安静，尽量避免哭闹。②用护臂夹板固定双臂制动或戴手套，以免患儿搔抓唇部创口。③配戴唇弓做减张固定，伤口拆线后继续配戴唇弓5～7天。④早期严禁吮吸母乳或奶瓶，术后2周后方能吸吮母乳或奶瓶。⑤防止外伤触碰。

第二节　先天性腭裂

一、定义

上腭分硬腭和软腭两部分。其骨组织由上颌骨、前颌骨和腭骨组成。硬腭口腔面有一层黏骨膜瓣，是不易分离的软组织；鼻侧面为鼻黏膜覆盖，极易分离且易于撕裂。软腭有灵巧的活动功能，能控制咽、喉、口腔及鼻腔的开闭，并对发音和吞咽有重要意义。软、硬腭裂可单独发生，亦可同时发生，有时也同时伴有唇裂。腭裂不仅有软组织畸形，更重要的是有骨组织畸形，因此对患者的咀嚼功能、语言功能和面容带来很大影响。

二、病因

先天性腭裂的发病原因与唇裂类似，且常合并如并指（趾）、多指（趾）、鼻翼裂等其他先天性畸形。

三、治疗

（1）治疗目的 恢复腭部的解剖形态和生理功能，重建良好的腭咽闭合。改善患者面容，恢复正常的咀嚼和发音功能，使患者能够达到身心健康。

（2）治疗原则 封闭裂隙，延长软腭，复位移位的组织，减少创伤。

（3）手术时机　可在 1～2 岁内完成，可使腭部及早发挥正常功能，建立正常的发音习惯。

（4）手术方法

① 腭成形术：单瓣法、两瓣后推法、提肌重建法、软腭逆向双"Z"形瓣移位法、岛状瓣法等。

② 咽成形术：咽后壁组织瓣转移法、腭咽肌瓣转移法。

四、护理要点

（一）术前护理措施

（1）术前心理护理

① 对年龄小的患儿给予热情、搂抱、抚摸等方式，使其消除陌生感。

② 对年龄稍大的患儿，护士用通俗易懂的语言与患儿接触交谈，有针对性解释病情，讲明手术的重要性，关心并鼓励患儿，消除其紧张、恐惧和焦虑心理。

③ 利用治疗、护理、查房等机会和患儿接触交谈，使其产生亲切感。

④ 医护人员充分理解患儿家属急切的求医心理，稳定家长情绪，取得家长配合。

⑤ 交代手术方法、手术效果，并给予术前、术后的护理知识指导，从而取得家属的配合。

（2）术前准备

① 常规备皮、药物过敏试验及术前常规检查。

② 做好病室内常规清洁消毒工作，定期通风，保持空气新鲜湿润，预防呼吸道感染，如有呼吸道感染应暂缓手术。

③ 手术前 2 天常规给予口洁含漱液或复方硼砂溶液漱口，每天 3～4 次，保持口腔清洁。

④ 氯霉素滴眼液滴鼻，减少鼻、口腔黏膜充血、水肿，防止并发症的出现。

⑤ 术前按麻醉要求禁水、禁食。

⑥ 做好急救准备工作，备好各种急救器材及药品。

（二）术后护理措施

1. 术后常规护理

（1）全麻术后护理　①持续低流量吸氧。②心电监护。③床边备吸引器、开口器、压舌板、气管切开包。④去枕平卧，头偏向一侧，以免误吸。⑤术后禁食禁饮 6 小时。⑥密切观察生命体征。⑦烦躁患儿适当制动，床档保护防坠床。

（2）呼吸道护理　①保持呼吸道通畅。②及时吸出口鼻腔分泌物，防止窒息。③舌后坠者置口咽通气管，避免口内血液及分泌物被吞入胃内引起恶心呕吐。

（3）用药护理　①备抗过敏、抗休克药物。②遵医嘱应用激素，防止喉头水肿的发生。③术后 3 天内常规每天进行超声雾化吸入 2 次，每次时间 15 ～ 20 分钟。

2. 伤口护理

（1）口腔内伤口护理　①护理操作应轻柔、敏捷，避免不良刺激，每日行口腔护理 2 次。②术后第 1 天用 0.05% 氯己定溶液做口腔护理，擦净口内腭护板、黏膜及牙齿上的血渍。③指导患者用含漱液含漱，漱口采用晃动头部的含漱法。④不会漱口的患儿在进食后多饮清水，除去食物残渣。⑤对口腔卫生较差的要用大号注射器喷射口腔，或用 1% 过氧化氢棉球清洗，然后用 0.9% 氯化钠溶液冲洗干净。⑥术后患者安静休息，以减少腭部活动。⑦对哭闹的患儿，严加看管，避免用手抓出纱条，必要时可酌情使用镇静剂。⑧ 3 岁以内患儿术后用护臂夹板，严防患儿将手指、玩具等物放入口中。

（2）腭部鼻侧伤口的护理　可用抗生素滴眼液滴鼻，每天 3 次。

3. 饮食护理

（1）麻醉清醒后 4 ～ 6 小时　①可喂少量温开水，观察无呕吐方可进流质饮食。②进食困难及营养极度不良者予静脉滴注高能量液体。

（2）术后2周　①术后第1天开始用汤匙进流质食物。②采用少量多次、缓慢进食的喂养方法。③根据患儿的需要采用多餐制。④汤匙不要超过牙齿界限，不能接触修补的腭面。

（3）术后3周　①半流质饮食。②食物不可过热，要温冷适宜。③避免食用酸性或刺激性调味食品。

（4）术后5周　①软食或普食，避免吃过硬的食物。②给予高蛋白、高热量营养丰富的食物。③儿童进食应由家长喂，避免损伤伤口。④每次喂饭后喂少许清水以清洁口腔。⑤对腭部水肿、吞咽困难及碘仿纱条、腭护板不适应而不愿进食者，需鼓励进食以加强营养，促进伤口愈合。

4.健康宣教

（1）饮食　患儿3个月内进软食。

（2）语音练习　①保护伤口，避免意外。②注意口腔卫生，防止感染。

（3）复查　①术后1个月开始进行语音练习，督促家长正确指导。②定期复诊。③3个月后复检观察语音改善情况。

5.语音矫治训练

（1）第一阶段　①练习软腭和咽部的肌肉活动。②方法：吹气法。逐渐增加口腔中的气压，可用吹气球、笛子、口琴等方法来增加口腔内压力；练习唇、舌部肌肉活动，最简便的方法是练习口型活动。

（2）第二阶段　①进行发音训练。②注意观察患者不能正确发音的原因并予以纠正。③先做单音的发音练习，然后练习拼音，使能正确发出元音与辅音，最后练习语句的朗读。④语音练习要持之以恒，才能达到正确发音的目的。

（3）复查　①嘱患者出院后坚持训练。②3个月后回院复检观察语音改善情况。

6.并发症的处理及护理

（1）出血　①术后患者安静休息，以减少腭部活动。②3岁以内患儿术后用护臂夹板，严防患儿将手指、玩具等物放入口中，以防伤口裂开、出血穿孔与复裂。③不影响呼吸且能自然流出的分泌物尽可能不用吸引器吸引。④取出两侧切口处的碘仿油纱后用盐酸肾上腺素冰盐水含漱。⑤如有活动性出血，应立即报告医生进行必要的有效止血。

（2）感染　①遵医嘱用抗生素滴眼液滴鼻，以减少鼻腔分泌物。②进食后用冷开水清洗口腔，保持伤口清洁。③术后 1 周给予复方茶多酚含漱液或呋喃西林漱口，2 次 / 天。④不会漱口的患儿进食后可喂适量的温开水。⑤测体温 4 次 / 天，连续 3 天，术后 3 天内体温应＜ 38.5℃，如持续高热且无明显全身症状，应注意观察有无伤口感染，及时报告医生，予对症处理。

（3）穿孔与复裂　①加强术后营养。②加强术后伤口保护，避免患儿手抓伤口、哭闹。③避免血液、鼻涕、泪水污染伤口。④ 1 个月内不要刷牙。⑤禁食粗硬食物。⑥防止感冒，咳嗽影响伤口愈合。

第二十二章　四肢损伤与畸形的护理

第一节　手部创伤

一、定义

手是人类劳动的主要器官和重要的感觉器官，在日常劳动、生活中，手与外界接触频繁，容易受到外伤。

在手受到外伤后，为了更好的恢复手的功能和感觉，外科医生应熟悉手的解剖结构和生理功能特点。

二、病因

常常是意外事故造成手部损伤，如车祸、爆炸、机器故障、切割以及烧伤或电击伤等。

三、治疗

根据手受伤程度不同，手术方式的选择有很大差异，主要有伤后早期的开放性外伤的清创，骨折的固定，肌腱神经损伤的修复，皮肤缺损的处理及断肢再植等。

四、观察要点

① 观察并记录生命体征。

② 失血较多者遵医嘱予以补液治疗及止血措施，做好应急准备，如备血、备压脉带等。

③ 观察并记录创面情况及指端血液循环情况。

④ 根据病情及时纠正存在的水、电解质紊乱。

⑤ 疼痛严重者遵医嘱予以镇痛。

五、护理要点

（一）术前护理措施

（1）心理护理

① 解释治疗的方法、效果及后期的整形康复技术。

② 鼓励患者表达自身感受。

③ 针对个体情况进行针对性心理护理。

④ 鼓励患者家属和朋友给予患者关心和支持。

（2）术前常规准备

① 协助完善相关术前检查：心电图、B超、出凝血试验等。

② 术前备皮：剪指甲，皮肤准备范围为过肘关节以上。

③ 术前行抗生素皮试，遵医嘱带入术中用药。

④ 术晨更换清洁病员服。

⑤ 建立静脉通道。

⑥ 与手术室人员进行患者、药物核对后，送入手术室。

（二）术后护理措施

1. 术后护理常规

（1）全麻术后护理常规　①了解麻醉和手术方式、术中情况。②持续低流量吸氧。③持续心电监护。④床档保护防坠床。⑤严密监测生命体征。

（2）饮食护理　①术后禁饮禁食 6 小时后进普食，鼓励患者进食高蛋白、高热量、富含维生素及纤维素的食物。②为患者提供舒适的进餐环境。

（3）各管道观察及护理　①留置针妥善固定，保持输液通畅，注意观察穿刺部位皮肤。②尿管按照尿管护理常规进行护理，一般术后第 1 日可拔除尿管，拔管后注意关注患者排尿情况。

（4）疼痛护理　①评估患者疼痛情况。②对有镇痛泵（PCA）患者，注意检查管道是否通畅，评价镇痛效果是否满意。③遵医嘱给予镇痛药物。④提供安静舒适的环境。

（5）基础护理　做好口腔护理、尿管护理、患者清洁等工作。

2. 患肢体位护理

（1）抬高患肢　抬高患肢与床平面成45°，以利于静脉回流，减轻肿胀。

（2）保持功能位　保持患手于功能位，以防止肌腱粘连或关节僵硬，促进手部功能的恢复。

3. 血运观察及护理

（1）抬高患肢并制动　①抬高患肢，并予红外线仪治疗，改善局部循环。②敷料包扎松紧适宜，若创面敷料包扎过紧，立即通知医生打开外层敷料以减轻局部压力。

（2）指端皮肤颜色　①肢端皮肤颜色红润为正常。②观察有无皮肤苍白，毛细血管充盈反应延长，脉搏减弱或者消失，皮温下降等动脉痉挛血流受阻现象。③观察有无皮肤发绀、毛细血管充盈迅速，指腹肿胀明显等静脉痉挛血流受阻现象。

（3）指端皮肤温度　定时监测患肢皮肤温度，高于或低于健肢温度 2℃，均提示局部血循环障碍，应通知医生予以处理。

（4）毛细血管充盈试验　①轻轻压迫指端皮肤迅速由红润变为苍白，放松压迫时，苍白皮肤迅速返红，为正常情况。②动脉血液供应障碍：皮肤返红速度缓慢。③静脉淤血：皮肤立即变为紫红色。

4.创面护理

（1）保暖　①手部创面用无菌敷料包扎，患肢指端暴露在外，便于观察指端血液循环情况。②注意避免外在压迫，患肢指端保暖。

（2）观察　①观察并记录创面渗血、渗液情况。②观察并记录患肢指端皮温、颜色等血液循环情况。③观察并记录患肢疼痛及感觉运动功能情况。

5.手部康复训练

（1）术后4周内　①抬高患肢、早期关节的被动运动。②红外线仪照射、超声微波治疗，减轻水肿，促进局部血循环。

（2）术后4周至3个月　以主动运动为主，在专科护士的指导下进行直拳、勾拳、全拳等训练，以防止肌腱粘连。

（3）术后3个月　持续使用瘢痕贴及弹力手套等抑制瘢痕增生的产品，若仍出现肌腱粘连等现象，可行手术治疗。

（三）并发症的预防及护理

（1）动脉痉挛　①严密观察患者有无血容量不足、寒冷、疼痛等情况，并消除以上影响因素。②若持续无好转，应立即通知医生行手术探查治疗。

（2）动脉栓塞　①一般发生在术后48小时内。②避免外部压迫患肢。③避免引起动脉痉挛的因素发生。④严密观察，确定病因，及时通知医生进行处理。

（3）静脉栓塞　①严密观察患肢指端肿胀、皮肤颜色、皮温等情况。②如有不适，及时通知医生，予重新吻合血管治疗。

（4）感染　①严格无菌操作规范。②敷料若有浸湿，应及时更换。③术后2～3天常规应用抗生素预防感染。④严密观察患者有无发热，创面有无红、肿、热、痛等感染征象。

第二节 手部瘢痕爪型手畸形

一、定义

烧伤爪型手畸形是指手背烧伤后瘢痕挛缩使得手形如爪样的畸形。

由于手背皮肤较薄，烧伤后易导致瘢痕形成，使得爪型手畸形在临床上较为常见。爪型手畸形严重影响手的活动功能，根据患者烧伤的深度、伤后瘢痕的挛缩程度及对手部功能的影响程度可将烧伤爪型手畸形分为轻、中及重度畸形。

二、病因

由于手背的深Ⅱ度或Ⅲ度烧伤，早期未进行切削痂植皮导致创面愈合后瘢痕增生挛缩所致。

三、治疗

手术是解决烧伤爪型手畸形的唯一方法，手术时机的选择，一般选择在伤口愈合后半年左右手术，但严重影响功能时应尽早手术。手术有游离植皮或皮瓣移植修复两种，应根据患者受伤情况合理选用。①游离植皮：适用于轻型爪型手或大部分中型爪型手瘢痕切除松解后的创面覆盖。②皮瓣移植：适用于伴有伸指肌腱及其深部组织受损的部分中型及重型爪型手瘢痕切除松解后的创面覆盖。术后石膏固定手部于抗挛缩位，同时仔细观察指端循环。切口愈合后应坚持正确的防瘢治疗及功能锻炼。

四、观察要点

观察术后血运、皮片情况。

五、护理要点

（一）术前护理措施

（1）心理护理

① 介绍治疗的方法、效果及先进的整形康复技术。

② 鼓励患者表达自身感受，鼓励患者与周围人群接触。

③ 针对个体情况进行针对性心理护理。

④ 鼓励患者家属和朋友给予患者关心和支持。

（2）皮肤准备

① 术前 2 ～ 3 天遵医嘱用 0.1% 苯扎溴铵消毒液浸泡患手，每天 1 ～ 2 次，每次 30 分钟，浸泡完毕用聚维酮碘消毒，无菌纱布包扎患手。

② 术前 1 日，协助患者修剪指甲。

（3）术前常规准备

① 术前行抗生素皮试，术晨遵医嘱带入术中用药。

② 协助完善相关术前检查：心电图、B 超、X 线摄片、血常规、出凝血试验等。

③ 术前更换清洁病员服。

④ 建立静脉通道。

⑤ 与手术室人员进行患者、药物核对后，送入手术室。

（二）术后护理措施

1. 患肢体位护理

（1）卧床时　包括手和肘部，保持肘部略高于心脏水平 5 ～ 8cm。

（2）下床活动时　用三角巾将患肢吊于胸前，避免患肢下垂，影响血液循环。

2. 皮片的间接观察

（1）敷料情况　①包扎是否松紧适宜，过紧影响血液循环，过松易导致皮片移位。②敷料有无渗血，外层敷料出现鲜红渗血，且范围在短时间内迅速扩大，提示有活动性出血。

（2）创面观察　①观察邻近皮肤有无红肿。②观察创面有无异味。

（3）全身情况　体温有无持续升高。

3. 健康宣教

（1）拆线　术后 10 ～ 14 天拆线，术后 3 ～ 4 周拆除克氏钢针。

（2）防瘢治疗 ①拆线后尽早使用弹力手套、瘢痕贴等进行防瘢治疗，指导正确的使用方法。②指导患者白天使用瘢痕贴及弹力手套，夜间增加小夹板外固定，保持手指处于伸位（抗挛缩）。

4.患手功能康复指导

（1）原则 主张尽早进行，以锻炼掌指关节屈曲活动与拇指外展及对掌功能锻炼为主。

（2）时间 一般拆线1周后进行，如有肌腱损伤者，则在拆线后3周开始。

（3）方法 ①利用器械、生活用品锻炼，比如橡皮泥、握力器等进行手部功能训练，也可以捡红枣、黄豆等进行锻炼。②自理能力的锻炼，如让患者自己从解衣扣、吃饭等简单事情过渡到写字等复杂的事情。

（4）告知 让患者及家属充分意识到术后早期手部康复训练的重要性，它直接影响到患肢功能恢复及手术效果，是一个长期且连续的过程。

第三节　手部瘢痕畸形

一、定义

手掌烧伤后瘢痕及瘢痕挛缩是指手掌烧伤后瘢痕形成及挛缩使得手指、手掌伸直受限，严重的如握拳状的畸形。

由于手掌皮肤较厚，耐热能力强，使得手掌瘢痕患者远比手背少见。一旦手掌有瘢痕形成将严重影响手的活动功能。

二、病因

手掌烧伤后瘢痕及瘢痕挛缩多见于儿童烧伤患者及成人的热压伤患者。

三、治疗

手术是解决手掌烧伤后瘢痕及瘢痕挛缩唯一方法，手术时机的选择，一般选择在伤口愈合后半年左右，但严重影响功能时应尽早手术。手术有游离植皮或皮瓣移植修复两种，应根据患者受伤情况合理选用。①游离植皮：适用于儿童或掌腱膜浅层烧伤患者瘢痕切除松解后的创面覆盖。②皮瓣移植：适用于掌腱膜及其深层组织被烧伤患者瘢痕切除松解后的创面覆盖。术后石膏固定手部于伸直位，同时仔细观察指端循环。切口愈合后应坚持正确的防瘢治疗及功能锻炼。

四、观察要点

观察术后伤口渗血情况、引流管是否通畅。

五、护理要点

（一）术前护理措施

（1）心理护理

① 介绍手术的目的、方法、效果及术后注意事项，取得患者的支持和配合。

② 鼓励患者表达自身感受，介绍先进的整形康复技术，消除患者顾虑。

③ 针对个体情况进行针对性心理护理。

④ 鼓励患者家属和朋友给予患者关心和支持。

（2）皮肤准备

① 术前 2～3 天遵医嘱用 0.1% 苯扎溴铵消毒液浸泡患手，每天 1～2 次，每次 30 分钟，浸泡完毕用聚维酮碘消毒，无菌纱布包扎患手，在瘢痕凹陷处易藏污纳垢，应用酒精洗净。

② 术晨剃除皮肤毛发至肘关节以上，再次检查供受皮区皮肤有无炎性疾病，如有提醒医生暂停手术。

（3）术前适应性训练　术前告知患者手术方案，并指导患者练习术后特殊体位，练习床上排尿、排便，以提高患者的适应能力。

（4）术前常规准备

① 协助完善相关术前检查：心电图、B 超、X 线摄片、血

常规、出凝血试验等。

② 询问女性患者是否月经来潮。

③ 术前行抗生素皮试，术晨遵医嘱带入术中用药。

④ 术晨更换清洁病员服。

⑤ 建立静脉通道。

⑥ 与手术室人员进行患者、药物核对后，送入手术室。

（二）术后护理措施

1. 体位护理

（1）抬高患肢　用橡皮枕垫高患肢，与床面成45°，以利于静脉回流。

（2）患肢制动　保持患肢有效制动，禁止患侧卧位。

2. 皮瓣观察及护理

（1）保暖　遵医嘱予红外线仪照射，利用红外线温热作用改善微循环，持续应用7～10天。

（2）正确的包扎　包扎敷料的中远段"开窗"，以便观察皮瓣血液循环。

（3）皮瓣的观察　①动脉痉挛血流受阻现象：皮瓣颜色苍白，毛细血管充盈反应延长，脉搏减弱或者消失，温度下降。②静脉痉挛血流受阻现象：皮瓣发绀、毛细血管充盈迅速，肿胀明显。③异常情况及时通知医生处理。

3. 伤口观察及护理

（1）渗血情况　严密观察伤口敷料有无渗血，用黑笔在敷料上做上标记，注明渗血的范围及日期和时间，若渗血范围短时间内不断扩大，应及时通知医生进行处理。

（2）包扎情况　①伤口敷料包扎松紧度适宜，过紧或过松均应通知医生做处理。②询问患者有无指端发麻、胀痛等异常，随时予以处理。

4. 引流管护理

（1）有效引流　术后妥善固定于床旁持续低负压引流，防止引流管因牵拉、扭曲、脱出而影响引流效果。

（2）观察内容　①密切观察引流液的颜色、性状和引流量的变化。②如发现引流液颜色由淡红色变成鲜红色，量增多明显，提示可能发生皮瓣下出血，应立即通知医生处理。

（3）拔管时间　一般术后 2～3 天，引流量＜3ml，即可拔除引流管。

5.健康宣教

（1）环境要求　①保持环境安静、清洁。②禁止吸烟。

（2）体位要求　①告知患者及家属术后体位制动的重要性。②指导协助患者摆好舒适的体位，以提高患者的适应能力。

（3）拆线　①术后 10～14 天拆线。②术后 3～4 周拆除克氏钢针。

6.并发症的预防及护理

（1）动脉危象　①严密观察患者有无血容量不足、寒冷、疼痛等情况，并消除以上影响因素。②若持续无好转，应立即通知医生行手术探查治疗。

（2）静脉危象　①严密观察患手皮瓣的颜色、皮温、肿胀情况等。②如有不适，及时通知医生处理。

（3）感染　①严格无菌操作规范。②敷料若有浸湿，应及时更换。③术后 3～5 天常规应用抗生素预防感染。④给予高蛋白、富含维生素的饮食营养支持，以提高患者自身免疫力。⑤严密观察患者有无发热、创面有无红、肿、热、痛、分泌物增加等感染现象。

第四节　拇指缺损

一、定义

拇指功能占手功能的 40%，一旦拇指缺损对整个手的功能影响很大。所以，手外科及整形外科医生根据手指缺损程度设计了不同的再造手指的手术方法。

目前常采用的分类方法是根据拇指缺损的长度将拇指缺损分为六型：

Ⅰ型：拇指末节甲根以远缺损。

Ⅱ型：拇指指间关节以远缺损。

Ⅲ型：近节指骨中部以远缺损。

Ⅳ型：掌指关节以远缺损。

Ⅴ型：掌骨中部以远缺损。

Ⅵ型：掌骨基底及腕掌关节以远缺损。

二、病因

各种外伤造成拇指的毁损或残缺。

三、治疗

（1）手术　是修复拇指缺损的有效方法。目前手术方法很多，可根据缺损程度合理选用。

① 拇指延长法：主要是指骨或掌骨截骨延长。

② 掌骨拇指化再造术：主要是指蹼加深、第一掌骨指化。

③ 手指转位拇指再造术：主要是指示指、中指、环指或小指拇指化。

④ 远处皮管皮瓣转移拇指再造术。

⑤ 前臂及手背岛状皮瓣加植骨拇指再造。

⑥ 显微外科游离组织移植拇指再造。

（2）假指。

四、观察要点

（1）生命体征及意识

① 术后严密监测神志、生命体征的变化情况。

② 在术后麻醉未清醒时，应排除麻醉作用、手术反应、饥饿等因素，加以判断。

（2）血容量不足的观察

① 充分了解术中患者失血量，术后创面渗血、渗液情况。

② 严密观察周围循环情况。

③ 如发现血容量不足，应及时查找原因，积极抗休克处理。

（3）伤口的观察

① 克氏针的护理：外露的克氏针应用乙醇溶液消毒，无菌纱布予以覆盖，避免牵拉或碰撞克氏针。

② 观察伤口敷料渗血、渗液情况。

（4）再造拇指的血液循环

① 包扎伤口应在再造物末端"开窗"，以便观察血液循环情况。

② 血液循环良好表现为动脉搏动有力、静脉充盈、皮肤色泽红润等。

③ 血循环障碍表现为动脉搏动减弱或消失、皮肤苍白、皮温下降等。

④ 异常情况及时报告医生处理。

五、护理要点

（一）术前护理措施

（1）心理护理

① 解释治疗的方法、效果及预后的整形康复技术。

② 鼓励患者表达自身感受。

③ 鼓励患者家属和朋友给予患者关心和支持。

（2）饮食指导

① 根据情况（择期手术）给予高蛋白、高热量、富含维生素及纤维素的食物，急诊患者入院后即禁食，做好手术准备。

② 术前 8 ～ 10 小时禁食，术前 4 ～ 6 小时禁饮。

（3）保护术区

① 注意避免损伤局部皮肤及血管，急诊患者予以包扎止血。

② 如发现有湿疹、皮疹等皮肤疾病，及时通知医生予以处理。

（4）术前常规准备

① 急诊患者应立即交叉配血。

② 术前行抗生素皮试，遵医嘱带入术中用药。

③ 帮助完善相关术前检查：心电图、B超、X线、血常规、出凝血试验等。

④ 更换清洁病员服。

⑤ 建立有效静脉通道。

⑥ 与手术室人员进行患者、药物核对后，送入手术室。

（二）术后护理措施

1.患肢体位护理

（1）抬高患肢 抬高患肢略高于心脏水平，以利于静脉回流，减轻肿胀。

（2）固定患肢 患肢制动，防止受压及再植拇指血管蒂部的扭曲和张力过大。

2.用药护理

（1）抗凝扩血管药物应用 ①术后遵医嘱予以抗凝扩血管药物，改善周围微循环的阻力，防止栓塞。②严密观察患者皮肤黏膜、牙龈、鼻腔有无出血现象，并定期监测凝血时间和凝血酶原活动度。

（2）抗生素应用 术后遵医嘱应用抗生素2～3天，预防和控制感染。

3.出院指导

（1）生活指导 ①出院后，告知患者安排好生活与工作，避免剧烈运动和强体力劳动。②禁烟酒，适当加强营养，做到生活有规律。③1个月内给患肢保暖，避免去人多的公共场所。

（2）功能锻炼 ①术后2周，患者进行未固定关节的屈伸功能锻炼。②术后4周拔除克氏钢针后，开始练习再造拇指伸、屈、收、展、对掌动作。

（3）定期随访 嘱患者留下电话，定期电话随访，指导康复训练的方法。

4.并发症的预防及护理

（1）血管危象 ①一般发生在术后72小时内，术后24小时最多见。②保持患手温暖，应用抗痉挛、抗凝药物。③严密观察再造拇指的皮温、色泽、毛细血管充盈反应及血管的搏动等改变。④一旦发生异常，应立即通知医生行手术探查治疗。

（2）感染 ①严格无菌操作规范。②保持伤口敷料清洁干燥，有浸湿应及时更换。③采取保护性隔离制度，限制探视人员。④观察患者有无感染征象。⑤抗感染治疗。

第五节 先天性并指畸形

一、定义

先天性并指畸形是指两个及以上手指部分或全部组织成分先天性病理相连的畸形。

并指畸形是先天性上肢畸形中较常见的病种之一，发生率为0.4‰（0.04%）左右，男孩多于女孩，其中约10%有家族史。分型：单纯性并指：软组织相连；复杂性并指：软组织及指骨相连。完全性并指：基底到指尖完全相连；不完全性并指：基底到指尖部分相连。复合性并指：除并指外还合并其他畸形，如多指畸形。

二、病因

病因复杂，大致可分为遗传因素和环境因素两大类。

三、治疗

手术是解决并指畸形唯一有效的方法，手术应尽量选择在患儿6个月内进行，需多次手术的患儿，可以将矫正骨畸形及功能重要手指畸形安排在前面进行。手术目的是建立满意的指璞形状和避免关节继发屈曲挛缩。手术应注意以下原则：

① 分指要彻底：完全分离至正常的指璞基底处。

② 重建指璞：矩形瓣法重建。

③ 锯齿状切开和植皮。

四、观察要点

（1）体位护理

① 对于烦躁、不合作的患儿手术后用克氏针固定患指＋石膏外固定。

② 术后抬高患肢并制动，预防石膏断裂以及克氏针滑出。

（2）肢端皮肤颜色

① 肢端皮肤颜色红润为正常。

② 动脉痉挛血流受阻现象：皮肤苍白，毛细血管充盈反应延长，脉搏减弱或者消失，皮温下降。

③ 静脉痉挛血流受阻现象：皮肤发绀、毛细血管充盈迅速，指腹肿胀明显。

（3）肢端皮肤温度

① 定时监测患肢皮肤温度，高于或低于健肢温度2℃，均提示局部血循环障碍，应通知医生予以处理。

② 遵医嘱予红外线仪治疗，并予以保暖。

（4）保暖制动　伤口敷料包扎松紧适宜，避免包扎过紧，影响血循环，必要时剪开少许敷料减压。

五、护理要点

（一）术前护理措施

（1）心理护理

① 向家属介绍手术方法、过程及预后效果，以得到家属的理解及配合。

② 与患儿亲切沟通，以消除患儿的恐惧。

（2）术前常规准备

① 术前行抗生素皮试，术晨遵医嘱带入术中用药。

② 协助完善相关术前检查：心电图、B超、X线、血常规、出凝血试验等。

③ 术前备皮：剪指甲。

④ 建立静脉通道。

⑤ 与手术室人员进行患儿、药物核对后，送入手术室。

（二）术后护理措施

1. 术后护理常规

（1）全麻术后护理常规　①了解麻醉和手术方式、术中情况。②低流量吸氧。③心电监护4～6小时。④床档保护防坠床。⑤严密监测生命体征。

（2）饮食指导　①术后6小时后给患儿提供高蛋白、易消化的食物。②对于哺乳期的婴儿，应继续母乳喂养。③为患儿提供舒适的进餐环境。

（3）各管道观察及护理　①输液管保持通畅，留置针妥善固定，必要时应用小夹板固定，注意观察穿刺部位皮肤。②尿管按照尿管护理常规进行护理，一般术后第1日可拔除尿管，拔管后注意关注患儿自行排尿情况。

2. 健康宣教

（1）拆线时间　术后7～10天拆线，若为游离植皮术，拆线后仍需用弹力指套压迫，预防瘢痕增生。

（2）康复训练　一般在术后伤口完全愈合后开始进行被动和主动练习活动，力量和幅度逐渐加强。

3. 并发症的预防及护理

（1）指（趾）端坏死　①严密观察患指皮肤的颜色、温度等情况。②密切注意伤口敷料渗血渗液情况。③严密观察患儿指（趾）端血液循环情况，发现异常及时通知医生进行处理。

（2）感染　①严格无菌操作规范。②敷料若有浸湿，应及时更换。③术后2～3天遵医嘱使用抗生素。④注意观察患者有无持续发热，伤口有无红、肿、热、痛等感染征象。

第六节　先天性多指畸形

一、定义

先天性多指畸形是指正常手指以外的手指赘生，包括指骨赘生或软组织赘生。

多指畸形是先天性上肢畸形中最常见的病种，发生率为1‰（0.1%）左右。畸形有三型：

一型：外在软组织块与骨不连接，无骨、关节或肌腱。

二型：具有手指所有条件，附着于第1掌骨头或分叉的掌骨头。

三型：完整的外生手指及掌骨。

二、病因

病因复杂，大致可分为遗传因素和环境因素两大类。

三、治疗

手术是解决多指畸形唯一有效的方法，手术时应掌握如下原则：

（1）多指畸形的手术治疗不仅要有明显的美容效果，更重要的是重建手部功能。

（2）手术时机 ①对仅以狭长的皮蒂与正常手指相连的赘生指简单切除即可，出生后即可进行。②对简单型多指，特别是尺侧多指，出生后3～6个月手术较好。③对有严重畸形组织缺损的复杂多指，可借助显微外科技术，在1岁后行多指切除，进行组织移植或移位等手术重建功能，并定期复查，直至发育停止期。④掌指骨截骨矫形应在1岁以后。⑤对掌功能重建应在3岁以后为妥，多宜行掌长肌腱移位。

（3）保留拟切除的多指的主要神经血管束、肌腱、关节囊及韧带组织用来修复保留指的相应结构。

（4）多指拇指畸形，可通过手指拇指化手术进行矫正。

（5）多指切除术应注意切除彻底，同时注意不要损伤骨骺，影响发育。

（6）注意远期随访。

四、护理要点

（一）术前心理护理

① 向患儿家属介绍手术方法、过程及预后效果，以得到家

属的配合及增强家属对患儿术后康复的信心。

② 与患儿亲切沟通，以消除患儿的恐惧及自卑心理。

（二）术后护理措施

（1）拆线时间　①术后 7～10 天拆线。②若为游离植皮术，拆线后仍需用弹力指套压迫 3～6 个月，预防瘢痕增生。

（2）术后练习　一般拆线后仍要制动 1 个月，等待修复的关节囊完全愈合后，才开始进行活动练习。

（三）并发症的预防及护理

（1）出血　①密切注意伤口敷料渗血渗液情况。②当有渗血时，可用黑色笔标记出渗血的范围并标注时间，以便观察记录。③有出血情况时，应立即通知医生进行处理。

（2）感染　①严格无菌操作规范。②严密观察伤口敷料情况，保持伤口敷料清洁干燥。③合理使用抗生素，患儿按千克体重计量。④注意观察患儿有无感染征象。

第七节　下肢慢性溃疡

一、定义

下肢慢性溃疡是指下肢皮肤出现经久不愈的伤口，同时有不同程度的炎性分泌物的创面。

二、病因

病因很多，主要有创伤、下肢静脉淤血或动脉缺血、神经损伤、特殊细菌感染、慢性骨髓炎、糖尿病或恶性变等。

三、治疗

1.病因治疗

治疗全身系统性疾病。

2.局部治疗

（1）保守治疗　小创面通过正确的局部换药处理常可治愈。

（2）刃厚植皮 通过扩创换药创面新鲜后可行刃厚植皮治疗。

（3）皮瓣或肌瓣转移 扩创后有骨外露或神经血管外露的患者应采取皮瓣或肌瓣转移修复创面。

（4）截肢 部分恶性变范围广或恶性度高的患者及慢性骨髓炎经长时间处理不能控制的患者可考虑行截肢术。

（5）其他手术 如恶性患者伴腹股沟淋巴结肿大行区域淋巴结清扫术，血管病变患者行血管移植等。

四、观察要点

观察术后皮瓣血运、患肢血运情况。

五、护理要点

（一）术前护理措施

（1）心理护理

① 解释疾病的相关知识，介绍手术的重要性和必要性，手术的方法及效果，让患者了解疾病，增强治疗的信心。

② 随时给患者提供帮助，协助生活护理，消除患者紧张和恐惧情绪。

③ 鼓励患者家属和朋友给予患者关心和支持。

（2）饮食指导

① 根据个体情况改善全身营养状况，以提高患者自身免疫能力。

② 给予高蛋白、富含维生素、高纤维素清淡、易消化食物。

③ 术前 8 ～ 10 小时禁食，术前 4 ～ 6 小时禁饮。

（3）皮肤准备

① 入院后每日用温盐水浸泡患肢，湿敷换药，促进小面积溃疡创面自行愈合，控制局部伤口感染。

② 清洁患处周围皮肤。

③ 抬高患肢，卧床休息，以减轻肿胀，促进回流。

（4）术前常规准备

① 术前行抗生素皮试，术晨遵医嘱带入术中用药。

②协助完善相关术前检查：心电图、B超、局部X线摄片、血管造影、血常规、出凝血试验等。

③术前更换清洁病员服。

④术前备皮、剪趾甲。

⑤建立静脉通道，严禁在患肢进行输液。

⑥与手术室人员进行患者、药物核对后，送入手术室。

（二）术后护理措施

1.体位护理

（1）抬高患肢　术后抬高患肢，以利于静脉回流，减轻肿胀。

（2）绝对卧床　拆线前绝对卧床休息，避免下床活动。

2.皮瓣、患肢血循环的观察及护理

（1）指压反应　①轻轻压迫指端皮肤迅速由红润变为苍白，放松压迫时，苍白皮肤迅速消退，为正常情况。②动脉血液供应障碍：皮肤返红速度缓慢。③静脉淤血：皮肤立即变为紫红色。

（2）肢端皮肤颜色　①肢端皮肤颜色红润为正常。②动脉痉挛血流受阻现象：皮肤苍白，毛细血管充盈时间延长，脉搏减弱或者消失，皮温下降。③静脉痉挛血流受阻现象：皮肤发绀、毛细血管充盈迅速，趾腹肿胀明显。

（3）肢端皮肤温度　定时监测患肢皮肤温度，高于或低于健肢温度2℃，均提示局部血循环障碍，应通知医生予以处理。

（4）伤口情况　敷料包扎松紧适宜，防过紧影响远端血循环，观察并记录伤口敷料渗血、渗液情况，异常情况随时报告及时处理。

（5）保暖制动　遵医嘱予红外线仪照射创面，并抬高患肢。

3.出院指导

（1）生活指导　生活自理，活动适度，平时注意抬高下肢，坚持使用下肢压力套。

（2）饮食指导　加强营养，提高自身免疫能力。

（3）卫生指导　注意皮肤清洁，避免外伤，防止局部皮肤溃破。

4.并发症的预防及护理

（1）植皮坏死　①严密观察患肢的皮肤温度、颜色、指压反应等。②动脉供血不足者，应立即放平或放低患肢。③静脉回流障碍者，应抬高患肢。④及时清除皮片或皮瓣下积血积液。

（2）感染　①术前充分准备供皮区和患处创面。②保持敷料清洁干燥，有浸湿应随时更换。③严密观察创周有无炎症表现，伤口有无特殊异味等。④监测体温和血常规。⑤术后遵医嘱使用抗生素 3～5 天。

第八节　肢体淋巴水肿

一、定义

肢体淋巴水肿是由于先天性淋巴管发育障碍或后天原因致淋巴管损伤闭塞影响淋巴液回流障碍，引起肢体软组织内淋巴液大量积聚，继发纤维组织增生、脂肪硬化、筋膜增厚及整个肢体变粗的病理状态。

因肢体变粗，皮肤角质层增厚变硬如象皮，故肢体淋巴水肿又叫象皮肿。肿大的肢体常严重影响患肢功能，并常伴有丹毒发作等。

二、病因

病因很多，其中原发性淋巴管发育障碍约占10%，部分患者有家族遗传史，其余 90% 为继发性淋巴水肿，主要有患肢感染、丝虫病、外伤、肿瘤切除后淋巴清扫或术后放疗。

三、临床表现

1.原发性淋巴水肿

（1）远端阻塞型　最常见，约占80%，多见于青春期女性，约 20% 病例有家族史。病变常累及踝部及下肢，水肿为非对称性，且进展缓慢，膝关节以上水肿少见且程度较轻。淋巴管造影显示远端淋巴管先天萎缩或发育不全，而近端淋巴结正常。

（2）近端闭塞型　可见于任何年龄、任何性别，85% 为单侧，常累及整个肢体且发展迅速，一般无家族史。本型尤其需除外各种原因引起的骨盆的静脉或淋巴管阻塞，如肿瘤或静脉血栓。淋巴管造影显示远端淋巴管正常或膨胀，但近端淋巴管和淋巴结数量减少。

（3）先天性淋巴水肿　真正的先天性淋巴水肿应出生时或出生后 1 年内出现，不但可影响肢端，而且可影响中线部位（面部、生殖器）。这些患者常有内在的淋巴管异常，如淋巴管瘤、蛋白丢失性肠病等。常伴有遗传性综合征如 Turner 综合征、Noonan 综合征、双行睫-淋巴水肿综合征等。淋巴管造影显示扩张的、纤维增生的、无效的淋巴管。

2. 继发性淋巴水肿

常发生于小腿、上臂、生殖器和面部等处，有时可并发残肢。早期呈凹陷性水肿，随后因纤维化而坚硬，高起，表面角化过度和疣状增生，而呈高低不平状。局部色素增加或呈灰褐色，有的肢体很粗大称为象皮腿，造成行动不便。表面皮肤常发生破裂以致容易感染。约 20% 的病例发生继发感染，溶血性链球菌是常见的继发性感染的病原菌，引起局部红、肿、痛，有时伴全身症状如寒战、高热等，经 1～2 周而逐渐痊愈。抗生素只对控制继发性感染而应用。在某些地区，丝虫感染是重要原因，经蚊子传播，微丝蚴入体内在淋巴管内寄生发育成成虫，造成淋巴管进行性和永久性损害而引起淋巴水肿。

慢性淋巴水肿为恶性肿瘤或淋巴管肉瘤等病的继发性病变。此外，外科手术或外伤后导致淋巴管结构的变化而引起淋巴水肿。

四、实验室及其他检查

（1）实验室检查　继发性淋巴水肿，在体内淋巴管内找到微丝蚴或丝虫寄生发育成的成虫。

（2）其他辅助检查　组织病理可见原发性淋巴水肿的主要病

变在真皮网状层和皮下组织，其组织间隙中有较多的淋巴液。真皮乳头部分胶原纤维呈透明变性，血管周围有不同程度的淋巴细胞浸润。继发性淋巴水肿的早期即有炎症细胞浸润，晚期组织纤维化，其表皮呈疣状增生。

五、治疗

（1）保守治疗　主要作用为促进淋巴回流，控制感染。

① 烘绑疗法。

② 复合理疗法。

③ 间隙气压疗法。

④ 药物疗法。

（2）手术治疗

① 促进淋巴回流。

② 重建淋巴通道。

③ 切除病变组织。

六、观察要点

（1）敷料情况　观察伤口有无渗血渗液，用黑色笔标记出渗血的范围及时间，及时通知医生并更换敷料。

（2）伤口情况　观察伤口局部有无红、肿、疼痛、脓性分泌物等感染征象，观察患肢末梢血液循环及水肿消退情况。

七、护理要点

（一）术前护理措施

（1）心理护理

① 评估焦虑或恐惧产生的原因和程度。

② 提供舒适安全的环境，做好入院知识宣教及周围环境的介绍。

③ 与患者亲切交谈，使其消除顾虑，放松精神。

④ 向患者及家属说明手术的方式、过程及手术治疗的一般效果，使患者对手术效果有一个合理的期望值。

（2）饮食护理

① 根据情况给予高蛋白、高热量、富含维生素的食物。

② 为患者提供清洁的就餐环境，去除病房中的异味，及时清理患者的分泌物等。

③ 根据麻醉的方式，指导患者禁食、禁饮。

（3）患肢术前准备

① 术前1周绝对卧床休息并抬高患肢，以促进淋巴回流，减轻组织水肿。

② 术前1周用0.1%苯扎溴铵消毒液泡洗患肢30分钟，再用碘伏消毒后用无菌纱布予以包扎，每日1～2次，皮肤干燥者，可涂以消毒凡士林油。

③ 术前协助淋巴造影和血管造影。

④ 术前1天剪去患肢趾甲。

（二）术后护理措施

1. 体位与活动

（1）全麻清醒前　去枕平卧位，头偏向一侧。

（2）全麻清醒后当日　低半卧位，抬高患肢并制动，以减轻水肿。

（3）术后第1日起　①嘱患者在床上做肢体远端关节，如踝、腕关节屈伸活动，以促进淋巴回流。②被动抬高患肢活动，幅度不宜过大，预防植皮坏死。

2. 并发症的预防及护理

（1）感染　①密切关注患者主诉情况，如出现伤口疼痛加重，或减轻后又加重，应及时通知医生进行处理。②严密观察患肢红肿的情况。③监测患者体温及白细胞计数。④术后常规使用抗生素3～5天。⑤早期局部给予红外线照射、理疗。

（2）血肿　①严密观察伤口敷料有无明显新鲜渗血，绷带是否松动。②若发现跟腱两侧凹陷消失、伤口渗血明显等情况，及时通知医生进行处理。

（3）皮片坏死　①内、外踝骨突处易发生皮肤坏死，当患者主诉该部有压迫性疼痛时，应及时汇报医生查看。②密切观察内、外踝骨突出处的敷料包扎是否过紧。

3. 健康宣教

（1）拆线与锻炼 ①一般术后 10 ~ 14 天拆线。②皮片大面积（不低于 95%）成活良好时，即可以开始进行简单下肢锻炼。③下肢锻炼的方法：指导患者先坐在床边，使下肢下垂 30 分钟，之后逐渐延长下垂时间，每日 1 ~ 2 次。④术后 1 个月，可开始下地锻炼。

（2）预防术后复发 ①保持患肢局部皮肤清洁及滋润。②预防足癣或各种足部外伤。③长期应用弹性护腿袜，避免长久站立或行走，休息时抬高患肢。④半年内不做下水的劳动。

第九节 巨肢症

一、定义

巨肢症是指单个或多个指（趾）或伴有手（足）掌、肢体的超常发育，表现为指（趾）、肢体的异常增长肥大畸形。

巨肢症常影响美观，穿鞋及肢体功能障碍，特别对患儿心理发育影响很大，应尽早手术。

巨肢症分型：DeLaunenzi 法，分为静止型和进展型两类；根据病理进行分型的 Flatt 分类法，分为 I 型——脂肪纤维瘤病、Ⅱ 型——神经纤维瘤病、Ⅲ 型——骨肥厚病、Ⅳ 型——混合性。

二、病因

巨肢症分为原发性和继发性两类，原发性病因未明，继发性是指由于其他全身性或局部性疾病所引起的肢体异常发育和过度生长，如垂体功能亢进、肢体血管瘤、淋巴管瘤、神经纤维瘤及脂肪组织增生等引起。

三、治疗

巨肢症手术是个系统工程，手术不但要求控制病情发展，还要纠正畸形，更需功能重建。

① 软组织切除术。

② 神经剥离及神经减压术。

③ 截骨术及骨骺遏止术。

④ 截肢术。

四、观察要点

观察管道及患肢血供情况。

五、护理要点

（一）术前护理措施

（1）心理护理

① 向家属介绍手术方法、过程及预后效果，以得到家属的理解及配合。

② 为患者提供优质的医疗护理服务，以消除家属的顾虑，增强家属对患者预后的信心。

③ 与患者亲切沟通，取得患者信任。

（2）营养

① 根据情况给予高蛋白、高热量、富含维生素、高纤维素的食物。

② 对于有贫血、电解质紊乱、凝血功能差者均予以纠正。

（3）皮肤准备

① 对双足皮肤粗糙、污垢明显的患者，做好皮肤清洁工作。

② 术前 3 ～ 5 天予 0.1% 苯扎溴铵消毒液浸泡患肢，每次 30 分钟，每日 2 次，浸泡后用聚维酮碘消毒，无菌纱布包扎。

③ 术晨备皮，剪指（趾）甲。

（4）术前常规准备

① 术前行抗生素皮试，术晨遵医嘱带入术中用药。

② 协助完善相关术前检查：心电图、B 超、X 线摄片、血常规、出凝血试验等。

③ 建立静脉通道。

④ 与手术室人员进行患者、药物核对后，送入手术室。

（二）术后护理措施

1. 术后常规护理

（1）麻醉护理　给予全麻术后护理常规。

（2）饮食护理　①全麻清醒6小时后给予清淡流质或半流质饮食。②第2天予以高蛋白、高热量、富含维生素及高纤维素的食物。③为患者提供舒适的进餐环境。

（3）各管道观察及护理　①留置针妥善固定，保持输液通畅，注意观察穿刺部位皮肤。②留置尿管一般术后第1天可拔除，拔管后注意关注患者自行排尿情况。

2. 患肢血供的观察及护理

（1）肢端皮肤颜色　肢端皮肤颜色红润为正常。

（2）感觉运动　①动脉痉挛血流受阻现象：皮肤苍白，毛细血管充盈反应延长，脉搏减弱或者消失，皮温下降。②静脉痉挛血流受阻现象：皮肤发绀、毛细血管充盈迅速，指（趾）腹肿胀明显。

（3）毛细血管充盈试验　①密切观察及判断患者的患肢运动感觉情况。②轻轻压迫指端皮肤迅速由红润变为苍白，放松压迫时，苍白皮肤迅速消退，为正常情况。③动脉血液供应障碍：皮肤返红速度缓慢。④静脉淤血：皮肤立即变为紫红色。

（4）患肢指端肿胀情况　①遵医嘱予红外线仪照射保暖，并抬高患肢，以减轻肿胀。②若创面敷料包扎过紧，立即通知医生打开外层敷料以减轻局部压力。

3. 伤口护理

（1）伤口常规护理　①正确包扎：患肢指（趾）端暴露在外，便于观察指（趾）端血液循环情况。②保暖并抬高患肢，注意避免外在压迫。

（2）伤口观察　①观察并记录伤口渗血、渗液情况。②观察并记录患肢肢端皮温、颜色等血液循环情况。③观察并记录患肢疼痛及感觉运动功能情况。

4. 康复训练

（1）术后第3天　指导并协助患者进行患侧手术范围以外的其他大关节（如髋、膝关节等）屈伸训练，每日4～5次，每次10～15分钟。

（2）术后1周　指导并协助患者进行患肢足趾及踝关节的屈伸功能训练，每日3～5次，每次20～30分钟。

（3）术后第3～4周　术后2周拆线，第3～4周后指导并协助患者进行负重行走。

5. 并发症的预防及护理

（1）血液循环障碍　①抬高患肢制动，敷料包扎松紧适宜。②严密观察患肢肢端血循环情况。③有效镇痛、局部保暖，防血管痉挛。④发现血运异常情况及时通知医生处理，必要时拆除部分敷料减压。

（2）感染　①严格无菌操作规范。②敷料若有浸湿，应及时更换。③术后3～5天常规应用抗生素预防感染。④观察患者有无高热不退、白细胞计数升高等感染征象。

第二十三章　躯体损伤与畸形的护理

第一节　乳房缺失

一、定义

女性乳房多数为半球形或水滴形，位于上胸部第2～6肋间，由乳房的皮肤、乳腺组织、脂肪、筋膜组织及乳头乳晕组成，是女性分泌和储存乳汁的重要器官，其主要的生理功能是保持身形及哺乳。

乳房缺失可导致女性形体及精神上的创伤，目前乳房再造是其主要的解决方法。

二、病因

乳房缺失常见的病因有：

（1）乳房肿瘤切除术后乳房缺失。

（2）创伤所导致的乳房缺失。

（3）因先天性发育不良所导致的单侧或双侧乳房缺失。

（4）有由男变女要求的患者主观上的乳房缺失。

三、临床表现

一侧乳房缺失较多，双侧乳房缺失较少。

四、实验室及其他检查

胸部正位 X 线检查。

五、治疗

目前主要的治疗方法为乳房再造，根据再造与缺失的时间关系分为即刻再造和延迟再造，而即刻乳房再造正逐渐被广大的医生及患者所接受，为未来乳房再造的发展趋势。乳房再造术主要包含以下内容：

（1）皮肤缺失的修复　目前皮肤缺失主要的修复方法有：

① 皮肤软组织扩张术。

② 上腹部局部皮瓣转移。

③ 肌皮瓣移植，如背阔肌肌皮瓣、腹直肌肌皮瓣等。

④ 游离皮瓣或肌皮瓣移植。

（2）乳房半球形形态的塑造包含假体植入、肌瓣移植等。

（3）乳头乳晕再造。

（4）修正双侧乳房的不对称性。

六、观察要点

观察术后生命体征、游离皮瓣情况。

七、护理要点

（一）术前护理措施

（1）完善常规检查　血常规、血生化、凝血常规、输血前全套、血型鉴定、交叉配血、胸片、心电图等，以排除手术禁忌证。

（2）心理护理　①患者因体型的缺陷，常造成极大的心理负担，担心影响夫妻关系及招致旁人异样的眼光。②同情关心患者，鼓励患者表达自我感受，耐心倾听，给予适当安慰和引导，使其感到温暖与亲切。③向患者解释手术方式、可能出现的并发症及注意事项，使其对手术有正确的认识，解除顾虑，愉快的接受手术治疗。④对患者不切实际的要求，予以耐心细致的解释，使其保持正确的期望值。⑤寻求家庭和社会支持。

（3）手术前1日准备　①术前沐浴更衣，注意勿受凉。②保持术区皮肤清洁干燥完整，局部无皮疹、破溃、感染等。③遵医嘱行术中、术后用药皮试。④根据患者自身特点与要求，协助患者选择适合的假体。⑤协助医生用记号笔标出手术切口线。⑥按全麻要求术前晚进清淡饮食，术前8～10小时禁食，4～6小时禁水。⑦术前测生命体征，每天4次。⑧如有发热、上呼吸道感染症状、月经来潮等及时与主管医生联系，暂停手术。⑨保持病房安静舒适，为患者创造良好的睡眠环境，保证充分休息。必要时遵医嘱使用镇静剂。

（4）术晨准备　①建立静脉通道，术晨备皮。②取下活动义齿、眼镜、耳环、项链等物，交家属妥善保管。③更换清洁病员服。④与手术室人员进行患者、病历、术中用药、腕带、预先选好的假体等核对后，送入手术室。

（5）术后用物准备　①铺麻醉床。②备氧气、吸引器、吸痰盘及心电监护仪。

（二）术后护理措施

1.术后护理常规

（1）妥善安置患者　①注意保护输液管、引流管及尿管，并妥善固定。②测量生命体征并记录。③遵医嘱吸氧及心电监护。

（2）体位 ①全麻未清醒者取去枕平卧位，头偏向一侧。②应用腹直肌肌皮瓣再造乳房的患者为降低腹部张力，减轻疼痛，麻醉清醒后应取屈膝屈髋位。③应用背阔肌肌皮瓣再造乳房的患者术后患侧上肢应制动。

（3）病情观察 ①每2～4小时测量生命体征，发现异常及时通知医生。②对游离皮瓣移植的患者，注意观察皮瓣的颜色、皮温，并注意局部皮瓣的保暖。

（4）引流管护理 ①保持引流通畅，定时观察引流物的颜色、性质及量。②引流液颜色多呈暗红色，术后2～3天若引流液澄清或量小于20ml以考虑拔除引流管，若引流液为鲜红色，且量较多，提示有活动性出血，应及时通知医生处理。③注意观察伤口有无出血。保持胸带固定无松动。敷料浸湿立即通知医生，加压包扎，防止出血及感染。

（5）尿管护理 ①保持尿管引流通畅，固定稳妥。②加强会阴护理，防止尿路感染。③一般术后第1天即可拔除尿管。

（6）拆线 ①一般术后7～10天拆线。②张力大的部位则应于术后10天间断拆线，隔日拆除全部缝线。

2. 健康宣教

（1）固定 ①术后3周：应用胸带固定。②术后3～6个月：3周之后用合适的弹性胸罩固定，或穿弹力背心3～6个月，以减少伤口张力，防止瘢痕增生，并可避免再造的乳房移位。

（2）活动 ①术后3个月内患侧上肢避免做剧烈运动、过度上举及提重物，以防伤口裂开或再造乳房移位等。②术后3个月后酌情活动锻炼。

（3）沐浴 拆线后次日即可沐浴，但需避免用力搓擦，以防伤口裂开。

（4）随访 ①门诊随访，如有不适及时就诊。②可能需再次手术调整。

3. 并发症的预防及护理

（1）出血和血肿 ①术前常规查血常规及凝血常规，排除血液系统疾病。②严禁在月经期手术。③术中严格止血,置负压引流管,妥善固定,保持通畅,一般引流量 < 20ml/d 时,即可考虑拔管。④严密观察伤口敷料有无渗血、渗血范围有无扩大、颜色有无加深。

(2)假体周围纤维包膜挛缩 ①术中操作轻柔,以减少损伤。②彻底止血,防止血肿形成。③假体彻底消毒,防止异物进入。④剥离空隙应足够大以减小张力。⑤术后 3 ~ 5 天开始坚持乳房按摩,逐渐加大力度。⑥一旦纤维囊挛缩,必须手术松解,必要时取出假体,视情况重新植入。

(3)感染 ①少见,一旦发生,严重者可致胸肌间隙广泛感染。②假体彻底消毒,严格遵守无菌原则。③术后预防性应用抗生素,保持伤口干燥。④保持引流管通畅,防止积液、积血。⑤发生感染,需手术取出假体,清创引流。

(4)假体外露 ①较少见,多发生于乳房下皱襞切口的受术者。②一旦发生,需手术取出假体。

(5)假体破裂或假体渗漏 ①选用高质量合格假体。②指导患者术后防胸部损伤、暴力挤压等。③一旦发生,应及时手术取出假体,彻底清理渗漏的硅凝胶。

(6)形态不满意 ①术中剥离腔隙大小、位置适宜。②严密观察植入假体有无移位,敷料固定牢固,尤其是乳房上缘,防假体向上移位。③告知患者勿自行松解或拆除固定敷料,尤其是术后2周内。④术后 3 ~ 5 天包膜囊形成前予手法复位,重新固定。⑤必要时手术取出假体,择期重新植入。

第二节 小乳症

一、定义

女性小乳症指乳房体积小于正常,胸部平坦,失去正常轮廓。

二、病因

① 先天性发育不良。

② 哺乳后乳腺萎缩。

③ 雌激素水平低下。

④ 外伤炎症等造成乳腺腺体的破坏。

三、治疗

1.隆乳术

所采用的乳房假体类型很多，临床上常用的有硅胶假体和盐水两种，目前，国内主要采用硅胶假体植入隆乳术，按选择切口的部位又可分为：

（1）经腋窝硅胶假体植入隆乳术　经腋窝切口进入胸大肌后间隙内，分离出足够的腔隙，并植入硅胶假体，具有切口隐蔽、不损伤乳腺组织等优点，目前最为常用。

（2）经乳晕切口硅胶假体植入隆乳术　经乳晕下半部切口进入胸大肌后间隙，并植入假体。

（3）经乳房下皱襞硅胶假体植入隆乳术　经乳房下皱襞切口进入胸大肌后间隙，分离腔隙并植入硅胶假体。

2.乳房再造术

在东方人群中，皮肤表面切口较易留下明显的瘢痕，因此此类手术较少用于治疗小乳症。

四、观察要点

测量生命体征，每天 4 次，如有发热、咳嗽、流涕、月经来潮等应及时报告主管医生，暂停手术。

五、护理要点

（一）术前护理措施

（1）完善常规检查　血常规、血生化、凝血常规、输血前全套、胸部 X 线、心电图等，以排除手术禁忌证。

（2）心理护理　①及时了解患者的心理状态。②了解患者对手术效果的期望值并给予正确引导。③解释手术的方式、预期效果、术后配合及可能出现的并发症和预防措施，解除患者的思想顾虑。④向患者介绍手术成功案例，让患者对手术充满信心，使其以最佳的心理状态愉快地接受手术治疗。

（3）皮肤准备　①备皮范围包括胸部及双腋。②避免刮伤皮肤，同时注意勿使患者受凉。③保持术区皮肤清洁、完整，无皮疹、破溃、感染。

（4）饮食　手术前晚进清淡饮食，术前 8～10 小时禁食，4～6 小时禁水。

（5）休息　为患者提供安静舒适的病室环境，保证充足的睡眠必要时遵医嘱给予镇静剂。

（6）假体准备　①根据患者的体型与要求，协助选择大小、形状适合的假体。②协助医生做好手术切口与剥离范围标记。

（7）术晨准备　①建立静脉通道。②取下义齿、眼镜、耳环、项链等饰物，交家属妥善保管。③更换清洁病员服。④与手术室人员进行患者、病历、术中用药、胸带、预先选好的假体等核对后，送入手术室。⑤铺麻醉床、备氧气、吸引器、吸痰盘及心电监护仪。

（二）术后护理措施

1. 术后护理常规

（1）体位　①按麻醉方式要求取合适体位，以后可取半坐卧位，逐步下床活动。②制动：避免双上肢上举或提重物等活动 1 个月，防假体移位。

（2）伤口观察　①密切观察引流液量、伤口有无出血、局部有无肿痛及皮肤淤血青紫等表现。②必要时遵医嘱使用止血药。③如有异常立即通知并协助医生检查伤口，做好手术探查止血准备。

（3）用药护理　①术后遵医嘱使用抗生素、止血药等。②观察药物不良反应。

（4）固定　保持胸带一定的压力，以维持双侧乳房的有效固定。

（5）活动　患者术后应早期下床活动，以利于引流和恢复。

2.健康宣教

（1）拆线　术后 7～10 天拆线。

（2）活动　①拆线后继续使用弹力网套或钢托乳罩，防止压迫、碰撞胸部。②术后 1 个月内禁止剧烈运动，尤其应避免双臂上举、持重物、扩胸等运动及暴力挤压胸部，防止假体移位及假体破裂。

（3）乳房按摩　①乳房按摩是防止包膜挛缩的有效方法，故应尽早进行乳房按摩应从术后 3～5 天开始，每天 2～3 次，每次 10～15 分钟，持续 3～6 个月。②按摩手法：以手掌紧贴乳房顶部上下、环形挤压、抚揉、轻度抓捏，目的是让假体在里面运动，防止纤维包膜从周围向中心部位收缩。按摩时注意力度适中，患者无明显痛感，禁止暴力挤压。

第三节　巨乳症

一、定义

乳房的超常发育使乳房的体积过度增大，形成巨乳症，又被称作乳房肥大症，巨乳症使女性生活极度不便，给女性带来精神上及肉体上的痛楚。

乳房肥大常伴有不同程度的乳房下垂，并根据其乳头下垂的距离分为轻、中、重度乳房肥大下垂。

二、病因

确切病因尚不明确，目前被认为可能与以下因素有关：

① 遗传因素。

② 乳腺组织超常增生。

③ 肥胖、脂肪过度堆积。

三、临床表现

① 乳房巨大，鼓胀沉重，皮肤紧张。

② 胸部压迫感。

③ 常伴慢性乳腺炎及疼痛。

④ 可有乳房下皮肤糜烂。

四、治疗

手术仍是目前主要的治疗方法，即乳房缩小整形，目前手术方法非常多，在临床上常用的主要有以下几种：

（1）双环法巨乳缩小及悬吊术　适用于绝大多数轻度及中度的乳房肥大下垂。其优点为：①操作简便；②乳头、乳晕血供有保障；③手术切口位于乳晕周围，术后乳房表面不遗留明显瘢痕。缺点为切除外上象限部分腺体后乳房塑形较为困难，且术后早期乳晕周围可见明显的皮肤皱褶。

（2）需乳头、乳晕大幅度移位及切除多余的皮肤及皮下组织的手术方式　适用于重度乳房肥大下垂，目前主要包含水平双蒂法、垂直双蒂法等。优点为乳房塑形较为容易，缺点为术后乳头乳晕坏死的风险较高，且对于东方人群，乳房表面常遗留较为明显的瘢痕。

五、观察要点

观察术后重建乳房情况、药物不良反应情况和伤口情况。

六、护理要点

（一）术前护理措施

（1）心理护理　术前向患者耐心解释手术方式、效果、注意事项及可能发生的并发症，使其对手术有正确的认识，并向患者说明术后不能哺乳、乳头感觉消失或减弱，乳头勃起可能改变，使患者有足够的思想准备接受手术。

（2）饮食　手术前晚进清淡饮食，术前 8 ～ 10 小时禁食，4 ～ 6 小时禁水。

（3）术前医学摄影　协助医师进行术前医学摄影，包括正位、侧位及半侧位像。拍摄范围上至额部、下至脐下，左右包括两肩和双臀，以便手术前后对照。

（4）手术时机　①在2次月经中间的2周内为宜。②月经期、孕期和哺乳期不宜手术。

（5）暂缓手术指征　如有发热、上呼吸道感染、月经来潮等应及时报告主管医生，暂停手术。

（6）备皮　范围包括胸部及双腋；备皮应避免刮伤皮肤，同时注意勿使患者受凉；保持术区皮肤清洁、完整，无皮疹、破溃、感染。

（7）完善常规检查　血常规、生化、凝血常规、血型、交叉配血、胸片、心电图、B超等。

（8）休息　为患者创造安静舒适的睡眠环境。必要时遵医嘱给予镇静剂。

（二）术后护理措施

1.全麻术后护理常规

（1）体位　①全麻术后4～6小时内取去枕平卧位，以后可取半坐卧位，以利引流。②根据病情逐步下床活动。

（2）饮食　按全身麻醉术后常规要求进食。

（3）生命体征监测　①术后每2～4小时测量1次生命体征。②遵医嘱予持续低流量吸氧及心电监护。

2.伤口观察与护理

（1）重建乳房的观察　①严密观察乳头、乳晕及局部皮瓣的色泽、温度及血液循环等情况。②局部皮瓣色泽红润、温度接近周围皮肤、毛细血管充盈反应迅速为正常。③如乳头和乳晕皮肤出现青紫色、水疱，提示局部血液循环欠佳，应立即通知医师处理。

（2）药物护理　①遵医嘱准确及时全身应用广谱抗生素及改善微循环的药物。②注意观察药物效果及不良反应。

（3）伤口护理　①局部用松软的敷料加压包扎定型，露出乳头、乳晕，便于观察。②引流管接负压引流装置并保持通畅，注意观察引流液的量和性质，并准确记录。③24～48小时后如果引流液量不多，可拔管。④严格执行无菌技术操作原则。

（4）拆线 ①视伤口愈合情况于术后7～10天拆线。②必要时可先予间断拆线，待伤口完全愈合后再拆除剩余缝线。

3. 健康宣教

（1）外形的保持 使用合适的胸罩。术后1个月内注意避免剧烈运动和胸部暴力挤压、碰撞等。

（2）瘢痕的预防 采取积极措施预防瘢痕增生，如使用瘢痕贴、抑疤灵等。

（3）随访 发现异常，门诊随访。

（三）并发症的预防及护理

（1）乳头和乳晕坏死 ①正确选择手术方式。②严密观察乳头乳晕血循环。③遵医嘱使用改善微循环药物。④保守治疗无效时可在坏死组织完全脱落后再次手术植皮治疗。

（2）感染 ①严格遵守无菌操作。②术中严密止血。③术后注意观察局部血循环情况。④遵医嘱正确及时使用抗生素等。⑤加强局部换药治疗，必要时行切开引流术。

（3）血肿形成 ①术中严密止血。②术后加强观察局部情况。③小血肿一般无需特殊处理，可待其自行吸收。④较大的血肿需手术清除。

（4）伤口裂开 ①术中不宜过多切除皮肤，防止缝合口张力过大。②术后有效的包扎及固定，防活动或外力致切口张力增大。③必要时行二期缝合术，可再切除一些腺体组织，使缝合时吻合口皮肤完全无张力。

（5）局部皮肤坏死 ①术后加强观察局部情况。②加强局部湿敷换药，以利创局上皮爬行愈合。③较大面积皮肤坏死者应待坏死皮肤脱落后进行游离植皮。

（6）瘢痕形成 ①术前精心设计，尽量减少手术切口。②术后早期采取预防瘢痕增生治疗以减轻瘢痕形成，如使用瘢痕贴等。

第四节 乳头乳晕缺失

一、定义

乳头乳晕位于乳房中央，第四肋水平，有较深的色素沉着及大量的神经末梢分布，为乳腺导管的开口，主要生理功能是哺乳。

乳头乳晕缺失往往伴随乳房缺失而出现，除了会丧失哺乳功能外，常会对患者的乳房形态及心理上造成极大的损害，因此乳头乳晕的再造常为乳房再造的最后一步，且非常重要。

二、病因

和乳房缺失一样，主要为创伤或是肿瘤切除术后。

三、治疗

乳头乳晕再造常为乳房再造的最后一步，而其只能是形式上的再造，再造乳头无功能、只能达到美观的目的，因此要求再造乳头在形态及位置上要与健侧基本对称。

（1）乳头再造　目前，乳头再造主要有游离组织瓣移植及局部皮瓣成形两种方法，前者主要选择对侧乳头、小阴唇或耳垂作为供瓣组织。后者方法较多，但均简单易行，成功率高。

（2）乳晕再造　目前多采用游离植皮行乳晕再造，并多采用纹绣的方法进行乳晕颜色的调整。

四、观察要点

观察术后乳房情况、药物不良反应情况。

五、护理要点

（一）术前护理措施

（1）心理护理　术前向患者解释手术方式、效果、可能发生的并发症及注意事项，使其对手术有正确的认识，避免产生过度的忧虑或过高的期望，有足够的思想准备接受手术。

（2）饮食　按全身麻醉术前常规要求。

（3）备皮　常规备皮，注意皮肤感染灶的处理。

（4）完善各项术前常规检查　血常规、生化、凝血常规、血型、交叉配血、胸片、心电图、B超等。

（5）禁忌证　月经期、孕期和哺乳期不宜手术。

（二）术后护理措施

1. 局部麻醉术后护理常规

① 可取避免胸部受压的舒适体位，早期下床活动。②每班测量1次生命体征。

2. 伤口观察与护理

（1）药物护理　①遵医嘱应用抗生素及改善微循环的药物。②观察药物不良反应。

（2）伤口护理　①局部用松软的敷料加压包扎定型，露出乳头、乳晕，便于观察。②严密观察乳头、乳晕及局部皮瓣的色泽、温度等及血液循环情况，发现异常及时报告医师处理严格执行无菌技术操作。③术后保持伤口清洁，防止伤口感染。

（3）拆线　术后7～10天拆线。

3. 健康宣教

（1）术区保护　注意保护胸部，避免暴力损伤。

（2）预防瘢痕　采取积极措施预防瘢痕增生。

（3）随访　发现异常，门诊随访。

第五节　乳头乳晕过大

一、定义

乳头肥大或过长、乳晕过大且与乳房整体不协调者，即可诊断为乳头乳晕过大，两者可以单独发生，也可以一起出现。

二、病因

① 遗传因素。

② 后天因素，如过度哺乳等。

③ 与巨乳症合并发生。

三、治疗

① 对于乳头肥大或过长，可以采用乳头缩小整形，如乳头中央部分切除、乳头一侧切除或乳头顶部楔形切除。

② 乳晕过大患者可采用双环法将乳晕环形缩小。

四、护理要点

（一）术前护理措施

（1）心理护理　术前向患者解释手术方式、效果、注意事项及可能发生的并发症，使其对手术有正确的认识，有足够的思想准备愉快的接受手术。

（2）饮食　按局麻术前常规要求。

（3）局部清洁　①认真清洗乳头的污垢。②术前沐浴。

（4）完善检查　血常规、血生化等。

（5）禁忌证　月经期、孕期和哺乳期不宜手术。

（二）术后护理措施

（1）疼痛　手术当晚如有剧烈疼痛，应立即就医。

（2）瘢痕　乳头乳晕术后不易形成瘢痕。

（3）随访　发现异常，门诊随访。

第六节　副乳症

一、定义

副乳是女性常见的一种乳房发育畸形，它常为发育不全的组织，多数像婴儿的乳房，或者只见一点皮肤色素加深，中央可有一点点皮肤增厚，类似小小的乳头。有的仅有乳腺组织，有的仅有乳头，但也有在腋部可见完整的乳体（乳头、乳晕、腺体），且较大。月经前副乳也发胀疼痛，妊娠时明显增大，有乳头者在哺乳期间甚至还可分泌乳汁。其人群发生率为 1% ~ 6%，女多于男，常有遗传性。副乳发生部位多位于乳腺下部及腋窝周围，一般多在正常乳腺的附近，但也有发生在面、颈、臀等部位，腹股沟外阴处。

二、病因

先天发育畸形，由于乳房始基未退化完全而造成。也有理论认为其为后天的外力挤压乳房所造成的。

三、治疗

对副乳的治疗主要以手术治疗为主。

① 手术可在在局麻下进行，肿胀麻醉利于游离皮瓣及分离脂肪和副乳腺体组织。

② 切口选择多较隐蔽。

③ 术中切除范围应足够，完整切除乳腺组织。

四、护理要点

（一）术前护理措施

（1）心理护理 术前向患者解释手术方式、效果、注意事项及可能发生的并发症，使其对手术有正确的认识，有足够的思想准备愉快地接受手术。

（2）清洁 术前沐浴，更换清洁衣物。

（3）完善检查 血常规、血生化等。

（4）禁忌证 月经期、孕期和哺乳不宜手术。

（二）术后护理措施

1. 术后护理常规

（1）伤口护理 ①局部加压包扎，防伤口出血。②术后避免污染敷料，防止伤口感染。③术后 24～48 小时拔除引流条，3～5 天换药。④严格执行无菌原则。⑤术后 7～10 天拆线。

（2）药物护理 ①遵医嘱使用抗生素 2～3 天。②严密观察药效及药物不良反应。

2. 健康宣教

（1）活动 ①拆线前避免剧烈运动，防止出汗，保持伤口清洁干燥。② 1 ~ 3 个月内双臂避免做过度扩张、上举动作。

（2）饮食　禁食辛辣刺激性食物 1 周。

（3）预防瘢痕　采取积极措施预防瘢痕增生，如外用瘢痕贴等。

（4）随访　发现异常，门诊随访。

3. 并发症——感染的预防及护理

① 严格遵守无菌操作原则。

② 术中严密止血。

③ 术后注意观察局部血循环情况。

④ 遵医嘱使用抗生素等。

⑤ 加强局部换药治疗，必要时行切开引流术。

第七节　男性乳房肥大

一、定义

男性乳房肥大表现为男性一侧或双侧乳房呈女性样发育，多始于青春期或老年期。

二、病因

目前普遍认为，其病因是由于体内性激素比例失调，以至于雌激素浓度过高，从而引起乳腺组织发育。两性畸形、某些全身性疾病或某些药物也可能引起男性乳房肥大。

三、临床表现

乳房肥大，疼痛。乳头、乳晕下乳房组织增生、质硬、有触痛，少数有乳样分泌物。多可自行消退；少数不消失，常有触痛。

四、治疗

原发性乳房肥大多为暂时性的，可不予处理而自行消退，对于继发性男性乳房肥大，经久不退者，为改善外观，可首先采取控制引起乳腺肥大的原发病，或采用药物如他莫昔芬等使肿块消退。若上述治疗无效可采用手术治疗，在全麻下通过乳晕切口将增生肥大的腺体组织予以切除。

五、观察要点

术后严密观察乳头、乳晕及局部皮瓣的色泽、温度等血液循环情况，如乳头和乳晕皮肤出现青紫色、水疱，提示局部血液循环欠佳，应立即通知医师处理。

六、护理要点

（一）术前护理措施

（1）心理护理 ①术前向患者解释手术方式、效果、注意事项及可能发生的并发症，取得理解配合。②同情理解患者，保护患者隐私。

（2）饮食 按全身麻醉术前常规要求。

（3）备皮 常规备皮，注意皮肤感染灶的处理。

（4）完善术前常规检查 血常规、血生化、凝血常规、血型、交叉配血、胸片、心电图、B超等。

（5）医学摄影 包括正位，左、右侧位及半侧位像，以便术前术后对照。拍摄范围上至额部、下至脐下，左右包括两肩和双臂。

（二）术后护理措施

1.全麻术后护理常规

（1）伤口护理 ①局部用松软的敷料加压包扎定型，露出乳头乳晕，便于观察。②引流管接负压引流装置并保持通畅，注意观察引流液的量和性质，并准确记录。③24～48小时后如果引流液量不多，可拔管。

（2）抗生素使用 遵医嘱准确及时全身应用广谱抗生素3～5天。

（3）拆线 术后7～10天拆线。

2.健康宣教

（1）伤口的保护 保持伤口清洁干燥，防止出汗。

（2）活动 术后1个月内注意避免剧烈运动和胸部暴力挤压、

碰撞等。

（3）预防瘢痕　采取积极措施预防瘢痕增生。

（4）随访　发现异常，门诊随访。

第八节　腹壁脂肪肥厚与腹壁松弛

一、定义

腹部上界为双侧肋缘，外界为腋前线，下界为耻骨联合及双侧腹股沟韧带。腹壁皮下脂肪分为浅层（蜂窝层）和深层（板状层）。过度肥胖常导致腹壁脂肪肥厚，而腹壁松弛常见于生育过的妇女。

二、病因

全身性肥胖致脂肪于腹壁过度堆积，而妊娠生育易引起女性腹壁松弛。

三、治疗

主要为手术治疗，单纯腹壁脂肪肥厚可采取脂肪抽吸术，对于伴有腹壁松弛的患者，宜采用全腹壁成形术。

四、观察要点

观察术后伤口情况，及生命体征变化情况。

五、护理要点

（一）腹壁脂肪吸除术

1. 术前护理措施

（1）心理护理　与患者及家属交谈，了解其手术的目的与手术的期望值及担忧和恐惧，探讨介绍手术方式、麻醉方式、吸脂量、手术效果，消除患者的顾虑，树立恰当的期望值及承担风险的思想准备，并检查是否签订协议书。

（2）饮食　根据不同麻醉要求禁食、禁饮。

（3）胸式呼吸锻炼　因术后腹壁加压包扎影响腹式呼吸，术前的锻炼可减少术后并发症及呼吸不适。

（4）专科准备　①术前1～2周停服抗凝剂、血管扩张药及激素类药物。②协助医师测量患者站立位腹围的大小，并记录。③标出吸脂范围及切口部位等。④腹部正、侧位摄像并存档，用于手术前后对照。

（5）手术禁忌证　①少年肥胖者。②有肝、肾、呼吸、血液、心血管及内分泌系统疾病者。③精神心理异常者、对吸脂术期望值过高者及裙状腹者。

2. 术后护理常规

（1）伤口观察与护

① 观察：每2～4小时测量生命体征，术中失血失液多、脂肪抽吸量较多者给予补液。注意观察引流液的性质及量，腹部有无肿胀、瘀斑、疼痛等情况，发现异常，及时报告医师处理。

② 伤口护理：抽吸区置入闭式负压引流，注意妥善固定，保持引流通畅。腹部用松软敷料加压包扎1～2周。

③ 拆线：一般7～10天拆线。

（2）并发症的预防及护理

① 失血性血压下降或休克：术中补液量不足或一次快速、大量抽吸均可致血压下降。在脂肪抽吸的同时输液，并根据抽吸量调节输液速度和量。出现血压下降或休克症状应查明原因，及时处理。

② 血肿、血清肿和瘀斑：可因引流不畅、加压不均匀或加压敷料松弛等引起。瘀斑无需处理，可自行消失。出现血肿，需及时协助医师处理，小血肿可用注射器局部抽吸后，加压包扎。大血肿需手术清除。

③ 术区表面凹凸不平：因抽吸方式不妥、抽吸不均匀所致。一般无需特殊处理，对于特别明显的不平整，可于6个月后再次抽吸。

④ 感染：因消毒不严或较大血肿继发感染所致。预防措施：严格遵守无菌原则；严密观察伤口情况；及时清除血肿术后遵医嘱使用抗生素。

⑤ 局部皮肤坏死：因严重感染，皮下组织抽吸过多、皮肤过薄区域较大及皮下有较大血肿，致局部血循环障碍引起。术后应严密观察局部血液循环，发现异常及时报告医师。处理方法：待局部水肿消退，坏死区边界清楚后，手术切除坏死皮肤。

⑥ 腹腔脏器损伤：如腹膜炎、肠破裂、脾破裂等。术后需严密观察腹部体征，发现异常及时报告医师，按急腹症处理。

（3）健康宣教

① 戒烟：手术前后 2 周均应戒烟。

② 休息：术后 1 周内注意适当休息。

③ 包扎：腹部用松软敷料加压包扎 1～2 周后改用腹部弹力套 3 个月。

（二）腹壁皮肤和脂肪切除术

1. 术前护理措施

（1）饮食　根据全身麻醉要求禁食、禁饮。

（2）胸式呼吸锻炼　因术后腹壁加压包扎影响腹式呼吸，术前的锻炼可减少术后并发症及呼吸不适。

（3）专科准备　①术前 1～2 周停止服用阿司匹林、维生素 E、抗凝药及激素类药物。②分别取卧位和直立位，在腹壁完全松弛情况下，协助医生估计切除皮肤和皮下组织的量。③协助医生确定切口的位置，并做好标记。④腹部正、侧位摄像并存档，用于手术前后对照。

（4）常规检查　血常规、血生化、凝血常规、尿常规、心电图及胸片等，排除全身性禁忌证。

（5）皮肤准备　术晨 3 天开始每天洗澡，术晨备皮，剔除阴毛。

（6）手术禁忌证　①有妊娠愿望者。②全身重要脏器疾病者。③血液系统疾病者。④瘢痕体质者。⑤精神心理异常者。

2. 术后护理措施

（1）伤口观察与护理

① 体位：术后1周内，取半卧屈髋屈膝位，以减轻腹部皮肤张力，防止出血及伤口裂开。术后2～3天内限制活动。

② 观察　密切观察生命体征，特别是血压，了解有无出血征象及时处理一切增加腹压的症状，如咳嗽、恶心、呕吐大便等。

③ 伤口护理　腹部加压包扎，24～48小时拔除引流管。术后10～12天间断拆线，14天拆除全部缝线。

（2）并发症的预防及护理

① 血肿：月经期和术前2周内服用抗凝药物者，禁忌手术。术中协助医生严密止血。术后加压包扎，并遵医嘱使用止血药。

② 感染：严格遵守无菌原则。术中尽可能完全清除破碎的脂肪组织、预防血肿。术后遵医嘱准确及时使用抗生素。

③ 皮瓣局部坏死：严密观察局部皮瓣血循环。早期积极去除病因，如减张、清除血肿、解除压力等。保守治疗失败，则应待坏死界限清楚，行清创植皮术。

④ 血栓性静脉炎肺栓塞：心血管系统疾病者禁忌手术。术后早期进行下肢踝、膝关节活动，以促进静脉回流。

（3）健康宣教

① 戒烟：手术前后1～2周戒烟。

② 固定：使用弹力护腰固定腹部3个月。

③ 活动：术后1周恢复日常生活，4～6周逐步恢复体力活动。

④ 防瘢治疗：术后适当控制体重，以减轻切口张力，使瘢痕形成减少术后3个月内使用弹力护腰、瘢痕贴等均可对瘢痕增生起到一定抑制作用。

⑤ 感觉恢复：皮肤感觉异常多因感觉神经受损所致。术后可出现腹部皮肤知觉迟钝及麻木感，一般无需特殊处理，半年左右恢复正常。

第九节　压疮

一、定义

压疮是指长期卧床患者的骨突部软组织因受压而发生缺血坏死的一种病症，严重者可波及骨骼，甚至危及生命。流行病学分析发现压疮患者一般分为三类：①青年人神经病学患者；②高龄患者；③住院患者。压疮在康复治疗、护理中是一个普遍性的问题；文献报道每年约有 6 万人死于压疮并发症。

二、病因

（1）内在因素　感觉运动丧失造成机体代谢异常以及无法主动活动造成血循环障碍；加之长期卧床患者全身情况往往较差，一旦发生压疮，经久不愈。

（2）外在因素　压力、感染、摩擦、潮湿和剪切力。

三、临床表现

多发生于骨骼突起受压部位，根据其发生、发展过程可分为三度：

一度：局部仅表现为红斑水肿，或苍白色、青灰色，境界清楚。有麻木感或触痛。若及时处理，可于数天内好转。

二度：皮肤颜色为深紫色或紫黑色，可出现水疱，疱壁破裂后形成浅表糜烂面。

三度：溃疡形成，浅者达皮下组织，深者可达骨组织，继发感染后脓液多，且有臭味。

四、治疗

治疗压疮应该及早开始，原则是解除患处压迫，促进局部血液循环，加强创面处理。一度压疮应定时按摩、变换体位，局部酒精涂擦或红外线照射，若炎症显著，可用 0.5% 的新霉素溶液湿敷。二度压疮可外涂抗生素软膏后覆以无菌纱布。三度压疮应进行清创处理，溃疡小者可外用 0.5% 硝酸银湿敷，以去除感染。同时可外用促进肉芽组织形成的药物。溃疡大而清洁者可采用分层皮片移植，或覆以全层皮瓣。对坏疽性溃疡应去除坏死组织，充分引流后再做上述处理。对于创面脓液宜经常培养并做药敏试验，从而指导选择敏感抗生素外用。若无全身感染迹象，一般不需系统使用抗生素。此外对于重症患者应加强支持疗法。

五、观察要点
观察疮面和引流管情况。

六、护理要点
（一）术前护理措施
（1）防止压疮进一步发展　①解除局部压力。②加强翻身。③遵医嘱使用远红外线治疗仪照射局部，以改善血液循环。

（2）常规术前准备　①查血常规、血生化、凝血常规、心电图、胸片等。②积极改善全身及局部营养状况。③防感冒等影响手术的疾病。④术晨备皮。⑤根据麻醉要求禁食禁饮。⑥术前晚保证充足的睡眠。⑦术晨更衣、取下活动假牙及金属饰品等。⑧必要时清洁灌肠。

（3）营养护理　①口服以蛋类、牛奶及肉类食物为宜，并注意保证足够的水分摄入。②静脉补充全血、白蛋白等，以纠正贫血、低蛋白血症。

（4）创面准备　①加强换药，每日或隔日 1 次，一般采用湿敷包扎，清除坏死组织，促使肉芽新鲜、分泌物减少。②必要时采用 VSD（封闭式负压引流）技术，可减少换药次数，减轻患者换药痛苦。

（5）心理护理　①深部压疮多发生于骶臀部，且多伴有截瘫，患者因长期受病痛折磨，均有不同程度的情绪改变，多表现为情绪低落、易怒等。②关心体贴患者，及时了解患者的心理状态，给予必要的疏导和帮助。③向患者讲解疾病相关知识，手术方案的选择，术后效果，可能出现的并发症及配合要点。

（二）术后护理措施

1.术后护理常规

（1）加强翻身 ①麻醉完全清醒后即可翻身。②截瘫患者一般因局部丧失知觉，多未实施麻醉，故术即可翻身，防止皮瓣受压。③有条件可卧翻身床，俯卧6～8小时，仰卧1～2小时。

（2）饮食护理 术后禁食5～7天，或进食无渣饮食，防大便污染臀部伤口，必要时以静脉方式补充营养。

（3）二便护理 ①防止大小便污染伤口，控制1周内不排粪。②放置保留尿管或予塑料袋体外导尿。必要时术前先期予结肠造瘘和或膀胱造瘘。

（4）创面护理 ①观察皮瓣颜色、皮温，皮瓣下有无积血、积液。②若局部皮瓣苍白或变紫色，甚至黑色，皮温降低，皮瓣下积血积液，引流量突然增多，及时通知医生处理。③加强换药，严格执行无菌技术操作原则。④此类伤口愈合能力差，拆线时间不宜过早，一般在术后2周。

（5）用药护理 ①遵医嘱准确使用抗生素。②观察用药后反应。

（6）引流管护理 ①皮瓣下放置引流管（条），注意观察引流是否通畅，必要时予持续低负压吸引。②观察引流物颜色、量及形状，一般48小时左右，引流量＜20ml，可拔除引流管。

2.健康宣教

（1）饮食 进高蛋白、富含维生素、高热量、易消化、含膳食纤维、少刺激饮食。

（2）翻身 每2～4小时翻身1次，防止局部长时间受压致新的压疮形成。

（3）皮肤护理 ①勤沐浴、擦浴。②防二便污染。③防烫伤和冻伤。

（4）随访 如有不适及时就诊。

3.并发症的处理及护理

（1）感染 ①严格遵守无菌原则。②加强营养支持。③术中严密止血。④术后注意观察局部血循环情况。⑤保持引流管通畅。⑥遵医嘱准确及时使用抗生素等。⑦加强全身抗感染及局部换药治疗，必要时行切开引流术。

（2）皮瓣局部坏死 ①早期积极去除病因，如减张、清除血肿、解除压力等。②待坏死界限清楚，行清创植皮术。

第二十四章　泌尿生殖器缺损与畸形的护理

第一节　尿道下裂

一、定义

尿道下裂是一种较常见的先天畸形，亦是男性最常见的先天性生殖器畸形。其发生率为 0.2% ～ 0.44%。

二、病因

胚胎时期胎儿睾酮缺乏或作用不足，使左右尿道褶不能正常融合。在某些情况下，靶器官对雄激素应答不良也是原因之一。

三、临床表现

（1）阴茎头型 尿道口位于冠状沟腹侧，常呈裂隙状，有的可并发尿道狭窄，背侧包皮长，腹侧无包皮及系带。阴茎头裸露，较细小且稍扁宽，呈球状。阴茎向腹侧弯曲，但程度较轻，多不影响性交及排尿。

（2）阴茎型 尿道口位于冠状沟至阴茎阴囊交界处的任何部位的腹侧，尿道口远侧端的尿道板分开，不形成管状，阴茎向腹侧弯曲，尿道口愈靠近侧弯曲愈严重，影响性交及排尿，也影响生育。阴茎头及包皮形状与阴茎头型尿道下裂相同。

（3）阴茎阴囊型 尿道口位于阴囊的正中线上，阴囊常呈分裂状似女性大阴唇。尿道口远端形成纤维索。阴茎弯曲严重，需蹲位排尿。阴茎短小而扁平，有的甚似女性阴蒂，有的睾丸未降入分裂的阴囊或形成阴茎阴囊转位。

（4）会阴型　尿道口位于会阴部，阴囊分裂、发育不全，可合并隐睾，阴茎小而弯曲，极似肥大的阴蒂。整个生殖器发育似女性外阴，以致被不少父母误认为女性。需蹲位排尿。

四、治疗

治疗的前提是确定患者性别。应当结合染色体、激素、B超、CT等检查，确定患者性别后再制定治疗方案。

对诊断明确者手术治疗几乎是唯一的选择。手术年龄应选择在6～18个月大小，可分一期或二期完成。即先行阴茎弯曲矫正术或暂时性尿流改道，再行尿道再造术。

尿道再造术常用阴茎腹侧或阴囊的皮肤再造尿道，也可用游离的膀胱或口腔黏膜再造尿道。

五、观察要点

观察生命体征和手术切口情况。

六、护理要点

（一）术前护理措施

（1）心理护理

① 主动地、亲切地接近患者，了解其心理状态。

② 提供健康愉快的环境，并给予细致的照顾，使患者尽快适应陌生的环境，逐渐建立信任感。

③ 让家属了解手术方案、术后效果及术前、术后注意事项等，以取得其理解和配合。

（2）术前特殊准备

① 患者身体健康，无严重贫血，否则应予纠正。

② 局部皮肤有破溃、湿疹和感染等应先予以治疗。

③ 有尿路感染者，必须先控制感染，否则不宜进行手术。

④ 入院后督促并协助患者每晚用温水清洗会阴部。包皮过长者，应翻转包皮彻底清洗积垢。

⑤ 术晨备皮。

（3）肠道准备

① 术前1日进易消化不易胀气的流质饮食，术前1天晚及术日晨进行清洁灌肠。

② 术前8～10小时禁食，4～6小时禁饮，婴儿术前4小时停止哺乳，2小时停止喂水。

（4）术前常规准备

① 协助完善术前相关检查。

② 术前行抗生素皮试，术晨带入术中用药。

③ 术晨更衣，建立静脉通道。

④ 术晨与手术室人员进行患者病历、术中用药等的交接。

⑤ 留置尿管（手术室麻醉后进行）。

（二）术后护理措施

1.术后常规护理

（1）全麻术后护理常规 ①了解麻醉和手术方法、术中情况。②持续低流量吸氧。③持续心电监护。④监测生命体征。⑤使用床档，防止坠床。

（2）伤口护理 ①观察伤口有无渗血渗液，保持局部清洁干燥，敷料被污染后应及时更换。②术后24小时拔除橡皮引流条，更换敷料，48小时后去除再造尿道外口填塞的液状石蜡棉球。③妥善固定患儿双上肢并请家长配合，防止患儿抓到伤口。④床上放置支被架，保护伤口，防止伤口受压。

（3）各管道护理 保持输液通畅，妥善固定留置针和尿管，尿管按常规护理进行。

（4）感染预防 ①遵医嘱用抗生素3～5天。②加强大小便护理，保持尿道口的清洁以预防泌尿道感染。

（5）疼痛护理 ①遵医嘱口服镇静剂和祛痰止咳药，避免患儿因大声哭闹或咳嗽诱发的伤口疼痛。②术后4～5天内，10

岁以上的儿童可给予己烯雌酚口服，以避免因阴茎勃起出现伤口裂开导致继发性出血和疼痛，从而影响伤口愈合。③用镇痛泵的患者，保持管道通畅，以达到有效的镇痛目的。④提供安静舒适的环境。

（6）基础护理　定时行晨晚间护理、尿管护理、定时协助翻身。

2.卧位

（1）全麻后未清醒　去枕平卧位 4 ～ 6 小时，头偏向一侧。

（2）完全清醒后　根据医嘱调整体位并绝对卧床休息 1 周。

3.饮食护理

① 会阴（结肠）造瘘者，以高蛋白、富含维生素，少渣饮食为主，控制 1 周内不排大便，保持会阴部伤口清洁。

② 膀胱造瘘者，无需控制饮食和排粪。

4.拆线

术后 7 天拆线，观察 1 ～ 2 天确认伤口愈合良好，即可让患者练习自行排尿，如无不适、排尿通畅并成直线时，就可拔除尿路造瘘管。

5.健康宣教

（1）排尿观察　①告知患者最初排尿时可能有些疼痛，属正常现象，2 ～ 3 天后会自行消失，不必紧张。②术后早期自行排尿后，用手挤压一下以排尽尿道内残余的少量尿液。

（2）清洁卫生　①每日用温热水或 1：5000 高锰酸钾溶液坐浴，每日 2 次，每次 15 分钟，以保持会阴及外生殖器的清洁。②着宽松柔软的衣裤，勤换洗。

（3）保暖　①注意会阴部的保暖，再造尿道阴囊的内膜组织会随温度的变化而变化。②会阴部温度过低，内膜组织收缩，使再造尿道变窄，就会出现排尿困难感。③如会阴部温暖，内膜组织处于舒张状态，排尿不会感到困难。④一般经过半年左右的适应期，排尿可恢复正常。

（4）随访　随时注意尿线的粗细变化，如果尿线逐渐变细并出现排尿困难，应及时门诊随访。

6.并发症的预防及护理

（1）出血　①保持伤口敷料清洁干燥，随时观察敷料有无新鲜血性渗液，如有应及时通知医生及时处理。②更换敷料予加压包扎止血。③找出出血点予重新缝合止血。④局部用收缩血管药物或静脉用止血药。⑤无效者再次手术。

（2）感染　①观察伤口周围有无红肿、脓性分泌物和臭味等，有无体温升高、白细胞计数升高等感染征象。②保持局部清洁干燥，加强换药。③抗感染治疗。

第二节　阴茎缺失

一、定义

阴茎缺失可造成男性蹲位排尿和性功能障碍，对患者生活和心理带来极大影响。

二、病因

阴茎缺失是由于外伤、烧伤、战伤、阴茎癌根治术或精神失常自残等造成的阴茎部分或全部缺失。

三、治疗

阴茎缺失在阴茎离断早期，如果全身情况良好，阴茎头和阴茎体未受到严重的挤压，受区血管良好者，可行阴茎再植。即吻合尿道、海绵体、阴茎白膜、阴茎背动脉、静脉及神经。

对于陈旧性或毁损性的阴茎缺失，则需行阴茎再造术来重建其外形和生理功能。由于显微外科的进步，全身有很多游离皮瓣均可用于阴茎再造，而其中以前臂皮瓣、脐旁岛状皮瓣、下腹部岛状皮瓣、髂腹部岛状皮瓣、阴股沟皮瓣、大腿内侧皮瓣最为常用。再造阴茎勃起功能的优劣与阴茎根部残留的多少密切相关。

四、护理要点

（一）术前护理措施

（1）心理护理

① 了解患者的家庭背景和社会关系，让其能得到亲朋的情感支持。

② 了解患者对手术的期望值，向其介绍手术方案和手术效果，让其对手术效果有正确的认识。

③ 介绍麻醉方式、手术方法、手术效果、注意事项等，取得患者和家属的配合。

（2）术区皮肤准备

① 术前 3 ～ 5 天督促并协助患者用温水清洗会阴部、尿道外口及阴囊皱褶处 1 ～ 2 次 / 天，有条件的给予沐浴。

② 术晨备皮，剃除阴毛。

③ 有尿路感染者必须在术前控制感染，否则不宜进行手术。

④ 会阴部有湿疹等皮肤疾病者应予以治疗后才能手术。

（3）肠道准备

① 术前 1 周：进少渣半流质饮食。

② 术前 2 ～ 3 天：进流质饮食。

③ 术前 1 天：禁食。

④ 术前 1 晚：清洁灌肠 1 次。

⑤ 术晨：清洁灌肠 1 次。

（二）术后护理措施

1. 术后常规护理

（1）全麻术后护理常规　①了解麻醉和手术方法、术中情况。②持续低流量吸氧。③持续心电监护。④监测生命体征。⑤使用床档，防坠床。

（2）伤口护理　①观察伤口有无渗血渗液，保持局部清洁干燥，敷料被污染后应及时更换。②观察皮瓣血运情况，室温保持在22 ～ 25℃，每 4 小时测皮温 1 次，保持局部温度在 25 ～ 28℃，可使用红外线仪照射保暖，异常情况及时通知医生处理。③注意石膏托处皮肤有无被石膏磨破或压疮异常情况。④术后 7 天拆线，观察 1 ～ 2 天确认伤口愈合良好，排尿功能恢复即可出院。

（3）尿管护理　①固定妥善，防止脱落。②定时行膀胱冲洗，保持尿管通畅。③检查皮瓣完全成活、能顺利成功排尿，再造尿道愈合良好，即可拔出导尿管。

（4）预防感染　①遵医嘱用抗生素 3 ～ 5 天。②加强大小便护理，保持局部清洁干燥。③随时用棉签拭去尿道口分泌物，并用聚维酮碘稀释液消毒，2 次 / 天。

（5）疼痛护理　①遵医嘱口服镇静剂或己烯雌酚 1 周，避免因阴茎勃起出现伤口裂开导致继发性出血和疼痛，从而影响伤口愈合。②用镇痛泵的患者，保持管道通畅，以达到有效的镇痛目的。③提供安静、舒适、轻松的环境。

（6）基础护理　定时行晨晚间护理、定时协助翻身、保持皮肤清洁等。

2.饮食和卧位护理

（1）饮食　①术后常规禁饮禁食 5 ～ 7 天，或术后第 3 天适当进无渣流质饮食，控制 1 周内不排大便。②静脉营养支持：如氨基酸、脂肪乳等的应用。

（2）卧位　①全麻后未清醒，去枕平卧位 4 ～ 6 小时，头偏向一侧。②完全清醒后，以屈膝屈髋卧位为主并绝对卧床休息 1 周。③床上放置支被架，保护伤口，防止伤口受压。④阴囊处用"丁"字带将其托起，促进静脉回流，减轻局部水肿。

3.健康宣教

（1）清洁卫生　每日用温热水或 1：5000 高锰酸钾溶液坐浴，15 分钟 / 次，2 次 / 天，保持会阴及外生殖器的清洁。

（2）性生活　不要过早性生活，3 ～ 6 个月后可适当进行。

（3）随访　术后 1 ～ 2 周防止阴茎勃起，术后 3 个月复查，有异常随时复诊。

4.术后并发症的预防及护理

（1）出血　①保持伤口敷料清洁干燥，观察有无持续新鲜血性液渗出。②遵医嘱使用止血药。③保守治疗无效，再次手术，重新缝合止血。

（2）感染　①保持伤口及伤口敷料清洁干燥，如有污染及时更换。②注意清洁卫生，勤换洗被服。③术后留置尿管，防尿液污染伤口。④观察伤口周围有无红肿、脓性分泌物和臭味等，观察有无体温升高、白细胞计数升高等感染征象。⑤抗感染治疗。

（3）阴茎缺血坏死　①伤口敷料松紧度适宜。②阴茎血运的观察：温度、颜色、肿胀等，发现阴茎冰凉、发绀或苍白，及时通知医生处理。③遵医嘱使用改善局部血循环的药物。④再次手术探查。

第三节　阴茎短小

一、定义

正常成人阴茎常态时为 4 ～ 14.5cm，平均 8.4cm；周长为 4.5 ～ 12cm，平均 8.3cm。勃起时为 9 ～ 16cm，平均 12cm；勃起时周长为 8 ～ 14cm，平均 10.8cm。阴茎长度还受地区、民族等影响。此外，在常态下同一个人的阴茎长度也不恒定，如紧张、寒冷或严重疲劳时都可使阴茎短缩。再加上测量的方法本身也有较大差别，所以很难单纯从长度上判断阴茎是不是正常。

二、病因

① 遗传基因的影响。

② 包茎或包皮过长，阻碍阴茎的发育生长。

③ 慢性疾病或全身性营养不良，造成包括性器官在内的全身发育迟缓。

④ 在母体怀孕期间因用药不当影响到雄性激素的分泌，形成先天发育不良。

⑤ 一些下腹部、耻骨联合部、会阴部脂肪丰满突出的男性，往往阴茎的发育欠佳，比起正常男性的阴茎会相对短小。

三、治疗

对于睾酮缺乏的患儿，可以在儿童期和青春期适当给予小剂量睾酮，以利性器官发育。对包茎或包皮过长的儿童，必须做包皮环切术。

对于成年阴茎短小患者，则只能行阴茎延长术。即通过切断阴茎的浅、深悬韧带而将体内隐匿的一段阴茎游离出来达到延长的目的，术后能延长 3～5cm。

阴茎延长术包括切断阴茎浅悬韧带脂肪瓣填塞法、耻骨弓前阴茎海绵体延长法等多种方法。

四、护理要点

（一）术前护理措施

（1）心理护理

① 向患者和家属详细交代术中、术后可能发生的情况及相关知识，取得理解和配合。

② 介绍手术成功案例，解除患者的思想顾虑。

③ 介绍手术方案、手术效果等，了解患者对手术的期望，给予正确的引导，让其对术后效果有充分的认识。

（2）皮肤准备

① 手术前夜及当日清洗外阴。

② 包皮、阴茎头有炎症和湿疹等皮肤疾病时，需提前进行治疗再行手术。

（二）术后护理措施

1. 术后常规护理

（1）卧位　尽量平卧位休息 1 周。

（2）饮食　清淡，忌辛辣。

（3）伤口护理　保持伤口敷料清洁干燥，避免排尿时尿液污染敷料。

（4）预防感染　口服抗生素 2～3 天。

（5）拆线　术后 5～7 天拆线。

2.健康宣教

（1）清洁卫生　加强大小便护理，保持会阴部清洁，防局部污染。

（2）防阴茎勃起　不要憋尿，随时排空膀胱。术后 2 ～ 3 个月内睡前口服适量镇静剂。术后 3 个月内，尽量避免走路、骑车、性刺激和幻想等。

（3）随访　术后发生阴茎水肿，一般在 4 ～ 6 天后自行消退，可用 3% ～ 5% 的温高渗盐水浸泡，2 ～ 3 次 / 天，15 ～ 30 分钟 / 次，如有其他异常，门诊随访。

第四节　包茎及包皮过长

一、定义

包茎是包皮口狭窄或包皮与阴茎头粘连，使包皮不能上翻外露阴茎头。包皮过长是包皮覆盖于全部阴茎头和尿道口，但仍可上翻。

包茎、包皮过长，皮脂腺分泌物和上皮脱屑组成的包皮垢或包皮结石，可在包皮下积聚。包皮垢和阴茎头反复发作的包皮炎是引起阴茎癌的重要因素。

二、病因

每一个正常的男性新生儿和婴幼儿，都会有"生理性包茎"。继发性的包茎多由于阴茎头和包皮感染或损伤引起。包皮过长则多由于遗传因素。

三、治疗

包皮过长，如包皮口宽大易于上翻，不需要手术，但应经常翻开清洗，保持局部清洁。对包茎或包皮过长开口较小，屡发阴茎头包皮炎者，可在局部感染控制后行包皮环切术。对嵌顿性包茎，应先行手法复位。如复位失败，应做包皮背侧狭窄环切开。

四、护理要点

（一）术前护理措施

（1）心理护理

① 提供一个轻松愉快的环境，给予亲切细致的照顾，使其尽快适应陌生的环境，与患儿逐渐建立信任感。

② 向患者或家属讲解手术方法、术后效果及术前、术后注意事项等，以取得其理解和配合。

（2）皮肤准备

① 入院后让患者每日清洁外阴，尽可能翻开包皮清洗。

② 包皮、阴茎头有炎症和湿疹等皮肤疾病时，需提前进行治疗再行手术。

（二）术后护理措施

1.术后常规护理

（1）卧位　①术后1周内以平卧位休息为主。②术后第1天可适当下床活动。

（2）饮食　清淡，忌辛辣。

（3）伤口护理　保持伤口清洁干燥，避免排尿时尿液污染。

（4）预防感染　口服抗生素3～5天。

（5）拆线　①缝线者：术后5～7天拆线。②安环者：无需拆线，等环自然脱落。

2.健康宣教

（1）清洁卫生　加强排尿护理，保持会阴部清洁，防局部污染。

（2）防勃起　①告知患者不要憋尿，随时排空膀胱。②必要时可服镇静剂。

（3）随访　术后发生阴茎水肿，一般在4～6天后自行消退，可用3%～5%的温高渗盐水浸泡，每日2～3次，每次15～30分钟，如有其他异常，门诊随访。

第五节　阴蒂肥大

一、定义

阴蒂位于两侧小阴唇之间的顶端，为与男性阴茎海绵体相似的组织，有勃起性。分为前端的阴蒂头、中间的阴蒂体和后部的两个阴蒂脚。其直径为 6 ～ 8mm。阴蒂头富于神经末梢，极为敏感。

阴蒂肥大除了给患者的性心理带来极大影响外，在日常生活中由于摩擦、损伤，也极易感觉疼痛和发生感染。

二、病因

阴蒂肥大常与遗传因素有关，由胚胎发育期在遗传基因控制下生殖结节发育异常所致；后天获得性则常与内分泌紊乱有关，即雄性激素相对过高，亦有部分患者与慢性炎症长期刺激有关。

三、治疗

手术应避开月经和妊娠期，行阴蒂部分切除术或阴蒂阴唇成形术。手术应尽可能恢复女性正常的外生殖器形态，并保留阴蒂的性刺激反应敏感度。其中，保留带阴蒂背侧血管神经束的部分阴蒂头的阴蒂成形术不失为一种理想的术式。新形成的阴蒂既符合组织形态学要求，又可获得良好的感觉功能。

四、护理要点

（一）术前护理措施

（1）心理护理

① 了解患者的心理状态，对心理异常，提出不合理手术要求的患者，建议其先行心理治疗。

② 耐心听取患者的诉说，给予细心的解答，消除疑虑。

③ 让患者及家属了解手术的方案、手术的效果和术前、术后需注意的事项等，使其以良好的心态接受手术。

（2）常规准备

① 检查凝血功能，了解局部皮肤组织有无炎症等。

② 术前 3 天每晚清洁外阴和阴道，术晨剃除阴毛。

③ 手术时间：一般选择在月经干净后 3 ～ 7 天，或下次月经来潮前 2 周，妊娠期不宜手术。

（二）术后护理措施

1. 术后常规护理

（1）卧位 尽量卧位休息 1 周。

（2）饮食 清淡易消化的食物，少进辛辣饮食。

（3）伤口护理 保持伤口清洁干燥，避免污染，一旦污染应及时消毒擦干。

（4）拆线 术后 7 天拆线。

2. 健康宣教

（1）清洁卫生 加强排尿护理，避免伤口被尿液污染。

（2）局部护理 术后用 3% ～ 5% 高渗盐水浸泡 1 ～ 2 次 / 天，15 ～ 30 分钟 / 次，并涂少许抗生素软膏。

（3）性生活 2 周内避免性生活。

第六节 阴道松弛

一、定义

阴道位于真骨盆下部的中央，为性交器官及月经血排出与胎儿娩出的通道。阴道被肛门括约肌、肛提肌和球海绵体肌"8"字形环绕，这些肌肉可以维持肛门和阴道的收缩作用。如果这些肌肉撕裂或变薄，则会出现阴道松弛。

二、病因

分娩或者外伤，会阴损伤甚至撕裂阴道周围的肌肉和筋膜，内分泌的改变及腹压的变化，也会使其张力减低，这些均会导致阴道松弛。也有一些阴道松弛是因为阴道周围组织先天发育不良或退行性变。

三、治疗

阴道紧缩术可以直接缝合修复断裂的肌肉，是最有效的治疗方法。手术应避开月经和妊娠期，分离缝合撕裂的肌肉，同时加强会阴后联合，以增加阴道口的紧缩感。

四、护理要点

（一）术前护理措施

1.心理护理

（1）了解患者家属对患者关心支持程度，取得家属的配合，让患者以良好的心态接受手术。

（2）向患者及家属介绍手术方案、手术效果、术后注意事项等，消除思想顾虑。

（3）保护患者的个人隐私，勿在众人面前讨论患者的病情。

2.术前准备

（1）术前检查　检查血常规和出、凝血功能。

（2）患者准备　术前3天起用0.1%苯扎溴铵消毒液或聚维酮碘稀释液冲洗阴道，每日1次。

（3）手术时间　选择在月经干净后3～7天，或下次月经来潮前2周。

（4）手术禁忌证　①各种阴道炎、外阴炎、盆腔炎和重度宫颈糜烂患者。②月经期、哺乳期、妊娠期及绝经2年以上患者。③精神病患者。

（二）术后护理措施

1.术后常规护理

（1）卧位　取半坐卧位为主，适当抬高床尾。

（2）饮食　术后前3天进半流质饮食，3天后进高营养易消化的普食，少进辛辣饮食及甜食。

（3）病情观察　①观察阴道内填塞的纺纱条有无脱落，于术后24～48小时拔出。②观察阴道分泌物的性状、气味、有无出血和脓性分泌物等，如有异常，及时通知医生给予处理。③保持伤口清洁干燥，注意尿便的护理，防止污染创面。④留置尿管期间，做好导尿管的护理，密切观察尿的颜色、量、性状，有无尿路感染征象等。

（4）预防感染　静脉用抗生素 2～3 天。

（5）拆线　术后 5～6 天拆线。

2.健康宣教

（1）清洁卫生　①保持会阴部清洁卫生，避免伤口污染。②每晚用 1∶5000 的高锰酸钾冲洗外阴，并涂少许抗生素软膏。

（2）性生活　2～3 个月内避免性生活。

（3）预防瘢痕　坚持使用阴道模具 2～3 个月，防阴道瘢痕挛缩。

（三）术后并发症的预防及护理

（1）出血和血肿　①观察阴道有无鲜红色血液流出，会阴部有无下坠感；肛指检查若有后壁血肿可触及血肿包块。②出血少或血肿小，用纱布填塞以达到局部加压止血的目的。③出血多或血肿大，应及时拆除缝线，清理积血，重新止血。④加强抗感染治疗。

（2）伤口裂开　①避免剧烈运动，保持大便通畅，注意休息。②观察在活动或便秘排便时阴道有无不等量出血如有裂开，予重新清理缝合。

第七节　阴道闭锁

一、定义

阴道闭锁多在青春期月经不来潮或出现逐渐加剧的周期性下腹痛才被发现。

二、病因

胚胎发育期间，泌尿生殖窦发育停滞，未参与形成阴道下段所致。

三、治疗

应尽早手术，切开闭塞锁阴道，排净积血，使用患者自身黏膜移植，行部分阴道再造术。术后应使用扩张器定期扩张阴道以防挛缩。

四、护理要点

（一）术前护理措施

（1）心理护理

① 主动接近患者，了解并同情患者的疾苦，取得患者信任。

② 了解患者家属对患者关心支持的程度。

③ 向患者及家属介绍手术方案、手术效果以及成功案例等，解除思想顾虑。

④ 保护患者的个人隐私，勿在众人面前讨论患者的病情。

（2）肠道准备

① 术前 3 天半流质饮食。

② 术前 2 天少渣流质饮食。

③ 术前 1 天禁食。

④ 术前 1 晚清洁灌肠。

⑤ 术晨清洁灌肠。

（3）会阴部准备 术前 3 天每晚清洁坐浴。

（4）术前腹部 B 超 了解阴道、子宫及双侧卵巢情况。

（5）泌尿系放射学造影检查 了解两侧肾、输尿管及膀胱情况。

（6）术前常规准备

① 术前行抗生素皮试，于术晨带入术中用药。

② 协助完善术前相关检查。

③ 术晨更衣，备皮，建立静脉通道。

④ 必要时留置保留尿管以防尿液污染伤口。

（二）术后护理措施

1.体位和活动

（1）体位 ①全麻未清醒者，去枕平卧位 4～6 小时，头偏向一侧。②完全清醒后取平卧位、屈膝屈髋位为主。

（2）活动　①术后绝对卧床休息1周，可下床时其下床次数不宜过多，时间不宜过长，一般每日2次，每次15分钟左右即可。②避免早期长时间活动：拆线后再造的阴道与腔穴间的组织愈合过程还未完成，如果早期长时间活动，受重力作用易造成再造的阴道脱垂。

2. 控制排便及护理

（1）饮食控制　①术后6小时禁饮禁食。②6小时后给予高蛋白、高热量、富含维生素无渣流质5～7天，控制排粪1周。③7天后改为少渣半流质。

（2）静脉营养支持　禁食期间适当进行静脉营养支持，如脂肪乳、氨基酸等的应用，保证患者足够的营养，促进伤口愈合。

（3）局部清洁　若排便污染伤口敷料，应及时用0.9%氯化钠溶液清洗肛周，更换敷料。

（4）大便通畅　初次排便困难者可用灌肠剂，避免用力而增加腹压，导致再造阴道的脱垂。

3. 术后阴道模具的使用

（1）术后8～10天拔出阴道内的碘仿纱条，拆除术区缝线。

（2）拆线后必须立即使用阴道模具，防止瘢痕挛缩致阴道狭窄。

（3）放模具时动作要轻柔，充分润滑，方向要正确，避免撕脱皮瓣。

4. 术后并发症的预防及护理

（1）感染　①皮片或皮瓣坏死。②保持局部清洁干燥，加强换药。③加强体温和血常规监测。④观察伤口有无红、肿、热、痛，有无恶臭异味等感染征象。⑤注意个人卫生，勤换洗。⑥遵医嘱使用抗生素2～3天。⑦伤口处用抗生素软膏。

（2）皮瓣血运的观察　①术后制动体位，防止过度活动致皮瓣移位而影响成活。②遵医嘱使用活血化瘀药。③加强换药，保守治疗无效，加强换药，适时植皮修复创面。

（3）继发性阴道闭锁　使用大小适宜的阴道模具，使用时间足够。

5. 健康宣教

（1）降低腹压　①术区拆线后，保持排便通畅，避免用力排便。②应多吃富含粗纤维的食物，必要时用甘油灌肠剂灌肠。

（2）清洁卫生　①加强大、小便护理，保持会阴部清洁卫生。②出院后 1 个月每晚用 0.1‰（0.01%）的高锰酸钾溶液冲洗阴道或坐浴。

（3）模具使用　①指导并教会患者每天坚持使用模具，以防止阴道瘢痕挛缩。②使用时间：1 年以上。③消毒：每次使用后先清洁，再煮沸消毒或用高锰酸钾溶液浸泡 30 分钟消毒。④月经期取出模具，月经结束后再使用。⑤未婚者术后 3 个月后，可白天取出，晚上睡前戴上，直至结婚。

（4）禁忌证　术后 1 年内禁止结婚、生育。

（5）复查　无异常半年后复查。

第八节　会阴瘢痕挛缩

一、定义

会阴部比较隐蔽，又有衣服保护，很少发生烧伤，因此发生瘢痕挛缩的几率也较身体其他部位低。会阴部的瘢痕挛缩多发生于儿童以及部分大面积烧伤患者。

二、病因

会阴部的皮肤松软，凹凸不平。会阴部的烧伤，不易护理和清洁，一旦深度较深，常发生烧伤后瘢痕挛缩畸形。

三、治疗

① 手术治疗：松解或切除瘢痕，松解粘连，矫正肛门及外生殖器的畸形或缺损，恢复其正常位置。使用皮瓣转移、皮片移

植手术修复创面。

② 术后应做蛙式石膏外固定，以争取皮瓣、皮片全部成活。术后还应坚持长期的防瘢治疗和功能锻炼，防止瘢痕再次挛缩。

四、护理要点

（一）术前护理措施

（1）心理护理

① 主动接近患者，了解其对手术效果的期望值，以进行正确的指导和帮助。

② 介绍麻醉方式、手术方案、术前、术后注意事项等，取得配合理解。

③ 告知手术的必要性以及手术后采取特殊体位的重要性，让患者在术前有充分的思想准备。

④ 保护患者的个人隐私。

（2）肠道准备

① 术前 3 天：半流质饮食。

② 术前 2 天：流质饮食。

③ 术前 1 天：禁饮禁食，口服肠道抑菌剂及缓泻剂。

④ 术前 1 晚：清洁灌肠。

⑤ 术晨：再次清洁灌肠。

（3）皮肤准备

① 术前 2 ～ 3 天每晚用 0.1% 苯扎溴铵消毒液坐浴，用棉签清除瘢痕皱褶处污垢。

② 每次大小便后用温水清洗外阴。

③ 每日更换内裤，有尿液浸湿应及时更换并保持干燥。

④ 术晨再用温水擦洗，剪除术区毛发。

⑤ 需植皮的患者，还应进行供皮区的准备。

（4）术前常规准备

① 术前行抗生素皮试，于术晨带入术中用药。

② 协助完善术前相关检查。

③ 术晨更衣，备皮，建立静脉通道。

④ 必要时留置保留尿管以防尿液污染伤口。

（二）术后护理措施

1. 术后常规护理

（1）卧位

① 术后绝对卧床休息，保持石膏的有效固定。

② 全麻未清醒后，去枕平卧位 4 ～ 6 小时，头偏向一侧。

③ 完全清醒后取平卧位、侧卧位休息为主。

（2）饮食

① 术后 5 ～ 7 天禁饮禁食，给予静脉营养支持。

② 7 天后给予高蛋白、高热量、高维生素无渣流质饮食，以控制排便 7 ～ 10 天。

（3）引流管的护理

① 观察并记录引流液的量，颜色，性状和气味，如有异常，通知医生处理。

② 引流液颜色由鲜红色或暗红色逐渐变为血浆样颜色且引流量小于每日 20ml，可拔出引流管。

（4）伤口护理　保持伤口敷料清洁干燥，如有污染，及时更换包扎，肛周用 0.9% 氯化钠溶液清洗。

（5）皮肤护理

① 术后卧床时间较长，定时改变卧位，防止压疮的发生。

② 防止发生石膏对皮肤的压伤或擦伤。

（6）用药护理　遵医嘱使用抗生素 3 ～ 5 天，观察用药不良反应。

2. 健康宣教

（1）清洁卫生　加强大、小便护理，保持会阴及肛周部清洁干燥。

（2）防瘢治疗　伤口愈合后尽早使用弹力裤、瘢痕贴等防瘢产品。

（3）功能锻炼　伤口愈合后指导患者进行下蹲、双大腿外展等训练，循序渐进，逐渐加强强度，预防再次挛缩。

（4）复查　3 个月、半年、1 年复查，检查功能恢复程度以及是否需再次手术。

3. 术后并发症的预防及护理

（1）感染

① 保持伤口敷料清洁干燥，被污染应及时更换。

② 加强二便护理。

③ 监测生命体征，特别是体温的变化观察。

④ 观察局部伤口有无异味及脓性分泌物等感染征象。

⑤ 湿敷换药，再次植皮手术。

（2）植皮坏死

① 术后保持石膏有效固定，避免移位影响植皮成活。

② 加强皮瓣血循环的观察，异常情况及时通知医生处理。

③ 保持引流通畅，及时清除皮瓣下积液积血。

④ 有效控制感染。

⑤ 保守治疗无效，再次手术。

（3）瘢痕再次挛缩　为预防瘢痕再次挛缩，应加强防瘢治疗，特别是术后 3 ～ 6 个月尤为重要。

第二十五章　瘢痕病变防治的护理

一、定义

瘢痕的防治重在预防，因为当瘢痕一旦形成，即使采用最精细的手术，仍不能彻底根除。其预防的着眼点在于减轻第一次创伤，减少第二次创伤，促进伤口一期愈合。当瘢痕形成难以避免时，应早期积极运用多种防治手段抑制瘢痕的生长，对抗瘢痕挛缩造成的影响。

二、病因

瘢痕形成是人体创伤修复的一种自然产物，累及真皮深层和皮下组织的创伤都会导致瘢痕的产生。病理性瘢痕（包括瘢痕疙瘩和增生性瘢痕）相对于普通瘢痕而言其胶原的合成明显超过分解，从而导致胶原的大量堆积。其产生的机制不明，已知与下列因素相关。

① 外伤和皮肤疾病：是导致瘢痕形成的基本因素。

② 张力：瘢痕增生易发生在张力较高的部位。

③ 种族：不同种族其病理性瘢痕的发病率不一样。

④ 部位：瘢痕疙瘩好发于胸前区、肩部、耳郭等部位。

⑤ 年龄：一般青年人病理性瘢痕的发病率要高于老年人。

⑥ 家族遗传。

⑦ 内分泌紊乱：体内的雄激素、雌孕激素水平可能与瘢痕疙瘩的发生相关。

⑧ 免疫学改变。

三、治疗

1. 手术

运用切除以及切除后植皮、皮瓣转移等整形外科方法治疗伴有功能障碍的瘢痕挛缩畸形。

2. 非手术治疗

根据瘢痕的生长特性，普通瘢痕形成半年至 1 年后将进入成熟萎缩期，因此瘢痕的治疗一般应坚持半年以上。

（1）外固定治疗　使用石膏，可塑性树脂或其他外固定支具固定关节于抗挛缩位，对抗瘢痕挛缩造成的影响。

（2）压力疗法　使用弹力绷带、弹力套、弹力衣等方法对瘢痕持续施加压力，每日停用时间不超过 30 分钟，直至瘢痕由红转白。

（3）放射疗法　术后早期使用电子线照射是预防瘢痕疙瘩的最佳措施，临床上也可用于增生性瘢痕的预防。

（4）化学疗法　类固醇类激素瘢痕内注射可有效治疗瘢痕和瘢痕疙瘩。另外，临床上尚可见将肝素、免疫调节剂等用于瘢痕和瘢痕疙瘩防治的制剂，如复方肝素钠尿囊素凝胶、咪喹莫特等。

（5）激光　针对瘢痕增生期毛细血管充血扩张的现象和基于破坏瘢痕血供，从而抑制其增生的理论，使用适宜波长的激光选择性地破坏毛细血管，临床治疗有肯定的效果。

（6）硅胶　对于普通瘢痕的防治，硅胶膜已被证明具有肯定的疗效。临床上也可见将其制成的喷剂。

四、护理要点

（一）术前护理措施

（1）心理护理

① 了解患者的心理状态，有的放矢进行指导。

② 告知患者手术的必要性、手术方案、手术的效果及术前术后注意事项，让患者有充分的思想准备。

（2）饮食　全麻患者嘱术前禁食8～10小时，禁饮4～6小时。

（3）体位　告知患者术后须长时间固定于功能位置，并练习术后体位。

（4）备皮

① 术前1天，剪除手术野毛发，用温毛巾或棉签清除瘢痕内积垢。

② 供皮区用肥皂水擦洗，然后用温水擦洗3遍，并剃除毛发，不要剃破皮肤。

（二）术后护理措施

1.饮食护理

（1）躯干、肢体瘢痕　神志清楚4～6小时后普食。

（2）面、颈部瘢痕（一期手术后）　术后当日6小时内禁食。3天内流质饮食。

（3）面、颈部瘢痕（二期手术后）　5～7天内禁食。7天后半流或软食。

（4）会阴部、肛周瘢痕　术后 5 ～ 7 天内禁食或无渣饮食。7 ～ 10 天流质或少渣。10 天后普食。

2.体位与活动

（1）颈部瘢痕　颈过伸位。

（2）腋窝瘢痕　仰卧，肩关节外展并固定。

（3）手部、肢体瘢痕　抬高患肢并制动，较大关节可用石膏外固定 10 天。

（4）会阴部瘢痕　仰卧位，石膏固定髋关节于外展位。

3.病情观察

① 保持呼吸道通畅，监测生命体征的变化。

② 观察创面敷料有无松动、渗湿，伤口外露。

③ 观察引流液的量、色，并记录。

④ 观察皮瓣的温度、色泽、毛细血管充盈反应，并详细记录。

4.创面护理

① 保持创面敷料干燥。

② 保持引流管或引流条引流通畅，防止皮瓣下方积血或血肿形成。

③ 监督患者不要自行松解包扎敷料。

④ 关节术后要制动、固定、抬高患肢。

⑤ 皮瓣转移术后注意避免皮瓣蒂部受压或扭转而影响血液循环。

⑥ 面颈部瘢痕术后进食时要避免敷料被食物污染。

⑦ 会阴部肛周术后要避免大小便污染敷料，最好留置导尿管，同时进低渣饮食。

5.健康宣教

① 注意保护手术部位，避免外伤及阳光直接照射，防止皮片色素沉着。

② 术后注意关节等部位主动或被动活动，利用各种器械、弹力支架和按摩等康复手段进行多种练习，预防瘢痕增生。

③ 颈部瘢痕术后要保持头后仰位半年以上，必要时可采用颈托。

④ 抗瘢痕治疗：伤口愈合后尽早使用弹力绷带或弹力套等，并辅助用抑制瘢痕增生的药物。

6. 并发症的处理及护理

（1）术前做好局部皮肤准备。

（2）遵医嘱应用全身抗生素，控制感染。

（3）预防局部感染，保持皮肤清洁，敷料干燥。

（4）观察生命体征。

① 体温是否升高。

② 白细胞计数是否升高等，发现感染征象及时报告医师进行处理。

（5）观察伤口情况　局部是否有红、肿、热、痛等表现。创面是否有分泌物及异味。

第四篇
常用药物

第二十六章　镇痛药

哌替啶

【药理作用】

本品作用于中枢神经系统内的各种阿片受体，以 μ 型为主，产生多种治疗需要的或不需要的作用。①具有强效镇痛作用和明显的镇静作用，可使疼痛消除或显著减轻，解除因严重疼痛引起的焦虑、恐惧、不安等情绪反应。②抑制呼吸中枢，降低呼吸中枢对二氧化碳的反应性。③兴奋平滑肌，尤其是胃肠道平滑肌和括约肌。④通过改变下丘脑的热调节平衡点而引起体温下降。

【适应证】

（1）镇痛　烧伤后创面剧痛及手术后伤口剧痛、大面积烧伤创面换药前预防疼痛、晚期癌症疼痛。

（2）人工冬眠　严重的烧伤病人，特别是并发脓毒血症产生精神症状时，常与异丙嗪、氯丙嗪联合应用，肌内注射。用药后病人深睡，体温、代谢、器官活动均降低，机体需氧量减少，中枢神经系统、心、肝、肾等重要实质性脏器得到保护，各种病理性刺激对病人的损害减少，有利于病人渡过危险期。

【用法及用量】

（1）口服　每次 50～100mg。极量：每次 150mg，每天 600mg。

（2）皮下注射或肌注　每次 25～100mg，极量：每次 150mg，每天 600mg。2 次用药间隔不宜少于 4 小时。

【不良反应】

① 本品的耐受性和成瘾性程度介于吗啡与可待因之间，一般不应连续使用。

② 治疗剂量时可出现轻度的眩晕、出汗、口干、恶心、呕吐、心动过速及直立性低血压等。

【禁忌证】

室上性心动过速、颅脑损伤、颅内占位性病变、慢性阻塞性肺疾患、支气管哮喘、严重肺功能不全等禁用。严禁与单胺氧化酶抑制剂同用。

【注意事项】

① 有成瘾性，应严格管理使用。

② 不宜皮下注射。

③ 儿童慎用。

④ 不宜与异丙嗪多次合用。

布桂嗪

【药理作用】

本品为中等强度镇痛药。

【适应证】

适用于中度创面及伤口疼痛、癌性疼痛。

【用法及用量】

（1）口服　成人每次 30 ～ 60mg，儿童每次 1mg/kg。

（2）皮下或肌内注射，成人每次 50 ～ 100mg，每天 1 ～ 2 次。疼痛剧烈时用量可酌增。

【不良反应】

偶见恶心、头痛、眩晕、困倦、黄视、全身发麻等。

【禁忌证】

尚不明确。

【注意事项】

本品有成瘾性，应严格管理使用，药物数量班班交接，注射药物后空安瓿须留存。药房凭空安瓿补充药物。

第二十七章　利尿药

甘露醇

【药理作用】

本品具有利尿及脱水作用。静脉滴注后能提高血浆渗透压，将组织间液回收入血浆中而产生组织脱水作用，进入肾小管后能增加肾小管内液体渗透压，阻止肾小管对水钠的再吸收，从而发挥利尿作用。

【适应证】

临床用于脑水肿、大面积烧伤、烫伤引起的水肿、外科大手术、创伤性大出血等所致的急性少尿或无尿症，预防和治疗肾衰竭。本品排水多于排钠，不适用于全身性水肿的治疗，仅作为其他利尿药的辅助药。

【用法及用量】

（1）用于脑水肿的治疗　成人 1～2g/kg，于 0.5～1h 内滴注完，4～6 小时可重复给药；儿童 1.5g/（kg·d）。

（2）用于急性肾衰竭　开始时静脉滴注，20% 甘露醇注射液 100ml，3～5 分钟内滴完。如果有效，可静脉滴注 100～200g/d。如果 2 小时内无利尿作用，需改其他疗法。

【不良反应】

① 水和电解质紊乱最为常见。

② 寒战、发热。

③ 排尿困难。

④ 血栓性静脉炎。

⑤ 甘露醇外渗可致组织水肿、皮肤坏死。

⑥ 过敏引起皮疹、荨麻疹、呼吸困难、过敏性休克。

⑦ 头晕、视物模糊。

⑧ 高渗引起口渴。

⑨ 渗透性肾病（或称甘露醇肾病），主要见于大剂量快速静脉滴注时。其机制尚未完全阐明，可能与甘露醇引起肾小管液渗透压上升过高、导致肾小管上皮细胞损伤有关。病理表现为肾小管上皮细胞肿胀，空泡形成。临床上出现尿量减少，甚至急性肾功能衰竭。渗透性肾病常见于老年肾血流量减少及低钠、脱水患者。

【禁忌证】

① 已确诊为急性肾小管坏死的无尿患者，包括对试用甘露醇无反应者，因甘露醇积聚引起血容量增多，加重心脏负担。

② 严重失水者。

③ 颅内活动性出血者，因扩容加重出血，但颅内手术时除外。

④ 急性肺水肿，或严重肺淤血。

【注意事项】

① 应注意掌握滴注速度，太慢达不到利尿作用，过快或剂量过大则可导致明显的脑细胞脱水，引起头痛、恶心、视物模糊、眩晕、抽搐等症状。一般 20% 甘露醇注射液滴注速度为 10ml/min。

② 用药过程中应注意水电解质监护，密切观察各项生命体征。

③ 气温较低时常析出结晶，可用热水温热振摇溶解后再用。

④ 滴注时不能漏出血管，否则可发生局部组织肿胀，严重可引起组织坏死，如发现漏出血管应予以热敷或局部封闭等处理。

⑤ 少数病人可出现超敏反应，一般在静脉给药 3 ~ 6 分钟即出现喷嚏、流涕、舌肿、呼吸困难、发绀乃至意识丧失等，应密切观察。一旦发现，立即停药，给予抗过敏治疗。

⑥ 本品不能与血液及无机盐类药物配伍，因其可引起血液凝集，红细胞不可逆皱缩及自身析出结晶。

呋塞米

【药理作用】

本品主要抑制髓袢升支髓质部和皮质部对 Cl^- 和 Na^+ 的再吸

收,该段存在着一种同时转运 1 个 Na^+、1 个 K^+、2 个 Cl^- 的同向转运体系,且可双向进行。体外研究表明,呋塞米等与该体系呈可逆性结合,并与氯化物竞争细胞膜上的氯化物结合位置而降低该体系的转运能力,从而影响肾髓质高渗状态的形成和维持,减弱尿的浓缩功能,促进 Cl^-、Na^+、K^+ 和水分的大量排出。其利钠效应远较噻嗪类强大。由于尿中 Cl^-、Na^+、K^+ 和 H^+ 排出增加,而 HCO_3^- 的排出不增加,故长期反复用药可出现低氯性和低钾性碱中毒。口服后 20～30 分钟内开始利尿,1～2 小时达最高峰,持续 6～8 小时;静脉注射后 2～5 分钟出现作用,0.5～1.5 小时发挥最大效应,持续 4～6 小时。用汞剂或噻嗪类利尿药无效的患者,即使在肾小球滤过率发生障碍(肾小球滤过率 < 2ml/分)时,使用本品有时亦能奏效,有人认为本品对近曲小管、肾小球滤过也有作用。

【适应证】

临床上用于治疗心源性水肿、肾性水肿、肝硬化腹水、循环功能障碍或血管障碍所引起的周围性水肿,并可促使上尿道结石的排出。其利尿作用迅速、强大,多用于其他利尿药无效的严重患者。由于水、电解质丢失明显等原因,故不宜常规使用。静脉给药(20～80mg)可治疗肺水肿和脑水肿。药物中毒时可用来加速毒物的排泄。

【用法与用量】

(1)肌内注射或静脉注射 隔天 1 次,每次 20mg,必要时亦可每天 1～2 次。每日量视需要可增至 120mg。静脉注射必须缓慢,不宜与其他药物混合注射。儿童用量酌减。

(2)口服 开始时每天 20～40mg,以后根据需要可增至每天 60～120mg。当每天剂量超过 40mg 时,可以每 4 小时 1 次分服。儿童口服量开始按 1～2mg/kg,再视情况酌增。长期(7～10 天)用药后利尿作用消失,故需长期应用者宜采取间歇疗法:给药 1～3 天,停药 2～4 天。

【不良反应】

（1）常见不良反应　与水、电解质紊乱有关，尤其是大剂量或长期应用时，如体位性低血压、休克、低钾血症、低氯血症、低氯性碱中毒、低钠血症、低钙血症以及与此有关的口渴、乏力、肌肉酸痛、心律失常等。

（2）少见不良反应　过敏反应（包括皮疹、间质性肾炎、甚至心跳骤停）、视物模糊、黄视症、光敏感、头晕、头痛、纳差、恶心、呕吐、腹痛、腹泻、胰腺炎、肌肉强直等，骨髓抑制导致粒细胞减少，血小板减少性紫癜和再生障碍性贫血，肝功能损害，指（趾）感觉异常，高糖血症，尿糖阳性，原有糖尿病加重，高尿酸血症。耳鸣、听力障碍多见于大剂量静脉快速注射时（每分钟剂量大于 4mg），多为暂时性，少数为不可逆性，尤其当与其他有耳毒性的药物同时应用时。在高钙血症时，可引起肾结石。尚有报道本品可加重特发性水肿。

【禁忌证】

① 对本品及磺胺药、噻嗪类利尿药过敏者禁用。

② 妊娠 3 个月以内孕妇禁用。

【注意事项】

① 由于能减少尿酸排出，故多次应用后能产生尿酸过多症，个别患者长期应用可产生急性痛风。痛风病患者慎用。

② 糖尿病患者应用后可使血糖增高，应慎用。尽管其升血糖作用较噻嗪类利尿药弱，但与降血糖药合并应用时，仍有使血糖增高的可能。

③ 由于利尿作用迅速、强大，因此要注意掌握开始剂量，防止过度利尿引起脱水和电解质不平衡。

④ 病毒性肝炎患者服用后，因电解质（特别是 K^+）过度丢失易产生肝性脑病。严重肝功能不全患者慎用。

⑤ 长期大量用药时，应注意检查血中电解质浓度。难治性水肿患者特别容易出现低钾症状，在同时使用洋地黄或排钾甾体激素时，更应注意补充钾盐。

⑥ 在脱水的同时可出现可逆性血尿素氮水平升高，若肌酐水平不显著升高和肾功能无损害时，可继续使用本品。当治疗进展中的肾脏疾病而有血清尿素氮值增加和少尿现象发生时，应立即停止用药。严重肾功能不全患者慎用。

⑦ 能增强降压药的作用，故合并用药时降压药的用量应适当减少。

⑧ 因结构上是与氯噻嗪结构相似的磺胺型化合物，能降低动脉对升压胺（如去甲肾上腺素）的反应，并能增加筒箭毒碱的肌松弛及麻痹作用，故手术前1周应停用。

⑨ 大剂量静脉注射过快时，可出现听力减退或暂时性耳聋。不宜与氨基糖苷类抗生素配伍应用，因更易引起听力减退。

第二十八章　止血药

立止血

【药理作用】

立止血能增加血液中血小板数量，增强其聚集性和粘附性，促使血小板释放凝血活性物质，缩短凝血时间，加速血块收缩。尚可增强毛细血管抵抗力，降低毛细血管通透性，减少血液渗出。止血作用迅速，静脉注射后1小时作用达高峰，作用维持4～6小时。口服也易吸收。

【适应证】

适用于预防和治疗外科手术出血过多、血小板减少性紫癜或过敏性紫癜以及其他原因引起的出血，如脑出血、胃肠道出血、泌尿道出血、眼底出血、齿龈出血、鼻出血等。可与其他类型止血药如氨甲苯酸、维生素K并用。

【用法与用量】

（1）预防手术出血　术前 15 ～ 30 分钟静脉注射或肌内注射，每次 0.25 ～ 0.5g，必要时 2 小时后再注射 0.25g，每日 0.5 ～ 1.5g。

（2）治疗出血　成人，口服每次 0.5 ～ 1g。儿童，每次 10mg/kg，每天 3 次。肌内注射或静脉注射，也可与 5% 葡萄糖溶液或生理盐水混合静脉滴注，每次 0.25 ～ 0.75g，每日 2 ～ 3 次。必要时可根据病情增加剂量。

【不良反应】

不良反应发生率较低，偶见过敏样反应。如出现此类情况，可按一般抗过敏处理方法，给予抗组胺药和（或）糖皮质激素及对症治疗。

【禁忌证】

① 虽无关于血栓的报道，为安全考虑，有血栓病史者禁用。
② 对本品或同类药品过敏者禁用。

【注意事项】

本品毒性低，但有报道静脉注射时可发生休克。

凝血酶

【药理作用】

本品直接作用于血液凝固过程的最后一步，促使血浆中的可溶性纤维蛋白原转变成不溶的纤维蛋白，从而达到速效止血的目的。而且还能促进上皮细胞的有丝分裂，加速创伤愈合，是一种速效的局部止血药。

【适应证】

本品适用于结扎止血困难的小血管、毛细血管、实质性脏器的出血及其他各种出血。

【用法及用量】

① 局部止血用灭菌氯化钠注射液溶解成 50 ～ 200U/ml 的溶液喷雾或用本品干粉喷洒于创面。

② 消化道止血用生理盐水或温开水（不超 37℃）溶解成 10 ～ 100U/ml 的溶液，口服或局部灌注，也可根据出血部位及

程度增减浓度、次数。

【不良反应】

① 偶尔可致过敏反应，应及时停药。

② 外科止血中应用本品曾有致低热反应的报道。

【禁忌证】

对本品有过敏史者禁用。

【注意事项】

① 本品严禁注射，否则可能导致广泛性血栓形成而危及生命。

② 本品在使用时要新鲜配制，加温、酸碱或重金属可使本品活力降低，应避免与酸、碱、重金属类药品混合使用。

③ 宜在冷暗处保存，有效期 2.5 年。

第二十九章　抗消化性溃疡药

盐酸雷尼替丁

【药理作用】

本品为 H_2 受体拮抗剂，以呋喃环取代了西咪替丁的咪唑环，对 H_2 受体具有更高的选择性，能显著抑制正常人和溃疡病人的基础和夜间胃酸分泌，以及五肽胃泌素、组胺和进餐引起的胃酸分泌，其抑制胃酸作用较西咪替丁强 5 ～ 12 倍，药效维持时间较西咪替丁长。还可降低胃酸及胃蛋白酶活性。

【适应证】

主要用于消化性溃疡，对十二指肠溃疡疗效尤佳，还可用于术后溃疡（吻合口溃疡）、反流性食管炎、对卓-艾综合征疗效优于西咪替丁。亦常用于上述病因所致出血及预防重症疾病（如脑出血、严重创伤等）应激状态下应激性溃疡大出血的发生。

【用法用量】

治疗消化性溃疡，150mg/次，每天2次，4～6周为1个疗程，维持量每晚150mg。卓-艾综合征的用量是每天600～1200mg，次数可酌情每4～12小时1次。

【不良反应】

较西咪替丁少。不影响肾功能；通过血脑屏障量少，不导致精神错乱；对肝脏微粒体药酶抑制作用不明显，很少影响其他药物代谢；治疗量不改变催乳素和雄激素的血浓度。

【禁忌证】

对雷尼替丁过敏者禁用。

【注意事项】

① 肾功能不全者（肌酐清除率＜25ml/min）不宜使用或禁用。

② 胃溃疡患者用药前必须排除恶性肿瘤的可能性。

氢氧化铝

【药理作用】

本品为弱碱性化合物，可直接中和胃酸而不被胃肠道吸收，并能与胃液混合形成凝胶，覆盖在溃疡表面形成一层保护膜，起机械性保护作用。有收敛作用，可局部止血。故本品有抗酸、吸附、局部止血、保护溃疡面等作用。

【适应证】

主要用于胃和十二指肠溃疡、上消化道出血。

【用法及用量】

临床常用制剂为凝胶。口服：凝胶，每次10～15ml，3～4次/d，病情严重时剂量可加倍；片剂，每次0.6～1g，3～4次/d，饭前半小时或胃痛发作时嚼碎后服。

【不良反应】

① 长期大剂量服用，可致严重便秘，粪结块引起肠梗阻。

② 老年人长期服用，可致骨质疏松。

③ 肾功能不全患者服用后，可能引起血铝升高。

【禁忌证】

阑尾炎、急腹症患者禁用。

【注意事项】

① 本品可妨碍磷的吸收，长期应用可产生低磷血症、骨质疏松和骨软化症等，肾衰竭者可导致血中铝离子浓度升高，引起痴呆等中枢神经系统病变，故肾衰竭患者慎用。

② 本品含多价铝离子，可与四环素药物形成络合物而影响其吸收。此外，可通过多种机制干扰华法林、地高辛、双香豆素、奎宁、氯丙嗪、普萘洛尔、吲哚美辛、异烟肼、维生素及巴比妥类药物的吸收或消除，应避免同时应用。

③ 对有胆汁、胰液等强碱性消化液分泌不足或排泄障碍者不宜使用本品。

④ 密封，凝胶应防冻保存，用时先摇匀。

奥美拉唑

【药理作用】

能特异性抑制壁细胞顶端膜构成的分泌性微管和胞浆内的管状泡上的 H^+-K^+-ATP 酶，从而抑制该酶活性，阻断胃酸分泌的最后步骤，因此本品对各种原因引起的胃酸分泌具有强而持久的抑制作用。

【适应证】

① 治疗消化性溃疡疗效已经肯定，其中对十二指肠溃疡疗效尤佳。

② 对反流性食管炎缓解症状、黏膜愈合、预防并发症、防止复发等均有较好疗效。

③ 对卓-艾综合征可改善症状。

④ 治疗消化性溃疡、急性胃黏膜病变等所致的上消化道出血。

【用法及用量】

每天 20 ~ 40mg，疗程 2 ~ 4 周，能加速消化性溃疡愈合；

反流性食管炎，20～60mg 口服，每天 1 次；卓-艾综合征需长期大剂量服用，60mg/ 次，每天 1 次，治疗时间按临床需要酌情而定，严重患者可用 20～120mg/ 天，剂量超过 60mg 应分 2 次服用。**静脉滴注：**本品 40mg 溶于 100ml 生理盐水或 5% 葡萄糖注射液中，应在 20～30 分钟或更长时间内静脉滴注，每天 1～2 次。治疗非静脉曲张性上消化道出血，推荐使用大剂量 PPI 治疗：奥美拉唑 80 mg 静脉推注后，以 8mg/h 输注维持 72 小时。

【不良反应】

不良反应多为轻度可逆，常见头痛、头晕、失眠、感觉异常、腹泻、便秘、腹痛、恶心、纳差，偶见荨麻疹、外周神经炎等。未见严重不良反应，可作长期维持治疗使用。

【禁忌证】

① 对奥美拉唑过敏者。

② 妊娠及哺乳妇女禁用。

【注意事项】

① 当怀疑有消化性溃疡时，应尽早通过 X 线、内镜检查确诊，以免治疗不当。

② 治疗胃溃疡时，必须排除恶性肿瘤。因用本品治疗可掩盖其症状，从而延误诊断。

③ 当确诊或怀疑胃溃疡，但有以下一种或几种警示症状发生时，必须排除恶性肿瘤：显著的无意识的体重减轻；反复呕吐；吞咽困难；吐血或黑便。

④ 本品对胃肠道的运动紊乱无效。

⑤ 对经内镜确诊为食管炎而长期服用奥美拉唑的患者，每天 10mg 治疗较每天 20mg 治疗的缓解率低，因此每天服用 10mg 者应定期进行内镜监测。

⑥ 与其他质子泵抑制剂一样，奥美拉唑不应与阿扎那韦合用。

第三十章　抗生素

青霉素 G

【药理作用】

本品主要是抑制细菌的转肽酶，阻止细胞壁合成中的黏肽交联，从而抑制细胞壁的合成，导致细菌破裂死亡。对多数革兰阳性球菌及某些革兰阴性球菌有高效，对各种螺旋体及放线菌有较强的抗菌作用。

【适应证】

用于敏感菌引起的各种感染，如烧伤创面感染的预防和治疗、呼吸系统感染、腹膜炎、菌血症、气性坏疽等疾病。破伤风病人须并用抗毒素。

【用法及用量】

① 成人常用量　肌内注射，每日80万～200万U，分3～4次给药；静脉滴注，每日200万～1000万U，分2～4次给药。

② 小儿常用量　肌内注射，每日按体重2.5万～5万U/kg，分3～4次给药。静脉给药每日按体重5万～20万U/kg，分2～4次。

【不良反应】

① 过敏反应　青霉素毒性虽低，但过敏反应常见，在各种药物中居首位。

② 血清病性反应（Ⅲ型变态反应）　亦非少见。其他过敏反应尚有溶血性贫血（Ⅱ型变态反应）、药疹、接触性皮炎、间质性肾炎、哮喘发作等。

③ 毒性反应　青霉素肌内注射区可发生周围神经炎。鞘内注射超过2万单位或静脉滴注大剂量青霉素可引起肌肉阵挛、抽

搐、昏迷等反应（青霉素脑病）。此反应多见于婴儿、老年人和肾功能减退患者。青霉素偶可引起精神病发作，应用普鲁卡因青霉素后个别患者可出现焦虑、发热、呼吸急促、高血压、心率快、幻觉、抽搐、昏迷等。此反应发生机制不明。

④ 赫氏反应　用青霉素治疗梅毒或其他感染时可有症状加剧现象，称赫氏反应。

【禁忌证】

对青霉素类药物过敏者禁用。

【注意事项】

① 本品常见不良反应是过敏反应，因此应用本品前必须询问过敏史、家族史，首次使用青霉素或停用 24 小时以上者，必须做皮肤过敏试验（简称皮试），反应阴性者方可应用，有青霉素过敏史者禁做皮试和禁止使用本品。皮试液用 0.9% 氯化钠注射液配制，并现配现用。

② 青霉素皮试及用药前均应做好急救准备，注射盘内常规准备肾上腺素、地塞米松等药物，为防止迟发反应发生，皮试后及首次注射后观察 20 ～ 30 分钟，病人无反应方可离去。

③ 皮试结果为阳性者除禁用青霉素制剂外，并在医嘱单、病历夹封面、门诊病历、床头均做醒目标记，并告知病人及家属。过敏反应的发生率为 1% ～ 10%，如皮肤过敏、器官过敏，最严重者为过敏性休克，可危及生命。如果发生过敏性休克，应立即停药，皮下或肌内注射肾上腺素 0.5 ～ 1mg，心脏停搏者可作心内注射，幼儿剂量酌减。同时输氧，并使用抗组胺药物及肾上腺皮质激素，临床症状无改善者，半小时后重复给药。

④ 为防止青霉素肌内注射引起疼痛、硬结，可用 0.25% 利多卡因稀释后注射，并经常更换注射部位，注射药量多时应行局部热敷以加速吸收。

⑤ 青霉素不应与红霉素、万古霉素、林可霉素、两性霉素 B、去甲肾上腺素、间羟胺、氯丙嗪、苯妥英钠、维生素 C、碳

酸氢钠等混合于静脉输液中，以免降低效价、产生混浊。

⑥ 由于病情需要应用大剂量青霉素静脉滴注时，需注意给药速度，并密切注意有无中枢神经系统毒性反应，若出现精神错乱、幻觉、抽搐症状，立即停药。青霉素一般不采用静脉推注，青霉素钾盐则禁止静脉推注，肾衰竭时用钠盐，不用钾盐，以防止高血钾。

⑦ 密封，在凉暗干燥处保存，药液应现配现用。

苯唑西林

【药理作用】

作用机制同青霉素 G，为半合成青霉素，耐酸、耐青霉素酶，不为该酶水解破坏，对耐药金黄色葡萄球菌（简称金葡菌）具有杀菌作用。

【适应证】

主要用于耐药金葡菌或其他葡萄球菌引起的烧伤创面感染、肺炎、败血症。

【用法及用量】

（1）静脉滴注 每次 1～2g，溶于 100ml 输液中滴注 0.5～1h，每日 3～4 次。小儿按体重每日 50～100mg/kg，分次给予。肌注：每次 1g，每日 3～4 次。

（2）肌内注射 成人每次 0.5～1.0g，每 4～6 小时 1 次，病情严重者剂量可增加。小儿体重在 40kg 以下者，每 6 小时按体重 12.5～25mg/kg，体重超过 40kg 者给予成人剂量。

【不良反应】

（1）过敏反应 与青霉素 G 有交叉过敏反应。

（2）肝毒性 转氨酶升高或引起非特异性肝炎。

（3）惊厥 大剂量静脉给药可引起惊厥。

（4）血液学异常 如中性白细胞下降。

【禁忌证】

有青霉素类药物过敏史者或青霉素皮肤试验阳性患者禁用。

【注意事项】

① 本品与青霉素 G 有交叉过敏性，用药前必须做皮试。

② 连续大剂量静脉滴注后部分病人可出现惊厥或类似癫痫大发作症状，可静脉推注地西泮以对抗。

③ 少数儿童病人长期用药后可出现血尿、蛋白尿，并可出现中性粒细胞减少伴有发热及急性咽炎，停药后均可消失。因此，用药量不宜过大，用药时间不宜过长。

④ 本品与阿司匹林、磺胺类药物并用要适当减量，防止血药浓度过高引起毒性反应，静脉滴注时不宜与庆大霉素、卡那霉素、四环素、磺胺嘧啶、维生素 C 等配伍，以免降低疗效。

⑤ 用量过大或肾功能损害者可诱发精神障碍、癫痫发作等中枢神经症状，因此用药剂量不宜过大，必要时对症处理或停药。

⑥ 密封，阴凉处保存，粉针剂应现配现用。

头孢呋辛

【药理作用】

为第二代头孢菌素，作用机制为抑制细菌细胞壁的合成，对革兰阳性菌与革兰阴性菌均有效，对部分厌氧菌有效，但对铜绿假单胞菌无效。

【适应证】

用于敏感菌引起的皮肤软组织、呼吸道、泌尿系统、骨和关节感染以及脓毒症。

【用法及用量】

成人每次 0.75～1.5g，加入 0.9% 氯化钠注射液 100ml 中静脉滴注，每 8～12 小时 1 次，但总量不宜超过 4.5g/d；儿童 30～100mg/(kg·d)，分 2～3 次给药。

【不良反应】

药物不良反应非常罕见，常为一过性。

【禁忌证】

对头孢菌素类抗生素及青霉素过敏者、孕妇、哺乳妇女、3 个月以下婴儿禁用。

【注意事项】

① 本品不宜长期应用，以免引起菌群失调及继发性感染，用药期间应注意观察及防治菌群失调。

② 本品不宜与氨基糖苷类药物置于同一容器注射，不宜与强效利尿药如呋塞米联用，以防肾损害。

③ 用药期间部分病人易产生严重腹泻，要防止假膜性肠炎的发生，必要时做对症处理。

④ 偶见有肝脏转氨酶和胆红素升高，须严密观察。

⑤ 密封，阴凉干燥处保存，粉针剂溶解后 2 ~ 8℃ 条件下保存不超过 24 小时，最好现配现用。

头孢西丁

【药理作用】

本品主要通过抑制细菌细胞壁的合成而杀灭细菌，且由于其结构上的特点对细菌产生的 β- 内酰胺酶具有很高的抵抗性，因此对革兰阴性菌有较强的杀菌作用，对大肠杆菌、肺炎杆菌、吲哚阳性变形杆菌和沙门菌、志贺菌等有良好的杀菌作用。

【适应证】

用于敏感菌所致的各种感染，如烧伤创面感染、呼吸道感染及腹膜炎、菌血症及皮肤和软组织感染等。

【用法及用量】

肌内注射或静脉滴注：成人每次 1 ~ 2g，每 8 小时 1 次；重症总量可增加至 12g/d。儿童（2 岁以上）80 ~ 160mg/（kg·d），分 3 ~ 4 次给药。

【不良反应】

① 过敏性皮疹发生率约 2%，有时有胃肠道反应、白细胞减少、氮质血症及转氨酶升高等。

② 主要由肾排泄，偶可引起肾功能损害，对肾功能不全者应减量。

【禁忌证】

有头孢菌素过敏和青霉素过敏性休克史者禁用。

【注意事项】

① 本品可干扰 Jaffe 法测定肌酐，注射本品 2 小时内不宜抽血查肌酐。

② 与庆大霉素、阿米卡星、妥布霉素联合应用有协调作用，但要注意肾功能情况。

③ 阴凉干燥处保存，溶液现配现用。

头孢噻肟

【药理作用】

本品为第三代头孢菌素，作用机制同头孢西丁。抗菌谱广，对革兰阳性菌有效，但较第一代、第二代头孢菌素弱，对革兰阴性杆菌包括铜绿假单胞菌有高效。

【禁忌证】

用于敏感菌引起的烧伤感染、伤口感染、菌血症、呼吸道感染、泌尿系感染等。

【用法及用量】

成人：肌内注射或静脉滴注，每次 1 ～ 2g，每 8 小时 1 次；严重感染者总量可达9g/d。儿童：静脉滴注50 ～ 100mg/（kg·d），分 2 ～ 3 次给药。

【不良反应】

① 不良反应有皮疹、药物热、静脉炎，也有恶心、呕吐、腹泻、食欲缺乏等消化道反应，偶有头痛、呼吸困难和面部潮红者。

② 个别患者有嗜酸性粒细胞增多，白细胞减少。天冬氨酸氨基转移酶和丙氨酸氨基转移酶升高。

【禁忌证】

对头孢菌素过敏者及有青霉素过敏性休克或即刻反应史者禁用本品。

【注意事项】

① 本品与青霉素有交叉过敏反应，对青霉素过敏者慎用。

② 一般不主张高浓度静脉推注，婴幼儿不可肌内注射。

③ 不可与氨基糖苷类抗生素混合于同一输液瓶中注射，以免降低药效，如需与氨基糖苷类合用时，应分开给予，同时注意监测肾功能。

④ 长期用药可出现假膜性肠炎，应严密观察，注意防治。

⑤ 密封，避光，在干燥处保存，粉针剂溶解后在 2～8℃ 环境下可储存 24 小时，最好现配现用，溶液呈淡黄色并不影响抗菌效果。

头孢哌酮/舒巴坦

【药理作用】

本品在临床上常用剂型为头孢哌酮与舒巴坦钠组成的 1:1 的白色结晶粉末。其主要抗菌成分为头孢哌酮，该成分为第三代头孢菌素，通过抑制细菌细胞壁合成达到杀菌作用，本品另一组成分舒巴坦钠除对淋球菌和不动杆菌属有抗菌活性外，不具有其他抗菌活性，但对由耐药菌株产生的各种 β-内酰胺酶具有不可逆性的抑制作用，可增强头孢哌酮抗拒多种 β-内酰胺酶降解能力，起到对头孢哌酮明显的增效作用。对本品敏感的细菌包括革兰阳性菌、革兰阴性菌和部分厌氧菌。

【适应证】

适用于多种敏感的革兰阳性菌、革兰阴性菌和耐药菌（特别是铜绿假单胞菌、厌氧菌）引起的各种感染，如严重的烧伤感染、呼吸道、尿路及胸膜炎、腹膜炎、脓毒症。

【用法及用量】

静脉注射、肌内注射，成人 1～2g，每 12 小时 1 次，每日 2～4 次。严重感染可增至 4g/ 次，每 12 小时 1 次。儿童每日 50～200mg/kg，分 2～4 次给药。静脉推注或静脉滴注可用生理盐水或 5% 葡萄糖注射液溶解稀释供输注。

【不良反应】

① 过敏反应引起的主要症状是斑丘疹、荨麻疹及药物热等，对药物有过敏史者容易发生，特别对青霉素有过敏者应慎用。孕妇、婴幼儿慎用。

② 胃肠道反应一般较轻，如稀便及腹泻。

③ 偶有血清丙氨酸氨基转移酶和碱性磷酸酶短暂升高。

④ 少数病人用药后可出现全身肌肉酸痛及中枢神经系统症状如躁动不安、嗜酸性粒细胞增多等，严重者停药。

【禁忌证】

对头孢菌素类过敏及有青霉素过敏休克和即刻反应史者禁用本品。

【注意事项】

① 肝、肾功能损害者适当调节剂量。

② 用量过大可影响维生素 K 代谢而引起出血，需及时补充维生素 K。

③ 在用药期间及停药 1 周内避免饮酒，以免出现心动过速、心律失常、血压下降、意识障碍等症状。

④ 尽可能不与氨基糖苷类合用，若必须合用应严格监护肾功能，两者同时应用时不能在同一输液瓶内配伍。

⑤ 密封，阴凉干燥处保存，溶液现配现用。

头孢他啶

【药理作用】

本品为第三代头孢菌素类药，通过与青霉素结合蛋白结合，影响细菌细胞壁的形成，从而起到杀菌作用。对革兰阳性菌及革兰阴性菌均具有较强作用，对革兰阳性及阴性菌产生的 β- 内酰胺酶具有高度稳定性，对铜绿假单胞菌有高效，优于头孢哌酮。

【适应证】

适用于多种革兰阳性菌、革兰阴性菌特别是铜绿假单胞菌、厌氧菌、军团菌及耐药菌引起的重症感染，如烧伤感染、脓毒症、肝胆系统感染、泌尿道感染、腹腔炎、软组织感染。

【用法及用量】

成人：每次 1 ～ 2 g，每 8 ～ 12 小时 1 次，肌内注射或加入 0.9% 氯化钠注射液 100ml 中静脉滴注；儿童 30 ～ 50mg/（kg·d），静脉滴注，分 2 ～ 3 次给药。

【不良反应】

① 本品的不良反应少见而轻微。少数患者可发生皮疹、皮肤瘙痒、药物热。

② 恶心、腹泻、腹痛；注射部位轻度静脉炎。

③ 偶可发生一过性血清氨基转移酶、血尿素氮、血肌酐值的轻度升高；白细胞、血小板减少及嗜酸性粒细胞增多等。

【禁忌证】

对头孢菌素类抗生素过敏者禁用。

【注意事项】

① 使用前应询问过敏史，对本品及头孢菌素类有过敏史者禁用，对青霉素有过敏性休克者不宜应用本品。

② 与氨基糖苷类抗生素及强效利尿药合用时，须注意肾功能情况，并应分别溶解，不可用同一注射器或容器。

③ 注射时药物浓度过高，可引起注射部位疼痛及静脉炎，应注意更换注射部位。

④ 密封，阴凉干燥处保存，配制后的溶液低温可保存 24 小时。

头孢吡肟

【药理作用】

本品高度耐受多数 β- 内酰胺酶的水解，对染色体编码的 β- 内酰胺酶亲和力低，能快速渗入革兰阴性菌胞体内。抗菌谱广，对大多数革兰阳性菌和革兰阴性菌包括多数耐氨基糖苷类或第三代头孢菌素菌株均有效。

【适应证】

用于敏感菌引起的中、重度感染，如严重的烧伤感染、呼吸系统和泌尿系统感染、脓毒症、皮肤软组织感染。

【用法及用量】

静脉滴注　成人每次 1 ~ 2 g，溶于 0.9% 氯化钠注射液或 5% 葡萄糖注射液 100ml 中，30 分钟滴完，每 8 ~ 12 小时 1 次，也可采取深部肌内注射；2 个月以上儿童推荐剂量为 50mg/（kg·d），每 8 小时 1 次，儿童不采用肌内注射。

【不良反应】

不良反应少而轻。主要为腹泻（2.1%）、头痛（1.7%）、皮疹（1.6%）、恶心（1.4%）、呕吐（0.9%）及瘙痒、便秘、眩晕等，因反应而需停药者占 2%。偶有发热、口腔及阴道念珠菌感染、假膜性肠炎、局部痛或静脉炎。

【禁忌证】

对头孢菌素类有过敏性休克者禁用。

【注意事项】

① 本品禁用于已知对头孢菌素类或 L- 精氨酸高度过敏的病人，有青霉素或其他药物过敏者应慎用。

② 虽不良反应很少见，但仍需注意如瘙痒、皮疹、恶心、呕吐、头痛、感觉异常等症状的产生。

③ 注射药液浓度过高或长期一个部位注射，可引起注射部位疼痛发炎或静脉炎、血栓性脉管炎。

④ 过长时间使用本品可致假膜性肠炎和二重感染。

⑤ 不应与有肾毒性药物或强效利尿药合用，不能与万古霉素、氨基糖苷类药物配伍，合用时应分开注射。

⑥ 本品的粉针剂溶解后溶液的颜色会随保存时间有所改变，但短时间内不影响药物的效果。

⑦ 遮光，密封，干燥阴凉处保存。药液应现配现用。

奈替米星

【药理作用】

本品属半合成氨基糖苷类抗生素，主要作用于革兰阴性需氧杆菌，包括肠杆菌科（大肠杆菌）和铜绿假单胞菌。

【适应证】

用于革兰阴性菌所致感染，如下呼吸道感染、烧伤创面感染、菌血症、腹腔感染、骨和软组织感染。

【用法及用量】

肌注，成人 $3 \sim 4mg/(kg \cdot d)$；重症 $4 \sim 6.5mg/(kg \cdot d)$，分 $2 \sim 3$ 次给药。新生儿 $4 \sim 6.5mg/(kg \cdot d)$，婴儿和儿童 $5 \sim 8mg/(kg \cdot d)$，分 $2 \sim 3$ 次给药。也可 $4.5 \sim 6mg/(kg \cdot d)$，一次肌注。

本品疗程一般为 $7 \sim 14$ 天。疗程中最好定期监测血药浓度（尤其肾功能减退者），使血药峰浓度保持在 $6 \sim 10mg/L$，谷浓度低于 $2.0mg/L$ 为宜。

【不良反应】

① 可有轻度听力损害及肾损害，能引起过敏反应（皮疹、药物热、面部潮红或苍白、气喘、心悸、胸闷、腹痛、过敏性休克）。少数病人口周、面部和四肢皮肤发麻、白细胞减少。可引起 Romberg 征（闭目难立、暗处和洗脸时站不稳）。大剂量使用可有尿闭、急性肾衰竭及神经系统症状。

② 本品可引起肾功能和听力损害，用药后患者可出现管型尿，以及血尿素氮和肌酐值升高等，但症状大都轻微而可逆。

③ 本品偶可引起头痛、视物模糊、瘙痒、恶心、呕吐、皮疹、血清转氨酶和碱性磷酸酶增高，嗜酸粒细胞增高等。

【禁忌证】

对其他氨基糖苷类抗生素有过敏或有严重毒性反应者禁用，孕妇和婴幼儿慎用或禁用。

【注意事项】

① 本品具有轻微肾毒性和神经系统毒性，因此，治疗期间应定期查尿常规、血尿素氮、血肌酐等，并密切注意前庭功能及听力改变。

② 避免与其他氨基糖苷类抗生素、万古霉素、多黏菌素、

强效利尿药、神经肌肉接头阻滞药等药物合用，同时避免长期用药，一般疗程不宜超过 14 日，以防肾毒性和耳毒性。

③ 部分病人用药期间可出现实验室检查异常，要注意测定血糖、血碱性磷酸酶、血清转氨酶等。

④ 肾功能减退的患者必须适当调整剂量。

⑤ 本品不宜与其他药物混合静脉滴注或肌内注射。

⑥ 密封，阴凉处保存。

氧氟沙星

【药理作用】

抗菌谱广，对革兰阴性杆菌的抗菌活性高于诺氟沙星、依诺沙星和培氟沙星，略低于环丙沙星，对革兰阳性球菌属、肺炎球菌、链球菌、厌氧菌抗菌活性高，与环丙沙星相当。其作用机制为拮抗细菌的 DNA 旋转酶，阻断细菌 DNA 的复制、转录、重组，从而抑制细菌的生长繁殖达到杀菌作用。

【适应证】

可用于革兰阴性菌所致烧伤创面及软组织感染。

【用法及用量】

口服：成人 600 ～ 800mg/d，分 2 次给药；静脉滴注：每次 0.1 ～ 0.2g，2 次 /d。

【不良反应】

（1）胃肠道反应　腹部不适或疼痛、腹泻、恶心或呕吐。

（2）中枢神经系统反应　可有头晕、头痛、嗜睡或失眠。

（3）过敏反应　皮疹、皮肤瘙痒，偶可发生渗出性多形性红斑及血管神经性水肿。光敏反应较少见。

（4）偶可发生

① 癫痫发作、精神异常、烦躁不安、意识混乱、幻觉、震颤。

② 血尿、发热、皮疹等间质性肾炎表现。

③ 静脉炎。

④ 结晶尿，多见于高剂量应用时。

⑤ 关节疼痛。

⑥ 少数患者可发生血清氨基转移酶升高、血尿素氮增高及外周血白细胞降低，多属轻度，并呈一过性。

【禁忌证】

① 对本品及氟喹诺酮类药过敏的患者禁用。

② 因可引起软骨和关节发育异常，故孕妇、哺乳妇女、生长发育期幼儿禁用。

【注意事项】

① 注意观察用药后不良反应，如上腹不适、恶心、呕吐、头晕、头痛、皮疹，个别病人可出现面部潮红、心悸、胸闷等。

② 对过敏体质或对本类药物有过敏史者禁用，用药期间如出现皮疹、瘙痒，应立即停药。

③ 有肝、肾功能损害者应适当减量。

④ 静脉滴注时速度不宜过快，每 100ml（0.1g）输入时间不宜少于 1 小时。

⑤ 不宜与含钙或镁的抗酸药、H_2 受体阻断药合用，以免阻碍吸收而降低疗效。

环丙沙星

【药理作用】

具有广谱抗菌作用。尤其对革兰阴性菌有很强的抗菌活性，其作用机制同氧氟沙星。

【适应证】

用于敏感菌引起的呼吸道、烧伤创面及外科伤口感染。

【用法及用量】

口服：成人每次 0.25g，每天 2 次，重度感染者可加倍，但总量不得超过每天 1.5g；静脉滴注：每次 0.1～0.2g，每天 2 次。

【不良反应】

（1）胃肠道反应　较为常见，可表现为腹部不适或疼痛、腹泻、恶心或呕吐。

（2）中枢神经系统反应　可有头晕、头痛、嗜睡或失眠。

（3）过敏反应　皮疹、皮肤瘙痒，偶可发生渗出性多形性红斑及血管神经性水肿。少数患者有光敏反应。

（4）偶可发生

① 癫痫发作、精神异常、烦躁不安、意识混乱、幻觉、震颤。

② 血尿、发热、皮疹等间质性肾炎表现。

③ 结晶尿，多见于高剂量应用时。

④ 关节疼痛。

⑤ 少数患者可发生血清转氨酶和血尿素氮增高及外周血白细胞降低，多属轻度，并呈一过性。

【禁忌证】

① 对本品及氟喹诺酮类药过敏的患者禁用。

② 因本品可导致软骨关节发育异常，故生长发育期幼儿、孕妇及哺乳妇女禁用。

【注意事项】

① 静脉滴注时速度不宜过快，每 100 毫升（0.2g）液体滴注时间不得少于 30 分钟。

② 本品可抑制肝脏对茶碱类、咖啡因和口服抗凝药等药物的代谢，而使这些药物的血药浓度升高，半衰期延长，应尽量避免同时使用。

③ 不良反应主要有胃肠道反应、皮疹及神经系统反应，用药期间应注意观察。

氟康唑

【药理作用】

本品为广谱抗真菌药，对深部、浅部真菌均有抗菌作用，对念珠菌、隐球菌的抗菌活性最高，其作用机制为抑制敏感真菌中依赖细胞色素 P450 的 C14α- 去甲基酶，从而抑制真菌细胞膜中麦角甾醇的生物合成，改变膜的通透性，细胞内重要物质摄取受影响或漏失而使真菌死亡。

【适应证】

主要用于治疗念珠菌和隐球菌所致深部感染、皮肤黏膜感染以及咽部念珠菌感染等。

【用法及用量】

（1）口服　成人，口腔、咽喉念珠菌感染，50～100mg/d，1个疗程为7～14日；播散性念珠菌病或其他侵入性念珠菌感染及其他隐球菌感染，第1日剂量400mg，以后200mg/d，疗程视病情而定。1周岁以上儿童，表面念珠菌感染用量为1mg/（kg·d）；全身念珠菌、隐球菌感染用量为3 mg/（kg·d）。

（2）静脉滴注　严重感染时使用，成人每次50～100mg，每12小时1次。

【不良反应】

① 常见消化道反应，表现为恶心、呕吐、腹痛或腹泻等。

② 过敏反应可表现为皮疹，偶可发生严重的剥脱性皮炎（常伴随肝功能损害）、渗出性多形红斑。

③ 治疗过程中可发生轻度一过性血清氨基转移酶升高，偶可出现肝毒性症状，尤其易发生于有严重基础疾病（如获得性免疫缺陷综合征和恶性肿瘤）患者。

④ 可见头痛、头晕。

⑤ 偶可发生周围血象一过性中性粒细胞减少和血小板减少等血液学检查指标改变，尤其易发生于有严重基础疾病患者。

【禁忌证】

对氟康唑及其无活性成分或其他唑类药物过敏的患者禁用。

【注意事项】

① 本品常见的不良反应为消化道反应，如腹痛、腹泻、腹胀，应做对症处理。

② 密切注意用药期间肝脏损害症状，如出现食欲缺乏、乏力、黄疸、转氨酶升高等则必须立即报告医师，用药期间定期监

测肝功能，有肝脏病史者慎用。

③ 用药的同时尚需监测血常规、肾功能，发现异常立即报告医师。

④ 孕妇、哺乳妇女、16 岁以下儿童慎用。

两性霉素

【药理作用】

本品属多烯类抗真菌抗生素，对大多数深部真菌都有效，如皮炎芽生菌、念珠菌、新型隐球菌、组织胞浆菌、球孢子菌等，其作用机制为与真菌细胞膜上的麦角甾醇结合，改变膜的通透性，导致细胞内钾离子、氨基酸、核苷酸等重要物质外漏，从而破坏细胞正常代谢，抑制其生长。

【适应证】

主要用于严重的深部真菌感染。

【用法及用量】

临用前加无菌注射用水适量溶解（不可用 0.9% 氯化钠注射液，以免产生沉淀），再加入 5% 葡萄糖注射液中，浓度调节为 0.1% 左右。

（1）静脉滴注　先从小剂量 1 ～ 5mg 开始，1 次 /d 或隔日 1 次，逐渐增量至每次 50 ～ 60mg，总量 1.5 ～ 3g。

（2）雾化吸入　多用于肺及支气管真菌感染，5 ～ 10mg/d，溶于注射用水 100 ～ 200ml 中，分 4 次吸入。

（3）局部用药　浓度 2.5 ～ 5mg/mL。

【不良反应】

① 静滴过程中或静滴后发生寒战、高热、严重头痛、食欲不振、恶心、呕吐，有时可出现血压下降、眩晕等。

② 几乎所有患者在疗程中均可出现不同程度的肾功能损害，尿中可出现红细胞、白细胞、蛋白和管型、血尿素氮和肌酐增高，肌酐清除率降低，也可引起肾小管性酸中毒。

③ 低钾血症，由于尿中排出大量钾离子所致。

④ 血液系统毒性反应有正常红细胞性贫血，偶可有白细胞或血小板减少。

⑤ 肝毒性，较少见，可致肝细胞坏死，急性肝功能衰竭亦有发生。

⑥ 心血管系统反应，如静滴过快时可引起心室颤动或心脏骤停。此外本品所致的电解质紊乱亦可导致心律失常的发生。本品静滴时易发生血栓性静脉炎。

⑦ 神经系统毒性反应，鞘内注射本品可引起严重头痛、发热、呕吐、颈项强直、下肢疼痛及尿潴留等，严重者可发生下肢截瘫等。

⑧ 过敏性休克、皮疹等变态反应偶有发生。

【禁忌证】

对本品过敏、严重肝病、肾衰竭的患者及孕妇禁用。

【注意事项】

① 在静脉滴注本品时可发生寒战、高热、头痛、恶心、呕吐、肌肉痛、关节痛等，可在滴注前给予解热镇痛药或抗组胺类药、地塞米松，以减轻其症状。

② 本品可产生肝脏毒性、肾脏毒性、心肌损害及血钾降低、贫血、白细胞和血小板减少，因此用药期间必须定期检查肝肾功能、心电图和血钾、血常规，并注意补钾，给予高钾低钠饮食。

③ 静脉滴注时要注意防止血栓性静脉炎，稀释后浓度不超过 0.1%，要经常更换注射部位。

④ 静脉滴注速度要慢，以防出现血压降低、心律失常、胸痛等症状。

⑤ 水溶液不稳定，室温避光放置不宜超过 24 小时。

亚胺培南/西司他丁钠

【药理作用】

本品为 β- 内酰胺类抗生素，本品中亚胺培南与西司他丁钠的重量比为 1:1。其作用机制是抑制细菌细胞壁的形成,迅速杀灭细菌,具有广谱抗菌作用,对绝大部分革兰阴性需氧菌和厌氧菌、革兰阳性菌和厌氧菌均有强效的杀菌作用。

【适应证】

本品是一种非常广谱的抗生素,由致病菌引起的感染,如烧伤感染、下呼吸道感染、脓毒血症、腹腔感染等均可使用,尤其适用于混合细菌感染,特别适用于多种细菌的联合感染和需氧或厌氧菌的混合感染以及尚未确定病原菌前的早期治疗。

【用法及用量】

静脉滴注 成人:每次 0.5 ~ 2g,每 8 ~ 12 小时 1 次,用 0.9% 氯化钠注射液或 5% 葡萄糖注射液 100 ~ 200ml 溶解,总量不超过 6g/d;儿童:体重超过 40kg,可按成人剂量给药,体重 < 40kg 者,50 ~ 60mg/(kg·d),3 次 /d。

【不良反应】

不良反应少见,但可出现。胃肠道反应有恶心、呕吐、伪膜性肠炎。皮肤过敏反应有皮疹、皮肤瘙痒可出现嗜酸性粒细胞升高。偶见白细胞减少,血小板减少或增多,血红蛋白下降及 Coombs 试验阳性。肾及肝功能损害。

【禁忌证】

本品禁用于对本品任何成分过敏的病人。

【注意事项】

① 本品宜现配现用,用 0.9% 氯化钠注射液或 5% 葡萄糖注射液溶解的药液不宜存放过久,以防减效。

② 本品可引起过敏反应,如皮疹、药物热、皮肤瘙痒等,应注意观察,过敏体质者慎用。

③ 可引起注射部位疼痛和血栓性静脉炎,长期用药者应经常更换注射部位;静脉滴注的药液浓度不宜过高(5mg/ml),速度不宜过快,以免发生恶心、呕吐。

④ 常见不良反应有恶心、呕吐、腹泻、伪膜性肠炎、血清

转氨酶一过性增高以及中性粒细胞、血小板、血红蛋白减少，用量过大或肾功能损害者可诱发精神障碍、癫痫发作等中枢神经系统症状，因此用药剂量不宜过大，必要时做对症处理或停药。

⑤ 干粉剂需在 15～25℃室温下保存，输注液配制后室温下（25℃）保存 4 小时，冷藏（4℃）保存 24 小时。

万古霉素

【药理作用】

本品对细菌的作用主要是抑制细菌细胞壁肽聚糖的生物合成，还可以改变细胞质膜和 RNA 的合成而损伤原生质体。主要作用于革兰阳性菌，对金葡菌和表皮葡萄球菌最具活力。

【适应证】

用于敏感菌所致严重感染，如烧伤感染、菌血症、骨髓炎、肺炎、心内膜炎、软组织感染等，尤其是对青霉素、头孢菌素过敏或其他抗生素治疗无效的细菌感染。

【用法及用量】

缓慢静脉滴注：成人 2g/d，0.5g/6h 或 1g/12h；儿童 20～40mg/（kg·d），分 2～4 次给药。每次给药时间不得少于 60 分钟。

【不良反应】

（1）休克、过敏样症状（＜0.1%） 因为可产生休克、过敏样症状（呼吸困难、全身潮红、水肿等），所以应留心观察，若出现症状则停止给药，采取适当处理措施。

（2）急性肾功能不全（0.5%）、间质性肾炎（频率不明）因可出现急性肾功能不全、间质性肾炎等重要的肾功能损害，所以有必要进行定期检查，若出现异常最好停止给药，若必须继续用药，则应减低药量慎重给药。

（3）多种血细胞减少（＜0.1%）、粒细胞减少症、血小板减少（频率不明） 因可出现再生障碍性贫血、粒细胞减少症、血小板减少，若发现异常则停止给药，采取适当处理措施。

（4）皮肤黏膜综合征（Stevens-Johnson 综合征）、中毒性表皮坏死症（Lyell 综合征）、脱落性皮炎（频率不明）　因可出现皮肤黏膜综合征（Stevens-Johnson 综合征）、中毒性表皮坏死症（Lyell 综合征）、脱落性皮炎，所以应留心观察，若出现此种症状则停止给药，采取适当处理措施。

（5）第 8 脑神经损伤（＜ 0.1%）　因可出现眩晕、耳鸣、听力低下等第 8 脑神经损伤症状，所以有必要进行听力检查，若上述症状出现最好停止给药，若必须继续用药，则应慎重给药。

（6）伪膜性大肠炎（频率不明）　因可出现伴有血便的伪膜性大肠炎等严重的肠炎，所以在出现腹痛、腹泻症状时停止给药，采取适当处理措施。

（7）肝功能损害、黄疸（频率不明）　因可出现丙氨酸氨基转移酶（ALT）和天冬氨酸氨基转移酶（AST）上升、黄疸，所以有必要进行定期检查，若出现异常应停止给药，采取适当处理措施。

【禁忌证】

（1）对本品有既往过敏性休克史的患者禁用。

（2）下列患者原则上不予给药，若有特殊需要慎重。

① 对本品、替考拉宁及糖肽类抗生素、氨基糖苷类抗生素有既往过敏史患者。

② 因糖肽类抗生素、替考拉宁或氨基糖苷类抗生素所致耳聋及其他耳聋患者（可使耳聋加重）。

【注意事项】

① 本品静脉滴注的速度不能过快，以防发生类过敏性反应（包括低血压、喘息、呼吸困难、荨麻疹、瘙痒）以及引起身体上部的潮红或疼痛及胸背部肌肉抽搐。

② 本品刺激性强，不采用肌内注射和静脉推注，静脉滴注时浓度不宜过高（500mg 本品至少需稀释液 100ml），且勿漏至血管外，经常更换注射部位，以免引起局部疼痛、组织坏死、血栓性静脉炎。

③ 本品肾毒性及耳毒性较大，剂量过大或用药时间过长易导致不可逆性耳聋、肾功能减退，特别是老年、肾衰竭和有听力障碍者更应慎用或禁用，不宜与有耳、肾毒性药物合用。

④ 本品可损害造血系统，常见有可逆性血细胞减少，用药期间应注意血象监测。

⑤ 粉针剂密封，室温 15 ～ 30℃储存，溶解后的溶液应存放于冰箱内冷藏，且尽快用完。

第三十一章　烧伤科常用外用药

磺胺嘧啶银

【药理作用】

本品是由硝酸银与磺胺嘧啶合成的。磺胺嘧啶银与创面接触后，可缓慢分解成磺胺嘧啶和银离子。带正电荷的银离子被带负电荷的细菌吸附至表面，穿入细胞膜与细菌体内脱氧核糖核酸结合，使细菌丧失繁殖能力；磺胺嘧啶也对细菌有抑制作用，从而达到抑菌或杀菌的目的。

【适应证】

磺胺嘧啶银的杀菌范围广泛，对革兰阴性杆菌作用强，尤其对铜绿假单胞菌、变形杆菌和大肠埃希菌效果更为显著，对真菌也有一定作用。适用于Ⅱ度和Ⅲ度烧伤创面。

【用法及用量】

磺胺嘧啶银可与 0.05% 氯己定混合制成 1% 的混悬液；用蒸馏水配成 10% ～ 20% 的混悬液；也可制成 1% 磺胺嘧啶银冷霜。使用于创面时可直接涂创面或涂于单层纱布上；创面紧贴人造皮后也可用 10% 混悬液纱布外敷。若创面感染不严重，药物在创面上有一定积蓄后，可隔日换药，若创面感染严重，则每天换药。

【不良反应】

① 常见有局部刺激性、皮疹、皮炎、药物热、肌肉疼痛、血清病样反应等过敏反应。

② 由于本品局部外用可能有部分吸收，因此可能出现粒细胞和血小板减少、再生障碍性贫血、炎症、肝功能减退、恶心、呕吐和腹泻等。

【禁忌证】

对磺胺类药物及银盐过敏者禁用。

【注意事项】

① 本品呈弱酸性，涂药后会有一过性疼痛，用药前应告知病人。

② 本品遇光后银离子易氧化渐变为深棕色，应注意保护床单，以免污染床单和衣服，但对疗效无妨。

③ 睡翻身床的病人，换药后应用烤灯烤干创面或用吹风机吹干创面才能翻身，以免药物被棉垫吸附而影响疗效。

④ 每次用药前，应将前次药物去除，才能收到较好的效果。

⑤ 有约 5% 的病人用药后发生粒细胞减少，停药后可自行恢复。因此病人不必担心。

⑥ 使用前应摇匀，未使用完时应放在阴凉和避光处。

磺胺米隆

【药理作用】

本品为合成抗菌药，能迅速穿透焦痂，在坏死组织和健康组织界面建立有效的杀菌浓度。

【适应证】

本品抗菌谱较广，对革兰阴性菌、革兰阳性菌都有效，尤对铜绿假单胞菌作用更强。对某些厌氧菌（如破伤风梭菌、产气荚膜梭菌等）也有效。故常用来控制烧伤创面脓毒症。

【用法及用量】

10% 的霜剂用量不超过 350 g/d。磺胺米隆有盐酸盐和醋酸盐两种。因盐酸盐易致病人酸中毒，现已少用。而醋酸盐应用较多，多以 5% ~ 10% 溶液湿敷，也可配成 10% 霜剂应用。当创面感染严重，已有大量细菌繁殖时，应用 10% 霜剂较好。霜剂直接涂于创面，5 小时内使 80% ~ 90% 的磺胺米隆从霜剂基质中释放到创面，8 ~ 10 小时深层组织的药物减低，为维持有效浓度，换药 2 次 /d 为佳。10% 水溶液用于创面湿敷。植皮后的创面尽量不用，因可影响皮片生长。

【不良反应】

① 局部应用后可发生疼痛及烧灼感。

② 过敏反应可表现为各种皮疹，如斑丘疹、荨麻疹、湿疹样皮炎、接触性皮炎和多形红斑等。

③ 由于本品具有抑制碳酸酐酶作用，故用量大时吸收量增多，可导致代谢性酸中毒，一旦发生此情况且酸中毒持续存在时，宜暂停应用本品并予以碳酸氢钠静脉滴注。

【禁忌证】

对本品过敏者禁用。

【注意事项】

① 因本品呈酸性，使用时对创面有一定刺激而引起局部疼痛。

② 可引起过敏性皮疹，发生率 5% ~ 7%，可选用抗组胺药物治疗而不必停药。

③ 每次用药前，应将前次药物去除，才能收到较好的效果。

④ 能抑制上皮细胞生长，不利于创面愈合，鉴于此，近年来用本品者渐少。

聚维酮碘

【药理作用】

由聚乙烯吡咯烷酮和碘结合而成。本品接触创面后逐渐将碘缓慢释出而起灭菌作用。本品具有抗菌谱广、能杀灭各类微生物、毒性低、对黏膜无刺激性、原液性能稳定等优点。它对铜绿假单胞菌和金葡菌有抗菌活性，但对真菌孢子与细菌芽孢作用弱。由于聚维酮碘水溶性好，对组织刺激性小，染色轻，易洗去，同时因含有表面活性剂，尚具有清洁剂的作用。

【用法及用量】

常用 0.5% ～ 1% 溶液消毒烧伤创面，对于Ⅲ度烧伤创面可起到保痂的作用。

【不良反应】

极个别病例用药时创面黏膜局部有轻微短暂刺激，片刻后即自行消失，无需特别处理。

【禁忌证】

孕妇及哺乳期妇女禁用。

【注意事项】

① 原液稀释后稳定性差，2 日中可减少有效碘 50% 以上，故应新鲜配制。

② 用于Ⅲ度创面保痂时，应每 4 ～ 6 小时涂擦创面 1 次。

硝酸银溶液

【药理作用】

本品在水中离解度大。解离出来的银离子能与菌体蛋白质结合，呈蛋白银沉淀，显示杀菌作用；并可释放出微量的银离子，与酶蛋白的活性基因相作用，可显示长时间的抑菌效果。本品抑菌谱较广，对金葡菌、铜绿假单胞菌、大肠杆菌、溶血性链球菌均有效。但其穿透性较差，很快以氯化银形式沉淀于局部，减弱硝酸银的抗菌效果和阻碍其向创面下组织穿透而失去药效。故接触到血清、脓液及坏死组织后就迅速失去作用。因此，仅对创面表面感染有效，对焦痂内感染无治疗作用。适用于尚无细菌污染或仅少量细菌定植的创面。

【用法及用量】

清创后，创面上放置 20 层粗孔纱布，用绷带固定敷料，然后倒入本品，湿透敷料，每 4 小时倾倒药液 1 次，以保持硝酸银浓度和敷料潮湿，换药 1 次 /d。

【不良反应】

尚未见明显不良反应。

【禁忌证】

对本品过敏者禁用。

【注意事项】

① 0.5% 硝酸银溶液为低张溶液，应用面积超过 20% 体表面积时，溶液被吸收至体内，可引起体内电解质紊乱，在 6 ～ 8 小时内发生低钠血症、低钾血症和低氯性碱中毒，需同时补充电解质。

② 易使被服敷料染为黑色，应用硝酸银 48 小时后也可使Ⅲ度创面变成暗蓝色或黑色，Ⅱ度烧伤创面变为棕褐色，给观察创面变化带来困难，鉴于此，目前临床上应用不多。

③ 常温避光保存。

第三十二章　美容常用药物

第一节　维A酸类

维A酸

【药理作用】

全反式维 A 酸除了与维 A 酸受体（RAR）结合外，在体内可转化为 9- 顺维 A 酸，进而与维 A 酸 X 受体（RXR）结合。

（1）抗皮肤老化　维 A 酸是强有力的细胞增殖分化基因表达的生物调节剂，可通过调节表皮生长因子的丝裂原作用，使表皮细胞 DNA 合成和有丝分裂指数增加，诱导表皮增生，使颗粒层和棘细胞层增厚，对表皮、真皮的老化性损伤有较长远的影响，长期应用能使老化皮肤的临床症状和病理发生改变，使许多结构紊乱修复，损伤好转或消退。

（2）减少表皮黑色素　本品外用有助于减轻因光损伤所致色素过度沉着引起的损害。黑色素瘤细胞系中，维A酸通过抑制酪氨酸酶活性而减少黑色素的形成，并减少黑色素。维A酸作用于黑色素细胞是多位点的，对酪氨酸羟化酶、多巴氧化酶及二羟基吲哚氧化酶三型催化酶活性都有抑制作用，从而减少黑色素形成、减轻皮肤色素沉着。

（3）抑制皮脂产生　维A酸是皮脂细胞增殖和脂类合成的强力抑制剂。维A酸通过抑制皮脂产生和减小皮脂腺的大小而影响皮脂腺的活性。使皮脂腺的基底细胞成熟过程变长，皮脂腺数目减少，皮脂腺中增殖细胞的比例下降，导致皮脂合成减少。

（4）免疫调节作用　维A酸作用于免疫系统的B淋巴细胞、T淋巴细胞、细胞因子和巨噬细胞，对体液免疫及细胞免疫均有影响，低剂量有免疫刺激作用，高剂量有免疫抑制作用。

（5）抗炎作用　可使中性粒细胞游走受到抑制，抑制花生四烯酸及其代谢产物的产生，抑制中性粒细胞产生白三烯及氧化物阴离子，阻碍溶酶体的释放。

（6）抑制皮肤光老化　维A酸可纠正或预防紫外线辐射等有害因素对真皮结缔组织生化成分及形态结构引起的异常，刺激皮肤细胞外基质蛋白合成，在真皮上部加速形成新的结缔组织带。

【适应证】

① 寻常型痤疮：维A酸是第一个外用治疗痤疮的维生素A类药物，疗效显著。该药能抑制粉刺的形成并能溶解粉刺；增加毛囊皮脂腺导管细胞的有丝分裂活性，导致毛囊漏斗部角质形成细胞转换率增加，加速粉刺排出。维A酸还能降低粉刺内角质形成细胞的黏聚力，减少非炎症损害并防止炎症损害的发生。

② 对扁平苔藓、白斑、黄褐斑、毛发红糠疹和面部单纯糠疹等亦有疗效。

③ 对角化异常的各种皮肤病如鱼鳞病、毛囊角化症等有效。体外给药，常用浓度为0.025%、0.05%和0.1%。

④ 护肤养颜：维 A 酸可使皮肤柔嫩，皱纹明显减少，颜面斑状色素沉着消退，雀斑减轻，黄褐斑消退，皮肤粗糙度降低，从而达到美容效果。

【用法及用量】

口服，10mg/ 次，2 ～ 3 次 /d。外用，0.05% ～ 0.1% 霜剂或软膏。局部涂擦，1 ～ 2 次 /d。

【不良反应】

① 本品口服应用不良反应大，表现为致畸和胚胎毒性、骨骼损害、头痛、头晕等，还可引起血脂升高、肝损害等。

② 外用可引起皮肤黏膜刺激反应，主要表现为红斑、脱屑、干燥、瘙痒、烧灼感、刺痛感等，多发生于治疗中的第 1 个月，并且严重程度与剂量呈正相关。因此外用浓度不宜过大，0.3%以下较为适宜。

【禁忌证】

妊娠起初 3 个月内妇女禁用。急性或亚急性皮炎、湿疹类皮肤病患者禁用。

【注意事项】

本品可与其他药物如皮质激素、抗生素合用，以增加疗效。应控制剂量或同服谷维素、维生素 B_1、维生素 B_6 等药物以减轻不良反应。

异维A酸

【药理作用】

（1）减轻上皮细胞角化作用　本品可调节表皮细胞的终末分化阶段，减小角质形成细胞平均体积，表现出抗角化作用；可减弱角质层的黏聚力，从而损伤渗透屏障功能，使皮肤失水增多、脆性增加。用药 1 周后，可见早期损伤性改变，角质层变薄，角质细胞形成胞浆空泡化，随后逐渐恢复，细胞内张力细丝、细胞间桥粒与角化小粒恢复正常。

（2）免疫调节作用　对细胞免疫和体液免疫均有调节作用，增强同种异体移植的排斥反应。

（3）抑制皮脂生成作用　本品呈剂量依赖性地抑制皮脂分泌。可能使基底细胞成熟过程延长，从而使皮脂腺细胞数目减少，缩小皮脂腺组织、抑制皮脂腺活性、减少皮脂腺分泌。

（4）其他作用　本品还有减少痤疮丙酸杆菌数目、抑制超氧阴离子的形成、抑制胶原酶及明胶酶的生成、减少表皮黑色素的形成等作用。

【适应证】

临床上用于治疗严重型痤疮、酒渣鼻、革兰阴性菌毛囊炎、严重面部皮脂溢出症、扁平苔藓、银屑病及某些角化性皮肤病。在 FDA 批准系统应用的维 A 酸中，只有异维 A 酸对痤疮具有良效。重度痤疮（包括结节型和囊肿型的痤疮），可口服异维 A 酸，一般 8 周内显效；轻度和中度痤疮可用间歇冲击疗法治疗，口服异维 A 酸治疗 1 周，每月用药 1 周，连用 6 个月。

【用法及用量】

开始剂量为 0.5mg/（kg·d），分 2 次口服，进餐时服药可促进吸收，治疗 2 ～ 4 周后可根据临床效果及不良反应酌情调整剂量。6 ～ 8 周为 1 个疗程，疗程之间可停药 8 周。霜剂：0.05%、0.1%。每日 2 次，涂患处或遵医嘱。

【不良反应】

异维 A 酸的不良反应低于维 A 酸。

① 较早出现的不良反应为皮肤黏膜改变。唇炎发生率最高，口服给药时发生率可达 100%，近 30% ～ 50% 患者鼻腔黏膜干燥、出血，皮肤干燥瘙痒、眼干燥，尤以过敏体质及干燥症患者明显。

② 长期应用可引起肝损害，引起血浆中三酰甘油升高。

③ 长期应用可引起骨质疏松、骨骺闭锁、骨生成迟缓等，其发生率均＜ 15%。以 1 ～ 2mg/（kg·d）剂量和疗程 4 ～ 5 个月为宜。口服异维 A 酸治疗痤疮时，约有 10% 的患者可检出骨肥大。

④ 本品有致畸作用，主要发生在脊椎系统、中枢神经系统

及内脏。胚胎毒性表现为流产和死产。致畸率约为 25.6%，大于沙利度胺。

【禁忌证】

① 对本品任何成分过敏者禁用。

② 本品禁止用于妊娠或即将妊娠的妇女。育龄期妇女或其配偶在开始服用异维 A 酸治疗前 3 个月、治疗期间及停药后 3 个月内应采用有效的避孕措施。

③ 哺乳期妇女、肝肾功能不全、维生素 A 过量患者禁用。

【注意事项】

① 戴隐形眼镜（接触镜）者不宜使用，或应用本品期间不宜戴隐形眼镜。

② 儿童与少年长期应用时每 6 ～ 12 个月应做腰部与长骨的 X 线检查。平时多食一些含钙丰富的食品如牛奶、排骨汤、海鲜等，骨质疏松患者可给予补钙治疗。应避免异维 A 酸与糖皮质激素、其他维 A 酸类药（包括维生素 A）同用。使用异维 A 酸疗程不要太长。

③ 文献报道口服异维 A 酸后引发精神异常，但是只能说明有一定的相关性，而无明确的因果关系。但临床医生应警惕使用异维 A 酸出现精神抑郁的可能性。对于已有明确精神抑郁的患者应避免使用该药治疗。

依曲替酯

【药理作用】

（1）抗角化作用　能使皮肤过度角化逆转，此与本品对多肽激素的抑制作用有关。在皮肤，本品可减少颗粒层葡萄糖 -6- 磷酸脱氢酶的活性，以调节角化的后阶段，并使角质形成细胞平均体积明显缩小。

（2）免疫调节作用　低剂量有免疫刺激作用，高剂量有免疫抑制作用。

（3）抗肿瘤作用　通过特异的糖蛋白与肿瘤细胞发生接触，并以药物的毒性导致胞浆膜及胞浆内超微结构改变，使肿瘤细胞溶解。

【适应证】

① 用于严重银屑病，如红皮病型银屑病、脓疱银屑病，不能根治，停药后常有复发。

② 先天鱼鳞病、毛发红糠疹、毛囊角化病以及其他严重角化异常的皮肤病。

③ 对角层下脓疱病、掌跖脓疱病、连续性肢端性皮炎有效。

④ 还可用于多种皮肤、黏膜癌及癌前病变，如蕈样肉芽肿、鳞癌、基底细胞癌及食管癌、支气管癌等以及癌前病变，如黏膜白斑、日光性角化病等。

【用法及用量】

口服：开始剂量 0.75 ～ 1mg/（kg·d），分 2 ～ 3 次用。疗程为 2 ～ 4 周，最大剂量不得超过 75mg/d，最后剂量须依疗效及耐受程度而定，通常 6 ～ 8 周为 1 个疗程，0.5mg/（kg·d）便能达到最佳效果。治愈即停药。

【不良反应】

本品的不良反应与异维 A 酸相似，但存在重要差异。结膜症状少见而脱发明显，最初有表皮脱落、黏性皮肤、易碰伤，肝功能异常较常见，偶见肝毒性反应。用药初期的不适可耐受，以上不良反应在停药后均可消失和恢复正常。

【禁忌证】

本品具有高度致畸性，禁止用于妊娠妇女；育龄期妇女在服用本品前 4 周内、服药期间以及服药后 2 年内应严格避孕。

【注意事项】

口服有致畸作用，在服药期间及停药 1 年内绝对禁止妊娠。

阿达帕林

【药理作用】

阿达帕林不与蛋白结合的细胞质受体相结合，但与维 A 酸核受体有特殊的亲和力，本品为寻常型痤疮异常的细胞分化、角化及炎症过程的强效调节剂，其药理活性主要表现在以下三方面：

（1）对细胞增殖和分化的影响　本品选择性作用于表皮角质形成细胞的终末分化过程，从而具有抗增殖作用。体外试验表明本品在调节细胞分化过程中活性较全反式维A酸强3倍以上。

（2）抗炎作用　本品具有较强的局部抗炎作用，与戊酸倍他米松及吲哚美辛类似，而明显高于其他外用维A酸类药物。其机制主要与抑制人类多核白细胞的化学趋化反应，并可抑制花生四烯酸经环氧酶、脂氧化反应转化为炎症介质（前列腺素和白三烯）有关。

（3）抗痤疮作用　本品可明显减少表皮粉刺的数目，且呈剂量依赖性，同时伴有表皮厚度的增加，对作为寻常型痤疮病因的表皮异常角化和分化过程也有作用。作用机制被认为是通过使毛囊上皮细胞正常分化而减少微小的粉刺形成，另外可缓解由细胞反应介导的炎性反应，如可缓解痤疮的炎性反应（脓疱和丘疹等），也是其抗痤疮的机制。

【适应证】

本品适用于以粉刺、丘疹和脓疱为主要表现的寻常型痤疮的皮肤治疗。亦可用于治疗面部、胸和背部的痤疮。目前主要用其0.1%浓度的洗剂、凝胶和霜剂等。

【用法及用量】

阿达帕林凝胶剂：0.1%。每天1次，外搽于痤疮部位，8～12周为1个疗程。

【不良反应】

本品稳定，无光毒性，外用仅有轻微皮肤刺激症状，如红斑、烧灼感。多出现于用药1～2周内，减少用药次数或暂时停药可以减轻。本品不会通过吸收进入体循环，故外用无全身性不良反应。

【禁忌证】

① 对本品过敏者。

② 大面积严重痤疮者。

③ 孕妇。

④ 哺乳妇女。

【注意事项】

① 药物对儿童的影响：12 岁以下儿童应用本品的安全性和疗效尚不明确。

② 动物实验显示用药同时暴露于紫外线或阳光下，致癌的危险性会增大。建议患者用药时应避免或尽量减少暴露于日光及人造紫外线辐射源下。

③ 本品仅供外用，用药时须注意避免与眼、口腔、鼻等黏膜接触，如不慎接触应立即用温水洗净。

④ 本品不应用于皮肤破损处（割伤、摩擦伤等）或患有湿疹的皮肤。

⑤ 本品可增加光敏性，用药期间应避免过量日晒和紫外线照射。

⑥ 治疗开始的前几周可使痤疮显著加剧，不应视为停药指征，应在 8 ～ 12 周后观察疗效。

⑦ 如出现过敏或严重刺激反应，应停药。

他扎罗汀

【药理作用】

本品具有较高的受体选择性，使前体药不与维 A 酸核受体结合，其活性代谢产物（他扎罗汀酸）与两种维 A 酸受体（RARp，RARγ）有高度亲和力并激活靶受体，但不与任何维 A 酸 X 受体（RXR）结合，特殊的受体选择性使生物学介导途径专一，可避免较广泛药理作用所引起的不良反应，故而临床疗效显著且不良反应较少。

【适应证】

（1）银屑病 是他扎罗汀的主要应用，1997 年 FDA 批准 0.05% 和 0.1% 他扎罗汀凝胶用于治疗轻、中度寻常型斑块状银屑病。对轻、中度斑块型银屑病疗效较好，可使症状迅速缓解，并促进皮损消退，患者对其耐受性好。外用治疗银屑病有效率高，绝大多数患者用药后第 1 周见效，12 周显示疗效峰值。常用其 0.1%

凝胶制剂。

（2）痤疮　用于治疗面部轻、中度寻常型痤疮，安全可靠、耐受性好。

（3）其他　可有效治疗、改善角化过度、异常性疾病，如毛囊角化病、融合性网状乳头瘤病、层板状鱼鳞病、寻常型鱼鳞病、黑棘皮病等。对毛囊皮脂腺疾病、表皮肿瘤和丘疹鳞屑性皮肤病、盘状红斑狼疮等亦有一定疗效。

【用法及用量】

他扎罗汀凝胶剂：0.05%、0.1%。每日 1 次，外搽患处，可与皮质类固醇激素联合使用，如皮质激素早 1 次，他扎罗汀凝胶晚 1 次，可产生协同治疗效果。

【不良反应】

局部不良反应主要包括轻度至中度的皮肤刺激，表现为瘙痒、烧灼、刺痛和红斑等。这些反应与用药剂量、剂型有关，不持久，可耐受。

【注意事项】

① 育龄妇女用药应避孕。

② 使用时，避免药物与眼睛、口腔和黏膜接触，并尽量避免药物与正常皮肤接触。

③ 如出现瘙痒等皮肤刺激作用，尽量不要搔抓，可涂少量润肤剂；严重时，停用本品或隔天使用 1 次。

第二节　α-羟酸类

甘醇酸

【药理作用】

（1）改善过度角化　本品可加速角质细胞脱落，促使肌肤更新而改善皮肤过度角化；并能松解堵塞毛孔的角质栓，使毛囊管畅通。

（2）增加皮肤保湿　本品使透明质酸含量增加，提高皮肤的保水能力。

（3）改善皮肤弹性　甘醇酸能增加真皮内的骨胶原及弹性纤维形成，显著改善皮肤质地。

【适应证】

用于治疗皮肤粗糙、暗沉、黑斑、痤疮、皮肤干燥症等。还常用作皮肤外用药、化妆品的赋形剂和助透剂。

【用法及用量】

（1）甘醇酸溶液剂　20%、35%、50%和70%。由医师外用，用于化学剥皮术。

（2）甘醇酸霜剂　7%。化妆外用，一日数次。

乳酸

【药理作用】

（1）抑制酪氨酸酶　本品能抑制酪氨酸酶生成，从而抑制或防止皮肤色素沉着。

（2）皮肤保湿作用　本品能促进皮肤细胞新陈代谢，防止皮肤干燥。

（3）护发美发　乳酸天然存在于头发中，是一种优良的 pH 调节剂和保湿剂，可以使头发表面光泽亮丽，常作为各种护发产品的 pH 调节剂；外用高浓度乳酸能引起表皮松解。

【适应证】

用于老年斑、雀斑，皮肤干燥症，老年性皮肤瘙痒，脂溢性角化病，寻常疣等。

【用法及用量】

（1）乳酸溶液剂　化妆外用，一日数次。

（2）霜剂：9%。化妆外用，一日数次。

（3）乳酸胺洗剂　12%。外用，一日数次。

苹果酸

【药理作用】

（1）改善角质化　本品可加速角质细胞脱落，有效改善干燥皮肤毛囊角化等。

（2）润肤除皱　本品含有天然的润肤成分，能溶解黏结在干燥鳞片状死细胞之间的"胶黏物"，可清除皮肤表面皱纹，使皮肤变得嫩白、光洁而有弹性。

【适应证】

用于干燥皮肤毛囊角化病、鱼鳞病、掌跖角化症等具有明显角质层滞留特征的皮肤病。常用作化妆品配方的原料，用以润肤护肤。

杏仁酸

【药理作用】

杏仁酸又名苯乙醇酸，主要存在于杏仁中。为白色结晶，易溶于乙醇和水。

【适应证】

杏仁酸具有很好的去死皮及杂质的效果，还有皮肤保湿作用，使肌肤滋润、柔软、光滑。常用作皮肤外用药、化妆品的赋形剂和助透剂。

【用法与用量】

杏仁酸霜剂：20%。化妆外用，一日数次。

第三节　微量元素

葡萄糖酸锌

【药理作用】

锌是人类必需的微量元素，锌在皮肤中的含量约为人体总量的20%，皮肤是对锌缺乏表现最为敏感的器官。

（1）抗辐射　锌具有抵抗紫外线的辐射、促进伤口愈合、提高机体抵抗力、抗氧化、对皮肤有光保护等作用。

（2）促进淋巴细胞增殖　锌具有的促进淋巴细胞增殖和活动能力的作用，对维持上皮和黏膜组织正常、防御细菌、病毒侵入、促进伤口愈合、减少痤疮等皮肤病变有良好的作用。

（3）防止脂质过氧化　人体皮肤的衰老与体内的脂质过氧化

反应相关，而抵抗脂质过氧化反应的许多生物酶都以必需微量元素为活性中心，必需微量元素的缺乏会导致这些酶的活性降低，从而加速脂质过氧化反应进行，皮肤也因此容易老化，失去弹性和出现老年斑等现象。能防止脂质过氧化反应的微量元素主要有锌、铜、硒、锰等。

【适应证】

锌缺乏易引起的皮肤病，常见慢性皮肤瘙痒症、痤疮、脱发以及营养障碍引起的慢性皮肤溃疡、白癜风、疱疹样皮炎、银屑病、黏膜扁平苔藓等。

【用法及用量】

口服，10 ～ 20mg/ 次，2 次 /d。

【不良反应】

① 本品有胃肠道刺激性，口服可有轻度恶心、呕吐、便秘、服用 0.2 ～ 2g 可催吐。

② 偶见皮疹、胃肠道出血，罕见肠穿孔。

【禁忌证】

消化道溃疡患者禁用。

【注意事项】

① 过量的锌进入体内可引起铜和铁缺乏症，故每日用量不宜超过 15mg。

② 宜餐后服用，以减少胃肠道刺激。

硫酸亚铁

【药理作用】

铁是人体的必需微量元素，铁是血红蛋白、肌红蛋白及多种酶系的重要成分。铁摄入不足或缺乏主要是引起缺铁性贫血，供血不足会严重影响皮肤健美。

【适应证】

用于缺铁性贫血的预防和治疗。

【用法及用量】

0.3g/ 片，0.3g/ 次，餐后口服，3 次 /d。

【不良反应】

口服铁剂最常见不良反应为胃肠道反应、便秘等。

【禁忌证】

① 肝肾功能严重损害，尤其是伴有未经治疗的尿路感染者禁用。

② 铁负荷过高、血色病或含铁血黄素沉着症患者禁用。

③ 非缺铁性贫血（如地中海贫血）患者禁用。

【注意事项】

铁剂与制酸药（如碳酸氢钠）、四环素类药物、磷酸盐类及含鞣酸的药物或饮料同用，易产生沉淀而影响吸收。

硫酸铜

【药理作用】

铜是人体的必需微量元素，是血浆铜蓝蛋白的组成成分。人体内含铜的酶有酪氨酸酶、单胺氧化酶、超氧化酶、超氧化物歧化酶、血铜蓝蛋白等。铜缺乏时，人体内各种血管与骨骼的脆性增加、脑组织萎缩，还可引起白癜风及少年白头等黑色素丢失症；还可影响铁的吸收和利用，从而引起缺铁性贫血，造成体弱无力，皮肤干燥粗糙、失去原有的弹性和柔润。

（1）促进血红蛋白生成　铜对血红蛋白的形成起活化作用。

（2）促进铁的吸收和利用　铜在传递电子、弹性蛋白的合成、结缔组织的代谢、嘌呤代谢、磷脂及神经组织形成方面具有重要的促进作用。

【适应证】

各种原因引起的铜缺乏症，导致白癜风及少年白头等黑色素丢失症；或导致缺铁性贫血，见皮肤干燥粗糙、失去原有的弹性和柔润，面色苍白等。

【用法及用量】

溶液剂：0.25% ～ 2%。每次 2 ～ 3mg，口服，每天 2 次。搽剂：1%、2% 溶液搽涂患处。

【不良反应】

可致恶心、食欲减退、皮肤瘙痒等。

【注意事项】

长期摄铜过量可影响锌的吸收；大剂量注射可引起蓝绿粪便、急性溶血、肾功能异常等中毒症状。

第四节　维生素

维生素A

【药理作用】

（1）维持上皮结构的完整与健全　视黄醇和视黄酸可以调控基因表达，减弱上皮细胞向鳞片状的分化，增加上皮生长因子受体的数量。因此，维生素A可以调节上皮组织细胞的生长，维持上皮组织的正常形态与功能。

（2）保湿作用　本品能保持皮肤湿润，防止皮肤黏膜干燥角质化，不易受细菌伤害。缺乏维生素A，会使上皮细胞的功能减退，导致皮肤弹性下降，干燥粗糙，失去光泽。

（3）抗氧化作用　可以中和、清除有害的自由基。

（4）维持正常的视觉功能　视黄醛参与视网膜杆状细胞视紫红质的合成，保持杆状细胞对弱光的敏感性。缺乏时，暗适应时间延长，甚至发生夜盲症。

【适应证】

用于皮肤角化粗糙，皮肤烫伤，冻伤，并有助于痤疮、脓疱疮、疖疮，皮肤表面溃疡等皮肤病的治疗。此外，还常用于眼干燥症（干眼病），角膜软化症，夜盲症等。

【用法及用量】

口服。成人一日1粒。

【不良反应】

大剂量或长期服用可引起齿龈出血，唇干裂。过量主要表现骨关节疼痛、皮肤干燥、发痒、鳞屑、皮疹、脱皮、脱发、指

（趾）甲易脆等。

【禁忌证】

维生素 A 过多症患者禁用。

【注意事项】

制酸药可减少维生素 A 的吸收；同服抗凝血药致凝血酶原降低。

维生素D

【药理作用】

（1）调节血钙水平　促进小肠对钙、磷的吸收及肾小管对钙、磷的重吸收，影响骨组织的钙代谢，维持血钙及血磷的正常水平，促进骨和牙齿的钙化。

（2）影响细胞分化　在皮肤、肌肉、胰腺、脑等细胞以及造血细胞、活化的T淋巴细胞和B淋巴细胞、肿瘤细胞（如乳腺癌、膀胱癌、前列腺癌、肺癌、骨肉瘤、白血病等癌细胞）中存在维生素 D 受体，维生素 D 具有调节这些细胞生长的功能，包括诱导细胞的正常分化和抑制细胞的过度增殖。

（3）其他　促进维生素 A 的吸收，促进汗腺及皮脂腺的分泌，维持毛发生长及皮肤含水量，抑制炎性反应（特别是 T 细胞介导的炎性反应）。

【适应证】

① 与维生素 A 合用可治疗角化性皮肤病、干燥性湿疹、红斑、丘疹性湿疹及皮肤干燥、皲裂等。

② 预防及治疗佝偻病、骨软化病和婴儿手足搐搦症等。

【用法及用量】

口服。成人与儿童每天 1～2 粒。

【不良反应】

一般剂量不良反应轻微，大剂量使用引起高钙血症、高血压、软组织硬化、肾功能损害、皮肤黏膜干燥、脱发以及神经系统、消化系统等多方面不良反应。

【禁忌证】

维生素 D 增多症、高钙血症、高磷血症伴肾性佝偻病患者禁用。

【注意事项】

市售鱼肝油制剂含大量维生素 A，长期大量使用，易引起维生素 A 慢性中毒，故治疗佝偻病时宜用纯维生素 D 制剂。

维生素E

【药理作用】

（1）抗氧化作用　维生素 E 为体内抗氧化剂，有清除自由基的作用。当机体缺乏维生素 E 时，组成生物膜的脂质（主要是不饱和脂肪酸）容易生成过氧化脂质（LPO），结果导致生物膜通透性改变，细胞膜发生破裂分解，引起肌肉萎缩，皮肤皱纹增多。LPO 还可与蛋白质聚合形成脂褐素。

（2）防晒作用　紫外线（UV）照射能降低角质层内的维生素 E 含量，且和 UV 剂量相关。外用维生素 E，可预防 UVB 照射引起表皮细胞损伤而对细胞有保护作用；并能维持细胞正常代谢，使细胞 pH 保持稳定，维持正常膜电位及谷胱甘肽含量，增强细胞的生存能力；还能抑制因 UV 诱导的皮肤肿瘤的癌基因突变。局部应用维生素 E 能减少 p53 基因的环丁烷嘧啶二聚体的形成，从而减少 p53 基因的突变。

（3）抑制蛋白激酶 C 的活性　本品可抑制该酶的活性，减少胶原酶的表达，从而抑制胶原降解，改善皮肤老化的特征。

【适应证】

① 防治 UA 所致皮肤损伤，保持皮肤弹性，减少皮肤皱纹等，还可治疗黄褐斑、炎症后色素沉着斑、老年斑等。

② 防治银屑病、扁平苔藓、带状疱疹后遗神经痛、斑秃、化疗脱发。

③ 与维生素 A 合用，治疗角化性皮肤病，如毛囊角化病、毛周角化病、鱼鳞病、毛发红糠疹等。

④ 治疗结缔组织病。大剂量应用对硬皮病、皮肌炎有效，与泛酸合用对红斑狼疮疗效明显。

⑤ 对单纯型及营养不良型大疱性表皮松解症有效，可使水疱消退，毛发生长。

⑥ 还可治疗因血管壁脆弱所致的末梢血管功能障碍性疾病，如冻疮、下肢溃疡、过敏性紫癜等。

【用法及用量】

成人，一次 1 粒口服，2 ～ 3 次 /d。

【不良反应】

长期应用（6 个月以上）易引起血小板聚集和血栓形成。大剂量长期应用，部分病例有恶心、头痛、疲劳、眩晕、视物模糊、月经过多、闭经等。个别患者有皮肤皲裂、唇炎、口角炎、胃肠功能紊乱等，停药后可逐渐消失。

【禁忌证】

对本品过敏者禁用。

【注意事项】

维生素 E 的主要代谢产物生育醌具有抗维生素 K 的作用，可使凝血时间延长，故与口服抗凝剂合用，可增强其抗凝作用。

维生素K

【药理作用】

主要作用是参与肝脏凝血因子的合成。维生素 K_1 与肾上腺皮质激素有协同作用；维生素 K_3 有吗啡样镇痛作用；维生素 K_4 可兴奋 β 受体，促进细胞分化，抑制细胞异常增殖。此外，维生素 K 能刺激结缔组织细胞增生，加速伤口及溃疡面愈合。

【适应证】

用于烧伤、冻伤、溃疡等，可促进伤口愈合。也用于慢性荨麻疹、渗出性皮炎、湿疹及寻常型银屑病等的辅助治疗。

【用法及用量】

① 低凝血酶原血症：肌内或深部皮下注射，每次 10mg，每

日 1～2 次，24 小时内总量不超过 40mg。

② 预防新生儿出血：可于分娩前 12～24 小时给母亲肌注或缓慢静注 2～5mg。也可在新生儿出生后肌内或皮下注射 0.5～1mg，8 小时后可重复。

③ 本品用于重症患者静注时，给药速度不应超过 1mg/ 分。

【不良反应】

服用后引起恶心、呕吐等消化道反应。维生素 K_1 静脉注射速度过快可引起血压下降、呼吸困难甚至休克，维生素 K_3 可导致溶血。

【禁忌证】

严重肝脏疾病或肝功能不全者禁用。

【注意事项】

① 有肝功能损伤的患者，本品的疗效不明显，盲目加量可加重肝损伤。

② 本品对肝素引起的出血倾向无效。外伤出血无必要使用本品。

③ 本品用于静脉注射宜缓慢，给药速度不应超过 1mg/ 分。

④ 本品应避免冻结，如有油滴析出或分层则不宜使用，但可在遮光条件下加热至 70～80℃，振摇使其自然冷却，如澄明度正常则仍可继续使用。

维生素 B_1

【药理作用】

维生素 B_1 以辅酶形式参与糖的分解代谢，有保护神经系统的作用，能促进肠胃蠕动，增加食欲。维生素 B_1 缺乏时可发生脚气病，还可引起多种神经炎症。

【适应证】

用于多种皮肤病的辅助治疗，如带状疱疹后遗神经痛、脂溢性皮炎、扁平苔藓、湿疹、光化性皮肤病等。与局部麻醉药合用，局部封闭可治疗神经性皮炎、斑秃等。在化妆品中加入本品，可防治脂溢性皮炎、湿疹。

【用法及用量】

（1）用法　肌内注射。

（2）用量

① 成人：重型脚气病，每次 50 ～ 100mg，每天 3 次，症状改善后改口服。

② 小儿：重型脚气病，每日 10 ～ 25mg，症状改善后改口服。

【不良反应】

口服无明显不良反应，注射时偶见过敏反应。

【禁忌证】

尚不明确。

【注意事项】

维生素 B_1 在碱性溶液中易分解，故不宜与碱性药物如苯巴比妥钠、碳酸氢钠等配伍使用。

维生素B_2

【药理作用】

维生素 B_2 是机体中许多酶系统的重要辅基的组成成分，参与物质和能量代谢。有保护皮肤毛囊黏膜及皮脂腺的功能。

【适应证】

用于维生素 B_2 缺乏引起的口角炎、舌炎、鼻和面部的脂溢性皮炎、眼角膜发红、充血等。化妆品中加入本品可保护皮肤，防治脂溢性皮炎。

【用法及用量】

口服，成人，每次 5 ～ 10mg，每日 3 次。

【不良反应】

未见明显不良反应。

【禁忌证】

对本品过敏者禁用。

【注意事项】

空腹服用吸收差，饭时或饭后立即服用吸收完全。服用后尿呈黄绿色。

维生素 B_6

【药理作用】

维生素 B_6 为多种转氨酶、转硫酶、脱氨酶、脱羧酶的辅基。可参与体内氨基酸、脂肪代谢，并影响体内 γ- 氨基丁酸、儿茶酚胺、5-HT、组胺等多种神经介质及活性物质的合成转化过程。可降低毛细血管壁通透性及透明质酸酶活性，降低过敏反应、炎性反应，具有促进上皮细胞生长、抑制皮脂腺分泌的作用，并有镇静、止痒、止呕的作用。

【适应证】

① 局部涂搽治疗痤疮、酒渣鼻、脂溢性皮炎等。

② 用于神经性皮炎、湿疹、荨麻疹、光敏性皮炎、皮肤瘙痒症、妊娠痒疹及其他妊娠皮肤病、唇炎。

③ 对口腔溃疡、斑秃、银屑病等也有一定疗效。

④ 维生素 B_6 缺乏症。

【用法及用量】

皮下注射、肌内或静脉注射，每次 0.5～1 支（50～100mg），每日 1 次。用于环丝氨酸中毒的解毒时，每日 3 支（300mg）或 3 支（300mg）以上。用于异烟肼中毒解毒时，每克异烟肼给 10 支（1g）维生素 B_6 静注。

【不良反应】

长期大剂量可致丙氨酸氨基转移酶升高，引起严重的周围神经炎。注射给药偶有过敏反应。

【禁忌证】

尚不明确。

【注意事项】

必须按推荐剂量服用，不可超量服用，用药 3 周后应停药。孕妇及哺乳期妇女应在医师指导下使用。如服用过量或出现严重不良反应，应立即就医。对本品过敏者禁用，过敏体质者慎用。本品性状发生改变时禁止使用。

烟酰胺

【药理作用】

烟酰胺为 B 族维生素，在体内可由烟酸转变而成，与烟酸有类似的生物活性。烟酰胺为辅酶 I 和辅酶 II 的组成部分，在生物氧化呼吸链中起着递氢的作用，可促进生物氧化过程和组织新陈代谢，对维持正常组织（特别是皮肤、消化道和神经系统）的完整性具有重要作用。

【适应证】

① 防治烟酸缺乏所致的糙皮病、口炎及舌炎。

② 防治过敏性瘙痒性皮肤病、夏季痒疹、光敏性皮炎、痤疮等。

③ 化妆品中应用可防止皮肤粗糙。

【用法及用量】

每次 300 ～ 400mg，1 次 /d。加入 10% 葡萄糖溶液 250ml 静滴。30 日为 1 个疗程。

【不良反应】

烟酰胺不良反应少而轻。长期应用可有皮肤发红、血管扩张、皮肤干燥、色素沉着，尤为颜面部。

【禁忌证】

对本品过敏者禁用。

【注意事项】

妊娠初期过量服用有致畸的可能。

维生素 C

维生素 C 又称抗坏血酸，为白色结晶性粉末，存在于新鲜水果和蔬菜中。正常成年人日需要量约为 60mg。本品遇光、碱、热等易氧化失活，酸性环境中稳定。

【药理作用】

（1）参与体内的氧化还原反应　维生素 C 在体内有氧化、还原两种形式，构成体内重要的氧化-还原系统，参加多种氧化还原反应。如使巯基酶的 -SH 保持还原状态，解除重金属离子中毒；将氧化型谷胱甘肽还原为还原型，以清除细胞膜的脂质过氧化物，保护细胞膜；使高铁血红蛋白还原为血红蛋白，恢复运氧能力；使 Fe^{3+} 还原成 Fe^{2+} 及使叶酸还原为四氢叶酸等。

（2）参与多种羟化反应　维生素 C 是一些羟化酶的辅基，参与多种代谢物的羟化。维生素 C 激活羟化酶，促进胶原组织的形成。前胶原 α- 肽链上含有大量脯氨酸和赖氨酸，须在羟化酶的作用下羟化成羟脯氨酸和羟赖氨酸。胶原蛋白是骨、韧带、毛细血管、结缔组织的重要构成成分，在降低毛细血管通透性、维持骨组织正常结构、保持皮肤弹性、延缓皮肤自然老化和光老化等方面有重要作用。维生素 C 还使胆固醇羟化形成胆汁酸，降低胆固醇含量；并参与芳香族氨基酸代谢过程中的一系列羟化反应，影响儿茶酚胺等神经介质的合成，调节神经功能。其机制可能与维生素 C 能上调 fra-1 基因，进而下调激活蛋白 -1（AP-1）的目标基因；也通过阻止 C-Jun 氨基端激酶（JNK）的磷酸化和该酶的激活而抑制内源性的 C-Jun 蛋白的磷酸化，进而降低AP-1 的活性来对抗紫外线诱导的细胞损害和死亡有关。

（3）其他　维生素 C 有抗炎、减少黑素生成、促进免疫球蛋白合成、提高吞噬细胞吞噬能力、促进淋巴细胞增殖等诸多作用。

【适应证】

皮肤美容主要用于以下方面。

① 防治外伤、炎症、痤疮、晒伤等所致的色素沉着，能美白皮肤。

② 外用维生素 C，可维持皮肤弹性，减轻皱纹，改善皮肤粗糙、苍白、松弛等现象，延缓皮肤自然老化及光老化，防治头发易折断等。

③ 治疗湿疹、荨麻疹、药疹等。

【用法及用量】

片剂：100mg。每次 100 ～ 200mg，每日 3 次，口服。注射液：100mg。每日 100 ～ 500mg，肌注或静滴。

【不良反应】

过量可引起一过性腹泻、皮肤瘙痒等症状。

【禁忌证】

尚不明确。

【注意事项】

（1）维生素C对下列情况的作用未被证实 预防或治疗癌症、牙龈炎、化脓、出血、血尿、视网膜出血、抑郁症、龋齿、贫血、痤疮、不育症、衰老、动脉硬化、溃疡病、结核、痢疾、结缔组织病、骨折、皮肤溃疡、枯草热、药物中毒、血管栓塞、感冒等。

（2）对诊断的干扰 大量服用将影响以下诊断性试验的结果：①大便隐血可致假阳性；②能干扰血清乳酸脱氢酶和血清转氨酶浓度的自动分析结果；③尿糖（硫酸铜法）、葡萄糖（氧化酶法）均可致假阳性；④尿中草酸盐、尿酸盐和半胱氨酸等浓度增高；⑤血清胆红素浓度下降；⑥尿pH值下降。

（3）下列情况应慎用

① 半胱氨酸尿症。

② 痛风。

③ 高草酸盐尿症。

④ 草酸盐沉积症。

⑤ 尿酸盐性肾结石。

⑥ 糖尿病（因维生素C可能干扰血糖定量）。

⑦ 葡萄糖-6-磷酸脱氢酶缺乏症。

⑧ 血色病。

⑨ 铁粒幼细胞性贫血或地中海贫血。

⑩ 镰形红细胞贫血。

（4）长期大量服用突然停药，有可能出现坏血病症状，故宜逐渐减量停药。

（5）制剂色泽变黄后不可应用。

第五节 生物制剂

干扰素

【药理作用】

干扰素（IFN）是一组具有多种功能的活性蛋白质（主要是糖蛋白），是一种由单核细胞和淋巴细胞产生的细胞因子。

（1）抗病毒 IFN 是一种广谱抗病毒剂，并不直接杀伤或抑制病毒，而主要是通过细胞表面受体作用使细胞产生抗病毒蛋白，从而抑制乙肝病毒的复制。在同种细胞上具有广谱的抗病毒、影响细胞生长、分化等多种生物活性。

（2）增强和调节免疫 增强自然杀伤细胞（NK 细胞）、巨噬细胞和 T 淋巴细胞的活力，从而起到免疫调节作用，并增强抗病毒能力。

（3）抑制胶原蛋白合成 IFN-γ 能抑制胶原蛋白 mRNA 的转录，并能抑制 IL-4 介导的 IgE 的合成。

【适应证】

用于治疗硬皮病、瘢痕病、特发性皮炎等。还常用于治疗各类病毒感染，也可治疗高 IgE 综合征。

【用法及用量】

（1）注射液 100 万 U、300 万 U、500 万 U。参照说明书使用。

（2）软膏、脂质体凝胶剂 外用。

【不良反应】

少数患者可有发热、寒战、乏力、肌痛、厌食等反应，多在注射 48 小时后消失。还可出现头痛、关节痛、食欲不振、恶心等，个别患者可能出现粒细胞减少、血小板减少等，停药后可恢复。如出现不能忍受的严重不良反应时，应减少剂量或停药，并给予必要的对症治疗。

【禁忌证】

① 已知对干扰素制品过敏者。

② 有心绞痛、心肌梗死病史以及其他严重心血管病史者。

③ 有其他严重疾病不能耐受本品的不良反应者。

④ 癫痫和其他中枢神经系统功能紊乱者。

【注意事项】

泼尼松或其他糖皮质激素有降低干扰素生物活性的作用，应予注意。用前必须做过敏试验，以防发生过敏性休克。严重肝肾功能不全、骨髓抑制、心肌梗死、重症高血压、脑血管疾病患者慎用。

表皮生长因子

【药理作用】

（1）促进细胞增殖，延缓皮肤衰老　表皮生长因子能从细胞内部调节皮肤组织细胞营养水平，促进物质转运、物质合成和物质代谢，使新生的细胞迅速代替衰老死亡的细胞，从而降低构成皮肤组织的细胞平均年龄，使皮肤弹性增强并延缓衰老。用于美容和皮肤护理会获得良好的美容保健效果，在一定程度上可防治痤疮和黄褐斑等。通过加速皮肤细胞的新陈代谢，对颜色较深的皮肤和各种皮肤瘢痕达到修复美化作用。

（2）促进创面愈合　可促进动物皮肤创面组织修复过程中的DNA、RNA 和羟脯氨酸的合成，加速创面肉芽组织的生成和上皮细胞的增殖，从而缩短创面的愈合时间。

【适应证】

用于皮肤烧伤面（包括Ⅰ度、深Ⅱ度，肉芽创面），溃疡创面（如口腔、胃肠等），新鲜创面（如外伤、手术创伤、整容等）以及糖尿病足坏疽。

表皮生长因子作为生物添加剂添加于美容护肤品中，可以改善和提高美容护肤品的质量，在国际上这种美容制品非常流行。这类产品可以促进人体皮肤新陈代谢，重组皮肤表皮，改进皮肤结构，延缓皮肤衰老，减少皮肤皱纹，防止皮肤毛囊发炎，并为损伤皮肤提供养分。

【用法及用量】

（1）表皮生长因子凝胶　10万U（200μg），外用，参照说明书使用或遵医嘱。

（2）表皮生长因子冻干粉　1万U、10万U。外用，临用前用生理盐水溶解，参照说明书使用或遵医嘱。

【不良反应】

不良反应较少，仅见极轻微皮肤刺激反应和一过性的轻微疼痛。

【禁忌证】

对天然和重组rhEGF、甘油、甘露醇有过敏史者禁用。

【注意事项】

① 应注意清创、除痂。

② 感染性创面，用药同时应外敷1%磺胺嘧啶银霜纱布，或与其他合适的抗感染药物配合使用。

③ 供皮区创伤创面，用药同时可外敷凡士林油纱。

碱性成纤维细胞生长因子

【药理作用】

能刺激来源于中胚层和神经外胚层细胞的生长，如成纤维细胞、血管内皮细胞、角膜细胞、上皮细胞、神经细胞、肌细胞、骨细胞等，具有广泛的生物活性。对创伤修复过程的三个阶段，即局部炎性反应阶段、细胞增殖分化及肉芽组织形成阶段、组织重建阶段均有不同程度的促进作用。

【禁忌证】

用于各种原因引起的创伤，如外伤、刀伤、冻伤、激光创面、手术、医学美容、换肤、祛斑、祛暗疮引起的创面及局部性萎缩，烧烫伤，灼伤（浅Ⅱ度、深Ⅱ度、肉芽创面）等。此外，还常用于各种急慢性溃疡（包括糖尿病性溃疡、放射性溃疡、压疮、瘘窦）等。

将表皮生长因子（EGF）、成纤维细胞生长因子（FGF）配制于霜剂中可以促进表皮和真皮中细胞的增殖与分化,从而使面容饱满、皱纹减轻、面色红润。但剂量不宜过大,时间不宜过长。因为 EGF 能使角化过度,FGF 能使黑素增加。而且,目前所用的此类药物均为基因工程产品,其蛋白的结构与功能都与天然状态的细胞因子存在一定的差异,外用这类制剂的作用时间不连续,蛋白易降解,是其主要弊端。

【用法及用量】

碱性成纤维细胞生长因子　冻干粉:2000AU、20000AU、36000AU。用生理盐水溶解后直接用于创面,推荐剂量每次 150AU/cm^2,每日 1 次,或遵医嘱。

【不良反应】

外用安全,偶有刺痛感。

【禁忌证】

对本品过敏者禁用。

【注意事项】

常规清创后,用生理盐水洗涤创面,再使用本品。不可置于高温或冰冻环境中。

超氧化物歧化酶

【药理作用】

(1)防晒作用　光照使皮肤变黑的主要原因是氧自由基损害,超氧化物歧化酶(SOD)可有效防止皮肤受电离辐射(特别是紫外线)的损伤,从而产生防晒效果。

(2)延缓皮肤衰老　SOD 为抗氧酶,能有效地延缓皮肤衰老、祛斑、抗皱。

(3)抗炎作用　SOD 有明显的抗炎作用,对防治皮肤病有一定效果。

(4)抑制瘢痕增生　对大部分轻微瘢痕有治疗作用。

【适应证】

用于皮肤皱纹、老年斑、痤疮、黄褐斑等。此外,还有增白作用。可作为功能性成分添加于化妆品中。

【用法及用量】

肌注，慢性风湿性关节炎，8mg/次，3～4次/周。关节腔内注射：骨关节炎，2mg/次，每2周1次。深部皮下注射：放射性膀胱炎，4mg/次，在放疗后15～30分钟注射。

【不良反应】

肌注偶见局部疼痛、荨麻疹、蛋白尿。

泛癸利酮

【药理作用】

（1）防晒作用　随着年龄的增加，皮肤胶原蛋白抵御紫外线等氧化刺激物损伤的能力下降，而泛癸利酮（辅酶 Q_{10}）能够有效防止皮肤光损伤，因为辅酶 Q_{10} 渗透进入皮肤生长层可以减弱光线的氧化反应，在生育醇的协助下可以启动特异性的磷酸化酪氨酸激酶，防止 DNA 的氧化损伤，抑制紫外线照射下人皮肤成纤维细胞胶原蛋白酶的表达，保护皮肤免受损伤。

（2）延缓皮肤老化　辅酶 Q_{10} 是有效的抗氧化剂和自由基清除剂。辅酶 Q_{10} 可抑制脂质过氧化反应，减少自由基的生成，保护 SOD 活性与结构不受自由基氧化损伤，从而提高体内 SOD 等酶的活性，抑制氧化应激反应诱导的细胞凋亡，具有显著的抗氧化、延缓衰老的作用。皮肤皱纹的增加与辅酶 Q_{10} 含量有关，含量越低，皮肤越易老化，面部的皱纹也越多。

【适应证】

用于预防和治疗皮肤光老化性损伤，添加于化妆品中，使肌肤紧致光滑，柔软透明，富有弹性；也可以通过口服来摄取，当细胞中含足够辅酶 Q_{10} 能量代谢会有所增强，清除自由基，缓解皱纹加重。

【用法及用量】

每次1粒，每日3次，饭后服用。

【不良反应】

可有胃部不适、食欲减退、恶心、腹泻、心悸，偶见皮疹。

【禁忌证】

对本品过敏者禁用。

骨胶原

【药理作用】

骨胶原是存在于人体内的胶原蛋白的一种，为构成皮肤蛋白的主要成分，对皮肤具有生物活性。在酸、碱、酶或高温作用下进行水解处理可得到相对分子质量较低的可溶性蛋白水解液（相对分子质量为 1 ~ 10kD 的多肽），内含 18 种 α- 氨基酸，主要是甘氨酸、丙氨酸等，其中羟基脯氨酸是一般蛋白质中所没有的。

【适应证】

据美国专家研究，人面部、颈部和手上皮肤的老化是由于受到光线，特别是阳光中的紫外线照射使人皮肤上的可溶性胶原变性，皮肤失去弹性而出现皱纹。当使用胶原水解液后，可以补偿皮肤可溶性胶原的损失，从而使皮肤恢复弹性。骨胶原的氨基酸容易被皮肤吸收，制成膏霜制剂皮肤局部外用易于吸收，可防止水分蒸发，尤其对治疗手部、足部皮肤皲裂效果良好。对一般性皮肤病如瘙痒、黄褐斑、鱼鳞病、单纯糠疹、湿疹等亦有较好的疗效。

胎盘提取液

【药理作用】

胎盘提取液是由健康人的新鲜胎盘精制而成的一种新型的化妆品天然添加剂，含有丰富的氨基酸、多肽以及多种可改善组织新陈代谢的酶类。

【适应证】

本品能促进皮肤的营养供给和废物排泄。以胎盘提取液作为添加剂的化妆品，具有明显的护肤、润肤和延缓衰老的作用；还可促进角质层细胞的剥脱，加快黑色素的排出而增白皮肤。

透明质酸

【药理作用】

透明质酸又名玻尿酸、糖醛酸，是由两个双糖单位 D- 葡萄糖醛酸及 N- 乙酰葡萄糖胺组成的大型多糖类物质，可吸收相当于自身重量 500 倍以上的水分。本品人体分布广泛（包括皮肤），皮肤中透明质酸的含量可随新陈代谢和衰老过程而变化。

【适应证】

应用添加透明质酸成分的化妆品可提高皮肤水分含量，延缓衰老，使皮肤柔嫩、光滑。本品还具有良好的促透作用，可促进其他营养成分的透皮吸收。透明质酸作为优良的保湿成分，可广泛用于膏霜、乳液、化妆水、精华素、洗面奶、浴液、洗发液、摩丝、唇膏等化妆品中，一般添加量为 0.05% ～ 0.5%。此外，口服含有透明质酸的保健品可润泽皮肤，延缓衰老。医药上已将透明质酸应用于滴眼液、手术材料和针剂。

第六节　防晒剂

目前使用的防晒剂主要根据其作用特点和应用方法进行分类。

一、外用防晒剂

（一）遮光剂

1.分类

（1）物理性遮光剂（紫外线屏蔽剂）　是能反射及散射紫外线（UV）而减少 UV 对皮肤损伤的一些不透明的无机物质。它们在皮肤表面形成阻挡层，以防 UV 直接照射到皮肤上。物理性遮光剂对长波紫外线（UVA）和中波紫外线（UVB）均有散射作用。常用的有：二氧化钛（TiO_2）、氧化锌（ZnO）、滑石粉（含水的硅酸镁）、陶土粉等。其散射作用强弱与这些粉末散射剂的折射率和颗粒大小有关。粉末散射物质的折射率越高，散射能力越强；粉末颗粒越小，散射能力越强，以小于 $1\mu m$ 者为佳。这类防晒剂的不足之处是其有不自然的颜色，在皮肤上呈现白色及留有固态黏稠团，因而使用起来有一定的局限性。但是这类防晒剂有着很好的安全性和稳定性。近年来，将纳米技术应用于防晒剂的研究，改善了该类物质的性能，如超微细（纳米级）的二氧化钛，其无毒、无味、无刺激性，对光和热稳定，为良好的物理性遮光剂。

（2）化学性遮光剂（紫外线吸收剂）　是指能吸收高能量UV并使其转变为热能或无害的低能辐射而释放出来，从而减少UV对皮肤伤害的物质。

2. 美国FDA列出22种物质作为安全而有效的遮光剂

见表32-1。

表32-1　美国FDA批准的遮光剂

名称	名称
PABA	邻氨基苯甲酸酯
2-乙氧乙基-对甲氧基-肉桂酸酯	2-羟基-4-甲氧基二苯甲酮
二乙醇胺-对甲氧基-肉桂酸酯	对二甲氨基苯甲酸戊酯
双没食子酰三油酸酯	对二甲氨基苯甲酸-2-乙基己酯
2, 2-二羟基-4-甲氧基-二苯甲酮	2-苯基苯并咪唑-5-磺酸
4-双（羟丙基）氨基苯酸乙酯	红凡士林
2-腈基-3, 3-二苯基丙烯酸2-乙基己酯	2-羟基-4-甲氧基二苯甲酮-5-磺酸
对水杨酸乙基己酯	二氧化钛
氨基苯甲酸甘油酯	水杨酸三乙醇胺盐
水杨酸-3, 3, 5-三甲基-环己酯	对甲氧基-肉桂酸乙基己酯
二羟丙酮	2-羟基-1, 4-苯醌

3. 不良反应

遮光剂一般很少有不良反应，但对氨基苯甲酸（PABA）在日光照射后，可引起接触性皮炎。对普鲁卡因、苯唑卡因和磺胺类过敏者，与本品可能发生交叉过敏反应。也有因使用甲氧基-肉桂酰乙氧乙酯、三油酸二倍酰、PABA甘油酯、2-羟基-4-苯基二苯甲酮引起光接触性皮炎的报道。水杨酸苄酯、PABA甘油酯也可能引起皮肤接触性过敏。有试验表明SPF值高的防晒品容易引起皮肤损害，且随SPF值增加而呈加重趋势。液体类防晒品，较膏类、粉饼类防晒品对皮肤影响更大。

关于化学遮光剂是否有致癌性，目前尚无研究证实。但表皮的基底层是癌变和基因突变的重要靶位，即使遮光剂产生对基因有毒性的基团，包括生成的氧自由基；也因距离基底层较远，而不易诱发癌变或基因突变。

PABA 及其酯类

包括 PABA、对氨基苯甲酸乙酯、对氨基苯甲酸丙三醇酯、对氨基苯甲酸薄荷酯、对氨基苯甲酸异丁酯、二甲基对氨基苯甲酸辛酯等。

【药理作用】

PABA 为 UVB 吸收剂，对 UVA 基本不吸收，其最大吸收波长为 300nm。PABA 能很好地渗入角质层，含有 PABA 的防晒剂有较持久地保持防护作用。

【适应证】

用于预防日晒伤。为提高防晒效果，应提前 20 分钟涂搽，该时间是皮肤吸收所需的有效时间。

【不良反应】

能诱发光接触性过敏反应及诱发如系统性红斑狼疮等自身免疫性疾病的可能性。

水杨酸酯类

为 UVB 吸收剂，吸收率低，吸收波长范围较窄，能吸收 280nm ～ 330nm 的 UV。特点是易与其他防晒剂配伍，用以增强其他 UV 吸收剂的防晒作用，并具有极好的安全性、水溶性，价格也低。包括水杨酸辛酯、胡莫柳酯等。

肉桂酸酯类

为 UVB 吸收剂，吸收率高，配伍性好，应用较为广泛。代表性化合物有 4- 甲氧基肉桂酸丙酯、4- 甲氧基肉桂酸异戊酯、4- 甲氧基肉桂酸 -2- 乙基己酯、4- 甲氧基肉桂酸辛酯等。

二苯甲酮类

为邻羟基二苯甲酮的衍生物。有两种类型，即在酮基邻位含有一个羟基和两个羟基的不同类型，可分别吸收不同波长的UV，为 UVA 和 UVB 兼能吸收的广谱防晒剂。本品吸收率稍差，但毒性低，无光敏，无致畸，对光和热稳定，但易发生氧化反应。与皮肤和黏膜有良好的亲和力。偶致过敏反应。

二羟丙酮

为透明液体，能防御多种波长的 UV，是一种良好的广谱防晒剂。若皮肤先经本品处理，每日 1 次，使用 5 天，则可增强防晒剂的防晒作用，提高防晒剂的 SPF，减少或预防光线性皮肤病的发生。

三嗪类

是一类新型的 UV 吸收剂，吸收率较高，是醇溶性和油溶性 UVB 吸收剂，吸收波长范围为 $280 \sim 320nm$。其与油脂性成分相容性好，防晒效果优异。可添加于防晒油或油/水型防晒霜中。代表药物有 2, 4, 6- 三（2′, 4′- 二羟基苯基)-1, 3, 5- 三嗪和 2, 4, 6- 三（2′- 羟基 -4′- 丁氧基苯基)-1, 3, 5- 三嗪等。

苯丙三唑类

为能吸收 UVA 和 UVB 的广谱防晒剂。代表性化合物有 2-(2- 羟基 -5- 甲基苯基) 苯丙三唑等。

樟脑衍生物类

为 UVA 吸收剂，包括 3- 亚甲基苄樟脑、4- 甲基苄亚基樟脑等。

甲烷类

是一类高效 UV 吸收剂，包括丁基甲氧基二苯甲酰基甲烷、甲酚曲唑三硅氧烷等。其中丁基甲氧基二苯甲酰基甲烷能较好地吸收大部分的 UVA；而甲酚曲唑三硅氧烷是一种具有耐光性和脂溶性的广谱、新型 UV 吸收剂，能吸收 UVA 和 UVB。

（二）外用维A酸类

本品外用，可防治皮肤光老化。患者经维 A 酸类治疗后，可明显改善皮肤日光损害，如皮肤皱纹、点状色斑、粗糙和松弛程度。

（三）外用抗氧化剂

茶多酚类、抗坏血酸 Z-O-α- 糖苷、维生素 E、维生素 C 和辅酶 Q_{10}。

（四）α–羟酸类

本品可使皮肤的真皮乳头层结缔组织变薄，胶原纤维和弹力纤维增加，从而祛除皮肤早期皱纹及色斑，对皮肤有一定的修复作用；能明显增加皮肤厚度，改善基底细胞，减少黑素细胞团集；并使真皮胶原纤维增加，弹力纤维变长、变粗，且显著减少断裂；还可促进人体皮肤成纤维细胞增殖，并增加胶原合成。

临床用果酸洗剂治疗皮肤光老化，并用于日光性角化病和日晒后的色斑；还可用于皮肤粗糙，以消除细小皱纹。

二、内服防晒剂

二十碳五烯酸和二十二碳六烯酸

【药理作用】

ω-3 脂肪酸可减轻日晒伤反应，并抑制 UV 照射诱发的皮肤癌。ω-3 脂肪酸对抗 UV 诱发的皮肤炎性反应和癌症的作用机制与其在多个环节上影响前列腺素（PG）合成有关：①通过竞争环氧酶代谢途径，减少 PGE_2 合成。②与自由基反应，防止机体重要器官组织受到损伤，进而减少受损组织释放 PGE 等致炎介质。③减少白介素 -1（IL-1）和肿瘤坏死因子 -α（TNF-α）等细胞因子产生。

【适应证】

用于防治皮肤光老化，急性日晒伤和多形性日光疹等光敏性疾病。

【不良反应】

不良反应较少。大剂量时可有消化道不适等症状。偶见轻微的血小板暂时性减少，出血时间延长，故有出血性疾病患者禁用。儿童过量服用，可导致性早熟，应加以注意，儿童每日剂量以不超过 4mg 为宜。

β胡萝卜素胶囊

【药理作用】

本品有明显的抗过氧化性损伤的作用，是公认的良好防晒剂。β-胡萝卜素口服后转变为维生素 A，用于减轻脂质过氧化性损伤。正常人通过有针对性地补充 β-胡萝卜素，数周后可使最小红斑量（MED）值升高。对那些由于光照所引起的皮肤病，服药后数周症状可逐渐改善。

【适应证】

用作口服防晒剂，也可治疗光敏感性皮肤病，尤其适用于红细胞生成性原卟啉症。

【用法与用量】

口服，每日 1 次，每次 1 粒。或遵医嘱。

【不良反应】

大量摄入胡萝卜素可使血中胡萝卜素水平增高，发生胡萝卜素血症，停用后可在 2 ～ 6 周内逐渐消退。

【禁忌证】

对本品过敏者禁用。

【注意事项】

① 有严重肝、肾功能损害者慎用。

② 服用本品期间不宜再服维生素 A。

第七节　皮肤增白药

氢醌乳膏

【药理作用】

氢醌具有皮肤脱色作用。低于 5% 的浓度时，不被代谢成细胞毒性基团，也不引起"点彩样"脱色和相邻部位的脱色。

其作用机制为：①抑制酪氨酸酶活性：低浓度（＜ 5%）的氢醌的脱色作用以抑制酪氨酸酶活性为主。氢醌的分子小，易扩散进入黑素细胞的黑素体内，由于氢醌与酪氨酸酶的底物酪氨酸相似，可竞争性抑制该酶活性，从而抑制黑素合成。②抑制黑素体形成和（或）增加其分解。③促使黑素细胞变性、凋亡。高浓度（＞5%）的氢醌在酪氨酸酶作用下被氧化成有毒的半醌基物质，后者使细胞膜脂质发生过氧化，细胞膜性结构破坏，导致黑素细胞变性、凋亡。这种方式称作酪氨酸酶介导的细胞毒作用。

【适应证】

用于黄褐斑、雀斑、色素性化妆品皮炎、里尔黑变病、特发性多发性斑状色素沉着症、炎症后色素沉着、色素性口周红斑、色素性玫瑰糠疹等色素沉着性皮肤病。

氢醌的疗效与其浓度、所用的基质和产品化学稳定性有关。浓度越高，效果越好，但刺激性也越大。因此，氢醌浓度不应大于5%，否则有可能造成不可治愈性皮肤白斑。有关氢醌处方的基质，许多临床研究所用的水醇基质（等量的丙二醇和无水乙醇）是最合适的赋形剂。氢醌易被氧化而失效，因此，常用0.1%的亚硫酸氢钠和0.1%的L-抗坏血酸来保持氢醌制剂的稳定性。近年来，研制出氢醌干乳剂和氢醌衍生物，以提高其抗氧化性能和疗效。氢醌与维A酸和肾上腺皮质激素合用，既可提高疗效，又可避免不良反应。

【用法及用量】

每天早晚各一次，适量外搽斑处，一般要搽数周，色素斑才会减轻；如果病变无改善仍应持续用药几周。当斑变颜色恢复至正常肤色时，应渐渐减少用药。用药时如治疗2个月后仍未出现去斑或色素变浅效果，应停用该药或遵医嘱。

【不良反应】

① 皮肤刺激性：氢醌制剂外用可产生红斑、脱屑、瘙痒和刺痛感等刺激性皮炎症状，也可产生接触过敏性皮炎和炎症后色素沉着。上述不良反应在停药后可恢复正常。

② 长期使用高于3%浓度的氢醌，可导致斑片状色素沉着和皮肤凹凸不平，即外源性褐黄病。

【禁忌证】

对本品过敏者、12 岁以下儿童及孕妇禁用。

【注意事项】

① 对其敏感性进行皮试，可在无损皮肤涂用 24 小时，如出现少量红斑，则不必禁用该药。但如用药部位出现瘙痒，水疱或特殊的炎性反应，则建议停用该药。

② 每次使用面积不宜过大。

③ 不可用于眼部和伤口周围的斑变。

④ 避免阳光照射，阳光照射过多会发生雀斑。

⑤ 只可用于病变部位，勿涂抹于正常皮肤。

⑥ 乳膏一旦变色，禁止使用。

曲酸及其酯化物

【药理作用】

曲酸是安全、可逆的酪氨酸酶抑制型脱色剂。在培养的 B-16 黑素细胞内加 2.5 mmol/L 的曲酸，黑素多聚体的含量减少，产生可逆的脱色作用。通过多巴反应检测酪氨酸酶活性时，可见到曲酸处理的黑素细胞酪氨酸酶活性也明显降低。

曲酸的作用机制是：①抑制酪氨酸酶活性：曲酸通过 5 位羟基和 4 位酮基与酪氨酸酶活性中心上的 Cu^{2+} 络合，从而抑制酶活力，曲酸对酪氨酸抑制作用表现为可逆效应；②抑制多巴色素互变异构酶的活性：曲酸通过对该酶的抑制减少多巴色素变为 5, 6- 羟吲哚羧酸；③抑制真黑素生成：曲酸可抑制 5, 6- 吲哚醌及 5, 6- 吲哚醌羧酸变为真黑素。

【适应证】

① 色素沉着增多性疾病 本品用于黄褐斑治疗疗效较好，连续用药 3 个月，有效率达 70% ～ 80%。其酯化物增白效果更佳，曲酸与 α- 羟酸类合用可增加疗效。治疗其他色素沉着增多性疾病也有良好疗效，如蝴蝶斑、妊娠斑、老年斑、光照引起的黑素沉着、继发性色素沉着（痤疮结节治愈后、激光或液氮冷冻后的色素沉着，外伤炎症色斑）。

② 用于化学剥脱、磨削术后期防止色素反弹的护理。

③ 无斑的皮肤应用本品，可预防色斑形成，润白嫩肤、保持亮泽。

【不良反应】

本品很安全，局部应用的剂量小，无毒性。

葡萄糖胺类

葡萄糖胺类包括葡萄糖胺及其衍生物如四氧乙基葡萄糖胺、2-脱氧葡萄糖和盐酸葡萄糖胺。本类药物均有脱色素作用，减轻异常色素沉着。其中四氧乙基葡萄糖胺比葡萄糖胺有更高的脱色活性。2-脱氧葡萄糖和盐酸葡萄糖胺由于其第2位的氨基发生改变，均显示较强的脱色能力。该类药物脱色作用是通过干扰酪氨酸酶-Ⅲ蛋白在高尔基复合体的糖基化和阻止活性酶分子向前黑素体转移而抑制该酶活性。可用于增白皮肤或色素沉着增多性疾病。

五癸烯酸

五癸烯酸轻度抑制酪氨酸酶-Ⅰ和酪氨酸酶-Ⅱ活性，抑制黑素多聚体的形成。可用于治疗色素沉着增多性疾病或增白皮肤。

不饱和脂肪酸

亚油酸为不饱和脂肪酸，含纯亚油酸65%以上，并加有维生素E作为抗氧化剂。γ-亚麻酸为十八碳三烯酸（gamma-linolenic acid，维生素F）。亚油酸有降低血浆胆固醇和三酰甘油的作用，可用于防治动脉粥样硬化症。γ-亚麻酸是人体必需的不饱和脂肪酸，是组成人体各组织生物膜的结构材料，也是合成前列腺素的前体。

【药理作用】

具有降低总胆固醇、抑制血小板聚集及血栓素A2合成、抗脂质过氧化和减肥等作用。

【适应证】

临床用于防治某些老年性疾病，延缓衰老，健身美容。在皮肤美容方面，以上两种药物均有抑制黑素合成的作用，能使UVB

诱导的色素沉着斑减退，尤以亚油酸的脱色作用最明显，可用于防治色素沉着增多性疾病和增白皮肤。两种药物无明显不良反应。

氨甲环酸

【药理作用】

氨甲环酸为抑制纤维蛋白溶解止血药。在美容方面，本品有减轻皮肤色素的过度沉着、增白皮肤的作用。其作用在于抑制酪氨酸酶活性，减少黑素的合成。这可能是由于氨甲环酸和酪氨酸的部分结构相似，都有一个羧基，故可竞争性地与酪氨酸酶结合，从而抑制该酶活性。

【适应证】

用于治疗黄褐斑，合用维生素 C 和维生素 E 可明显提高疗效。本品口服无明显不良反应，个别患者在服药早期有轻度反酸、恶心、呕吐，不影响继续服药。

【用法及用量】

静脉注射或滴注：每次 0.25 ～ 0.5g，每日 0.75 ～ 2g。静脉注射液以 25% 葡萄糖液稀释，静脉滴注液以 5% ～ 10% 葡萄糖液稀释。为防止手术前后出血，可参考上述剂量。治疗原发性纤维蛋白溶解所致出血时，剂量可酌情加大。

【不良反应】

① 偶有药物过量所致颅内血栓形成和出血。

② 可有腹泻、恶心及呕吐。

③ 较少见的有经期不适（经期血液凝固所致）。

④ 由于本品可进入脑脊液，注射后可有视物模糊、头痛、头晕、疲乏等中枢神经系统症状，特别与注射速度有关，但很少见。

【禁忌证】

尚不明确。

【注意事项】

（1）慎用

① 对于有血栓形成倾向者（如急性心肌梗死）慎用。

② 由于本品可导致继发性肾盂肾炎和输尿管凝血块阻塞，

故血友病或肾盂实质病变发生大量血尿时要慎用。

（2）本品与其他凝血因子（如因子Ⅸ）等合用应警惕血栓形成。一般认为在凝血因子使用后 8 小时再用本品较为妥当。

（3）本品一般不单独用于弥散性血管内凝血所致的继发性纤溶性出血，以防进一步血栓形成，影响脏器功能，特别是急性肾功能衰竭时。如有必要，应在肝素化的基础上才应用本品。

（4）宫内死胎所致的低纤维蛋白原血症出血，肝素治疗较本品安全。

（5）慢性肾功能不全时，本品用量应酌减，因给药后尿液中药物浓度常较高。

（6）治疗前列腺手术出血时，本品用量也应减少。

（7）本品与青霉素或输注血液有配伍禁忌。

（8）必须持续应用本品较久者，应作眼科检查监护（例如视力测验、视觉、视野和眼底）。

氨甲苯酸

【药理作用】

氨甲苯酸也是抑制纤维蛋白溶解的止血药，外用或口服均有明显的皮肤增白作用，作用与氨甲环酸相同。

【适应证】

除治疗纤维蛋白溶解症所致的出血外，也用于治疗湿疹、荨麻疹和口炎。

【用法及用量】

外用或静脉注射治疗色素沉着增多性疾病，每天静脉注射 1.0 ～ 1.5g。

【不良反应】

本品与 6- 氨基己酸相比，抗纤溶活性强 5 倍。不良反应极少见。长期应用未见血栓形成，偶有头晕、头痛、腹部不适。有心肌梗死倾向者应慎用。

【禁忌证】

对本品过敏者禁用。

【注意事项】

① 应用本品患者要监护血栓形成并发症的可能性。对于有血栓形成倾向者（如急性心肌梗死）宜慎用。

② 本品一般不单独用于弥散性血管内凝血所致的继发性纤溶性出血，以防进一步血栓形成，影响脏器功能，特别是急性肾功能衰竭。如有必要，应在肝素化的基础上应用本品。

③ 如与其他凝血因子（如因子Ⅸ）等合用，应警惕血栓形成。一般认为在凝血因子使用后 8 小时再用本品较为妥善。

④ 由于本品可导致继发肾盂和输尿管凝血块阻塞，血友病或肾盂实质病变发生大量血尿时要慎用。

⑤ 宫内死胎所致低纤维蛋白原血症出血，肝素治疗较本品为安全。

⑥ 慢性肾功能不全时用量酌减，给药后尿液浓度常较高。治疗前列腺手术出血时，用量也应减少。

内皮素受体阻断剂

内皮素（ET）是内皮细胞分泌的一种缩血管活性因子，具有多种生物学效应，如使血管收缩、促进血管平滑肌细胞生长和增殖；提高中枢神经和外周交感神经活性；也参与肾小球滤过率的调控。ET 在多种疾病的发生中有重要作用。ET 受体阻断剂可治疗多种与 ET 有关的疾病。

在美容方面，ET 受体阻断剂也有重要的作用和临床用途。ET 受体阻断剂可阻断黑素细胞的 ET 受体，阻断受体介导的信号传递，从而抑制蛋白激酶（PKC）途径引起的酪氨酸酶活化和细胞内 cAMP 增加，发挥抑制色素沉着的作用。ET 受体阻断剂如母菊的提取物每天外用后立即进行 UV 照射，可明显地抑制 UVB 引起的皮肤色素沉着。

过氧化氢

【药理作用】

过氧化氢是无色无臭的澄明液体。其释放的初生态氧有漂白、抑菌、杀菌、防腐、除臭及清洁作用。

【适应证】

临床上用于皮肤增白，治疗黄褐斑和雀斑等色素沉着性疾病；也用于漂白牙齿、冲洗或湿敷创面、消毒或灭菌。本品涂在毛发部位，毛发会脱色而变黄。浓度过大时对皮肤黏膜有腐蚀性。

【用法及用量】

清洁伤口，3% 溶液。

【不良反应】

高浓度对皮肤和黏膜产生刺激性灼伤，形成一疼痛"白痂"。以本品连续应用漱口可产生舌头头肥厚，属可逆性。本品溶液灌肠时，当含过氧化氢（H_2O_2）浓度 $\geq 0.75\%$ 可发生气栓和（或）肠坏疽。

【禁忌证】

尚不明确。

【注意事项】

本品遇光、热等容易分解变质。

第八节　皮肤着色药

皮肤着色药涂于皮肤后在角质层产生颜色，治疗白斑，可增加美容效果。

补骨脂素

【药理作用】

（1）刺激皮肤黑素沉着　本类药物不能直接产生黑素，但是为光敏性化合物，用后能增强机体对紫外线的敏感性。注射或内服，再以长波紫外线或日光照射，是使皮肤黑素沉着的一种强力刺激方法，可使受射处皮肤红肿、黑素增加。

其主要作用机制有：①增加功能性黑素细胞数量：补骨脂素及其衍生物可刺激尚未完全破坏或正常的黑素细胞，以使功能性黑素细胞数量增加，其细胞内的黑素体数量也增加，而且增加向角质形成细胞内输送的黑素体的数量；②增加黑素合成：使皮肤产生临床或亚临床的炎性反应，可破坏皮肤中的巯基化合物，减少巯基，可增强酪氨酸酶活性，使黑素合成增加；③促进黑素氧化：可促使色淡的还原型黑素转化为色深的氧化型黑素；④改变黑素体聚集的形式：可使复合黑素减少，单个黑素体增多。

（2）免疫抑制作用 补骨脂素光化学疗法（PUVA）能降低皮肤局部接触性过敏反应。用 PUVA 疗法治疗的患者，表皮内朗格汉斯细胞（LC）数目比未治疗者明显减少。这种对免疫功能的影响在白癜风的治疗方面可能起重要作用。

【适应证】

（1）白癜风 PUVA 疗法是目前治疗白癜风最有效的方法。

（2）银屑病 用 PUVA 疗法治疗，可使寻常型银屑病患者的皮损消退或明显减轻。本疗法对脓疱型银屑病和红皮型银屑病以及斑块型副银屑病也有较满意的疗效。大多数病例在皮损消退后，还需进行维持治疗。

（3）斑秃 8-MOP 和 UVA 照射可治疗斑秃，使头发再生，并产生可接受的美容效果。斑秃的类型对疗效的影响不大。PUVA 治疗斑秃所需 UVA 的照射剂量大而且次数多，故当获得了头发完全再生后，不可能再做维持治疗，这是本疗法的主要缺点。

（4）其他 本疗法还可治疗掌跖脓疱病、蕈样肉芽肿第Ⅰ期（浸润前期）和第Ⅱ期（浸润期）、带状疱疹、钱币状细菌性湿疹、寻常型和聚合型痤疮，均有较好疗效。

【用法及用量】

肌内注射，每次 2ml，每日 1～2 次，10 天为 1 个疗程，或遵医嘱。

【不良反应】

（1）胃肠道反应 口服补骨脂素可产生胃肠道反应如恶心、呕吐、食欲不振等。

（2）皮肤反应 常见的有皮肤色素沉着、红斑、瘙痒、干燥等。偶有局限性水疱形成、银屑病突然加重、多形性日光疹、光感性皮炎、痤疮样皮疹、大疱性类天疱疮、甲板压痛、甲床分离、甲下出血等。皮肤干燥可涂润滑油或浴油；有指甲方面的不良反应时，可在照射时戴指套防护。动物实验证明本疗法可引起皮肤肿瘤，对人的致癌性尚未肯定，但应警惕皮肤癌的发生。

（3）对视觉影响　因照射 UVA 后，视网膜上的光感受器发生特殊改变，且晶状体发生浑浊。对人是否诱发白内障，尚不肯定。然而，预防是必须的。患者除在 UVA 照射时戴上墨镜外，在服药后 48 小时内需佩戴遮挡 UVA 的太阳镜，且应定期作眼科检查。

（4）其他　本疗法还可能产生白细胞减少、贫血、肝肾功能损害，故治疗期间应定期检查血尿常规和肝肾功能，还应避免饮酒。

【注意事项】

对进展期白斑禁用，以免由于刺激而诱发同形反应，使皮损扩大，甚至泛发全身。PUVA 治疗生殖器部位的皮损效果差，而且容易导致皮肤癌。因此，对生殖器部位的皮损尽量不用此疗法。因 PUVA 治疗儿童导致视网膜毒性的可能性较大，故 10 岁以下儿童不宜应用。PUVA 的其他禁忌证有糖尿病、肝功能异常、皮肤癌、白内障、黑素瘤、大疱性类天疱疮及光过敏性疾病的患者，以及妊娠、哺乳期妇女。

凯林

【药理作用】

凯林是一种从阿密茴果中提取的呋喃类色素——呋喃并色酮，其化学结构类似补骨脂素。两者的光化学、光生物学和光治疗学性质相似。但凯林的光毒性小，对 DNA 无光动力学影响，体内外均不会使 DNA 链形成交叉连接。凯林的作用与补骨脂素相似。凯林 +UVA（KUVA）可治疗白癜风，疗效比 PUVA 疗法明显，有效率达 70% 以上。但无补骨脂素的光毒性反应，基因毒性也小，非白斑区也不出现过度色素沉着，患者乐于接受。

【不良反应】

口服本品的不良反应有短期的转氨酶轻度升高、轻度恶心、眩晕与直立障碍等，停药后可恢复。治疗期间应监测肝脏转氨酶活性，若增高，则暂停用药。凯林外用可避免上述不良反应。

米诺地尔

米诺地尔又名长压定，具有促进毛发再生和降低血压的作用。米诺地尔溶液外用联合 PUVA 疗法，可治疗白癜风。PUVA 可促使黑素细胞储库及皮损边缘的黑色细胞移行入皮损区。米诺地尔可使毛发停留在生长初期，而此期的黑素细胞更活跃，可增强 PUVA 的作用。局部外用米诺地尔溶液无明显不良反应。

α-促黑素

【药理作用】

α-促黑素（α-MSH）外用可使局部表皮色素增加。色素岛首先出现在毛囊口处，呈点状散布于白斑区，逐渐扩大而融合成片，使白斑消失。

其机制：①激活酪氨酸酶活性，增加黑素合成；②刺激毛囊根鞘内黑素细胞的增殖，促进黑素体合成，使其沿毛囊向上移行，形成色素岛，达到病损区色素恢复。

【适应证】

用于治疗白癜风等白斑性皮肤病。对局限型、病程短及年轻患者见效较快，疗效较好，面颈及胸部皮损表现更为明显。皮损区出现亚临床炎性反应的病例，往往是见效快、疗效好的病例。

【不良反应】

本品外用安全而有效。治疗过程中仅少数患者可出现一过性红斑肿胀，无全身反应。

肾上腺皮质激素类

【药理作用】

本类药物局部外用，皮损内注射和口服均可使白癜风白斑区出现色素沉着。其确切的作用机制尚不清楚。白癜风的发病与自身免疫有关。研究证明在治疗前、后检测患者的免疫功能，淋巴细胞转化试验和自然杀伤细胞（NK）活性在治疗后均接近正常，白斑也相应好转或痊愈，提示该类药物可能是通过调节机体免疫功能而产生治疗作用。也可能与增强对皮肤黑素细胞的保护有关。

【适应证】

用于白癜风，对一些不适合 PUVA 疗法或进展期患者，可全身应用该类药物使白斑好转或痊愈；对进展期、病程短、暴露部位、局限型或散发型白斑疗效显著；对稳定期、病程长、非暴露部位、节段型或泛发大片型白斑则疗效差。

【不良反应】

局部用药时，应用时间过长或次数过多，可产生局部痤疮样皮疹、毛囊炎、毳毛增粗及增多、皮肤萎缩或毛细血管扩张等，且长久不愈，故面部白斑禁用。采用间歇、交替用药的方法，可减少、减轻上述不良反应的发生。

【禁忌证】

① 对本品过敏者禁用。

② 严重的精神病、癫痫、骨折、重症高血压患者禁用。

【注意事项】

① 与强心利尿药合用，应注意补钾。

② 中、老年长期应用本品时，可适当补充蛋白质、维生素 D 和钙盐。

环孢素

【药理作用】

环孢素又名环孢素 A，是从多孢木霉菌和柱孢霉菌的代谢产物中提取的由 11 个氨基酸组成的环化多肽。有强大的免疫抑制作用。其主要优点是无其他细胞毒类免疫抑制剂对骨髓的抑制作用。

【适应证】

临床主要用于防治异体器官移植的排斥反应和治疗某些自身免疫性疾病。

皮肤美容方面可用于治疗白癜风，可使毛囊色素再生，对白斑的治愈率较高；还可治疗严重斑秃、银屑病、板状鱼鳞病、掌跖脓疱病、获得性大疱性表皮松解症等。

【不良反应】

常见的不良反应有恶心、呕吐、厌食、震颤等。用药时间过长或剂量过大可能引起可逆性肝肾损伤，故用药期间应监测肝肾功能。

【禁忌证】

孕妇及哺乳期妇女慎用，对本品过敏者禁用。

【注意事项】

（1）对诊断的干扰 ①用本品最初几日，血尿素氮及肌酐可升高，这并不一定表明是肾脏移植的排斥反应；②血清丙氨酸氨基转移酶［ALT（SGPT）］、门冬氨酸氨基转移酶［AST（SGOT）］、淀粉酶、碱性磷酸酶、血胆红素可因本品对肝脏的毒性而升高；③血清镁浓度可减低，此与本品的肾毒性有关；④血清钾、血尿酸可能升高。

（2）若本品已引起肾功能不全或有持续负氮平衡，应立即减量或至停用。

（3）若发生感染，应立即用抗生素治疗，本品亦应减量或停用。

（4）若移植发生排斥，本品剂量应加大。

（5）在预防治疗器官或组织移植排斥反应及治疗自身免疫性疾病方面，本品的剂量常因治疗的疾病、个体差异、用本品后的血药浓度不相同而并不完全统一，小儿对本品的清除率较快，故用药剂量可适当加大。

异丙肌苷

【药理作用】

异丙肌苷是肌苷与乙酰胺基苯甲酰二甲胺基异丙醇酯以 1:3 比例组成的复合物，其生物活性需依赖复合物形式。本品有免疫增强和抗病毒作用。在美容方面，其对白癜风色素缺失区有促使毛囊性及（或）融合成斑片的色素再生作用。

【适应证】

临床上用于治疗病毒性和免疫功能低下或免疫缺陷病。美容方面用于治疗白癜风、雄激素型脱发和斑秃。

【用法及用量】

口服，每次 1 ～ 1.5g，每天 2 ～ 3 次。

【不良反应】

① 适应证中未见明显不良反应，仅用大剂量时偶有恶心，对症处理即可。

② 用药未见肝功能、血液学参数、嘌呤代谢等有异常。

左旋咪唑

【药理作用】

左旋咪唑（LMS）有免疫调节作用，能使异常的细胞免疫功能恢复正常，如增强或恢复免疫功能低下或缺陷者的迟发型皮肤过敏反应，促进 PHA 诱导的淋巴细胞增殖反应，增强单核巨噬细胞的功能。还有促进白癜风患者色素恢复的作用。

【适应证】

临床用于治疗局限的、缓慢发展的白癜风，效果较好，可使病变停止发展，并使病变区色素出现不同程度的恢复。口服本品联合外用糖皮质激素制剂，可提高疗效。本品的其他用途包括治疗慢性反复感染，如口唇疱疹、生殖器疱疹、多发性寻常疣、扁平疣、细菌和真菌感染；自身免疫性疾病，如类风湿性关节炎和系统性红斑狼疮等；肿瘤的辅助治疗；其他皮肤病，如银屑病、家族性慢性良性天疱疮等。

【用法及用量】

外用药。用药时，开启药瓶封口，然后轻轻挤压药液，边滴边涂于双腿、上臂或腹部皮肤，成人每次 1 支（5ml），隔 1 天涂抹 1 次或每周用药 2 次；儿童最佳剂量 10mg/kg 体质量，剩余药液可用夹子夹紧后下次再用。用于乙型肝炎的免疫治疗 6 个月为 1 个疗程，其他疾病的免疫治疗 2 ～ 3 个月为 1 个疗程，或遵医嘱。

【不良反应】

不良反应较少，有轻微恶心、呕吐等，偶可产生腹部隐痛及味觉减退、过敏反应、白细胞及血小板减少等。肝功能不全及消化道溃疡者慎用。

【禁忌证】

对本品过敏者禁用。

【注意事项】

① 清洗涂药部位皮肤（温湿毛巾擦洗），后涂药有利于透皮吸收。

② 涂药后，涂药处保持 24 小时不沾水。

③ 药物长时间在皮肤上保留易刺激皮肤，建议涂药后 48 小时内必须清洁涂药部位皮肤。

④ 用后如出现局部皮肤发痒等药物性皮炎时，即停药，并用皮炎平霜止痒，即可自行消退。

⑤ 当药品性状发生改变时禁止使用。

钙泊三醇

钙泊三醇为维生素 D 的衍生物，活性代谢产物骨化三醇的类似物。Calverley（1988 年）首先报道合成出钙泊三醇，后作为新的抗银屑病药物开发上市。钙泊三醇为白色或近白色结晶粉末，不溶于水，溶于 96% 的乙醇，微溶于二氯甲烷，对热和光敏感。在体内能迅速转化成为无活性的代谢产物，故仅限于外用。

【药理作用】

（1）纠正细胞钙代谢紊乱或调节细胞钙代谢　本品可纠正黑素细胞内钙紊乱，使受抑制的酪氨酸酶活性恢复正常，从而增加白癜风皮损区黑素的合成。

作用机制：细胞内钙减少导致硫氧还蛋白浓度增加，从而导致酪氨酸酶活性受抑制。钙泊三醇可通过作用于黑素细胞内的维生素 D_3 受体而纠正细胞内钙紊乱。

（2）调节角质形成细胞分化和增殖　钙泊三醇是角朊细胞分化和增殖的强调节剂，它能抑制皮肤细胞（角朊细胞）的过度增殖和诱导其分化。

（3）抑制免疫　本品外用可抑制单核 / 巨噬细胞的功能，抑制表皮的 T 淋巴细胞的增殖和活化，也抑制活化的 B 淋巴细胞的功能，从而抑制细胞免疫和体液免疫。

【适应证】

（1）白癜风　可促进色素恢复，对手、足皮损疗效尤好。

（2）银屑病　外用本品，可使大多数患者症状明显好转。大规模的多中心临床研究表明，本品疗效优于外用 17- 戊酸倍他米松和短期外用蒽林。

（3）其他　还可用于鱼鳞病、表皮松解型掌跖角化症、炎性线状疣状表皮痣和毛发红糠疹等。

【用法及用量】

每天用于患病皮肤 1 次。推荐 4 周为 1 个疗程。1 个疗程结束后，在医学监测下可重复进行此疗程。每天最大剂量不超过 15g，每周最大剂量不超过 100g，治疗面积不应超过体表面积的 30%。

【不良反应】

主要为局部皮肤刺激，严重时应停止治疗，偶致接触性皮炎。

【禁忌证】

① 对药物的活性成分及任一辅料过敏者。

② 因为本品含有钙泊三醇成分，对伴有钙代谢紊乱的患者禁用。

③ 由于本品含有皮质类固醇的成分，因而在下列情况时禁忌使用：皮肤病毒感染（疱疹、水痘），皮肤真菌或细菌性感染，寄生虫感染，有结核性或者梅毒状的皮肤表现，红斑痤疮，口周皮炎，寻常型痤疮，皮肤萎缩，萎缩纹，皮肤静脉脆化，鱼鳞病，溃疡、创伤，肛门周围和生殖器瘙痒症。

④ 本品禁用于治疗点滴状、红皮病型、剥脱性和脓疱型银屑病。

⑤ 本品对严重肾功能不足或者肝功能障碍者禁用。

【注意事项】

① 必须指导患者正确使用本品，使用时防止沾在头皮、脸、口及眼睛，每次使用后必须洗手。

② 治疗面积不应超过体表面积的 30%。

③ 按照钙泊三醇的注意事项使用本品可使高钙血症发生率降到最低。由于此产品含有钙泊三醇，如果每周用量超过最大值（100g），可能会出现高钙血症；停止使用后，血清钙可以很快恢复正常。

④ 本品含有作用较强的Ⅲ类甾体药物，因而应该避免与其他的甾体类药物同时使用。全身给予皮质类固醇产生的不良反应如对肾上腺皮质抑制以及对糖尿病代谢的影响，在局部给药时也会出现，因为局部给予皮质类固醇会产生全身吸收。

⑤ 本品不能用于大面积损伤皮肤，不能封闭敷裹，不能用于伴有溃疡的黏膜或者用于皮肤褶皱处，因为这种情况可以促进药物全身吸收。脸部及生殖器的皮肤对皮质类固醇较为敏感，应该避免长期应用于这些部位。这些部位应该使用作用较弱的皮质类固醇。

⑥ 当皮肤损伤继发感染时，应该使用抗生素进行治疗。如果感染进一步加重，应该停止皮质类固醇药物的使用。

⑦ 局部使用皮质类固醇治疗银屑病，可能会引起脓疱型银屑病的发生，或者停止治疗后可能会出现病症反跳的现象。因而在治疗后的一段时间应该进行医疗监测。

⑧ 长期使用会出现局部及全身的皮质类固醇不良反应，一旦由于长期使用皮质类固醇而产生不良反应，应该停止治疗。

⑨ 此药物无在头皮使用的经验，也无与其他的局部或者全身抗银屑病药物及光疗联合应用的经验。

⑩ 使用本品进行治疗时，医生应该建议患者减少或避免过度暴露于自然光及人工光下。当医生和患者估计使用利大于弊时，可以同时使用局部钙泊三醇和紫外照射治疗。

假过氧化氢酶和氯化钙

【药理作用】

假过氧化氢酶和氯化钙的乳膏外用于白癜风皮损处，并配合 UVB 照射，可促进色素恢复。由于白癜风患者皮肤中钙离子浓度低于正常，合用氯化钙，可增强疗效。用 UVB 照射也可活化假过氧化氢酶，从而使疗效增强。

【适应证】

临床用于治疗白癜风，合用 UVB 照射，促使大多数患者色素恢复，面部和手背效果好；但节段型白癜风起效慢，手指和足部皮损未见色素恢复。治疗期间病变停止发展，停止治疗后，也有不复发者。

【不良反应】

本品外用，无明显不良反应。

黑素前体物

【药理作用】

黑素前体物主要有 3, 4- 二羟苯丙氨酸、5, 6- 二羟基吲哚、N- 甲基 -5, 6- 二乙基吲哚及其衍生物。

【适应证】

一种或多种黑素前体物，配制成溶液或霜剂，涂于皮肤，可使皮肤着色。

【不良反应】

无明显不良反应。

第九节　延缓皮肤老化药

一、促进表皮细胞生长药

（一）生长因子

表皮生长因子（EGF）

【药理作用】

（1）延缓皮肤老化作用　人体皮肤随着年龄增长，基底细胞分裂能力逐渐降低，而细胞凋亡增加。EGF诱导表皮干细胞增多，沿基底层排列成层，在颗粒层和棘层聚集成团（干细胞岛），激活干细胞以促进表皮细胞增殖既发生在基底层，也发生在表皮的其他层面上，从而迅速地增加表皮细胞数量和表皮厚度，改善皮肤结构，延缓皮肤衰老。

（2）使皮肤美白和红润的作用 EGF 可减轻老年血管退化，也能使皮肤血管扩张，增加血流量，改善微循环。使皮肤美白、红润，对颜色较深的皮肤效果更加明显。还可避免皮肤细胞外基质氧分压过低和胶原酶活性丧失而导致皮肤张力和弹性降低；避免辅酶 Q 脱离呼吸链发生自动氧化和黄嘌呤氧化酶活性增加，从而抑制细胞氧自由基生成，避免 SOD 和 GSH-Px 等活性降低。减少自由基在皮肤的蓄积，从而延缓皮肤老化或癌变。

（3）抑制皮肤癌的作用 EGF 对癌细胞的生长和增殖呈双向调节，低浓度（1ng/ml）促进癌细胞的增殖，高浓度（100ng/ml）抑制鳞状上皮癌细胞的增殖。

（4）促进伤口愈合的作用 EGF 应用于创面后可明显地促进伤口上皮化，缩短伤口愈合的时间，增强伤口组织抗拉力强度。促使外胚层细胞和毛细血管生长，促进伤口愈合，加速移植表皮及移植角膜的生长。

（5）减肥作用 美国专家认为，人体胖瘦与 EGF 有关。动物实验也显示体内表皮生长因子含量多少与脂肪的积累有密切关系。

【适应证】

① 防治皮肤老化 EGF 配制的化妆品可用于美容，可促进人体皮肤新陈代谢，重组皮肤表皮和内层，改进皮肤结构，延缓皮肤衰老，减少皮肤皱纹。我国学者发现：在 EGF 作用下，成熟的表皮细胞能可逆分化为具有增殖分化功能的"干细胞"，增加其屏障功能。加快表皮更新，使表皮细胞年轻化，获得护肤美容效果。

② 皮肤色素沉着 EGF 可促进皮肤新生细胞替代、更新衰老细胞，从而降低皮肤细胞中黑色素和有色细胞的含量，减轻皮肤色素沉着，即在皮肤的细胞水平上改善皮肤色素状况，达到美白祛斑的目的。对颜色较深的皮肤效果更明显。

③ 烧伤创面、溃疡创面（口腔、胃肠等）、新鲜创面（外伤、

手术伤、整容、角膜外伤等)、压疮、糖尿病足坏疽及放射治疗引起的皮炎等　可明显地促进表皮细胞增殖，加速伤口和溃疡面的愈合。

④ 防治皮肤癌。

【不良反应】

较少，偶见轻微皮肤刺激反应和一过性的轻微疼痛。使用剂量过大，时间过长，可使皮肤角化过度，应注意避免。

【禁忌证】

对天然和重组 rhEGF、甘油、甘露醇有过敏史者禁用。

【注意事项】

① 应注意清创、除痂。

② 感染性创面，用药同时应外敷 1% 磺胺嘧啶银霜纱布，或与其他合适的抗感染药物配合使用。

③ 供皮区创伤创面，用药同时可外敷凡士林油纱。

碱性成纤维细胞生长因子 (bFGF)

【药理作用】

(1) 消除皮肤皱纹，使皮肤细嫩而有光泽　人到中年以后，皮肤由于水分的丢失，以及皮肤特别是结缔组织，局部萎缩，使皮肤产生皱纹。bFGF 能够促进表皮细胞的代谢、生长和再生，不断更新表层老化细胞，使细胞大小、形态和功能恢复正常。本品也可促进真皮层成纤维细胞分裂增殖，使胶原纤维、弹性纤维和网状纤维增加，并能保持皮肤弹性和厚度。同时调节基质中胶原酶、透明质酸、肝素、硫酸软骨素的含量和活性；维持皮肤水分和电解质代谢；改善萎缩细胞的缺水状态；使皮肤滋润、有光泽、皱纹消退。由于弹性纤维功能增强，从而使面部皮肤富有弹性。

(2) 改善皮肤颜色，使皮肤美白而红润　bFGF 可促进皮肤血管新生，使皮肤中萎缩、堵塞或消失的毛细血管内皮细胞新生，皮肤血管网增多，血流量增加，皮肤营养充足，从而使皮肤红润，充满生机和活力。

（3）消除暗疮和黑斑，抵御生物病原体对皮肤的侵袭　bFGF可加速细胞的代谢和更新，使细胞内各种有害的代谢产物不容易堆积形成暗疮和黑斑。由于本品能改善皮肤微循环，促进皮肤各种组织的新陈代谢，有效地抵御各种微生物和寄生虫等生物病原体对皮肤的侵袭，从而防止发生与其相关的某些皮肤病。

（4）促进神经细胞生长　bFGF 还是一种神经营养因子，能促进神经细胞生长和神经纤维再生，迅速修复细胞。

【适应证】

（1）皮肤皱纹与皮肤护理　应用 bFGF 制剂后，可延缓皮肤老化，消除皮肤皱纹。细小皱纹者，使用 3 周后，可使皮肤厚度增加，有弹性，细小皱纹变浅或消失。对减少鱼尾纹及改善黑眼圈有显著效果。还可使皮肤红润、有光泽；面部皮肤晦暗、泛黄、苍白、干燥、脱水者使用 1 周后，即可有明显的改变。

（2）修复创面　可用于创伤性美容术后，如换肤、文眉、洗纹、磨皮、祛痣和整形术；也可用于治疗一般性皮肤创伤、烧伤和皮肤溃疡等。均能快速、高质量地促进皮肤创面的修复，从而使皮肤光滑、细嫩，不遗留瘢痕和色素异常。

（3）面部局限性萎缩、皮肤发育障碍　应用 bFGF 后，通过刺激皮肤细胞增殖而使缺损的组织细胞再生，使皮肤恢复弹性，改善面部局限性萎缩和皮肤发育障碍。

（4）痤疮、瘢痕等　bFGF、EGF 等能刺激皮肤肉芽组织的形成和促进肉芽组织的上皮化；还可调节胶原降解及更新，使胶原纤维以线性方式排列，防止结缔组织异常增生；因此有缩短创伤愈合时间以及减少瘢痕形成的作用，对预防和护理痤疮有较好的效果。

【不良反应】

bFGF 用在皮肤上安全。一般认为是无刺激、无毒、无致突变作用的物质。生长因子不是致敏原，不会引起过敏反应。

【禁忌证】

① 对 bFGF 及本品中其他成分有过敏者禁用。

② 本品大面积创面使用安全性尚未确立，当创面大于体表面积 30% 以上时慎用。

【注意事项】

① 包装瓶有破损或过期失效不可使用。

② 注射中发现患者有不良反应，应停止使用。

（二）蛋白及酶类

水解蛋白

【药理作用】

（1）营养和润泽皮肤　水解蛋白制成的护肤品含有多种氨基酸，可被皮肤吸收而增加皮肤营养，促进新陈代谢，增加皮肤含水量，使皮肤润泽、亮丽。

（2）保护核糖体，促进皮肤细胞再生　含有蛋白水解产物的护肤品外用，氨基酸类被皮肤吸收以后，可增强核糖体活性，对受损伤的核糖体有修复作用。可促进损伤或衰老的皮肤细胞蛋白质的生物合成以及皮肤细胞再生，延缓皮肤老化，减轻或消除皱纹和眼袋。

【适应证】

用于美肤、润肤、除皱和除眼袋等。

【用法及用量】

一般病人：一次 5g，加适量温开水溶解后服用。

重症、大手术前后以及放、化疗前后的病人：一次 5 ～ 20g，或遵医嘱。

进食困难的病人：一日 5 ～ 30g，加适量温开水后管饲，或遵医嘱。

【不良反应】

外用，未有不良反应的报道。

【禁忌证】

① 对本品过敏者禁用。

② 充血性心衰患者禁用。

③ 肝昏迷严重氮质血症者禁用。

④ 氨基酸代谢障碍和酸血症患者禁用。

【注意事项】

① 服药后如有胃肠不适，请停药，再用时药量酌减或遵医嘱。

② 禁与磺胺类药配伍。

③ 当药品性状发生改变时禁止使用。

胶原蛋白

【药理作用】

（1）保湿作用 胶原蛋白含有大量亲水基团（羟基、氨基、羧基等）位于分子立体结构的表面，可吸收大量的水分，在皮肤表面形成保护膜，对皮肤具有良好的保湿性。其保湿作用不受环境（温度、湿度）影响。

（2）促进表皮细胞的生长、分化及基底膜形成 胶原蛋白参与改善皮肤细胞的代谢，使皮肤中胶原蛋白的活性增强，从而保持角质层水分和纤维结构的完整性，改善皮肤细胞生存环境和促进皮肤组织的新陈代谢，增强血液循环，使面部皮肤滋润。

（3）抗衰除皱 补充皮肤中流失的胶原，重整肌肤纤维组织结构，而促进细胞新陈代谢，延缓细胞老化，使皮肤柔润光滑，弹性增加，细小皱纹得到舒展。

（4）改善晦暗肤色美白肌肤 胶原蛋白能抑制酪氨酸酶的活性，减少黑素生成。

（5）抗刺激 本品与皮肤有良好的相容性，可舒缓镇静肌肤，增强皮肤抗刺激能力。

【适应证】

（1）皮肤护理 长期使用，可使皮肤柔软，有光泽，消除皮肤皱纹，修复皮肤瘢痕，淡化色斑和美白。

（2）皮肤损伤 配合生长因子一起使用，能加速损伤部位的皮肤修复，使皮肤细嫩，不留瘢痕。

（3）面部局限性萎缩和皮肤发育障碍 通过补充皮肤组织的胶原蛋白，可很好地恢复皮肤弹性。

（4）注射除皱、矫正面部不对称 胶原蛋白注射剂适用于老年面部除皱，对眉间皱纹、鼻唇沟过深等有良好的治疗作用。对面部畸形也可注射矫正。

【不良反应】

胶原蛋白外用安全无刺激。在注射时可能发生过敏反应，注射前必须做皮试。过敏反应常发生在注射后几天，通常不需治疗。局部反应可持续数月，最终自行消退，也可短期服用糖皮质激素类和抗组胺药，以改善症状。

木瓜蛋白酶

【药理作用】

（1）延缓皮肤老化　木瓜蛋白酶能催化蛋白质合成，提高皮肤再生能力，加快角质层新陈代谢，促进成纤维细胞增生，使弹性蛋白、胶原蛋白和基质生成增加，增强皮肤弹性，祛除老化角质，使皮肤变得光亮细腻，呈现年轻化的外观。

（2）消除异常色素沉着，增白皮肤　木瓜蛋白酶可加速皮肤色素分解代谢，使异常沉着的色素逐渐淡化直到消退，同时促进老化角质细胞脱落和更新，使皮肤黑素脱离皮肤表面，从而增白皮肤。

【适应证】

（1）皮肤松弛　用此乳剂后，皮肤显得润滑而富有弹性。

（2）皮肤皱纹及晦暗　随着年龄的增长，角质形成细胞间的内聚力加大，表皮代谢周期延长，过多堆积的角质层使皮肤暗淡无光，形成细小皱纹。牛奶换肤乳剂能使表皮代谢周期趋于正常（25～28天），使过多堆积的角质形成细胞脱落，皮肤细小皱纹消失，变得光亮细腻。

（3）皮肤粗黑　本乳剂通过增白皮肤、缩小真皮乳头的作用，使皮肤细腻光亮。

（4）暗疮瘢痕、皮肤色素不均匀及色斑　本乳剂通过促进皮肤新陈代谢及色素分解作用，对暗疮遗留的瘢痕、先天性色素不均匀和后天形成的色斑均有很好的治疗效果。牛奶换肤乳剂的优点是：以加速色素分解代谢的方式，使色素逐渐淡化直至消退。

不损伤皮肤，作用温和，安全无刺激。

（5）皮肤瘢痕及凹凸洞：牛奶换肤乳剂使凹洞周围的皮肤剥脱，并促使洞底部产生胶原蛋白，从内、外两方面减少了凹洞的深度。对于瘢痕皮肤，本乳剂可使细胞代谢重新活跃。瘢痕中间残存的正常上皮组织被激活，合成和分解代谢加速，形成新生的上皮组织，而纤维瘢痕组织被转化、分解，甚至被清除，最终平复瘢痕。临床实践证明对浅表烫伤瘢痕效果好，对手术瘢痕或完全纤维化瘢痕效果欠佳，对瘢痕体质者的瘢痕无效。

二、保湿剂

皮肤深层保湿剂的作用机制：吸收水分，防止皮肤内部水分的丢失。保湿剂能保持皮肤水分，减少并阻止表皮水分的蒸发和丢失，使本来干燥失去弹性并干裂的皮肤变得柔软，延缓皮肤老化。

（一）防止水分蒸发的保湿剂

常用的是脂类（甘油糖脂、鞘糖脂、磷脂等）和油类（鲸油、肝油、水貂油、大豆油、月见草油等）。

（二）吸湿保湿剂

神经酰胺

神经酰胺约占表皮细胞总脂质的 50%，是天然保湿因子（NMF）的主要成分，既有极佳的保湿功能，又有抗炎、抗细胞分裂和止痒的作用。

【药理作用】

（1）屏障功能　神经酰胺具有迅速恢复皮肤屏障功能的能力，可独立地维持皮肤屏障自身的稳定性。其分子结构中的不对称性能大大增加膜状双层结构的内聚力，与细胞表面的蛋白质通过酯键相连接，可加强角质细胞间粘附力，从而进一步提高表皮屏障功能。

（2）吸水与保湿功能　神经酰胺局部外用后，皮肤电导率明显升高。其具有很强的结合水分子的能力，可通过在角质层中形成巨大的网状结构来维持皮肤的水分。

（3）抗衰老作用　神经酰胺可使表皮角质层的保水能力提高，角质层的更新加快，角质形成细胞之间的粘附力增强。作为细胞活动的第二信使，神经酰胺参与细胞的生长、分化、增殖、衰老和凋亡的一系列活动。对调节人体皮肤的新陈代谢，缩短衰老表皮角质形成细胞的更新周期，促进真皮胶原纤维和弹性纤维的蛋白合成等具有重要意义。

（4）抗敏作用　神经酰胺可降低其他活性物质如视黄酸和羟基羧酸等死皮剥离剂的刺激作用，增强皮肤对外界刺激的抵抗力，使皮肤的敏感性降低。神经酰胺可使皮肤角质层明显增厚，避免细菌、病毒等的侵入，从而增强皮肤对外界环境的适应能力。

（5）对毛发的作用　神经酰胺是毛发脂的主要成分，可增加毛小皮细胞与细胞之间的粘附力，减少水溶性多肽的丢失，并能有效地防止由紫外线引起的毛发损伤，修饰毛发表面，增加毛发的疏水性和光滑感。这不仅是因为其在细胞间质中含量大，而且富含大量的长链脂肪酸特别是亚油酸，可很快地维持屏障结构的完整性。神经酰胺优越的保湿性还表现在它的生物调节作用：低温时吸潮，而高温时吸湿性自然下降，从而使皮肤组织的湿度保持在最佳状态。

【适应证】

（1）皮肤保湿　神经酰胺护肤品的保湿性能是通过影响人体生理功能、修复角质层来发挥作用的。由于神经酰胺存在于人体皮肤角质层中，用于护肤产品中的各种来源的神经酰胺的结构及功能均与人体相近，可很好地吸收入皮肤，充分发挥其促进皮肤更新、恢复角质层自然吸水保湿及其自身强大的结合水分子能力，故保湿性能强而高效。

（2）抗皮肤老化、祛除皱纹等　神经酰胺护肤品在发挥高效保湿性能的同时还具有明显的抗皮肤衰老、除皱的作用。因干燥、缺水、疲劳等原因所产生的细纹，可通过神经酰胺的高效吸水及保湿功能而消除，真性皱纹也可得到减轻，皮肤呈现出光滑、润泽、细腻及弹性增加等变化。神经酰胺还可通过促进表皮细胞的新陈代谢和更替过程来进一步达到延缓皮肤老化的效果。

（3）防晒和防日光性皮炎　神经酰胺对光老化的抵抗作用来源于其具有清除自由基、抗氧化及细胞修复等功能，可由此明显减轻紫外线对皮肤的强烈促衰老作用。

透明质酸（HA）

【药理作用】

（1）保湿护肤　HA大量存在于真皮中，占体内总量的一半以上，表皮中亦有。HA维持真皮结缔组织中的水分，使结缔组织处于疏松状态，防止胶原蛋白由溶解状态转变为不溶解状态，从而使皮肤饱满光滑、柔软细嫩。一旦HA降解或减少则皮肤会变得干瘪和无弹性。HA因其分子结构的特性像"分子海绵"，可以吸收和保持其自身重量上千倍的水分。当这种饱含水分的分子网络遍布在皮肤表面时，可形成一层水化膜，时刻对角质层保持湿润作用，防止皮肤干燥。HA这种成膜特性是在所有水结合性保湿剂中独一无二的。此外，HA还具有吸湿性润肤剂的功能，赋予皮肤润滑的感觉。HA可根据环境变化自动调节，发挥最佳保水的作用，从而使角质层的含水量保持在最佳生理状态，令皮肤感觉自然舒适。

（2）防晒和美白　HA水解物有抑制酪氨酸酶活性和吸收紫外线的作用，能减少黑素合成，可用于配制防晒和美白化妆品。

（3）填充美容作用　HA减少是面部皮肤老化出现皱纹和局部组织吸收萎缩产生凹陷的最主要因素之一。在面部皱纹或凹陷部位注射HA，可起到填充美容作用。

（4）预防面颈部外伤及术后瘢痕　动物实验显示：将HA外敷于手术切口表面，创口愈合后形成的愈合线不明显。电镜观察发现：HA组比对照组的成纤维细胞体积小，其周围胶原纤维细小且排列整齐。对照的临床试验证明：创口局部注射HA能有效地抑制创面瘢痕的形成。

（5）其他　HA具有较强的促进和稳定乳化功能。HA作为药物的载体，具有缓释药物作用和促进药物透皮吸收的功能。

【适应证】

其保湿、护肤、防晒等，可用于皮肤干燥、日光性皮炎等。临床作为填充美容，常用以对额纹、眉间纹、鱼尾纹、鼻唇沟纹、口周皱纹、颈部纹和下眼睑凹陷的处理，以及丰唇、隆下颌、丰颞部和额部等。绝大多数受术者可获得满意的效果。临床将 HA 注射于面颈部外伤和手术后的局部创面，可抑制创面瘢痕的形成，使瘢痕变细小，且易软化，从而提高愈合质量。也可用 HA 软膏外敷，治疗增生性瘢痕，效果佳。

此外，还可用于眼科显微手术、眼干燥症、防止眼疲劳和隐形眼镜（接触镜）对眼球的摩擦损伤和润滑眼球；还作为润滑剂注射于关节腔治疗骨关节病；亦可用于妇科及外科手术预防术后粘连和对软组织的修复作用；诱导靶向技术治疗癌症和促进溃疡面得愈合；以及一些特殊功能，如辅助诊断肝硬化和恶性肿瘤等疾病、减少妊娠纹的出现及促进产后妊娠纹的恢复。

【不良反应】

透明质酸制剂无或仅有极少使用者发生过敏反应。填充用的透明质酸制剂（由合成的透明质酸和丙烯酸水凝胶微粒混合物构成）是一种可注射的皮肤填充剂，用于软组织填充术，该制剂比短期注射的填充剂效果持久。据报道，不良反应的发生率较低，极少数患者在注射 6 个月后出现局部的明显肉芽肿反应。

黏多糖

【药理作用】

（1）保持细胞间的水分和输送营养物质　黏多糖分子带有大量负电荷，可吸引分子周围带正电荷的钠离子，从而保持大量水分。1g 透明质酸可保持水 200～500ml，在结缔组织中则为 80～100ml。因此，可使皮肤的弹性和柔软性增加。黏多糖，尤其是透明质酸，不仅在结缔组织间具有输送能力，而且在表皮内也可成为来自真皮毛细血管的水、电解质、葡萄糖和代谢物质的通路。

（2）抑制皮肤角化　低分子量黏多糖或其盐可抑制皮肤角化，促进角质形成细胞更替，从而使皮肤变得润泽而光滑。

（3）促进胶原纤维成熟并引导纤维的排列方向　糖蛋白分子的多阴离子链与存在于胶原纤维 640nm 亚段的阳离子部分（赖氨酸、精氨酸）形成牢固的共价键。此外，糖蛋白在胶原纤维间伸出支链，使其间的水分子不能移动，保持细纤维之间稳定，进而聚合为纤维。硫酸皮肤素可促进皮肤胶原纤维成熟，形成粗纤维，并引导纤维的排列方向。

（4）形成胶质的作用　硫酸黏多糖带有大量阴电荷（SO_4^{2-}），对二价阳离子（如 Ca^{2+}、Mg^{2+}）具有较强亲和力。结缔组织富含磷酸和钙。胶原分子能促进磷灰石的形成而有发生钙化的倾向。硫酸皮肤素蛋白可灭活钙，抑制组织内的磷酸，形成磷灰石，从而形成胶质。

（5）防御作用　高分子量的透明质酸可抑制移植物的抗宿主反应，延长移植物的存活时间。

（6）促进毛发生长　黏多糖类具有促进毛发生长的作用，羧甲基壳多糖作用更突出。

【适应证】

（1）除皱、滋润和营养皮肤　常用透明质酸及其衍生物、羧甲基壳质和硫酸软骨素等。小分子量的透明质酸（分子量 < 10kD）或其钠盐，对皮肤的润泽效果尤其明显。合用忽布酸钙，可刺激皮肤细胞生长，促进角蛋白更替，使皮肤柔软而光滑。水解胶原和低分子量透明质酸共聚物，能增加表皮角质层内保湿成分，不影响皮脂排泄，可用于滋润皮肤。用透明质酸酶处理透明质酸盐，可获得四糖、二糖己糖、脱氧二糖或开环二糖等低聚糖，均有良好的润肤效果；还可抑制酪氨酸酶活性和吸收紫外线，可用于润肤、增白和防光。

硫酸软骨素，根据其硫酸酯在碳原子上的位置可分为 4-硫酸软骨素和 6-硫酸软骨素。在皮肤内，两者均在轴蛋白上形成混合分子，有 20 ~ 100 个二糖重复，分子量 8 ~ 50kD。低分子量硫酸软骨素（分子量 2000 ~ 20000）或其盐与维生素 E 及其衍生物合用，可使皮肤滋润和平滑，并能改善皮肤代谢。

甲壳素也是一种天然黏多糖。常将其制成羧甲基甲壳素与其他种类的黏多糖配伍供临床使用,具有长效润肤和护肤效果。

(2)角化性皮肤病 低分子量黏多糖或其盐,特别是与γ-氨基丁酸或其衍生物配伍应用治疗角化性皮肤病时,可改善皮肤的角化过程,使皮肤光滑润泽。

(3)异体皮肤移植 异体皮肤移植时,植皮床及其周围注射高分子透明质酸,可延长移植物的存活时间。

(4)护发和美发 黏多糖可用于配制生发液、护发和养发制品。用于治疗脱发以及护发、养发。

【不良反应】
本类药物制剂外用,未见不良反应的报道。

芦荟提取液

【药理作用】
(1)润湿和柔润皮肤 由于芦荟含有多糖类、糖醛酸及其衍生物氨基酸,能增强皮肤角质层吸附和结合水分子的能力,使皮肤润湿;同时能使失去弹性的干燥皮肤的角质层水化,并恢复皮肤原有的光滑、柔软和弹性,产生柔润皮肤的作用。

(2)祛斑和美白皮肤 芦荟富含多种有效成分,能淡化或消除皮肤色斑,美白皮肤。

(3)防晒作用 芦荟含有芦荟素、芦荟大黄素、糖苷和肉桂酸酯等。对紫外线有一定的屏蔽作用。

【适应证】
① 外用含有芦荟的化妆品可治疗雀斑、黄褐斑、痤疮,美白皮肤和防晒。

② 口服芦荟汁、饮料、酒和食用芦荟菜肴,可以消除因肝肾疾病引起的面部色素斑,保持头发秀美。

【不良反应】
极少数人可引起接触性皮炎,与个体差异有关。

甘油

甘油结构为丙三醇,是无色、无味、无臭、黏稠性良好的液体，有较强的吸湿性。因纯的甘油会从皮肤中把水吸出。故应水：甘油按3：1比例配制才能起保湿作用。

丙二醇

丙二醇与甘油很相似，但黏稠度明显比甘油低。而且略有甜味，也是无色、无臭、无毒、无刺激性的液体。使用后皮肤有舒适感，可与甘油配合使用。

山梨醇

山梨醇为一种己六醇，白色结晶粉末。无臭、无毒，易溶于水，化学性质稳定，具有良好的保湿性，保湿能力与甘油相同。因有微甜、清凉的良好口感也常用于牙膏中。

聚乙二醇

聚乙二醇的分子量 $0.2 \sim 2kD$。分子量越小保湿性能越好，它可替代甘油和丙二醇。国外著名外用药均用它作基质，故广泛应用于保湿化妆品中。

几丁质和几丁聚糖

几丁质和几丁聚糖是从甲壳纲动物（虾、蟹）和昆虫的硬壳中提取出来的甲壳素。有良好的吸水性，为化妆品中天然添加剂。它们都属于海洋生物中贝壳的提取物，是最新一代保湿剂。

吡咯烷酮羧酸钠

吡咯烷酮羧酸钠是 NMF 中主要成分，为无色、无臭、略带咸味的液体。有良好的吸湿性，其吸湿能力远优于甘油、丙二醇、山梨醇。对皮肤无刺激性，故广泛应用。

乳酸钠

乳酸钠本身是皮肤中存在的 NMF 之一，有极好的保湿性。市售原料为 $50\% \sim 60\%$ 的水溶液。

（三）修复角质细胞的保湿剂

鲨烯

【药理作用】

（1）软化皮肤、消除皱纹、使皮肤光亮润滑　鲨烯为人体皮肤和皮脂的重要组成部分。如果人体肝脏分泌的烯类物质不足，将会导致皮肤粗糙、失去弹性和过早老化。鲨烯分子量小，透皮吸收性能极佳，能快速渗透并广泛分布到皮肤组织深部。若能摄取足够的天然鲨烯，就可帮助软化皮肤、活化细胞、使皮肤光亮润滑，避免皮肤因粗糙、干燥而产生皱纹。

（2）促进皮肤呼吸和再生、使皮肤年轻化　鲨烯的烯键有很强的携氧能力，可促进皮肤呼吸和新陈代谢。促进表皮再生和更新，使皮肤"年轻化"。鲨烯本身具有稳定的结构，不易遭受自由基攻击而被破坏，同时，其具有超强的自由基清除能力。鲨烯涂在皮肤表面可保护皮肤细胞不受自由基的侵害。

（3）皮肤保湿作用　鲨烯是皮脂的重要组成成分。涂在皮肤表面，可形成一层保护膜，防止机体水分蒸发，使皮肤含水量增加，产生良好的润肤作用。

（4）增强心血管系统功能和强身养颜作用　由于鲨烯能够提供充足的氧气，增强心肌代谢能力，增加心肌收缩力和排血量，使各组织器官血液灌流量增加，新陈代谢增强。即使在不良环境中，也能使全身保持最佳状态。使人体保持旺盛的精力和生命力，产生良好、持久的美容、抗衰老效果和养颜作用。

（5）促进伤口愈合　本品能激活皮肤细胞，促进新陈代谢，加快伤口愈合。

【适应证】

（1）美容护肤　鲨烯是一种优良的护肤原料，可以应用在多种化妆品中。

①按摩用品：由于鲨烯具有优良的润滑性，能被皮肤迅速吸收，可以直接作按摩油使用。与高级醇、乳化剂和单甘油酯配合，可制成水包油型按摩乳。这种按摩乳不油腻，吸收快，易于去除。

②护肤用品：与保湿剂（甘油、山梨醇、乳酸钠），乳化剂等配合，可以配成保湿率高达40%以上的高保湿护肤品，如高保湿霜、保湿日霜、晚霜等。

③特殊化妆品：与一些抗衰老的药物配合，可制成眼角祛

皱霜等，具有显著的效果。

（2）强身养颜、防治疾病 本品为很有价值的保健用品，用于强身养颜、防治某些疾病，如胃肠溃疡、各类肝炎、头痛、头晕、神经痛、糖尿病等。

【不良反应】

本品涂在皮肤上，无刺激性，不引起过敏反应，也无油腻感。

三、改善微循环的药物
银杏叶提取物

【药理作用】

（1）改善皮肤血流供应，使皮肤靓丽，延缓老化 GBE 具有扩张血管，降低血液黏稠度和阻止血小板聚集的作用，从而改善皮肤血液供应，增加皮肤营养。银杏叶中的黄酮和萜类有美容和延缓皮肤老化的作用。

（2）调节血脂 银杏叶能降低血清胆固醇和三酰甘油，提高高密度脂蛋白的含量。

（3）调节血压 GBE 中的黄酮醇可强化动脉、静脉和毛细血管，也能增强末梢血管的抵抗能力。

（4）延缓大脑衰老 GBE 为强自由基清除剂和代谢增强剂，能阻止自由基对脑细胞的氧化，促进脑细胞代谢，显著增强大脑功能。

【适应证】

用于皮肤老化，并防治高脂血症和动脉粥样硬化，大脑衰老。

【不良反应】

（1）出血 过量口服 GBE 可引起颅内出血、蛛网膜下腔出血、自发性眼前房出血和双侧硬膜下血肿。

（2）过敏反应 少数使用者出现急性荨麻疹、剥脱性皮炎和过敏性紫癜等过敏反应。

（3）中枢神经兴奋 表现为烦躁、失眠和多汗，停药以后症状消失。

红花油

红花是近年来世界上发展很快的油料作物，种子含油量为35%～47%，高于大豆。红花油中富含油酸、亚油酸、棕榈酸、豆蔻酸和丰富的维生素 E。其中亚油酸含量高达 84%，居食用油之首。红花油外用能扩张血管，改善循环，促进皮肤新陈代谢，有利于表皮细胞的再生，还可对抗氧自由基，延缓皮肤老化。红花油食用可降低血脂和防治动脉粥样硬化，是高级的烹饪油和营养油。红花油可用于养肤、护肤和预防冻伤。还能广泛地用作氧化剂和维生素 A、维生素 D 的稳定剂。

蚯蚓提取物

蚯蚓提取物内含多种蛋白质和氨基酸，尤其是核酸和亮氨酸，以及天然的维生素 A、B、C、D、E 等，此外，还含有多种醇。蚯蚓提取物具有扩张毛细血管和抑制血小板聚集作用；还能促进成纤维细胞的增殖和合成胶原蛋白；同时，可提高机体免疫功能；促进老化细胞再生，修复受损细胞；使皮肤细腻、光滑、白嫩，从根本上改善肌肤的生理功能；它还可以在皮肤的表层形成一种天然保护膜，防止水分蒸发。用于养肤和护肤。

白桑树精华

白桑树精华与红花相似，具有促进微循环，改善血液供应，有较好的美白皮肤效果。用于护肤，改善肤色。

四、化学剥脱术用药

α-羟酸类

α-羟酸类（AHAs）主要包括柠檬酸、酒石酸、乳酸、甘油酸和 δ-羟基丁酸等，具有多种美容作用，有皮肤角质层剥脱作用，能改善皮肤质地，延缓皮肤老化，并有皮肤保湿等作用。

临床常用低浓度（＜8%）的果酸作为化妆品长期使用，使皮肤柔嫩、靓丽，消除细小皱纹。还用于防治痤疮，皮肤干燥症，老年性皮肤瘙痒症和毛发苔藓，鱼鳞病和掌趾角化症以及脂溢性角化症，光化性角化症，老年斑和疣痕等损容性皮肤病。也常用作皮肤外用药的赋形剂和促透剂。

① AHAs 加维 A 酸：用于除皱、祛斑和治疗痤疮，可增效。

② AHAs 加防晒剂（芦荟、对氨苯甲酸）：防晒又可护肤。

③ AHAs 加增白、脱色剂：与氢醌或熊果苷合用，提高治疗黄褐斑等色素性皮肤病的疗效。

④ AHAs 加糖皮质激素：治疗银屑病、鱼鳞病和湿疹等皮肤科疾病。

⑤ AHAs 加咪唑类抗真菌药：它们的亲角质性、促透性可用于治疗甲癣。

⑥ AHAs 加角质剥脱剂：治疗鸡眼、胼胝、疣瘊和老年疣。

⑦ AHAs 与抗生素合用：AHAs 制剂与新霉素、克林霉素合用治疗以脓疱、脓肿和囊肿为主的痤疮。

【不良反应】

对皮肤产生刺激，表现为皮肤发红、烧灼和不适。严重时发生皮炎，如皮肤潮红、肿胀、渗出、起鳞屑。故使用含有 AHAs 的化妆品应从低浓度开始。

三氯醋酸

三氯醋酸（TCA）为中强有机酸，无毒，性质稳定，常温下可保存 2 年。高浓度三氯醋酸可产生蛋白质凝固作用。常用浓度为 10% ~ 50%，剥脱深度限于表皮全层和真皮乳头层。使用三氯醋酸除了剥去表皮的色素斑、痣以外，还可以利用其新生的表皮比较细密、皱纹较少的特点，来祛除老年皮肤浅表的皮肤皱纹，如口周、眼周的放射皱纹等，但对于较深的皮肤皱纹无效。通常需要使用多次，以获得理想效果。使用三氯醋酸剥脱时，在第 1 周内可能有轻度肿胀，发生在使用后的 7 ~ 10 天，新皮已经形成，患者可恢复正常活动。尽可能避免日晒。

苯酚

苯酚（石炭酸）为无色针状结晶或白色结晶块。溶于水、醇等，水溶液呈酸性。腐蚀性随液体的 pH 不同而异，高浓度腐蚀性强。是能产生深层剥脱的成分中最强的，剥脱深度可达真皮的网状层。其作用与水杨酸相似，常与维 A 酸、三氯醋酸等合用。具有抗氧化作用，不良反应较常见，因此，必须由医师使用，并从低浓度用起。苯酚经皮吸收后可引起全身毒副作用，不建议推广使用。

间苯二酚

间苯二酚为白色针状原性结晶，有强还原性，置于空气中逐渐变红，易溶于水、醇、醚。有杀菌作用，常与水杨酸等配合使用，治疗痤疮、黄褐斑等，也用作防腐剂添加在化妆品和皮肤病药外用制剂中，在化妆品工业中用于染发剂配方。但间苯二酚和水杨酸均有毒性，可引起全身中毒反应。剥脱术中、术后疼痛明显。

第十节　治疗痤疮药

针对痤疮发生的各个环节，治疗痤疮的药物可分为以下四类：①抗雄激素药；②抑制毛囊皮脂腺导管角化异常药；③抗皮脂溢出药；④抗微生物药。

一、抗雄激素药

螺内酯

【药理作用】

本品具有明显的抗雄激素作用，可抑制皮脂分泌，改善痤疮的临床症状。

（1）减少雄激素的生成　可选择性地抑制睾丸及肾上腺皮质的微粒体细胞色素 P450 酶系统，从而使雄激素合成酶活性降低，雄激素的生成减少。

（2）竞争性抑制 5α- 还原酶　可抑制 5α- 还原酶的活性，阻断睾酮转化为 DHT。

（3）阻断皮脂腺的雄激素受体　可阻断 DHT 与受体结合，阻断 DHT 的作用。

【适应证】

（1）寻常型痤疮　本品能缓解痤疮病情，使皮疹消退或消失。口服给药指征：①成人女性患有炎性面部痤疮；②提示有内分泌影响者：月经前期发作、25 岁以后发病、面部油脂增多、合并面部多毛症等；③对常规局部治疗，全身用抗生素或异维 A 酸不耐受或疗效不佳者；④合并月经不调、月经前体重增加或其他月经前综合征者。本品亦可局部外用，可单独使用，或与黄体酮联合外涂患处。

（2）多毛症　口服本品治疗女性特发性多毛症，安全有效。疗效优于雌激素，且不干扰排卵周期性和正常月经周期，能使多囊卵巢综合征无月经的患者恢复周期性月经。

（3）雄激素型脱发　口服本品可取得较好疗效。男性患者优于女性。

【不良反应】

不良反应较轻，少数患者可引起头痛、困倦、精神错乱等。久用可引起血钾升高，肾功能损害、少尿、无尿时易发生。常以心律失常为首发表现。与含钾食物、血管紧张素 Ⅱ 受体拮抗药、库存血等合用时，可增加高钾血症发生的机会。此外，还有性激素样副作用，可引起男子乳房女性化和性功能障碍、妇女多毛症等，停药后可消失。

【注意事项】

高钾血症患者禁用。无尿、肾功能不全、肝功能不全、低钠血症、酸中毒、乳房增大或月经失调者慎用。用药期间如出现高钾血症，应立即停药。本药可透过胎盘屏障，但对胎儿的影响尚不清楚。孕妇应在医师指导下用药，且用药时间应尽量短。

西咪替丁

【药理作用】

可与 DHT 竞争雄激素受体而抑制皮脂腺的分泌，但并不影响雄激素水平。

【适应证】

用于治疗寻常型痤疮，妇女多毛症，荨麻疹，皮肤瘙痒症等。口服、外用对痤疮均有效，局部外用常用 2% 西咪替丁霜。

【不良反应】

不良反应轻微，少数可有头晕、头痛、疲乏、口干、轻泻、皮肤潮红、皮疹、肌痛、轻度男性乳房发育等。

【注意事项】

孕妇、哺乳期妇女、儿童禁用。

丹参酮

【药理作用】

丹参酮可通过多环节、多靶点阻断痤疮的发生。

（1）激素调节作用　本品具有雌性激素样活性，可使增高的雄性激素水平恢复正常，减少皮脂分泌。

（2）抑菌作用　对痤疮丙酸杆菌、葡萄球菌等有较好的抑制作用，且不易产生耐药性。

（3）抗炎作用　具有降低渗出、抑制白细胞过度趋化的作用，可减轻病变部位的炎性反应。

（4）其他　本品还具有活血化瘀、清热散结的作用，可有效改善结节性和囊肿性痤疮患者病灶局部的血液循环，促进皮损消退。

【适应证】

本品对炎症为主要表现的寻常型痤疮疗效明显，适用于任何年龄组的痤疮患者，尤其对抗生素过敏或有不良反应的痤疮患者。还可用于治疗皮肤脓肿、疖、痈等。

【不良反应】

少数有皮肤干燥、口干及胃部灼热、腹胀等胃肠症状，偶见皮肤过敏反应，停药后迅速消失。

雌性激素

【药理作用】

雌性激素的抗痤疮作用主要有以下三个方面：

① 外源性雌激素和孕激素可反馈抑制下丘脑促性腺激素释放激素（GnRH）和垂体促黄体生成素（LH）的分泌，从而减少性腺和肾上腺皮质雄激素的产生。

② 低水平的雌激素作用于肝脏，可增加性激素结合球蛋白（SHBG）的合成，使循环血中游离的睾酮（T）水平下降。

③ 醋酸环丙孕酮可阻断雄激素受体，减少 DHT 的生成，从而降低内源性雄激素的作用。

【适应证】

用于女性严重或难治性痤疮，尤其是对全身应用抗生素或异维 A 酸效果不明显或不耐受者，或伴月经紊乱、多毛、雄激素性脱发等的患者。雌性激素全身用药可引起男性难以接受的不良反应，故目前仅用于女性。

雌激素和孕激素治疗痤疮有协同作用，通常以口服避孕药（复方口服避孕药常含有雌激素和孕激素成分）的形式给药，并按避孕药的服用方法使用。

【不良反应】

可引起月经紊乱、恶心、食欲不振、乳房胀痛及皮肤色素沉着等。不规律服药还可引起子宫出血。

【注意事项】

男性患者、孕妇、哺乳期妇女、严重肝损害者、有血栓栓塞史者禁用。

二、抑制毛囊皮脂腺导管角化异常药

抑制毛囊皮脂腺导管角化异常的药物，按化学结构可分为维 A 酸类药物和 α- 羟酸类药物。

（一）维 A 酸类药物

维 A 酸类药物具有多方面的药理作用及应用，本类药物有效抑制毛囊皮脂腺导管的异常角化、抑制皮脂分泌和皮肤表面痤疮致病菌的作用，使其成为临床上常用的痤疮治疗药物。常用药物有维 A 酸、异维 A 酸、阿达帕林和维胺酯等。

（二）α-羟酸类药物

α-羟酸类（α-hydroxy acid，AHAs）有多方面的药理作用和应用，其显著的抗角化作用和抑制皮脂分泌作用可用于寻常型痤疮的治疗。

三、抗皮脂溢出药

痤疮患者常伴皮脂溢出过多，皮脂可促进痤疮的发生和发展，加重皮损症状。抗皮脂溢出药通过减少皮脂分泌而发挥治疗痤疮的作用。临床可用硫酸锌、葡萄糖酸锌、甘草锌等锌制剂。

硫酸锌

【药理作用】

本品有多方面的药理作用和适应证，下面仅介绍其抑制皮脂分泌的药理作用和适应证。

硫酸锌等锌制剂抑制皮脂腺分泌的机制可能为：①锌有皮肤收敛作用，可吸收局部皮脂并减少皮脂分泌。②青春期可由锌的相对或绝对缺乏，影响到与锌相关的酶-雄激素系统的正常功能，使雄激素分泌增多，从而诱发或加重痤疮。补充锌可调节该系统，使之恢复正常功能。③锌能改善上皮细胞的异常角化，提高对维生素 A 的利用，改善皮脂腺导管的堵塞。④锌能促进细胞免疫，提高人体免疫力，减少皮肤感染。

【适应证】

用于治疗寻常型痤疮，尤其对丘疹性、脓疱性和囊肿性痤疮疗效明显，可减轻皮肤油腻，改善皮损症状；对聚合性痤疮疗效则较差。口服给药的同时合用其他外用药物，可提高疗效。此外，还用于脂溢性皮炎、神经性皮炎、湿疹、银屑病、脂溢性脱发等。

【不良反应】

口服易引起消化道反应，如食欲减退、恶心、呕吐、腹痛、腹泻等，宜饭后服用。外用有局部刺激性。

葡萄糖酸锌

【药理作用】

药理作用同硫酸锌。

【适应证】

用于痤疮。也适用于缺锌引起的营养不良、口腔溃疡、厌食、异食癖及儿童生长发育迟缓等。

【不良反应】

口服可引起消化道不适，较硫酸锌轻微而少见。偶见过敏性皮炎。

【注意事项】

不宜空腹服用。过量服用会影响铜、铁离子的代谢。忌与四环素、多价磷酸盐、青霉胺、植物酸盐等同时服用。

甘草锌

【药理作用】

本品有锌和甘草的双重药理作用，除了作为锌制剂的抗痤疮作用外，还通过糖皮质激素样作用，即抗炎、抗过敏和免疫调节作用辅助痤疮的治疗。此外，本品尚有改善味觉、促进胶原和成纤维细胞的增生的作用。

【适应证】

用于治疗痤疮。

【不良反应】

口服偶见血压增高、恶心、呕吐等消化道症状。连续服用，个别患者可出现保钠排钾及下肢轻度水肿现象。

【注意事项】

心功能不全、肾功能不全及高血压患者慎用。

巯氧吡啶锌

【药理作用】

巯氧吡啶锌具有减少皮脂溢出和抑制痤疮丙酸杆菌生长的作用，亦可抑制局部真菌。

【适应证】

用于寻常型痤疮、脂溢性皮炎和皮肤真菌病。局部外用，常用其散剂或药皂。

【不良反应】

反复使用有一定毒性，但在完整皮肤上极少被吸收。

硫化硒

【药理作用】

硫化硒可抑制痤疮丙酸杆菌的生长，杀灭浅部真菌和寄生虫；并能抑制表皮细胞及滤泡上皮细胞过度生长；外用可减少皮脂产生，降低皮脂中脂肪酸的含量。

【适应证】

用于治疗痤疮、脂溢性皮炎、干性皮脂溢出、花斑癣等；也可用于消炎、减少皮脂溢出、止痒和脱屑等。

【不良反应】

外用可有局部皮肤刺激，少数可见接触性皮炎、皮肤干燥、脱发等，停药后 3 ～ 5 天症状可改善。

【注意事项】

禁用于炎症皮肤、眼、外生殖器等黏膜部位。本品有毒性，切勿口服，中毒者口中有蒜气和金属味，出现厌食、呕吐和贫血症状，误食时应洗胃，并用硫酸钠导泻。

四、抗微生物药

米诺环素

【药理作用】

本品可有效抑制痤疮丙酸杆菌的生长和细菌内脂肪酶的合成及活性，减少皮脂的分泌，从而降低游离脂肪酸的水平。且可抑制白细胞的趋化和淋巴细胞的活动发挥抗炎和免疫抑制作用。

【适应证】

用于治疗痤疮，是目前治疗痤疮的首选药物之一。对炎症性痤疮效果良好，尤其适用于中、重度痤疮患者。可使皮损区痤疮丙酸杆菌减少，炎症明显减轻。也可用于毛囊炎、酒渣鼻及皮肤软组织感染的治疗。

【不良反应】

不良反应较轻，可有胃肠道症状如恶心、呕吐、腹部不适和腹泻，并常有头晕、头痛症状，偶见固定性药疹、荨麻疹，罕见过敏性休克。长期使用，皮肤可出现局限性蓝灰色色素沉着。

【注意事项】

较易引起光感性皮炎，用药后避免日晒。钙、铝及其他金属离子会影响本品吸收，故应在饭前1小时或饭后2小时服用。肝肾功能不全者慎用。孕妇禁用。

红霉素

【药理作用】

红霉素能抑制痤疮丙酸杆菌的生长，减少局部游离脂肪酸，且可抑制白细胞的趋化而减轻痤疮的炎性反应。

【适应证】

本品治疗痤疮效果确切，对炎性丘疹及脓疱等炎性损害效果尤佳。多局部外用，因痤疮丙酸杆菌对红霉素的耐药性强，必要时与过氧苯甲酰联合使用。还可用于某些革兰阳性菌所致的尿路感染如淋病等的治疗。

【不良反应】

局部外用少数有局部刺激症状和过敏反应。

【注意事项】

孕妇及哺乳期妇女慎用。

阿奇霉素

【药理作用】

本品抗菌谱较广，抗菌活性强。对炎症组织有亲和力，并可渗透入细胞内，有效抑制细胞内病原菌，对痤疮丙酸杆菌有效。

【适应证】

用于中、重度痤疮的潮红、炎性丘疹、脓疱、囊肿；并用于其他抗生素治疗无效或不耐受的痤疮患者。

【不良反应】

本品不良反应轻，胃肠刺激性小，少数可有恶心、呕吐、腹泻、上腹不适等。偶有肝功能损害、皮疹及耳鸣、前庭功能障碍等神经系统损害等。

【注意事项】

对大环内酯类抗生素过敏者禁用；严重肝肾功能不全者慎用；孕妇慎用。

克林霉素

克林霉素为林可霉素的衍生物，抗菌谱与红霉素相似，能有效地抑制痤疮丙酸杆菌，降低游离脂肪酸。适用于对红霉素耐药或炎症明显、皮损严重而无肠道疾病的痤疮患者。本品口服可引起假膜性肠炎及严重腹泻。局部外用可有皮肤干燥、接触性皮炎等反应。

与林可霉素有交叉耐药，与红霉素有拮抗作用。对克林霉素有过敏史的患者，曾发生肠炎、溃疡性结肠炎的患者禁用。

过氧苯甲酰（BPO）

【药理作用】

（1）抗菌作用 本品为广谱抗菌药，对厌氧菌作用强，可有效抑制痤疮丙酸杆菌的生长，对浅表真菌也有作用。BPO为强氧化剂，作用于皮肤后，分解为苯甲酸，并释放出新生态氧（每克BPO 24小时释放氧量约为4ml），从而发挥强效杀菌、除臭作用；且能透入毛囊和皮脂腺滤泡深部，使厌氧的痤疮丙酸杆菌不能生长繁殖，从而减少局部游离脂肪酸，减轻对毛囊壁的损伤，缓解毛囊周围炎症。

（2）溶解角质作用 本品可使角质软化和剥脱，对粉刺等异常角化过程也有抑制作用，其作用弱于维A酸。

（3）刺激肉芽组织和上皮细胞增生 有促进细胞修复和伤口愈合的作用。

【适应证】

（1）痤疮 本品对痤疮的炎性和非炎性损害均有治疗作用，

且以炎性损害为主的痤疮疗效更佳。脓肿性痤疮常伴有其他细菌感染，治疗中最好与抗生素合用，即外用 BPO 的同时，内服四环素或红霉素等，炎症得到控制后，逐渐停用抗生素，用 BPO 维持治疗，或与 1% 磷酸克林霉素溶液交替外用。

（2）酒渣鼻　本品对酒渣鼻也有良好疗效。

（3）皮肤溃疡　对创伤皮肤和溃疡伤口有治疗作用，并能预防伤口感染。压疮性溃疡患者用药后，可迅速长出肉芽组织而痊愈。

（4）皮肤真菌病　本品对浸渍性足癣有良好疗效，可缓解趾间皮损，减轻瘙痒。对皮肤花斑癣也有显著疗效，用药后皮屑真菌镜检显示圆形糠状芽孢菌菌丝呈阴性，可达临床治愈。

（5）疖肿　本品可抑制革兰阳性菌及革兰阴性菌，对疖肿有一定的治疗作用。

【不良反应】

外用有局部刺激症状，部分患者可出现刺激性皮炎，其发生率与药物浓度呈正比。主要表现为用药初期患者自觉局部痛、痒和烧灼感，出现红斑、水肿、干燥和脱屑，停药后 3～5 天症状消失。

【注意事项】

不可用于炎症部位、表皮剥脱和敏感处。避免与眼、口唇及黏膜部位接触。儿童不宜使用。过敏者慎用。

第十一节　减肥药

一、食欲抑制药

安非拉酮

【药理作用】

通过促进去甲肾上腺素释放和抑制其再摄取，使下丘脑腹内侧的饱食中枢兴奋，摄食中枢抑制，达到控制食欲、降低食量的作用。其中枢兴奋作用比苯丙胺小，对心血管系统无明显影响。

【适应证】

用于伴有轻度心血管疾病的肥胖症患者。

【用法及用量】

片剂：25mg，每次 25mg，每日 2 ～ 3 次，饭前 0.5 ～ 1 小时服用，如疗效不明显，而耐受良好时，可增加剂量至每日 10mg，即傍晚加服 1 次 25mg。1.5 ～ 2.5 个月为 1 个疗程，必要时可间隔 3 个月重复疗程。

【不良反应】

可有激动、失眠、口干、恶心、便秘或腹泻等反应。

【注意事项】

治疗期间应采用低热量饮食，甲状腺功能亢进症患者慎用。不宜长期过量服用，以免产生依赖性。孕妇、哺乳期妇女禁用。

瘦素

【药理作用】

瘦素进入血液循环后会参与糖、脂肪及能量代谢的调节，抑制食欲，减少能量摄取；提高代谢率，增加能量消耗；抑制脂肪合成，使体重和脂肪量明显降低而具有减肥作用。其减肥的确切机制尚不清楚，可能通过影响黑皮质素（抑制食欲）和神经肽 γ（刺激食欲）来调节食欲及能量平衡。

【适应证】

用于肥胖。

【不良反应】

最常见的不良反应是注射部位反应。

纳洛酮

纳洛酮为阿片受体拮抗剂，主要用于阿片类药物急性中毒及阿片类药物成瘾者的鉴别诊断。有研究报道，肥胖症患者血清 β 内啡肽水平明显增高，内源性阿片类系统对饮食行为具有兴奋作用，阿片系统的 κ 受体参与控制进食和进水。肥胖病志愿受试者在餐前或进餐时摄入纳洛酮能明显减少进食量，可能与其阻断阿片受体有关。

二、抑制消化吸收药

奥利司他

奥利司他是由链霉菌 S.toxytricini 产生的内源性脂抑素的羟化衍生物——四氢脂抑素。结构中 p- 内酯环是其发挥脂肪酶抑制效应所必需的。

【药理作用】

奥利司他结构与三酰甘油相似，故能进入脂肪酶的活性部位，并与其丝氨酸残基发生共价结合，从而抑制脂肪酶的活性，使饮食中大约 30% 三酰甘油不被分解和吸收，随粪便排出体外。由于脂肪摄入减少会对体重控制产生明显作用；三酰甘油的分解产物甘油、游离脂肪酸的产生减少，胆固醇在小肠的吸收亦相应减少，故具有调节血脂的作用；另外，奥利司他还可提高胰岛素的敏感性，改善血糖水平，从而延缓或阻止肥胖患者 2 型糖尿病的发生和发展。

【适应证】

用于肥胖症、2 型糖尿病、高脂血症。

【用法及用量】

片剂、胶囊剂：60mg、12mg。每次 120mg，每日 3 次，口服。

【不良反应】

由于口服吸收少，此药的不良反应较少，主要是胃肠道反应，表现为胃肠胀气、排便紧急、脂肪泻等。因此患者服药时应避免进食过量的脂肪。长期服用可影响脂溶性维生素的吸收，导致脂溶性维生素缺乏，因此当维生素水平低于正常值时，适当予以补充。

阿卡波糖

阿卡波糖是 α- 葡萄糖苷酶抑制剂，可减慢胃肠道碳水化合物的水解而延缓葡萄糖的吸收，由于葡萄糖的吸收减少达到降糖和减肥的效果。可用于治疗糖尿病及有糖代谢异常的肥胖病。主要不良反应为肠胀气、腹痛、腹泻等胃肠道反应，个别患者可能出现红斑、皮疹和荨麻疹等皮肤过敏反应。

三、增加能量消耗药

此类药物通过刺激脂肪氧化、增加能量消耗，从而减轻体重。主要药物有咖啡因、麻黄碱。

咖啡因

咖啡因是茶叶、咖啡中所含的一种生物碱。主要作用为兴奋中枢神经系统，用于对抗各种原因引起的中枢抑制状态。一些研究表明，咖啡因能加快机体产热，加速能量消耗，并能增加体内多余水分排出而对肥胖者有减肥作用。但大剂量应用可引起失眠、头痛、肌肉抽搐、心动过速等严重不良反应，故需要在医生指导下，慎重使用。

麻黄碱

麻黄碱（ephedrine）是从麻黄中提取的生物碱，也可人工合成。主要作用为收缩血管、松弛支气管平滑肌，用于哮喘的治疗。其他也有刺激产热、增加能量消耗、抑制食欲作用，所以一些专家提议用麻黄碱与咖啡因合用治疗肥胖病。由于长期应用麻黄碱可引起头痛、失眠、不安、心悸和血压升高等严重不良反应，故尚未广泛用于临床，有待于进行进一步的临床验证。

第十二节　消除瘢痕药

糖皮质激素

【药理作用】

糖皮质激素能抑制成纤维细胞的增殖，降低瘢痕组织中毛细血管的增生。其作用机制是通过使成纤维细胞 mRNA 下降，抑制成纤维细胞增殖及其合成胶原和其他细胞外基质的能力；另一方面使诱发瘢痕增生的 TGF-β_1 胶原酶抑制剂 α_2 巨球蛋白减少，使胶原酶分解胶原能力增强，抑制胶原产生与堆积。从而抑制瘢痕增生，使已有瘢痕变平变软，痒痛消失。

【适应证】

糖皮质激素是目前治疗增生性瘢痕，特别是治疗瘢痕疙瘩效果肯定的药物，采用瘢痕内注射。近年有主张激素治疗与其他疗法联合使用的趋势。如将病灶内注射与冷冻疗法结合进行；或者采用手术切除，术中局部注射激素，术后继续局部用药。最常用的糖皮质激素有曲安西龙、曲安奈德、倍他米松等。

【不良反应】

（1）疼痛　加入局麻药可减轻疼痛（复方倍他米松注射液无痛）。

（2）局部反应　药液误注皮下，可发生皮肤萎缩、色素减退或色素沉着、毛细血管扩张、局部坏死，甚至引起溃破。采用无针头注射器，可避免药液误注皮下。

（3）全身反应　若皮下吸收过多，极少数女性患者可影响月经周期和月经量。少数男性患者可能出现阳痿。停药后恢复正常。

【注意事项】

在治疗瘢痕疙瘩时，应注意如下几点：

① 严格无菌操作：注射部位以 2.5% 碘酊消毒再以 75% 乙醇脱碘，注射完成后针孔有出血点时应彻底压迫止血，而后用无菌纱布包扎创区或用创可贴将各注射针孔密封，以防止细菌感染。

② 注射时应严格掌握层次：只能将药液注入瘢痕实体中，此时，瘢痕会明显膨隆呈苍白色，表面呈核桃皮样外观，当药液开始向周围组织浸润时应及时停止加压并拔出针头；若注射的层次过浅时在高压作用下瘢痕表面易发生水疱、破溃，并造成新的创面，易致感染，拔针时先将注射器减压，否则易使药液喷出。

③ 注射时若瘢痕过大，应分点注射，点间距 1cm 左右，每点注射药液浸润的范围可为 0.5 ～ 1cm，进针时最好与瘢痕表面垂直。

④ 采用逐渐减量的原则：治疗进程中随着瘢痕软化变小，

逐渐减少用药剂量。

⑤ 注射 2～3 次后发现有明显的不良反应或无效，应及时停药或变更药物品种。

⑥ 停药后，瘢痕可能复发，可再次局部注射治疗。

积雪苷

【药理作用】

积雪苷具有抑制瘢痕过度增殖和促进创面修复的作用。作用机制主要是抑制瘢痕组织中 T 淋巴细胞、巨噬细胞的浸润和 $TGF-\beta_1$ 的表达，抑制成纤维细胞增殖和胶原蛋白合成，促进瘢痕处成纤维细胞凋亡、减少免疫细胞数、封闭血管和使胶原纤维疏松的作用，同时能激活上皮细胞，加快表皮的修复。

【适应证】

广泛应用于治疗各种创伤，包括手术、外伤、烧灼伤、痤疮及整形美容手术等引起的瘢痕、色素沉着和瘢痕疙瘩。还可用于治疗各种原因和疾病引起的皮肤溃疡，特别是糖尿病、静脉曲张、血管栓塞、创伤、射线伤等诱发的久治不愈的下肢溃疡。能加速各种创面的修复，使长期受下肢溃疡和压疮困扰的患者得以迅速愈合康复。

【不良反应】

动物实验及大量适应证报告均未见明显不良反应。偶见皮疹和胃肠道不适。

【注意事项】

① 应在瘢痕形成早期尽快使用本品。

② 本品无抗菌作用，因此应佐以抗生素予以治疗。

③ 使用霜剂前应对患病部位进行清洁消毒。

④ 对本品过敏者禁用。

⑤ 孕妇及过敏体质者慎用。

干扰素（IFN）

【药理作用】

瘢痕疙瘩内注射 IFN，可使原有的瘢痕有不同程度的萎缩、变平、质地变软、痛痒等症状改善，并可抑制瘢痕浸润、增生，使瘢痕明显缩小。IFN通过多种机制发挥抑制瘢痕的作用：

（1）抑制成纤维细胞增殖，促进凋亡　　IFN是成纤维细胞分化增殖、合成细胞外基质等功能的负性调控因子。IFN与成纤维细胞受体结合后，抑制成纤维细胞增殖及向肌成纤维细胞分化，促进成纤维细胞凋亡。

（2）减少胶原合成，加速胶原降解　　通过降低成纤维细胞 I 型、III型胶原 mRNA 水平，抑制 TGF-β 引起的成纤维细胞 α_2 胶原启动子的活化，以及抑制成纤维细胞分泌 bFGF，抑制胶原合成，阻止瘢痕增生。还可抑制胶原合成所需的脯氨酸羟化酶，阻止胶原产生；刺激胶原酶分泌，促进胶原降解。

【适应证】

用于治疗增生性瘢痕和瘢痕疙瘩。瘢痕内局部注射，可使瘢痕面积缩小、厚度变薄，光镜下发现紊乱胶原束变薄，变直，结节不明显或消失。透射电镜下可见成纤维细胞功能受到抑制，由活跃状态变为非活跃状态。

【不良反应】

IFN 的不良反应因给药途径、制剂的纯度和种类、疗程等因素的变化而不同。局部应用安全，但有发热、畏寒、肌肉酸痛等流感样不适，还有局部皮肤干燥等，但不影响治疗效果。

【注意事项】

禁用于对干扰素制品过敏者，有心绞痛、心肌梗死以及其他严重心血管病史者，有其他严重疾病不能耐受 IFN 的不良反应者，癫痫和其他中枢神经系统功能紊乱者。

胶原酶

【药理作用】

细菌胶原酶是 I、III型胶原降解的关键酶，能分解 I、III型胶原，产生一个 1/4 片段和 3/4 片段，进而被其他蛋白酶进一步分解。

（1）消除瘢痕的作用　　瘢痕内注射胶原酶最终能使瘢痕软

化，皮肤弹性恢复正常。严重的烧伤创面用胶原酶处理，可以明显减少瘢痕的形成。

（2）促进上皮细胞生长，加快创面愈合　本品外用可促进上皮细胞生长，加快创面和伤口愈合。

【适应证】

（1）增生性瘢痕和瘢痕疙瘩　瘢痕内注射 1～2 天后，局部瘙痒明显减轻，约 2 个月后，瘢痕组织明显萎缩、软化，约缩小 1/3。

（2）灼伤创面、慢性溃疡和压疮　外用可减少瘢痕增生，促进慢性溃疡和压疮创面愈合。外用油膏剂，使用前清创，涂药膏后再以灯烤 20 分钟，以增强酶活性和药物的渗透性。

【不良反应】

本品瘢痕内注射和伤口、创面外用均较安全，无明显不良反应。偶有在用药部位出现表皮下血性水疱，一方面与药物注射位置表浅，导致浅层组织内压力过高有关；另一方面与细菌胶原酶对血管壁的消化破坏有直接关系。经简单包扎处理后，于 1～2 周内可自然结痂愈合。病灶有抓伤伴皮肤感染者，禁止进行瘢痕内注射，以防止感染扩散。

【注意事项】

（1）梯形浓度给药　由于给药后瘢痕组织随时间延长硬度逐渐变软，所以用药浓度也应逐渐减小。

（2）均匀广泛注射　尽量使药液均匀浸润瘢痕实体。

（3）用药后适当加压 1～2 天　可加快吸收，防止血性水疱产生。

（4）用药间隔　由于生物酶制剂潜在的致敏性，出于安全考虑，建议 2 次用药间隔不超过 2 周，1 个疗程周期最好不超过 6 周。

（5）其他　外用油膏剂在使用前应对伤口进行外科清创处理。

透明质酸酶

透明质酸酶又称玻璃酸酶，属于黏多糖分解酶，它能使透明质酸中 C1 与 C4 之间形成的葡萄糖胺键断裂，从而促使结缔组织以及某些特殊组织细胞间基质中存在的黏多糖（透明质酸）发生降解，含量降低，局部组织变平、变软，使注入的药液及病变局部的渗出液易于扩散和吸收。临床上通常采用本品与其他药物联合局部注射到瘢痕组织内。注意该药不能静脉注射，应现配现用，禁用于感染部位，以防引起感染扩散全身。

维A酸

维A酸（RA）是维生素A在体内代谢的中间产物，具有广泛的药理作用。在治疗瘢痕方面，维A酸能够促使上皮生长，减少胶原合成，使成纤维细胞DNA合成减少，进而抑制成纤维细胞生长。此外还能使瘢痕成纤维细胞前胶原的基因表达受抑。应用维A酸治疗瘢痕疙瘩已有报道，但其作用目的及机制有待进一步评价。

秋水仙碱

秋水仙碱是细胞毒类药物，具有抑制和破坏微管的作用，可以使胶原蛋白从细胞内向细胞外的分泌受到影响。还可以抑制前胶原向胶原转化，并增强胶原酶的活性，使细胞外胶原的净积聚减少。但治疗瘢痕疙瘩时，其有效剂量几乎接近中毒剂量，因此单独应用受到限制。本品外用治疗增生性瘢痕，总有效率在95%以上，显效率在35%以上。

转化生长因子-β

转化生长因子-β（TGF-β）是一个25 kD的同源二聚体，包括TGF-β_1、TGF-β_2和TGF-β_3。TGF-β作为一种多功能细胞生长因子，在创面愈合和瘢痕形成过程中有极其重要的作用。研究表明，TGF-β_1和TGF-β_2有不同程度的促进瘢痕增生的作用，TGF-β_1不仅可以通过刺激成纤维细胞中葡萄糖与氨基酸的转运和糖酵解，使细胞外基质（ECM）的合成增加，还可以通过抑制胶原酶等基质降解酶的产生来加快基质的沉积及其与细胞的结合，TGF-β_1的过度表达可引起局部纤维组织的过度增生进而形成瘢痕。

从TGF-β与瘢痕形成的密切相关性，人们开始关注应用TGF-β中和抗体法以减少肉芽组织的过度生长以及皮肤伤口的瘢痕形成。有实验证实，在伤口周围注射 TGF-β 抗体后，伤口愈合后无瘢痕形成，其张力强度与正常愈合伤口大致相同，其关键的功能结构更接近正常。目前应用细胞因子调控已成为瘢痕治疗的未来发展趋势。应用 TGF-β 抑制瘢痕增生等基因技术已经在创面愈合和瘢痕形成方面深入开展，随着基础理论对 TGF-β 在瘢痕形成中的机制以及防治方面的研究不断深入以及 TGF-β 拮抗剂的研发，将会有更广阔的适应证前景。

抗组胺药

抗组胺药中的 H_1 受体阻断药具有抑制瘢痕作用。本类药物常用的有：苯海拉明、曲尼司特、异丙嗪等。

【药理作用】

① 抑制成纤维细胞增生和胶原蛋白合成　国内学者最先将苯海拉明作为抗瘢痕药物，因为该类药物有抑制肥大细胞释放组胺和前列腺素 G 的作用。肥大细胞参与成纤维细胞合成胶原的过程。瘢痕组织中的肥大细胞数目明显高于正常皮肤。肥大细胞释放组胺，刺激成纤维细胞增殖和胶原蛋白合成。组胺同时还是强大的微血管内皮细胞分裂刺激因子，可促进微血管增生和胶原沉积。抗组胺药通过阻断组胺受体，从而抑制成纤维细胞的增殖和胶原蛋白的合成。

曲尼司特可以抑制成纤维细胞释放自身合成的 TGF-β，阻止 Ⅰ、Ⅲ 型胶原的合成，减轻瘢痕增生。

② 抑制免疫反应　研究表明有免疫因素参与瘢痕疙瘩的增生，有学者认为此类反应是迟发性过敏反应。苯海拉明可有效抑制免疫反应，从而抑制瘢痕增生。

③ 局部麻醉作用　苯海拉明可阻滞周围神经的传导，避免高压向瘢痕内注射药物所导致的剧痛，使用时无须合用局麻药。

【适应证】

苯海拉明与瘢痕产生有密切关系，适应证效果肯定。每次 20～40mg，皮内注射，每周 2 次，5 周为 1 个疗程。

曲尼司特用于治疗瘢痕疙瘩时，需大剂量才能产生疗效。一般每次 200mg，每日 3 次，服用半年以上才有效。其止痛、止痒，使瘢痕变薄等作用明显，不良反应少。用离子透入法将局部应用的曲尼司特透入病区对减轻痒、痛等症状优于口服者。局部使用曲尼司特时，加入油酸和聚乙二醇可增强药物穿透性，其效果优于口服者。

硅酮

【药理作用】

硅酮是一种改变瘢痕质地的药物，可有效减轻局部瘙痒和疼痛，增加瘢痕的柔韧性，部分还可缩小瘢痕。

其抑制瘢痕的机制可能为：①水分丢失减少，使皮肤角质层的含水量增加，发生水合作用，瘢痕软化；②对细胞间质中水溶性蛋白及各种低分子量的水溶性炎性混合物的通透性增加，进而使这些蛋白在皮肤表面扩散，间质内水溶性蛋白及产物减少，导致瘢痕内蛋白减少，流体压降低，瘢痕软化。

【适应证】

本品可用于治疗增生性瘢痕和瘢痕疙瘩，对前者的疗效优于后者，有效率在 80% 以上。外科手术后局部应用硅胶涂层对瘢痕疙瘩的高危患者有明显的预防作用。

【不良反应】

除少数患者在开始使用时有瘙痒现象外，尚未发现其他不良反应。

注射用胶原

【药理作用】

注射用胶原是一种填充瘢痕凹陷的药物，是生物替代物，在皱纹或瘢痕处注射本品，通过填充作用可消除皱纹或瘢痕。

（1）消除瘢痕　可以软化瘢痕，使之被吸收而消退。

（2）减轻或消除皱纹　皱纹局部注射胶原蛋白，可以抬高凹陷，使皱纹不明显。

（3）矫正脸形　对于面部不对称，或唇厚薄不一致的情况，注射用胶原可以得到良好的矫正效果。

【适应证】

（1）浅表性瘢痕　注射在瘢痕处的真皮乳头层内，可使凹陷变得与皮肤齐平。若先采用皮肤磨削术、松解术，2个月后再采用胶原注射，可取得协同疗效。

（2）面部皱纹　可添加到护肤品中或面部皱纹处直接皮内注射，减少皱纹。治疗眉间纹、额部纹的疗效较鱼尾纹好。

【不良反应】

本品安全而方便，偶致轻度过敏反应。可能有局部反应，如红斑、肿胀、硬结、瘙痒等；全身反应可出现关节痛、肌肉痛、发热、不适、皮疹和水肿等。但最终可以自行缓解，无需治疗。

【注意事项】

为了防止不良反应的发生，注射前应做皮肤过敏试验。若局部数天内出现红斑、水肿、触痛、瘙痒，持续6小时以上，或者发生全身性皮疹、关节痛、肌肉痛等为阳性。皮试的阳性反应率约为3%。对于皮试阳性者，或有胶原性疾病、自身免疫性疾病者，禁用胶原注射。对于皮试阴性者，治疗中仍有发生不良反应的可能性，但发生率＜1%。

分子交联抑制剂

胶原蛋白与一般蛋白质明显不同的一个特点是，它必须通过其肽链上的醛基（-CHO）形成共价键，构成分子内和分子间的交联，以保持分子结构的稳定性，并进一步形成胶原纤维，而未形成交联的多肽链极易被胶原酶消化而从组织中清除。因此可通过抑制胶原多肽分子交联的形成控制组织中胶原的沉积。D-青霉胺与β-氨基丙腈是当前研究最多的分子交联抑制剂，它们可分别在不同环节干扰胶原分子交联的形成。在临床上，全身应用D-青霉胺，病变组织局部应用β-氨基丙腈治疗瘢痕疙瘩和硬皮病等都有成功的报道。

维生素类

维生素E能使瘢痕疙瘩快速软化，减少瘢痕组织形成，可用于短期预防。加入硅凝胶膜中治疗瘢痕疙瘩和增生性瘢痕，取得了较单独使用硅凝胶膜更好的疗效。

研究发现，1，25-二羟基维生素 $D_3[1,25-(OH)_2D_3]$ 可抑制成纤维细胞生长，其作用可能是通过特殊的细胞内维生素 D 受体——类似于传统类固醇激素的物质调节基因表达来完成的。

细胞因子

肿瘤坏死因子 -α（TNF-α）对人体皮肤成纤维细胞的增殖有明显的促进作用，其功能是通过促进成纤维细胞膜上 EGF 受体（EGFR）实现的。TNF-α 在皮肤纤维化过程中起促进分解代谢作用，并在成纤维细胞中起诱导和抑制双重作用。即 TNF-α 对不同来源的成纤维细胞有不同的生物学效应，对正常成纤维细胞（FB）的活性是起促进生长作用，对增生性瘢痕中的成纤维细胞起抑制作用。

碱性成纤维细胞生长因子（bFGF）可刺激成纤维细胞产生胶原酶，抑制胶原合成，还可促进内皮细胞胶原酶、纤溶酶原激活剂的释放，从而达到抑制瘢痕形成的目的。

在伤口周围注射 TGF-β 抗体后，伤口愈合后无瘢痕形成，而其张力强度与正常愈合伤口大致相同，其关键的功能结构更接近正常，因此认为 TGF-β 抗体是抗瘢痕的新型制剂。

第十三节　生发药

（一）抗雄激素药

非那雄胺

【药理作用】

（1）促进毛发生长　非那雄胺是 Ⅱ 型 5α- 还原酶的特异性抑制剂，通过对该酶的抑制阻碍外周组织中雄激素睾酮转化为 DHT，降低头皮及血清中的 DHT 浓度，从而抑制了 DHT 对毛囊的破坏作用，使毛发自然再长出来。

（2）其他　本品的抗雄激素作用可抑制皮脂腺分泌。

【适应证】

（1）**男性雄激素型脱发（AGA）** 已有大量的临床研究显示，口服非那雄胺 1mg/d 能够有效地治疗男性雄激素型脱发。一般在服药 3 个月后毛发不再脱落，但其治疗的远期效果尚不十分清楚。

（2）**前列腺疾病** 本品适用于治疗已有症状的良性前列腺增生（BPH）。改善症状，降低发生急性尿潴留的危险性，降低需进行经尿道切除前列腺（TURP）和前列腺切除术的危险性。

（3）**痤疮** 本品的抗雄激素作用可抑制皮脂腺分泌，用于治疗痤疮，也可治疗妇女多毛症。

【不良反应】

非那雄胺具有良好的耐受性，不良反应多轻微、短暂。发生率 ≥ 1% 的不良反应主要是性功能受影响（阳痿、性欲减退、射精障碍）、乳房不适（乳腺增大、乳腺疼痛）和皮疹。其他不良反应包括瘙痒、风疹及面唇部肿胀等过敏反应和睾丸疼痛。

【注意事项】

本品不适用于妇女和儿童，禁用于对本品任何成分过敏者以及妊娠或可能受孕的妇女。由于包括非那雄胺在内的 Ⅱ 型 5α- 还原酶抑制剂类药物具有抑制睾酮转化为 DHT 的作用，当妊娠妇女服用后可引起男性胎儿外生殖器异常。因非那雄胺主要在肝脏代谢，肝功能不全者慎用。

雌性激素类

【药理作用】

临床常用的药物有环丙孕酮、己烷雌酚、11α- 羟孕酮及口服避孕药（炔诺酮、甲地孕酮、去氧孕烯、左炔诺孕酮、双醋炔诺醇和醋酸炔诺酮）等。此外，还能促进皮肤血液循环，增加对皮肤的供氧，使低于正常的皮肤温度恢复正常，为毛发生长提供有利条件，有助于减慢 AGA 进展。

【适应证】

临床主要外用或口服治疗 AGA。此外，本品可以抑制皮脂腺分泌,用于治疗女性痤疮和多毛症。

【不良反应】

有少量子宫出血、乳房胀痛、恶心、呕吐、食欲不振及面部发红、体重增加、深静脉血栓、出现黄褐斑等。

从小剂量开始并逐渐增加剂量可减轻不良反应的发生。因长期大量应用可致子宫内膜过度增生而引起出血,有子宫出血倾向者及子宫内膜炎患者慎用。

西咪替丁

【药理作用】

本品为组胺 H_2 受体阻断剂,可减少胃酸分泌,用于胃和十二指肠溃疡的治疗。又具有非甾体抗雄激素样作用,通过阻断 DHT 与毛囊受体结合,使血浆 DHT 浓度下降,可用于治疗雄性激素增多样性疾病。

【适应证】

对部分女性型秃发患者有显著生发作用,同时可有效改善伴发的痤疮、皮脂溢出和多毛症。

【不良反应】

本品具有抗雄性激素作用,用药剂量较大时可引起男性乳房发育、女性溢乳、性欲减退、阳痿、精子计数减少等,停药后即可消失;可抑制皮脂分泌、诱发剥脱性皮炎、脱发、口腔溃疡等。

【注意事项】

老年人、儿童及肝肾功能不全者慎用,孕妇、哺乳期妇女以及对本品过敏者禁用。

(二)钾离子通道开放药

米诺地尔

【药理作用】

已有充分的临床试验证实米诺地尔对 AGA 及斑秃均有较好的疗效,但需长期用药维持疗效。米诺地尔治疗脱发的机制不明,目前研究认为米诺地尔的作用及可能机制主要为:

（1）促进血管形成，增加局部血流量　米诺地尔增加血管内皮细胞生长因子 mRNA 及其蛋白的表达，从而促进真皮乳头血管形成，增加局部血液供应。

（2）直接刺激毛囊上皮细胞的增殖和分化　米诺地尔可以增加真皮乳头、毛母质、外毛根鞘和毛周围纤维细胞合成的数量，从而延长毛发生长期，促进毳毛向终毛转化。

（3）开放钾通道　米诺地尔是钾离子通道开放药，可增加钾离子的通透性，阻止钙离子流入细胞内，导致细胞中游离钙离子浓度下降，减轻表皮生长因子对毛发生长的抑制作用。

（4）使毛囊由休止期向生长期转化　米诺地尔增加毛囊的血液循环及细胞的新陈代谢，延长头发的生长期，并将处于休止期状态的头发转回生长期状态。

【适应证】

本品可使毛发增生，外用可治疗脱发症。脱发的时间越短，面积越小，预后越好。

（1）AGA　米诺地尔溶液治疗男性 AGA，每次 1ml，每日 2 次，3 个月时，2/3 的患者有轻度至中度的毛发生长，12 个月时，74% 的患者外观有明显改善。米诺地尔对女性 AGA 同样有效。

（2）化疗脱发　很多药物影响毛发的生长周期，引起脱发。脱发是抗肿瘤药物的主要不良反应之一，米诺地尔可以减轻化疗引起的脱发。

（3）斑秃　是一种常见的慢性炎症性皮肤病，相当比例的患者有自愈倾向，但常见复发，病程长或脱发广泛者预后不佳。许多治疗可促进斑秃的毛发生长，但尚未证实哪种办法可以改变斑秃的自然病程。米诺地尔治疗斑秃有一定的疗效，并且呈现出剂量依赖性。

【不良反应】

（1）局部反应　米诺地尔外用的不良反应主要是刺激性反应，即用药部位发生干燥、脱屑、瘙痒及发红，5% 溶液的发生率为20%。这些不良反应的发生与其中丙二醇浓度有关。亦有报告可发生变态反应性接触性皮炎或光变态反应性接触性皮炎。

（2）多毛症　女性使用5%的米诺地尔可能会引起较严重的脸部和四肢毛发增多，男性发生者较少。

（3）心血管系统的不良反应　大剂量应用时，可出现心悸、心动过速等症状，同时伴有胸部疼痛。严重的心血管系统的不良反应较少发生。高血压患者口服本品，可能引起水肿、反射性心动过速、心电图暂时性T波改变。血压正常者服用本品，也可能引起水钠潴留、心悸、眶周水肿及手指肿胀等，低盐饮食可减轻此类不良反应。5%米诺地尔溶液，每日2次，每次1ml，不会引起血压、脉搏或体重的改变。

【注意事项】

嗜铬细胞瘤、肺源性心脏病、心绞痛、慢性充血性心力衰竭及严重肝功能不全患者慎用。对米诺地尔过敏者禁用。使用本品时，应注意观察因米诺地尔引起的全身作用的一些征兆。一旦发生全身作用或严重的皮肤病反应，患者应停止使用本品，并与医生联系。本品可能会灼伤和刺激眼部，如发生药液接触敏感表面（眼，擦伤的皮肤，黏膜）时，应使用大量的冷水冲洗该区域。米诺地尔溶液对妊娠的作用未知，妊娠期和哺乳期妇女应慎用本品。此外，应将本品放置在远离儿童能拿到的地方。

二氮嗪

【药理作用】

二氮嗪为强效、速效降压药，亦可通过激活ATP敏感性钾通道而舒张血管平滑肌，增加局部血液供应，使皮肤及毛发滤泡的血流增多，有利于皮肤的供氧，同时使低于正常的皮肤温度恢复正常，为毛发生长提供有利条件。

【适应证】

常采用3%二氮嗪溶液外用治疗各种类型的秃发。

【不良反应】

局部用药无明显不良反应。

（三）生物应答调节剂

维A酸

【药理作用】

维A酸（RA）即维甲酸，具有多种药理作用和广泛的适应证，近年研究证实其外用霜剂维特明治疗脱发效果良好。20世纪80年代开始研究毛发生长和维A酸治疗间的关系，已经证实维A酸可促进毛发生长，其作用机制：①提高细胞内谷氨酰胺转移酶活性，促进皮肤的基底层细胞分化和使角质层形成减少，促使毛发生长；②上调在毛囊的发生、分化和生长中起关键作用的生长因子；③促进毛细血管的增生。

【适应证】

临床用于治疗脱发。与钾离子通道开放药米诺地尔溶液联合外用可产生协同效果，治疗3~6个月时可见毳毛和终毛长出。女性患者比男性患者治疗效果好。但米诺地尔和维A酸有配伍禁忌，应分别外用。给药方法为早晨外用米诺地尔溶液，晚上外用维A酸溶液。还可用于寻常型痤疮、扁平疣、黏膜白斑、毛发红糠疹、毛囊角化病及银屑病的辅助治疗。

【不良反应】

外用本品可能会引起皮肤刺激症状，如灼热感、红斑及脱屑，可能使皮损更明显，但这些作用是可逆性的。若刺激现象持续或加重，可在医师指导下间歇用药，或暂停用药。发生光敏性可能导致光灼伤。

【注意事项】

外用应避免使用于皮肤较薄的皱褶部位，并注意浓度不宜过高（0.3%以下较为适宜），以免引起红斑、脱皮、灼热感及微痛等局部刺激。不宜应用于急性皮炎、湿疹类皮炎、湿疹类疾病。在治疗严重类型的皮肤病时，可与其他药物如皮质激素、抗生素等合并使用，以增加疗效。宜在夜间使用，以防止日光的刺激，治疗过程中应避免日晒，必要时可用遮光剂。

（四）免疫调节剂

肾上腺皮质激素

【药理作用】

本类药物对斑秃脱发区有促进毛发生长的作用，其机制主要为通过免疫调节，抑制斑秃脱发区毛囊周围的 T 淋巴细胞浸润，减轻毛囊周围炎症，也可抑制毛囊角质形成细胞异常表达人类白细胞抗原Ⅰ类（HLA-1）分子，中止斑秃发展。

【适应证】

用于经一般治疗无效的全秃、普秃或进展迅速的斑秃。可经外用、皮下注射、口服等多种途径给药，通常有一定疗效，可暂使毛发再生，但停药后又会脱落；又由于其不良反应较大，不应作为常规治疗，但为控制脱发凶猛而发展为全秃或普秃时可选择应用。皮质类固醇激素皮损内注射适用于脱发累及头皮面积＜ 50% 的稳定脱发患者。

【不良反应】

① 皮内注射可引起局部皮肤萎缩，＜ 10 岁儿童不宜用此法给药。

② 长期服用本品会引起或加重感染、高血压、糖尿病、胃及十二指肠溃疡或穿孔、骨质疏松、满月脸、萎缩纹、影响儿童生长发育及致畸等不良反应。

【注意事项】

① 停药后或停药太快斑秃会复发。

② 经 6 个月治疗无效，表明头皮缺乏足够的皮质激素受体，应停止治疗。

③ 皮损内注射一般是将皮质类固醇注射液与 1% 普鲁卡因或 2% 利多卡因等量混合，根据皮损大小作点状注射，每周 1 次，4 ～ 8 次为 1 个疗程，每次用量不宜过大，否则可引起局部皮肤萎缩。

环孢素

环孢素又称环孢素 A（CsA），是由 11 个氨基酸组成的环化多肽，是一种强效的免疫抑制剂，在使用过程中发现有多毛的不良反应而用于治疗脱发性疾病。

【药理作用】

环孢素外用，因其渗透性差不能刺激毛发再生。口服可见对毛发生长具有明显的促进作用，主要表现在使毛囊生长期延长，同时对毛囊细胞的增殖也有刺激作用。

其作用机制为：①可上调和延长毛乳头血管内皮细胞生长因子（VEGF）的 mRNA 表达，刺激和维持毛囊和毛乳头血管的形成及功能；②通过上调和延长肝细胞生长因子（HGF）mRNA 的表达，刺激毛母质细胞增殖，促进毛囊生长，诱导部分干细胞短暂活化产生新的毛发。

【适应证】

主要用于斑秃治疗，对 AGA 也有一定效果，需维持数月或延长时间治疗，但停药后毛发可能脱落。此外，也广泛用于各类皮肤科疾病治疗，如银屑病、大疱性皮肤病、系统性红斑狼疮、皮肌炎、皮肤 T 细胞淋巴瘤等。

【不良反应】

局部外用无明显不良反应，偶见局部红斑、刺痒感，停药后可恢复。口服可能产生肝肾毒性及神经毒性。

【注意事项】

长期用药的疗效及安全性尚未十分明确，使其使用受到限制。本品可以通过胎盘，孕妇慎用；本品可进入乳汁，对哺乳的婴儿具有产生高血压、肾毒性、恶性肿瘤等不良作用的潜在危险性，故用本品期间不宜哺乳。老年患者因易合并肾功能不全，应慎用本品。

他克莫司

【药理作用】

他克莫司是一种特异性细胞免疫抑制剂，外用可刺激毛发再生。主要作用于 T 细胞，虽然与 CsA 的分子结构完全不同，但免疫抑制作用极强，为 CsA 的 10～100 倍。由于分子量较小（822kD），可局部应用。实验证明，他克莫司能通过减少毛囊间 CD_4^+ 与 CD_8^+ 细胞的浸润而抑制 T 细胞介导的自身免疫反应。

【适应证】

局部外用治疗斑秃和 AGA。

【不良反应】

本品多局部外用，不主张系统应用。尚未见局部皮肤萎缩及毛细血管扩张等副作用。

地蒽酚

【药理作用】

地蒽酚是治疗斑秃、促进毛发再生的刺激性药物。主要是对朗格汉斯细胞有毒性作用，外用促进毛发再生。主要药理作用包括抗上皮细胞增殖、诱导上皮细胞分化及抗炎作用。

【适应证】

适用于儿童斑秃和范围广泛的斑秃。

【不良反应】

可见瘙痒、红斑、脱屑、毛囊炎等反应，减少用量或涂药后立即洗头可减轻，停药数天可消失。

【注意事项】

① 由于皮肤敏感性的个体差异，应密切监测刺激性并逐步提高治疗进程。涂药时要戴塑料手套，以防皮肤刺激。少数患者对地蒽酚高度敏感，宜小面积开始。

② 接触眼睛后能发生严重结膜炎、角膜炎或角膜浑浊，应避免与眼睛接触。

③ 治疗结束后，地蒽酚所造成的皮肤染色可外用水杨酸软膏，在 2～3 周内即可去除。

④ 应放在儿童不易接触的地方。

接触致敏剂

【药理作用】

接触致敏剂外用于秃发区，激发变态反应性接触性皮炎，可促进毛发生长。其作用机制是通过局部接触，引发免疫反应，从而刺激毛囊生长。

【适应证】

主要用于治疗慢性严重斑秃（秃发区＞50%）。致敏剂以二苯环丙烯酮最常用，可供调整的浓度为 0.0001%、0.001%、0.025%、0.01%、0.05%、0.1%、0.25%、0.5%、1.0%、2.0%，以能维持脱发区持续 24～36 小时轻度可耐受的红斑、脱屑和瘙痒为宜。

【不良反应】

可致颈部和耳后淋巴结病、严重水疱、自身敏感性湿疹等，外用肾上腺皮质激素可使其减轻。

【注意事项】

因二苯环丙烯酮见光易分解，用药后必须避光 6 小时以上，最好 48 小时。由于该法仍属对症治疗，复发率相对较高，如出现新的脱发区可再治疗。疗效和预后依赖于脱发程度和病期长短。10 岁以下的儿童不主张应用。

（五）血管扩张剂

毛果芸香碱

【药理作用】

毛果芸香碱又称匹罗卡品，是由毛果芸香属植物提取的生物碱。现已能人工合成。本品可激动效应器的 M 胆碱受体，产生如下效应：

（1）扩张血管，促进毛发再生　由于激动血管平滑肌上的 M_2 胆碱受体，扩张血管，使头部皮肤的血流量增加而改善皮肤营养，促进毛发再生。

（2）其他　以本品溶液滴眼，可引起缩瞳，降低眼内压和调节痉挛等。

【适应证】

临床用于治疗斑秃、冻疮、硬皮病等。

【不良反应】

本品溶液于头部和其他部位皮肤外用未见明显不良反应。

卡普氯铵

【药理作用】

卡普氯铵通过激动血管平滑肌的 M_2 受体而扩张末梢血管，增加血液供应，其对局部血管的扩张作用约是乙酰胆碱的 10 倍；卡普氯铵能改善毛囊衰退的生发功能，促进毛发再生。

【适应证】

用于治疗斑秃和其他类型的脱发；也可治疗干性皮脂溢出病。

【不良反应】

主要不良反应是局部出汗，其次是瘙痒。

卵磷脂

【药理作用】

经皮肤吸收后分解为胆碱或乙酰胆碱而产生血管扩张作用，可改善头皮营养供应，促进毛发生长。

【适应证】

外用治疗各种类型的秃发。

【不良反应】

外用未见明显不良反应。

千金藤素

【药理作用】

本品具有扩张血管作用，能增强皮肤新陈代谢，促进毛发生长。

【适应证】

可外用治疗斑秃和 AGA。涂用本品后，尚可再涂雌激素膏剂或毛果芸香碱溶液，以增强疗效，还应同时长期口服千金藤素，否则可复发。

【不良反应】

外用和长期口服均未见明显不良反应。偶有轻度胃肠道不适，皮肤瘙痒，少数病例可见局部皮肤轻微色素沉着，但停药后均可自行消失。

（六）局部刺激性生发药

芦荟宁

芦荟宁（aloenin）生发水外用可促进毛发生长，而且对皮肤无刺激性。也尚未见其他不良反应。临床用于治疗 AGA 和斑秃。

安息香胶

安息香胶（benzoin gum）是安息香树渗出的一种树脂。主要含挥发油、苯甲酸、香兰素及桂皮酸，为半透明红棕色或黄色胶状物，溶于水和热乙醇。20% 的安息香酊有刺激毛发生长的作用，用于配制生发剂，外用治疗各型脱发。一般未见不良反应。

辣椒油树脂

辣椒（red pepper）的辛辣成分有辣椒素、辣椒黄素、辣椒苷和维生素 C。制成辣椒油树脂外用，能刺激头皮，有促进毛发生长的作用。临床用于治疗 AGA 和斑秃。

（七）其他

L-胱氨酸

【药理作用】

促进机体细胞氧化和还原，使细胞代谢和功能增强，促进毛发生长；同时也可刺激造血功能，促进白细胞生成。

【适应证】

临床用于治疗各型脱发症；也用于脆甲症和皮脂溢出症的辅助治疗。还可用于肝炎、白细胞减少症等的治疗。

【不良反应】

本品应用较安全，尚未见不良反应。

赤霉素

【药理作用】

本品能促进组织细胞的代谢，也可促进毛发、上皮细胞和肉芽生长。能增强机体免疫力，还有收敛、止痒等作用。

【适应证】

外用治疗 AGA、斑秃、全秃、湿疹等。

【不良反应】

外用尚未见不良反应。

第十四节　延缓白发生成药

老年人头发变白是一种生理现象，无特殊治疗方法，但为了美容需要，可用染发方法取得暂时效果。多数年轻人对早生的白发也喜欢用化学染发剂或洗发水把头发染黑。但应注意经常用化学染料染发，会带来一定的不良反应。对于青少年白发，应注意寻找病因，积极预防及治疗。力求保持良好心态、缓解精神紧张、加强锻炼、合理饮食等均有益于防止或延缓白发的出现。

此外，在医生指导下酌情使用维生素、叶酸、何首乌、枸杞子、桑椹子等药物，有助于防止或延缓白发的生成和发展。

维生素 B_5

维生素 B_5 又称为泛酸、遍多酸，是维持正常毛发颜色不可缺少的成分，所以以多数用于治疗白发，主要使用的是泛酸钙。

维生素 H

维生素 H 又称生物素、辅酶 R，是水溶性维生素，也属于维生素 B 族。它是合成维生素 C 的必要物质，是脂肪和蛋白质正常代谢不可或缺的物质。维生素 H 具有防止白发和脱发，保持皮肤健康的作用。

叶酸

叶酸是一种广泛存在于绿色蔬菜中的 B 族维生素，与泛酸及对氨基苯甲酸一起服用时，可防止白发。

第十五节　抗过敏药

一、抗组胺药
（一）全身应用的 H_1 受体阻断剂
氯雷他定

【药理作用】

氯雷他定对外周受体具有高选择性。本品为强力长效三环类抗组胺药，高度选择地阻断外周 H_1 受体，对中枢受体亲和力较低，无中枢抑制和抗胆碱等作用，抗炎、抗过敏作用强。主要通过以下途径全面控制过敏反应：①稳定肥大细胞膜，抑制其脱颗粒，有效地抑制粘附分子的表达；②本品及其活性代谢产物——去羟基乙氧基氯雷他定可以阻断组胺诱导的上皮细胞激活，有长效和速效特点。

【适应证】

广泛用于各种变态反应性皮肤病，尤其是慢性的以及其他过敏性皮肤病；还可用于急性、慢性荨麻疹、过敏性鼻炎等。

【用法用量】

（1）成人及 12 岁以上儿童　1 片（10mg）口服，每天 1 次。

（2）2～12 岁儿童　①体重＞30kg，10mg 口服，每天 1 次。②体重≤30kg，5mg 口服，每天 1 次。

【不良反应】

偶见眩晕、头痛、疲劳和口干等轻微不良反应。极个别患者出现荨麻疹、血管性水肿。近年来研究证实氯雷他定和其他第二代抗组胺药物一样，偶可导致心脏的不良反应，应引起重视。避免与大环内酯类抗生素、咪唑类抗真菌药以及西咪替丁合用。严重肝肾功能减退者慎用。

【禁忌证】

对本品中的成分过敏者禁用。

【注意事项】

① 本品性状发生改变时禁止使用。

② 请将本品放在儿童不能接触的地方，儿童必须在成人监护下使用。

③ 肝脏及肾脏功能不全者应减少用量，建议 10mg，每 2 天服用 1 次或在医生指导下使用。

④ 因老年患者服药后血浆浓度高于健康人，故老年患者长期应用本品时需密切注意不良反应发生。

地氯雷他定

【药理作用】

本品为组胺 H_1 受体拮抗剂，与受体结合能力比氯雷他定强，同时具有抗炎作用。

【适应证】

治疗过敏性鼻炎及慢性特发性荨麻疹，消除症状有很好疗效。每日 1 次能改善季节性过敏性鼻炎的症状，有很好的消除充血作用。

【用法及用量】

1 ～ 5 岁儿童：口服，每日 1 次，每次 1.25mg。

6 ～ 11 岁儿童：口服，每日 1 次，每次 2.5mg。

成人和青少年（12 岁或 12 岁以上）：口服，每日 1 次，每次 5mg。

用法：溶于水中，服用前搅拌均匀，地氯雷他定可与食物同时服用。

【不良反应】

偶有眩晕、头痛、疲劳和口干等。对中枢神经、心血管、胃肠系统无不良反应，无嗜睡作用，不影响精神运动功能及驾驶，无心脏毒性。无明显的药物相互作用，可与酮康唑、红霉素等细胞色素 P450 酶系抑制剂合用。

【禁忌证】

对本品活性成分或辅料过敏者禁用。

【注意事项】

① 由于抗组胺药能清除或减轻皮肤对所有变应原的阳性反应，因而在进行任何皮肤过敏性试验前48小时，应停止使用本品。

② 严重肾功能不全患者慎用。

③ 肝损伤、膀胱颈阻塞、尿道张力过强、前列腺肥大、青光眼患者应遵医嘱用药。

特非那定

【药理作用】

特非那定是一种手性药物，治疗选用其外消旋体。

① 特异性外周 H_1 受体阻断剂，能抑制肥大细胞膜释放组胺，脂溶性低，不易透过血-脑屏障，故少有嗜睡、疲倦等中枢神经抑制的作用和抗胆碱作用。

② 拮抗白三烯和血小板活化因子。

【适应证】

用于皮炎，急性或慢性荨麻疹，湿疹，过敏性鼻炎，瘙痒等变态反应性疾病。

【用法及用量】

成人常用量：口服，每次30～60mg（0.5～1片），每日2次。

【不良反应】

① 奎尼丁样作用。

② 阻滞 K^+ 通道，延缓心脏复极，引起 Q-T 间期延长和心律失常（大剂量时发生）。

③ 中枢神经系统反应：嗜睡、疲倦、头痛、头重感、头晕。

④ 胃肠道反应：恶心、呕吐、口干、胃部不适、腰痛、便秘。

⑤ 偶有皮疹、水肿等过敏反应。

【禁忌证】

对本品过敏者禁用。

【注意事项】

对本品过敏者禁用。有心脏疾病的患者和孕妇及哺乳期妇女慎用。

西替利嗪

【药理作用】

（1）H_1 受体拮抗作用　降低过敏反应部位的组胺浓度，有效抑制组胺诱导的风团。

（2）抗过敏作用　抑制血管活性肽、P 物质及神经肽引起的过敏反应。降低支气管哮喘患者对组胺的敏感性。显著地抑制嗜酸性粒细胞的趋化和激活作用，从而抑制迟发性过敏反应。

【适应证】

用于治疗急、慢性荨麻疹，湿疹，皮肤划痕症，寒冷性荨麻疹和其他过敏性瘙痒性皮肤病，过敏性鼻炎，异位性皮炎和支气管哮喘等。

【用法及用量】

口服。推荐成人和 2 岁以上儿童使用。

成人：每次 1 片（10mg），可于晚餐时用少量液体送服，若对不良反应敏感，可每日早晚各 1 次，每次半片。

6～12 岁儿童：每次 1 片，每日 1 次；或每次半片，每日 2 次。

2～6 岁儿童：每次半片，每日 1 次；或每次 1/4 片，每日 2 次。

【不良反应】

主要表现为轻微的镇静作用，偶尔出现困倦、头痛和眩晕、口干等。肝肾功能不全者慎用。

【禁忌证】

① 对羟嗪过敏者禁用。

② 严重肾功能损害患者禁用。

【注意事项】

① 肾功能不全患者应在医生指导下使用。

② 妊娠头 3 个月及哺乳期妇女不推荐使用。

③ 服用本品时应谨慎饮酒。

④ 服药期间不得驾驶飞机、车、船、从事高空作业、机械作业及操作精密仪器。

⑤ 对本品过敏者禁用，过敏体质者慎用。

⑥ 本品性状发生改变时禁止使用。

⑦ 请将本品放在儿童不能接触的地方。

⑧ 儿童必须在成人监护下使用。

⑨ 如正在使用其他药品，使用本品前请咨询医师或药师。

阿司咪唑

【药理作用】

阿司咪唑（息斯敏）为长效 H_1 受体强阻断剂，在药理剂量下，能完全与外周 H_1 受体结合，无中枢镇静和抗胆碱作用。

【适应证】

治疗季节性过敏性鼻炎、皮疹。

【用法及用量】

12 岁以上儿童及成人，每次 1 片（3mg），每天 1 次。成人和儿童都不宜超过上述推荐剂量服用。

【不良反应】

① 心血管系统反应心律失常严重，如心动过缓，偶有室性心动过速。

② 过敏反应皮疹、血管神经性水肿、支气管痉挛和过敏性休克。

③ 长期服用可致体重增加、血尿、眩晕、转氨酶升高等。

【禁忌证】

① 对本品过敏者禁用。

② 妊娠妇女禁用。

③ 由于本品广泛经肝脏代谢，故有肝功能障碍者禁用。

④ 禁忌超剂量服用。

⑤ 禁忌与细胞色素 P-450 酶抑制剂合用，如口服或非经肠道使用的唑类抗真菌药；大环内酯类抗生素；选择性 5- 羟色胺再摄取抑制剂；HIV 蛋白酶抑制剂。

⑥ 禁忌与治疗剂量的奎宁合用。

⑦ 禁用于已知 QT 间期延长或有先天性 QT 间期延长综合征

的患者。

⑧ 禁用于伴有 QT 间期延长情况，如合用已知会延长 QT 间期的药物（如 I A 型和 III 型抗心律失常药物、特非那丁和红霉素）、未纠正的电解质紊乱（特别是低血钾和低血镁）和明显的心动过缓。

【注意事项】

禁止与酮康唑、伊曲康唑、红霉素或其他大环内酯类抗生素同时使用。孕妇禁用。

氯苯那敏

氯苯那敏（扑尔敏）抗组胺作用强，有效时间约 4 小时。用于各种过敏性疾病、虫咬、药物过敏反应等。可配成软膏（5mg/g），与水杨酸甲酯（5mg/g）、薄荷油（5mg/g）、樟脑（5mg/g）配伍，外用于皮肤过敏性疾病；亦可与解热、镇痛抗炎药配伍，用于治疗感冒。外用本品很安全，嗜睡副作用少，全身用药时个别患者可诱发癫痫，癫痫患者禁用。

（二）外用的 H_1 受体阻断剂

苯海拉明

【药理作用】

为 H_1 受体拮抗剂，能对抗或减弱组胺对血管、胃肠和支气管平滑肌的作用，对中枢神经系统有较强的抑制作用。

【适应证】

① 用于皮肤黏膜的过敏性疾病，如荨麻疹、过敏性鼻炎、血管神经性水肿、湿疹、皮肤瘙痒症。

② 用于瘙痒性皮肤病、昆虫叮咬症、湿疹和丘疹性荨麻疹，加入苯酚氧化锌搽剂中使用。

③ 防治对全血或血浆的变态反应、晕动症和帕金森病。

【用法及用量】

口服。成人一次 1 片（25mg），一日 2 ~ 3 次。用于防治晕动病时，宜在旅行前 1 ~ 2 小时，最少 30 分钟前服用。

【不良反应】

偶有头晕、头痛、嗜睡、口干、恶心、疲乏；偶可见皮疹、粒细胞减少，长期使用可引起贫血。

【禁忌证】

① 对其他乙醇胺类药物高度过敏者禁用。

② 新生儿、早产儿禁用。

③ 重症肌无力者、闭角型青光眼、前列腺肥大患者禁用。

【注意事项】

驾驶员工作时不宜使用。

多塞平

多塞平为高效 H_1 和 H_2 受体阻断药，具有强大的抗组胺作用，它对 H_1 受体的亲和力约是苯海拉明的 775 倍，对 H_2 受体的亲和力也高于西咪替丁。

【药理作用】

对 H_1 受体和 H_2 受体有双重拮抗作用，并具有明显的抗胆碱作用。能抑制人体皮肤对组胺的风团反应。

【适应证】

用于治疗慢性荨麻疹、带状疱疹和老年性瘙痒等。可配成乳剂，外用。

【用法及用量】

口服。常用量：开始每次 25mg，每日 2～3 次，以后逐渐增加至一日总量 100～250mg。高量：每日不超过 300mg。

【不良反应】

① 嗜睡、乏力、口干的不良反应明显。

② 可引起心电图 P-R 间期延长，老年人及心脏病患者慎用。

【禁忌证】

严重心脏病、近期有心肌梗死发作史、癫痫、青光眼、尿潴留、甲状腺功能亢进、肝功能损害、谵妄、粒细胞减少、对三环类药物过敏者。

【注意事项】

① 单胺氧化酶抑制剂可抑制本品代谢，须在使用前 2 周停用单胺氧化酶抑制剂，不宜与中枢抑制药和抗胆碱药合用，儿童、哺乳期妇女不宜使用。

② 青光眼、前列腺肥大者禁用。

（三）H_2 受体阻断剂

西咪替丁

【药理作用】

（1）抑制胃酸分泌　本品为 H_2 受体阻断剂，能明显抑制食物、组胺和胃泌素所引起的胃酸分泌，并降低酸度。

（2）保护胃黏膜　对化学刺激引起的腐蚀性胃炎有预防和保护作用。

（3）增强免疫功能　近年研究发现其具有增强机体免疫功能，抑制肿瘤生长和病毒生长等作用。

（4）抗雄性激素作用。

【适应证】

① 与 H_1 受体阻断剂合用治疗慢性荨麻疹、色素性荨麻疹、皮肤瘙痒症、血管神经性水肿、皮肤划痕症、过敏性紫癜和银屑病。

② 适用于治疗胃、十二指肠溃疡、急性胃黏膜出血和应激性溃疡、上消化道出血等。

③ 用于治疗带状疱疹和其他疱疹病毒感染。缺点是停药后复发率高。

④ 用于治疗妇女多毛症。

【用法用量】

口服，200mg/ 次，每天 3 次，睡前加服 400mg。一般 1 天量不超过 2.4g，疗程一般为 4 ～ 6 周。另有主张一天量分 2 次（每次 400mg）或顿服疗法（晚间一次性口服 800mg）。溃疡愈合后，每晚睡前服 400mg，持续 6 ～ 12 个月；静脉注射，

200～300mg/次，1次/6小时，用生理盐水或5%葡萄糖注射液20ml稀释后缓慢注射。

【不良反应】

① 头晕、头痛、疲乏、言语不清、出汗、局部抽搐和癫痫样发作以及幻觉、妄想。

② 抗雄激素作用可引起男性乳房发育、阳痿、女性溢乳、闭经。

③ 与 H_1 受体阻断剂联用时使运动后血管扩张受抑制，加重心绞痛与间歇性跛行症状。

【禁忌证】

对本品过敏者禁用。

【注意事项】

孕妇、哺乳期妇女禁用，儿童慎用。

雷尼替丁

【药理作用】

选择性阻断 H_2 受体，作用比西咪替丁强5～8倍。

【适应证】

主要用于治疗胃、十二指肠溃疡、手术后溃疡、反流性食管炎和上消化道出血；与 H_1 受体阻断剂合用可治疗荨麻疹等过敏性疾病。

【用法用量】

治疗消化性溃疡，150mg/次，每天2次，4～6周为1个疗程，维持量每晚150mg。卓-艾综合征的用量是每天600～1200mg，次数可酌情每4～12小时1次。

【不良反应】

① 偶可出现头痛、皮疹、腹泻、白细胞减少、贫血、哮喘。

② 注射部位有时出现瘙痒，1小时后可消失。

【禁忌证】

对雷尼替丁过敏者禁用。

【注意事项】

孕妇、哺乳期妇女及婴幼儿慎用。肝病患者、青光眼患者和对本品过敏者禁用。

（四）其他

酮替芬

【药理作用】

具有很强的组胺 H_1 受体拮抗作用和抑制过敏介质释放的作用，其抗组胺作用较氯苯那敏强约 10 倍，且作用时间持续较长。还具有抑制白三烯的作用，能抑制血小板活化因子所致的呼吸道敏感性增强。

【适应证】

① 用于湿疹、荨麻疹、皮炎、异位性皮炎和皮肤瘙痒症以及过敏性鼻炎等。

② 亦用于各型哮喘的防治，对喘息型支气管炎有较好的疗效。

【用法及用量】

每次 1 片（1mg），早晚口服。

【不良反应】

① 常有皮疹、水肿、困倦、乏力、恶心、胸痛、腹泻等症状，一般能自行消失。

② 偶有头晕、头痛、走路蹒跚、呕吐、食欲不佳、便秘、碱性磷酸酶升高、体重增加等。

③ 滴鼻液应用时有鼻腔干燥感和刺激感。

④ 滴眼液应用时有过敏性睑缘炎、睑皮炎，亦可有结膜充血和刺激感。

【禁忌证】

尚不明确。

【注意事项】

与口服降血糖药合用时部分患者会出现血小板减少，服用口服降血糖药的糖尿病患者慎用。

二、抗5-羟色胺药

赛庚啶

【药理作用】

本品选择性阻断 5-羟色胺受体，亦可阻断 H_1 受体，作用较氯苯那敏、异丙嗪强，并具有轻度抗胆碱作用，尚有刺激食欲的作用。

【适应证】

用于荨麻疹、湿疹、过敏性和接触性皮炎、皮肤瘙痒症、鼻炎、偏头痛、支气管哮喘等。止痒效果好，皮肤瘙痒一般在 2～3 日内消失。对库欣病、肢端肥大症也有一定疗效。

【用法及用量】

成人 1～2 片（2～4mg）/ 次，口服，每天 2～3 次。

【不良反应】

① 有嗜睡、口干、乏力、头晕、恶心、体重增加等不良反应。

② 机动车驾驶员、高空作业者、年老体衰者慎用。

③ 青光眼和前列腺肥大者、早产儿及新生儿禁用。

【禁忌证】

① 孕妇、哺乳期妇女禁用。

② 青光眼、尿潴留和幽门梗阻患者禁用。

【注意事项】

① 服药时避免用酒精饮料。

② 本品过敏者禁用。

③ 老年及 2 岁以下小儿慎用。

④ 驾驶机、车、船、从事高空作业、机械作业者工作期间禁用。

⑤ 儿童用量请咨询医师或药师。

⑥ 当药品性状发生改变时禁用。

⑦ 如服用过量或发生严重不良反应时应立即就医。

⑧ 儿童必须在成人监护下使用。将药品放在儿童不能接触的地方。

苯噻啶

【药理作用】

本品具有抗 5- 羟色胺、抗组胺及较弱的抗胆碱作用。

【适应证】

用于急慢性荨麻疹，皮肤划痕症；可用于治疗偏头痛，能减少、减轻甚至完全缓解偏头痛的发作。还可用于血管神经性水肿。毒性小，可长期服用。

【用法及用量】

口服每次 0.5 ~ 1mg（1 ~ 2 片），每日 1 ~ 3 次。为减轻嗜睡不良反应，第 1 ~ 3 日每晚服 0.5mg（1 片），第 4 ~ 6 日每日中、晚各服 0.5mg（1 片），第 7 天开始每日早、中、晚各服 0.5mg（1 片）。如病情基本控制，可酌情递减剂量。每周递减 0.5mg（1 片）到适当剂量维持。如递减后，病情发作次数又趋增加，再酌情增量。

【不良反应】

① 常见嗜睡、乏力、食欲增加、体重增加。偶可引起恶心、头晕、面红、肌肉痛等，常见于服药 1 ~ 2 周内，继续服用可逐渐消失。

② 机动车驾驶员、高空作业者应遵医嘱慎用。

③ 青光眼、前列腺肥大者禁用。

【禁忌证】

青光眼，前列腺肥大患者禁用。

【注意事项】

① 驾驶员及高空作业者慎用。

② 长期使用应注意血象变化。

三、过敏介质阻释药

色甘酸钠

【药理作用】

本品由于抑制细胞内磷酸二酯酶，而使细胞内环磷腺苷

（cAMP）浓度增加，减少钙离子向肥大细胞内转运，从而稳定肥大细胞膜阻止肥大细胞脱颗粒，抑制组胺、5-羟色胺等过敏介质的释放而发挥抗过敏作用。亦可抑制反射性支气管痉挛、特异性支气管反应性和血小板活化因子引起的支气管痉挛。

【适应证】

① 软膏外用于慢性过敏性湿疹及皮肤瘙痒症有显著疗效；亦可用于色素性荨麻疹、疱疹样皮疹；还可用于过敏性鼻炎、花粉症，能迅速控制症状；也可治疗系统性肥大细胞增生病、食物变态反应。

② 用于各型哮喘的预防。

③ 口服可用于治疗胃肠变态反应性疾病、异位性皮炎、肥大细胞增生症。

④ 滴眼液用于花粉症、结膜炎和角膜炎。

【用法及用量】

取适量涂抹与患处。

【不良反应】

吸入后，因刺激作用可导致支气管痉挛、咳嗽和鼻黏膜充血，过敏者可发生血管性水肿和荨麻疹。口服也可发生头痛、失眠和荨麻疹。

【禁忌证】

对本品任何成分过敏者禁用。

【注意事项】

① 由于本品系预防性地阻断肥大细胞脱颗粒，而非直接舒张支气管，因此对于支气管哮喘病例应在发病季节之前 2 ～ 3 周提前用药。

② 极少数人在开始用药时出现哮喘加重，此时可先吸入少许扩张支气管的气雾剂，如沙丁胺醇。

③ 不要中途突然停药，以免引起哮喘复发。

④ 肝肾功能不全者慎用。

⑤ 本品起效较慢，需连用数日甚至数周后才起作用，故对

正在发作的哮喘无效。

曲尼司特

曲尼司特（肉桂氨茴酸）为新型抗过敏药。

【药理作用】

（1）抗过敏　能抑制肥大细胞和嗜碱性粒细胞脱颗粒，阻滞组胺、5-羟色胺和白三烯等过敏介质的释放，降低血清中 IgE 的水平，可抑制皮肤过敏反应和局部过敏坏死反应。

（2）抑制瘢痕　亦可抑制瘢痕和硬皮病患者成纤维细胞胶原合成，而对正常成纤维细胞无影响。

【适应证】

用于痤疮、瘢痕疙瘩、银屑病、荨麻疹、过敏性皮炎、局限性硬皮病、肥大细胞增生症、肉芽肿性唇炎、变应性鼻炎及特异性皮炎等。也可用于支气管哮喘，能有效地阻止哮喘发作。

【用法及用量】

口服。通常情况下，成人每次 1 片（0.1g），每日 3 次；儿童按体重每日 5mg/kg，分 3 次服用。

【不良反应】

轻度胃肠道反应。

【禁忌证】

对本品任何成分过敏者禁用。

【注意事项】

① 肝肾功能异常者慎用。

② 本品能阻断过敏反应发生的环节，在易发季节前半月服用，能起到预防作用。

③ 本品的特性不同于支气管舒张剂以及肾上腺皮质激素，对已经发作的症状，不能迅速起效。当哮喘大发作时，可联合使用支气管舒张剂或肾上腺皮质激素服药 1～4 周，其他对症治疗药可逐渐减量，直至撤除而单用。一般 2～3 个月为 1 个疗程。

④ 可与其他平喘药并用，以本品作为基础处方药，有规则地连续服用，可长期控制哮喘的发作。

⑤ 激素依赖性患者使用时，激素用量应慢慢减少，不可突然停用。

第十六节 抗炎药

在医学美容领域应用的抗炎药主要是消除炎症的局部症状。抗炎药主要分为甾体类抗炎药和非甾体类抗炎药，甾体类抗炎药包括糖皮质激素，非甾体类抗炎药包括抗组胺药、抗激肽药、抗5-羟色胺药和解热镇痛抗炎药，如吲哚美辛等。

一、非甾体类抗炎药

乙氧苯柳胺

【药理作用】

（1）抗炎作用 本品能抑制炎性递质组胺、前列腺素（PGs）和5-羟色胺引起的炎性反应；可降低毛细血管通透性，减少炎症渗出、充血、水肿和疼痛。其作用强度与氟轻松软膏相似。也可抑制肥大细胞释放组胺，还可抑制炎性肿胀和炎症增殖过程的肉芽组织增生。

（2）抗过敏作用 对多种变态反应（Ⅰ、Ⅲ、Ⅳ型）均有明显的拮抗作用。不仅抑制肥大细胞释放过敏递质，而且直接拮抗炎性递质。

（3）抗菌作用 具有抗痤疮丙酸杆菌的作用，其最低抑菌浓度（MIC）为 62.5μg/ml。

【适应证】

用于治疗慢性湿疹、神经性皮炎、寻常型痤疮等。治疗慢性湿疹和神经性皮炎时，用药4周的有效率分别为50%和80%，与对照药氟轻松的疗效相似，但无糖皮质激素类抗炎药的不良反应。治疗寻常型痤疮时，用药4周和8周的有效率分别为58%和73%，对照药过氧苯甲酰的有效率相应为72%和78%。两药的疗效无显著差别，但本品不良反应发生率约10%，对照药为25%。

【适应证】

本品安全性好，无光毒性和诱发染色体畸变的作用。

【用法及用量】

10g×0.5g 规格用法用量：温水清洗患处后，局部涂敷，每日 3 次，每次用量按皮损面积大小调整，常用量为每次 0.25～2g。慢性湿疹患者 1 个疗程为 4 周，神经性皮炎患者 1 个疗程为 2 周，可连用 2 个疗程。或遵医嘱。

【不良反应】

① 局部反应如红、痒、灼热、脱屑等。

② 接触性皮炎等过敏反应，表现为红斑、湿疹、水疱、痛痒等。应立即停药。

③ 临床研究中个别患者出现血小板下降，作用机制不明。

【禁忌证】

对本品任何成分过敏者禁用。

【注意事项】

① 用药禁用肥皂清洗患处。

② 用药期间禁食辛、辣等刺激性食物。

③ 若发生接触性皮炎，应立即停药，严重者应采取相应治疗措施，面部慎用。

皮考布洛芬

【药理作用】

布洛芬的镇痛、消炎作用机制尚未完全阐明，可能作用于炎症组织局部，通过抑制前列腺素或其他介质的合成而起作用，由于白细胞活动及溶酶体酶释放被抑制，使组织局部的痛觉冲动减少，痛觉受体的敏感性降低。治疗痛风是通过消炎镇痛，并不能纠正高尿酸血症。治疗痛经的作用机制可能是前列腺素合成受到抑制使子宫内压力下降、宫缩减少。

【适应证】

皮考布洛芬外用有良好的镇痛、抗炎作用。用于治疗皮炎、湿疹、酒渣样皮炎、口周皮炎和带状疱疹等。

【不良反应】

偶见局部刺激、发红、痛痒，长期使用有时可能出现过敏反应，应予停药。

【禁忌证】

禁涂敷于眼部区域。

丁苯羟酸

【药理作用】

本品为外用的非类固醇抗炎药。经爱兰苔胶水肿试验、棉球肉芽肿形成抑制试验和紫外线红斑抑制试验，证明本品具有抗炎和镇痛作用，不影响组织修复，亦有抑菌作用。5% 霜剂对急性湿疹、接触性皮炎的疗效与 0.1% 地塞米松、缩酮二氟羟泼尼松龙的疗效相当。

【适应证】

用于治疗急、慢性湿疹，接触性皮炎，神经性皮炎，银屑病，皮肤瘙痒症和指掌角化病等；对婴儿湿疹、念珠菌感染也有很好疗效；对带状疱疹有缓解疼痛、促进水疱干涸和表皮形成的作用。

【用法及用量】

局部外用。取适量本品涂于患处，每日 2 ～ 4 次。

【不良反应】

口服有胃肠道反应，外用偶有肿胀、红斑、刺激症状或皮肤干燥等反应。无糖皮质激素类抗炎药的不良反应。

【禁忌证】

消化道溃疡患者和肝病患者禁用。

【注意事项】

① 避免接触眼睛及黏膜（如口、鼻黏膜）。

② 用药部位如有烧灼感、红肿等情况应停药，并将局部药物洗净，必要时向医师咨询。

③ 对本品过敏者禁用，过敏体质者慎用。

④ 本品性状发生改变时禁止使用。

⑤ 请将本品放在儿童不能接触的地方。

⑥ 儿童必须在成人监护下使用。

⑦ 如正在使用其他药品，使用本品前请咨询医师或药师。

吲哚美辛

【药理作用】

为最强的环氧酶抑制剂之一，可抑制花生四烯酸产生细胞内过氧化物，从而抑制前列腺素的合成，亦能抑制白细胞向炎症组织的趋化。本品还是磷酸二酯酶的强效抑制剂，提高细胞内 cAMP 水平，从而抑制肥大细胞和多核白细胞功能，其抗炎作用强于阿司匹林，与氢化可的松相似。

【适应证】

外用治疗过敏性皮炎、光感性皮炎，可部分缓解或消除炎性反应；也用于防治晒伤；还用于硬皮病、红斑狼疮、结节性红斑、贝赫切特（白塞）综合征、关节型银屑病。

【用法及用量】

每次 6.25 ～ 12.5mg，每天不超过 3 次。

【不良反应】

外用制剂尚未发现明显不良反应。

【禁忌证】

活动性溃疡病、溃疡性结肠炎及病史者，癫痫，帕金森病及精神病患者，肝肾功能不全者，对本品或对阿司匹林或其他非甾体抗炎药过敏者，血管神经性水肿或支气管哮喘者禁用。

【注意事项】

① 交叉过敏反应：本品与阿司匹林有交叉过敏性。由阿司匹林过敏引起的喘息病人，应用本品时可引起支气管痉挛。对其他非甾体抗炎、镇痛药过敏者也可能对本品过敏。

② 本品解热作用强，通常 1 次服 6.25mg 或 12.5mg 即可迅速大幅度退热，故应防止大汗和虚脱，补充足量液体。

③ 本品因对血小板聚集有抑制作用，可使出血时间延长，停药后此作用可持续 1 天。用药期间血尿素氮及血肌酐含量也常

增高。

④ 为减少药物对胃肠道的刺激，本品宜于饭后服用或与食物或制酸药同服。

⑤ 本品不能控制疾病过程的进展，故必须同时应用能使疾病过程改善的药物。由于本品的不良反应较大，治疗关节炎一般已不作首选用药，仅在其他非甾体药无效时才考虑应用。

氟灭酸丁酯

【药理作用】

外搽经皮肤吸收后，大部分潴留在浅表皮肤中，其中95%以原形存在，故本品主要抑制皮肤炎性反应。通过降低血管通透性，从而抑制急性炎性反应和紫外线红斑，亦可抑制肉芽组织增生而抑制慢性炎症。

抗炎作用的机制主要是通过稳定细胞膜并抑制超氧阴离子形成，从而抑制超氧阴离子与细胞膜的相互作用。

【适应证】

用于治疗湿疹等过敏性皮炎、带状疱疹等。本品5%浓度与0.12%戊酸倍他米松制剂的疗效相似，无糖皮质激素外用的不良反应。

【不良反应】

偶有过敏反应、酒渣样皮炎、口周皮炎。使用本品停药后可能有反跳现象。不可进入眼内。

二、甾体类抗炎药

糖皮质激素（GCS）

【药理作用】

肾上腺皮质激素中的糖皮质激素作用广泛，具有强大的免疫抑制作用和抗炎作用，可用于治疗多种皮肤病，是近年来皮肤科最常使用的外用药之一。在医学美容方面，其外用制剂也可治疗多种损容性皮肤病。糖皮质激素能减少组胺、5-羟色胺、缓激肽等过敏介质的产生，抑制因过敏反应而产生的病理变化，有抗过敏作用。

【适应证】

在美容方面，糖皮质激素外用可治疗痒疹类疾病：丘疹性荨麻疹、结节性痒疹、荨麻疹样苔藓；湿疹、严重的过敏性皮肤病、天疱疮、剥脱性皮炎、结缔组织病、斑秃和全秃、增生性瘢痕和瘢痕疙瘩等。还可治疗进行性指掌角化病、女性颜面黑皮、慢性单纯性苔藓、日光性皮炎、放射性皮炎、神经性皮炎等。

【用法及用量】

① 大剂量突击疗法，用于急症如严重感染和休克。

② 一般剂量长期疗法，用于自身免疫性、过敏性疾病。

③ 小剂量替代疗法。

④ 隔日疗法。

【不良反应】

（1）长期大量应用引起的不良反应

① 皮质功能亢进综合征。满月脸、水牛背、高血压、多毛、糖尿、皮肤变薄等。为 GCS 使代谢紊乱所致。

② 诱发或加重感染。主要原因为激素降低机体对病原微生物的抵抗力。

③ 诱发或加重溃疡病。

④ 诱发高血压和动脉硬化。

⑤ 骨质疏松、肌肉萎缩、伤口愈合延缓。

⑥ 诱发精神病和癫痫。

⑦ 抑制儿童生长发育。

⑧ 其他：负氮平衡，食欲增加，低血钙，高血糖倾向，消化性溃烂，欣快。

⑨ 股骨头坏死。

（2）停药反应

① 肾上腺皮质萎缩或功能不全。长期用药者减量过快或突然停药，可引起肾上腺皮质功能不全。当久用 GCS 后，可致皮质萎缩。突然停药后，如遇到应激状态，可因体内缺乏 GCS 而

引发肾上腺危象发生。

② 反跳现象与停药症状。

【禁忌证】

抗生素不能控制的病毒、真菌等感染、水痘、活动性消化性溃疡、胃或十二指肠溃疡、严重高血压、动脉硬化、糖尿病、角膜溃疡、骨质疏松、孕妇、创伤或手术修复期、骨折、肾上腺皮质功能亢进症、严重的精神病和癫痫、心或肾功能不全者。

【注意事项】

① 面红症状不要用冷敷。中医角度面红是一种郁热，过度的寒凉往往会使郁热冰伏不能透发，在治疗上就会使病程延长，红脸更不容易消退，并经常反复。

② 注意忌口。皮肤炎症往往会因某些食物而加重，辛辣食品、海鲜、鱼、虾、蟹、牛羊肉甚至韭菜、茴香均在忌口之内。

③ 保持良好的心态和情绪稳定，防止因情绪导致郁热增多，透发困难。

④ 做好防晒措施，防治冷热大幅度变化。

第十七节　止汗药

氯化铝

【药理作用】

本品具有收敛、止汗和防腐作用，抑制大汗腺分泌作用明显。

【适应证】

常制成酊剂、溶液等用于止汗和除臭；还可供手足癣浸泡用，湿敷可治疗渗出性糜烂性湿疹、皮炎等。

【不良反应】

本品对皮肤、黏膜有刺激作用。吸入高浓度可引起支气管炎，个别人可引起支气管哮喘。剂量过大时，可引起口腔糜烂、胃炎、胃出血和黏膜坏死。慢性影响：长期接触可引起头痛、头晕、食欲减退、咳嗽、鼻塞、胸痛等症状。稀溶液无腐蚀性和刺激性。

硫酸钾铝

【药理作用】

（1）止汗、收敛作用　本品能沉淀蛋白质，有较强的止汗和收敛作用。用于配制痱子粉，产生良好的止汗和止痒效果。

（2）腐蚀作用　本品棒剂外用，可腐蚀尖锐湿疣和化脓性肉芽肿等。

（3）其他　本品还具有抗菌、抗阴道滴虫等作用。

【适应证】

溶液剂外用治疗臭汗症和多汗症，含漱治疗咽喉炎和口腔炎。棒剂外用，可用于尖锐湿疣和化脓性肉芽肿等。

【不良反应】

外用低浓度溶液剂无明显不良反应。

【注意事项】

本品被人食用后，基本不能排出体外，它将永远沉积在人体内，毒副作用主要表现为杀死脑细胞，使人提前出现脑萎缩、痴呆等症状，影响人们的智力。禁止口服。

乌洛托品

【药理作用】

本品外用在酸性介质中能生成甲醛而杀菌，还具有收敛、止汗作用；口服后由尿排泄时，在酸性尿中可分解成甲醛，有杀菌作用。

【适应证】

① 用于治疗腋臭、手足多汗症。口服或外用均可。

② 用于治疗尿路感染。口服给药。

③ 还可外用时用于治疗手足癣、体癣和扁平疣。

【用法用量】

1～3 片口服，每天 3 次或遵医嘱。

【不良反应】

外用无明显不良反应，但是皮肤反复接触会出现湿疹性皮炎、过敏性接触性皮炎。口服对胃有刺激性，可致胃痛。少数人可出现膀胱刺激症状和血尿，停药后可缓解。

【禁忌证】

肾功能不全者禁用。

【注意事项】

过敏体质者慎用；甲醛有致癌作用，故不能长期使用。为使尿呈酸性，可在服用乌洛托品前 2 小时，服用氯化铵，一次 1 g。

甲醛

【药理作用】

（1）止汗、收敛作用　本品水溶液或酊剂外用，有明显的止汗和收敛作用。

（2）消毒、杀菌、防腐作用　本品有强大的杀菌作用，抗菌谱广，对细菌、真菌和病毒均有效；但作用缓慢，6～12 小时才能杀死细菌，而杀死芽孢则需要 2～4 天；较高浓度（≥8%）的甲醛溶液杀死芽孢也需要 18 小时。抗菌作用机制：甲醛能与细菌蛋白质上的氨基发生反应，使蛋白质变性。

（3）硬化组织作用　10% 的甲醛溶液用于保存尸体和浸制生物标本。

【适应证】

外用于治疗腋臭和手足多汗症，也可用于治疗感染性皮肤病，用于物品、器械和房间消毒。还可用于保存菌苗、血清等。

【不良反应】

皮肤与药物接触可发生接触性皮炎，其蒸气对眼和呼吸道也有强烈刺激性。

氧化镁

【药理作用】

外用有止汗、收敛、吸附等作用。

【适应证】

常用以配制腋臭粉，治疗腋臭症；也用于治疗急性无渗液的湿疹、皮炎等。

【不良反应】

外用无明显不良反应。

鞣仿

【药理作用】

本品具有收敛、止汗和防腐作用。

【适应证】

用于治疗局部臭汗症。

【不良反应】

外用无明显不良反应。

肉毒毒素A

【药理作用】

本品主要有抑制乙酰胆碱的释放，引起骨骼肌麻痹和止汗作用。本品能特异性的与胆碱能神经末梢突触前膜的肉毒毒素受体相结合，然后由于吸附性胞饮而内转进入细胞内，这称为毒素的内转，使囊泡不能再与突触前膜融合，从而有效地阻抑胆碱能神经介质——乙酰胆碱的释放。与此同时，毒素与突触前膜结合，还可阻塞神经细胞膜的钙离子通道，从而干扰细胞外钙离子进入神经细胞内，以触发胞吐和释放乙酰胆碱的能力。乙酰胆碱释放的抑制，可有效地阻断胆碱能神经传导的生理功能，引起骨骼肌麻痹和止汗。

【适应证】

缓解局灶性肌肉痉挛。

【用法及用量】

眼睑痉挛采用上睑及下睑肌肉多点注射法，即上、下睑的内外侧或外眦部颞侧皮下眼轮匝肌共4或5点。每点起始量为2.5U/0.1ml。注射1周后有残存痉挛者可追加注射；病情复发者可作原量或加倍量（5.0U/0.1ml）注射。但1次注射总剂量应不高于55U，1月内使用总剂量不高于200U。

单侧面肌痉挛除注射眼睑痉挛所列部位外，还需于面部中、下及颊部肌内注射 3 点。依病情需要，也可对眉部内、外或上唇或下颌部肌肉进行注射。每点起始量为 2.5U/0.1ml。注射 1 周后有残存痉挛者可追加注射；病情复发者可作原量或加倍量（5.0U/0.1ml）注射。但 1 次注射总剂量应不高于 55U，1 月内使用总剂量不高于 200U。

斜视根据斜视的种类、部位，在 0.5% 地卡因表面麻醉下，以肌电放大器或肌电仪引导，用同轴电极针注射不同的眼外肌。对垂直肌和小于 20 三棱镜度（20△）的水平斜视，每条肌肉起始量为 1.25 ～ 2.5U；对 20 ～ 40△的水平斜视，每条肌肉起始量为 2.5U；对 40 ～ 50△的水平斜视，每条肌肉的起始量为 2.5U。以后根据药物反应，酌情增至 5.0U/ 次；对 1 个月或以上的持久性Ⅵ神经麻痹，可向内直肌注射 1.25 ～ 2.5U。

【不良反应】

本品局部应用不良反应小，安全性好。但在手部注射时可有短暂的手部肌肉无力的情况，一般经 2 ～ 3 周后即能恢复。被吸收进入血液循环后会引起全身抗胆碱作用。

【禁忌证】

① 已知对肉毒毒素 A 及配方中任一成分过敏者。

② 过敏性体质者。

③ 推荐注射部位感染者。

④ 神经肌肉疾病，如重症肌无力、Lambert-Eaten 综合征、运动神经病、肌肉萎缩性侧索硬化症等患者。

⑤ 孕妇和妊娠期、哺乳期妇女。

【注意事项】

避免口服。为了减轻注射的疼痛，可先用 5% 恩纳霜（利多卡因 + 丙胺卡因）进行表面麻醉，然后注射。

酒石酸

【药理作用】

本品具有收敛、抑制汗腺分泌的作用。

【适应证】

用于局部臭汗症。

【不良反应】

外用无明显不良反应。

戊二醛

【药理作用】

本品有消毒防腐作用。抗菌谱广，对革兰阳性菌和革兰阴性菌均有杀灭作用，还可杀灭结核杆菌、真菌和病毒。溶液的 pH 在 7.5～8.5 时作用最强。醛类消毒剂对微生物的杀灭作用主要使菌体蛋白的巯基、羟基、羧基和氨基烷基化，引起蛋白质凝固造成细菌死亡。

【适应证】

用于治疗臭汗症；还用于治疗寻常疣和甲癣。

【不良反应】

本品对皮肤、黏膜有刺激性，可致接触性皮炎。

【注意事项】

外搽时，应防止进入眼内，还应避免吸入本品蒸气。配制时，应戴橡皮手套，若接触本品浓溶液，应立即用大量清水冲洗。

东莨菪碱

【药理作用】

本品为 M- 胆碱受体阻断药，作用与阿托品相似，其抑制腺体分泌作用比阿托品强，可明显抑制汗腺分泌。

【适应证】

用于治疗臭汗症和多汗症。

【不良反应】

外用无明显不良反应。

【禁忌证】

① 已知对本品活性成分或其他任何成分过敏的患者禁用。

② 本品禁用于下列情况：未经治疗的闭角型青光眼、伴尿

潴留的前列腺肥大、胃肠道机械性狭窄、心动过速、巨结肠、重症肌无力。

【注意事项】

① 由于本品具有潜在的引起抗胆碱能并发症的风险，对可能发生患闭角型青光眼、心动过速、尿道或胃肠道梗阻以及伴尿潴留的前列腺肥大患者应慎用。

② 患有未经诊断和治疗的闭角型青光眼的患者使用本品可能导致眼内压升高。因此，如果患者在注射本品后出现眼睛疼痛、眼睛发红伴失明，则应当紧急到眼科就诊。

③ 本品给药后可能会发生过敏反应，包括休克发作。如同对所有可能引起过敏反应的药物一样，应当对使用本品的患者进行密切观察。

④ 血压偏低者应用本品时，应注意防止产生体位性低血压。

⑤ 肌注本品时要注意避开神经与血管，如需反复注射应不在同一部位，宜左右交替注射。

⑥ 本品禁止与碱、碘及鞣酸配伍。

第十八节　抗菌药

新霉素

【药理作用】

新霉素为氨基糖苷类抗生素，对革兰阴性菌、革兰阳性菌及结核杆菌等都有较好作用。临床上由于本品毒性大，一般不作全身给药，仅用于局部应用。外用可杀灭皮肤上的细菌，减少对汗液的分解，从而减轻臭味。

【适应证】

局部应用于治疗臭汗症。还可治疗皮肤或其他部位的浅表感染，如毛囊炎、痤疮感染、破溃的冻疮。口服难吸收，可治疗肠道感染，亦可作腹部及肠道手术前用药。

【用法及用量】

（1）成人 常用量口服，每次 0.25～0.5g（以新霉素计，下同），一日 1～2g。肝性脑病的辅助治疗，每次 0.5～1.0g，每 6 小时 1 次，疗程 5～6 天。结肠手术前准备，每小时 0.5g，用药 4 小时，继以每 4 小时 0.5g，共 24 小时。

（2）小儿常用量按体重每日 25～50mg/kg，分 4 次服用。

【不良反应】

外用一般不发生不良反应。口服会引起耳毒性和肾毒性，也易引起消化道反应，如恶心、呕吐。

【禁忌证】

第Ⅷ对脑神经损害、肠梗阻、重症肌无力、帕金森病患者、肾功能损害、结肠溃疡性病变。

【注意事项】

① 口服不宜超过 3 天，注意监测听力和肾功能。

② 肾功能减退或第Ⅷ对脑神经功能减退的患者需减量。

③ 如肝昏迷患者不能口服新霉素时，可用无菌新霉素粉配制成 1% 溶液作保留灌肠。

④ 硫酸新霉素毒性过大，已不作注射用。不宜大量体腔内留置给药，因可吸收而致耳、肾毒性和抑制呼吸。

苯扎溴铵

【药理作用】

（1）杀菌作用 本品有广谱杀菌作用。抗菌作用的机制：本品能吸附于菌体表面，其分子的疏水基团和亲水基团可分别渗入胞浆膜的类脂质层和蛋白质层，改变胞浆膜的通透性，致使胞浆内的重要的营养物质外漏，造成菌体死亡。对革兰阳性细菌作用较强，但对铜绿假单胞菌、抗酸杆菌和细菌芽孢无效。乙醇能增强其杀菌作用，因此，酊剂的作用强于水溶液。

（2）除垢作用 本品为阳离子型表面活性剂，能降低表面张力，有利于油水乳化。油污经乳化后容易清除。

【适应证】

本品溶液剂外用可治疗臭汗症。也可用于创面消毒、手术前洗手、手术器械消毒、膀胱和尿道灌洗等。

【用法及用量】

外用，使用前应稀释，现配现用。皮肤消毒使用 0.1% 溶液，创面黏膜消毒用 0.01% 溶液。

稀释方法　0.1% 溶液：取本品 1 份，加纯化水或清水 50 份；0.01% 溶液：取本品 1 份加纯化水或清水 500 份。

【不良反应】

本品毒性低，不引起过敏反应，稀溶液对组织无刺激性。长期应用，少数人可能发生过敏反应，如接触性皮炎、变态反应性结膜炎等。

【禁忌证】

尚不明确。

【注意事项】

浓溶液有腐蚀性。稀溶液在封闭的敷料下长期与皮肤接触，也有刺激性。皮肤消毒前应当用水或稀乙醇把残留在皮肤上的肥皂清洗干净，以免减弱或抵消本品的作用。能与蛋白质迅速结合，遇有血、棉花、纤维素和有机物存在时，作用显著降低。

高锰酸钾

【药理作用】

本品为强氧化剂，有收敛、除臭、消毒、防腐等作用。对多种细菌和真菌均有较强的杀灭作用。但其作用易被有机物减弱，故作用表浅且不持久。

抗菌作用机制在于本品遇有机物即释放出新生态氧而杀灭病原菌。其收敛作用的机制在于低浓度时，本品还原成二氧化锰，后者与蛋白质结合成蛋白盐复合物所致。

【适应证】

本品溶液可治疗足臭症，也可用于皮肤、黏膜、腔道、创面等消毒。

【用法及用量】

用于急性皮炎和急性湿疹时，临用前配制成 1∶4000 溶液（取 0.1g 加水 400ml），用消毒药棉或纱布润湿后敷于患处，渗出液多时，可直接将患处浸入溶液中药浴。用于清洗小面积溃疡时，临用前配制成 1∶1000 溶液（取 0.1g 加水 100ml），用消毒药棉或棉签蘸取后清洗。

【不良反应】

高浓度对组织有刺激和腐蚀作用。

【禁忌证】

对本品过敏者禁用。

【注意事项】

① 本品水溶液易变质，故应临用前用温水配制，并立即使用。配制时不可用手直接接触本品，以免被腐蚀或染色，切勿将本品误入眼中。

② 应严格按用法与用量使用，如浓度过高可损伤皮肤和黏膜。

③ 长期使用，易使皮肤着色，停用后可逐渐消失。

④ 用药部位如有灼烧感、红肿等情况，应停止用药，并将局部药物洗净，必要时向医师咨询。

⑤ 对本品过敏者禁用，过敏体质者慎用。

⑥ 本品性状发生改变时禁止使用。

⑦ 请将本品放在儿童不能接触的地方。儿童必须在成人监护下使用。

⑧ 如正在使用其他药品，使用本品前请咨询医师或药师。

⑨ 禁口服。

第五篇
护理操作

第三十三章　标本采集

第一节　血培养标本采集

一、目的

根据医嘱采集患者血培养标本，进行临床检验，为诊断和治疗提供依据。

二、采血方式

①"双瓶双侧"是指从一个部位采血接种一套培养瓶，再从另一部位采血接种另一套培养瓶，通常选上臂静脉。一般用于怀疑菌血症、真菌血症的成人患者。

②"双侧双瓶"是指从一个部位采血接种一个需氧瓶，再从另一部位采血接种另一个厌氧瓶。一般用于婴幼儿患者。

三、采集部位要求

从两侧上肢静脉采血，"双瓶双侧"采血培养。至少做到"双侧双瓶"。必要时从下肢静脉采血做第三套血培养。

四、血液标本在需氧瓶和厌氧瓶中的分配要求

以一个需氧瓶和一个厌氧瓶为一套血培养，作为常规血培养的组合。当采血量不够推荐的采血量时，应首先满足需氧瓶，剩余标本再接种入厌氧瓶。

五、操作标准

（一）操作前准备

（1）评估患者　询问了解患者身体状况，向患者解释，取得

配合。观察患者采血部位有无异常情况。

（2）个人准备　仪表端庄，服装整洁，洗手，戴口罩。

（3）用物准备　无菌手套、止血带、消毒液、棉棒、采血器、培养瓶、培养单。

（4）环境准备　清洁、安静、舒适、无人员走动。

（二）操作步骤

① 核对医嘱及患者。

② 安尔碘消毒血培养瓶瓶口3遍，待干60秒。

③ 抽血部位皮肤消毒，安尔碘消毒3遍，待干60秒，消毒时从穿刺点向外画圈消毒，至消毒区域直径达5cm以上，待挥发干燥后采血。

④ 戴无菌手套，用采血器无菌穿刺成功后，连接血培养瓶，采血后轻轻混匀以防血液凝固。

⑤ 再次核对患者姓名、床号。

⑥ 洗手，记录。

六、注意事项

① 严格无菌操作，避免污染。

② 不应从留置静脉或动脉导管处取血，因为导管易被固有菌群污染。

③ 采血量及采血间隔，成年患者推荐的采血量为20～30ml，每套不少于10ml，每瓶不少于5ml。婴幼儿患者推荐的采血量应少于患儿总血量的1%，每瓶不少于2ml。两部位采血时间≤5分钟。

④ 采血时机，在患者发热期间越早越好，最好在抗菌治疗前，以正在发冷发热前半小时为宜或在停用抗生素24小时后。

⑤ 采集后应立即送往实验室，最好在2小时内。如果不能及时送检，应置于室温环境。

⑥ 送检标本应注明来源、检验目的和采样时间，使实验室能正确选用相应的培养基和适宜的培养环境。

第二节　尿标本采集

一、目的

根据医嘱采集患者尿培养标本，进行临床检验，为诊断和治疗提供依据。

二、操作标准

（一）操作前准备

（1）评估患者　询问了解患者身体状况，向患者解释，取得配合。

（2）个人准备　仪表端庄，服装整洁，洗手，戴口罩。

（3）用物准备　止血钳1把、安尔碘、棉棒、20ml空针1个、培养瓶、培养单、无菌手套1副。

（4）环境准备　适当遮挡，保护患者隐私。

（二）操作步骤

① 核对医嘱及患者。

② 戴手套，用安尔碘消毒尿道口处的导尿管壁（接头上端接近会阴部）2遍，待干。

③ 用无菌注射器的细针斜穿管壁抽吸尿液10ml。做尿培养时应采集尿液20ml。

④ 将抽好的尿液导入培养瓶中，盖好盖子。

⑤ 再次核对患者。

⑥ 洗手，记录。

三、注意事项

① 严格无菌操作，避免污染。

② 不可从集尿袋下端管口留取标本。

③ 标本应尽快送检，最好在2小时内。如果不能及时送检，放置于冰箱内，但不要超过24小时。

④ 送检标本应注明来源、检验目的和采样时间，使实验室

能正确选用相应的培养基和适宜的培养环境。

第三节　粪便标本采集

一、目的

根据医嘱采集患者粪便培养标本，进行临床检验，为诊断和治疗提供依据。

二、操作标准

（1）评估患者　询问患者身体状况，向患者解释，取得配合。

（2）个人准备　仪表端庄，服装整洁，洗手，戴口罩。

（3）用物准备　培养瓶、培养单、无菌手套。

（4）环境准备　适当遮挡，保护患者隐私。

① 核对医嘱及患者。

② 戴手套，取少量大便 3 ～ 5g（蚕豆大小）放于培养瓶中，合盖。

③ 再次核对患者。

④ 洗手，记录。

三、注意事项

① 常规检查选取有黏液、脓血等病变成分的粪便，外观无异常的粪便隐血检测标本需从表面、深处和粪端多处取材。

② 标本应尽快送检，不能及时送检的标本可室温保存≤2小时，入4℃冰箱保存，一般可保存24小时。

③ 粪便标本应避免混有经血、尿液、消毒剂及污水等各种物质。

④ 送检标本应注明来源、检验目的和采样时间，使实验室能正确选用相应的培养基和适宜的培养环境。

第三十四章　仪器操作

第一节　静脉留置针的应用

一、目的

静脉留置针的目的是保证大量输液和静脉高营养的顺利完成；保护肢体浅静脉；减轻患者频繁穿刺的痛苦，减轻护理人员的劳动强度。

二、适应证

适用于危重病人抢救，如严重烧伤、各种原因引起的休克、大手术等；需长期输液，但静脉穿刺困难者；所用药物对四肢血管有较大刺激者；经静脉给予高营养者。

三、操作前准备

（1）物品准备　静脉留置针，肝素帽或可来福接头，输液透明胶贴或切口膜，其他用品同一般静脉输液。

（2）留置针大小选择　小儿输液、输血：22～24G；成人输液：20～22G；成人输血：18～20G；成人股静脉、颈静脉穿刺：16～18G。

（3）患者准备　向患者及家属解释使用静脉留置针的目的，以取得合作。血管选择：选择粗直、弹性好、无静脉炎的血管，包括四肢浅静脉，颈内、颈外静脉，股静脉，小儿或成人头皮静脉等。

（4）工作人员准备　操作者洗手，戴好口罩、帽子，穿戴整洁。

四、操作步骤

以四肢静脉为例说明。

① 从准备到给患者穿刺前步骤同一般静脉输液。

② 选择好穿刺部位，常规皮肤消毒后，在留置针的连接口不带针芯的一端套上肝素帽或可来福接头，将输液器头皮针穿入肝素帽，连接输液装置，排气、绷紧皮肤固定静脉，针尖斜面朝上，以15°～30°角度进针，见回血后，减小穿刺角度再进针0.2cm，拔出针芯少许，将针全部送入血管，固定针翼，拔出针芯，接通输液，用输液贴或切口膜固定，在胶纸上标记留置日期、时间。

③ 输液完毕向留置针内推入肝素钠+0.9%氯化钠注射液3～5ml（浓度为12.5U/ml，推注时注意边推边拔针，以使针管和肝素帽充满封管液），防止针管堵塞，用胶布或敷料适当固定，保护留置针及肝素帽。

五、注意事项

① 严格无菌技术操作，预防感染。

② 为避免穿刺失败，见回血后，不要急于送针，要拔出针芯少许才送针，但不要拔出过多，以免穿刺送针时软管无支撑。注意待针芯及软管全部送入血管再退针芯。急性体液渗出期患者选择四肢大静脉时可先行热敷3分钟左右再行穿刺。

③ 应妥善保护留置针，给患者翻身，尤其是睡翻身床者翻身时，需有专人保护，防止针体脱出。

④ 用留置针输液者选择的血管相对较粗，烧伤急性体液渗出期或术后输液，要注意控制输液速度防止输液过快，发生肺水肿或液体输空，导致空气栓塞。小儿输液时更应防止引起心力衰竭（简称心衰）。

⑤ 每日更换输液器及三通接头。通过创面输液者每日用氯己定（洗必泰）液清洗穿刺部位及周围2次，再用烧伤油纱布或无菌小纱布覆盖，绷带固定。局部为焦痂者，用2%碘酊涂擦

2～3次/d，针眼处用75%乙醇棉球及无菌小纱布保护。留置针保留不超过3日。

⑥ 使用肝素帽者，每8小时用肝素液封管1次。使用可来福接头时，因该接头内有压力装置，能使血液不反流入针管内，在输液完毕拔针前，只需将调速开关全部放开，快速拔针即可。如输入液为高浓度葡萄糖液、脂肪乳剂、白蛋白等时应输入少量0.9%氯化钠注射液后再用肝素液封管。

⑦ 再次输液时，如有堵塞，切勿用力挤压输液管，以免引起血栓性静脉炎和局部疼痛。特别是股静脉穿刺者，因其血栓大，可能造成严重后果。应先用备有的稀释肝素液5～10ml注射器抽出血凝块，通畅后再接通输液。

第二节　留置导尿术

一、目的

留置导尿术的目的是持续引流尿液，进行尿量、尿相对密度、酸碱度、颜色、尿中有形成分的变化等观察及检验，借以观察肾功能情况，以便早期诊断，及时处理。手术前后保留导尿管，如腹腔、骨盆手术前准备，减轻手术部位的张力；对肛周、会阴部手术、损伤或植皮后患者，留置导尿管以保护创面及切口不被尿液浸渍而引起感染；严重烧伤患者留置导尿管，可准确地记录尿量，指导补液。

二、适应证

① 抢救危重病人，如休克、大面积烧伤、水电解质失调、大手术后、器官功能衰竭、烧伤伴严重合并伤等患者，需观察尿量、尿相对密度及其他变化时。

② 肛周或会阴部烧伤或手术植皮的患者，其他大手术患者如桥式交叉游离皮瓣移植术等。

三、操作前准备

（1）物品准备　治疗盘内备无菌导尿包，包内装导尿管2根，8号、10号各1根（或14号、16号一次性无菌双腔导尿管），血管钳2把、小药杯内置棉球数个，石蜡油棉球瓶1个，孔巾1块，弯盘2只，有盖标本瓶或试管1只，纱布2～4块，血管钳（镊）1把，无菌手套1双；治疗碗内盛0.1%苯扎溴铵（新洁尔灭）棉球数个，血管钳1把，左手套或指套1只，0.1%苯扎溴铵溶液1瓶，弯盘1只，橡胶单和治疗巾各1块，便盆、屏风，一次性尿袋，胶布，橡皮圈，别针，一次性注射器1支，无菌蒸馏水或0.9%氯化钠注射液10ml。

（2）患者准备：向患者或家属解释留置导尿管的目的、必要性，取得合作。嘱能下地活动的患者用0.1%苯扎溴铵自行清洗外阴，不能下床者护士协助清洗。

（3）工作人员准备　衣、帽、鞋、口罩穿戴整洁，洗手。

四、操作步骤

（1）女性患者留置导尿术

① 备齐用物车推至床旁，查对床号、姓名，适当遮挡患者。

② 操作者站于患者右侧，帮助脱去对侧裤腿，盖在近侧腿部，对侧腿部用棉被或毛毯遮盖，患者取仰卧屈膝位，两腿略向外展，露出会阴。

③ 擦洗会阴：垫橡胶单和治疗巾或一次性床单于臀下，弯盘置于近外阴处，治疗碗放于两腿间，左手戴手套或指套，分开大阴唇，右手用血管钳夹0.1%苯扎溴铵棉球消毒阴阜和大阴唇，顺序要由外向内，自上而下，每个棉球限用1次，用后的棉球或手套置于弯盘内，放在治疗车下层。

④ 开包铺巾：将导尿包置患者两腿之间并依次打开，倒0.1%苯扎溴铵溶液于小药杯内。戴无菌手套，铺孔巾，露出尿道口部位，使孔巾与导尿包连成一无菌区。拆开双腔导尿管及一次性尿袋和20ml的一次性空针的外包装，按无菌操作将其放在导尿包

内。备 10ml 0.9% 氯化钠注射液 2 支放于导尿包外适当位置。

⑤ 消毒外阴：戴无菌手套，按操作顺序排列无菌用物，用空针抽取 20ml 的 0.9% 氯化钠注射液备用，用液状石蜡润滑导尿管前端后置弯盘内备用。将另一弯盘移近外阴处，左手分开并固定小阴唇，右手持血管钳夹 0.1% 苯扎溴铵棉球自上而下，由内向外分别消毒尿道口、双侧小阴唇 2 次，每个棉球限用 1 次，用过的血管钳、棉球放在弯盘内移至床尾包布边缘处，左手原位固定不动。

⑥ 插管：右手将盛导尿管的弯盘置尿道口旁，夹导尿管对准尿道口轻轻插入 4～6cm，见尿液流出再插入 1cm 左右。

⑦ 固定：一般导尿管用胶布或缝线固定；使用一次性双腔导尿管时，左手固定导尿管，右手持已准备好的注射器向气囊内注入 15～20ml 的 0.9% 氯化钠注射液，夹紧导尿管末端，轻轻往外拉导尿管，确定气囊顶住膀胱出口，导尿管不会脱出后，撤下孔巾，擦净外阴，将导尿管末端连接一次性尿袋。引流管留出足够翻身的长度，用橡皮圈和安全别针固定于床单上。尿袋要低于膀胱高度，以便引流尿液。

⑧ 整理床单位，清理用物，洗手，做好记录。

（2）男性患者留置导尿术

①～②同女性患者留置导尿术。

③ 抹洗外阴：操作者站于患者右侧，右手持血管钳夹 0.1% 苯扎溴铵溶液棉球擦洗外阴、阴囊、阴茎，左手用纱布裹住阴茎，将包皮向后推，自尿道口向外旋转擦洗龟头，注意洗净包皮及冠状沟，1 个棉球限用 1 次。

④ 消毒外阴：将导尿包打开放于患者双腿间，倒 0.1% 苯扎溴铵溶液于药杯内。戴无菌手套，铺孔巾，润滑导尿管置弯盘内。左手用纱布包裹阴茎，提起阴茎与腹壁呈 60°，将包皮后推露出尿道口，用 0.1% 苯扎溴铵棉球再次消毒尿道口及龟头。

⑤ 插管：右手持血管钳夹导尿管，对准尿道口轻轻插入 20～22cm，见尿液流出再插入约 2cm。

⑥ 同"女性患者留置导尿术"⑦、⑧步骤。

五、注意事项

① 用物必须严格消毒灭菌，按无菌操作进行，以防尿路感染。

② 保护患者自尊，耐心解释，操作环境要适当。

③ 为女性患者导尿时如误入阴道，应更换导尿管重新插入。

④ 若膀胱高度充盈且又极度虚弱的患者，第1次放尿不应超过1000ml。因为大量放尿使腹腔内压力突然降低，血液大量滞留在腹腔血管内，导致血压下降而虚脱；又可因为膀胱内突然减压，引起黏膜急剧充血而发生血尿。

⑤ 每日定时更换集尿袋，及时倾倒尿液，记录尿量。每周更换导尿管1次。

⑥ 集尿袋位置应低于耻骨联合，以防止尿液逆流。

⑦ 女性患者用0.1%苯扎溴铵棉球擦洗尿道口1～2次/d，男性患者擦净龟头及包皮污垢。

⑧ 保持导尿管通畅，避免受压、扭曲和堵塞。病情允许时鼓励患者多饮水，以增加尿量，达到自然冲洗的目的。注意观察尿液的颜色、性质和量，做好记录。

⑨ 长期留置导尿管者，在拔管前应锻炼膀胱功能。用输液夹阻断一次性集尿袋的引流管，等患者有尿意时松开放尿1次，或每2～4小时松开1次，锻炼1～2日无异常即可拔管。

⑩ 给患者翻身，或患者离床活动时，导尿管及集尿袋应妥善安置。

第三节　烧伤专用红外线治疗仪

一、目的

使用烧伤专用红外线治疗仪的目的是利用红外线的热作用，使血管扩张充血，血流加快，加强组织的营养和代谢，加速组织的再生，促进局部渗出物的吸收和消散，同时起到保温作用；利用温热作用降低神经末梢的兴奋性，具有镇痛、解痉作用；使创面干燥结痂，预防创面感染，保护肉芽及促进上皮的再生。

二、适应证

适用于烧伤、冻伤、皮瓣移植患者的局部保温。

三、禁忌证

有出血倾向、高热、活动性肺结核、动脉硬化、代偿功能不全的心脏病病人禁用。

四、操作前准备

（1）用物准备　烧伤专用红外线大型或小型治疗仪、多孔插板、围帐。检查红外线灯管、电线、开关是否完好无损，有无短路等现象。

（2）病人准备　向病人及家属解释应用烧伤专用红外线治疗仪的目的、必要性、重要性，消除病人的顾虑，取得配合。

五、操作步骤

① 再次检查用物的完好性。

② 将用物车推至病人床旁，核对病人，帮助病人取合适的体位。

③ 根据治疗部位选择大小合适的烧伤专用红外线治疗仪。

④ 局部照射时，先将烧伤专用红外线小型治疗仪预热，裸露治疗部位，烧伤专用红外线治疗仪与创面或治疗部位相距30～70cm（根据灯头功率的大小来调节），也可用手背试温，以确定适当的距离，一般以局部有温热感为宜。

⑤ 全身照射者，先将烧伤专用红外线治疗仪接通电源，周围用围帐包绕加热15分钟左右，再将病人的创面暴露，移病人烤架下，以防病人畏寒、感冒。

⑥ 局部照射时间一般为20～30分钟，或根据创面干湿情况决定照射时间。全身照射时调节分组开关以增减开启的红外线灯管数来调节温度。

六、注意事项

① 使用烧伤专用红外线治疗仪时应严密观察，每 15～30 分钟 1 次，切不可将被褥或棉垫等紧贴覆盖于红外线灯管上，以免起火。

② 应根据病情及创面情况调节适宜温度，皮瓣或皮片移植术后、瘢痕部位应适当加大照射距离，宜相距 40cm 以上。因移植的皮片或皮瓣其皮肤知觉障碍，容易引起烫伤；瘢痕局部温度过高会增加瘙痒和燥热感。

③ 面部和胸部照射时应给病人戴防护眼镜或用湿纱布敷于眼睑上，因红外线可被眼组织吸收，晶状体的血液循环很差，热不能很快消散，易引起晶体浑浊造成白内障。

④ 治疗中病人勿自行移动体位，以免触及红外线灯管发生烫伤。

⑤ 病人出现高热时暂停使用或降低烧伤专用红外线治疗仪的使用功率。

⑥ 灯架上应有照明灯便于治疗、护理。

⑦ 病人离开病房（如手术）前先关闭电源，让病人适应 15 分钟左右再离去，并适当保温。

第四节　护架的应用

一、目的

使用护架的目的是防止创面受压，保持创面引流通畅，保护被褥免受污染；防止行皮片或皮瓣移植的肢体受被褥等的压迫而影响局部血液循环；方便使用烤灯、灯架保温。

二、适应证

适用于烧伤病人，整形病人皮片、皮瓣移植术后，断指、断肢再植术后；肢体溃疡；肢体开放性损伤如皮肤撕脱伤、开放性骨折等病人。

三、操作前准备

（1）用物准备 护架 1～2 个，采用铁护架或不锈钢护架，护架用 1：200 的 84 消毒液抹洗后用清水抹干净，或用 75% 乙醇棉球擦洗。

（2）病人准备 向病人解释使用护架的目的和必要性，取得合作。

四、操作步骤

① 先处理好病人的创面，摆放肢体于合适的位置。

② 床两边上护栏后，将护架合理放置，大面积烧伤病人需用 2 个护架。

③ 盖被褥于护架上，整理床单位。

五、注意事项

① 注意专人专护架，防止医院内感染。

② 病人使用护架之前、用后均需将护架清洁、消毒（方法见用物准备）。

③ 护架必须光滑、无钩、无刺、无破损，以防挂伤病人或挂破被褥。

④ 避免护架压迫伤口引流管、导尿管等。在护架内使用烤灯应加强观察。

第五节　翻身床的应用

一、目的

使用翻身床、电动翻身床的目的是为了使创面充分暴露，促进创面干燥，避免创面长时间受压；便于变换体位，减轻病人痛苦；便于处理大、小便；便于换药和切痂、植皮手术时运送病人；减轻护理人员的劳动强度，节约时间。

二、适应证

适用于大面积烧伤，尤其是躯干环形烧伤的病人，臀部、会阴部烧伤病人；全身多发性压疮病人的翻身护理。

三、禁忌证

禁用于极度衰弱病人；严重心、脑血管疾病病人（如冠心病等）；严重头面部烧伤、吸入性损伤或大面积烧伤急性体液渗出期病人。

四、操作前准备

（1）用物准备　人工或电动翻身床（由俯卧床片、仰卧床片、搁手板、升降手摇柄或电控板、轮脚、底座、撑脚、转盘、撑被"工"形架、输液架等组成），翻身床专用大孔海绵垫，无菌纱垫，安全带，翻身专用床套，便盆板，仰卧床片上垫大孔海绵垫，翻身床套置于海绵垫上（上、下2块），用多头带在床片反面系好，臀部大孔处两侧用纱垫保护，再用绷带缠绕。按要求铺好2块床片，检查各部件的完好性。

（2）病人准备　向病人及家属解释睡翻身床的目的、必要性和重要性，消除顾虑，取得合作，并请病人直系亲属在协议书上签字。

（3）工作人员准备　洗手，穿好工作服（或隔离衣），戴帽子、口罩、一次性手套。

五、操作步骤

（1）上翻身床　将翻身床推至病人普通床旁，由3～4人协作连同被单将病人由普通床抬至翻身床仰卧床片上。

（2）翻身

① 由仰卧翻身为俯卧时，于肩锁部、腹股沟部、腹部及额头部、双大腿下1/3、双小腿各垫适宜厚度的纱垫或小海绵垫；由俯卧改仰卧时，在病人创面上垫以消毒纱布及纱布垫，在肩胛处、腰部、臀部、大腿、小腿伸面垫适宜厚度的纱垫或海绵垫，

腰部为长条纱垫或海绵垫，臀部为长方形纱垫或海绵垫，特别消瘦者在脊柱两侧垫长条纱垫各 1 块。

② 放置床片，床片的便孔对好病人的会阴部。

③ 旋紧床片，固定螺丝，使上、下床片合拢并压紧，以防病人滑动、坠床或擦去移植皮片。

④ 用安全带将病人固定，压力应大小合适。

⑤ 移去翻身床的附件及杂物、便盆、便壶等，输液、输氧者安置好相应装置，放好引流袋。

⑥ 松开撑脚、拔去安全弹簧，2 人同时向同侧转动翻身床轴 180° 即可，需用力均匀，睡电动翻身床时由 1 人操作，选择好翻身方向，按电开关即可。

⑦ 翻身后按紧安全弹簧，固定撑脚后方可拧松床片螺丝，去除安全带、床片及敷料。

⑧ 将肢体摆放于合适的位置，保持功能位，检查输液、输氧、伤口引流管等的通畅情况，方可离开。

六、注意事项

① 严格遵照医嘱，给病人使用翻身床。

② 首次使用翻身床前，必须向病人及家属解释上翻身床的目的、必要性和重要性，并使其明白翻身床的危险性和使用注意事项，并请病人直系亲属在翻身床使用同意书上签字。

③ 使用翻身床前，对病人进行全面的评估，包括病人的心肺功能、呼吸道是否通畅。全身或头面部的水肿情况，休克是否得以纠正等。对翻身床所有部件进行检查，确保其灵活、牢固和安全。

④ 第 1 次翻身前须向病人详细介绍翻身的程序及可能出现的不适感觉，解释翻身对烧伤治疗的必要性，并备好抢救药品。

⑤ 首次俯卧时间不宜过长。面颈部水肿严重者，俯卧位时间宜短（30 分钟为宜）或根据病人耐受情况决定俯卧时间，由于体位的改变可使水肿加重，引起呼吸道狭窄导致呼吸困难，对

面颈部水肿严重者，须在床旁严密观察病情变化。全身麻醉手术后应在麻醉完全清醒12小时后翻身。

⑥ 骨突处如骶尾部、足跟、枕部、髂前上棘等均应垫纱垫或海绵垫，以防压疮发生；俯卧时在胫前垫海绵垫，将小腿抬高，使足背下垂；仰卧时用撑脚板支撑足底，使之呈90°功能位置，防止足下垂。

⑦ 有气管切开者，翻身前应检查呼吸道是否通畅，气管套管的系带是否牢固，并应清理呼吸道内的分泌物，充分吸痰。翻身后应防止气管口被堵住或管道受压。

⑧ 烧伤急性体液渗出期病人需安置于休克卧位，尽量减少搬动和刺激，观察血流动力学的变化，故不宜睡翻身床。伤后72小时后，病情允许可上翻身床，睡翻身床的病人心血管系统不稳定、呼吸功能障碍时不宜翻身或改换普通床。

⑨ 翻身前放置好输液、输氧装置及伤口引流管、尿袋等。翻身后应检查并调整各管道，以保持通畅。检查翻身床各部件是否到位，如安全弹簧是否插稳，撑脚是否固定等。

⑩ 翻身床较窄，嘱病人不要自行翻身或剧烈活动。神志异常、躁动病人应适当约束，防止坠床。

⑪ 翻身床使用过程中应经常擦拭灰尘。不用时将翻身床片、螺丝等卸下，用消毒液洗刷干净，擦干后上油，再安装备用。海绵可放在密闭箱内用甲醛熏蒸消毒或用苯扎溴铵溶液浸泡24小时后清洗干净，再在阳光下曝晒数天，备用。

⑫ 病人仰卧解大便时，可将两腿适度分开，在翻身床片下两纵轴上横置便盆板，将便盆放于板上接大便。小便时，男性病人可用一次性尿壶，女性病人可用"可乐瓶"呈45°角横断剪开，边缘贴上胶布，紧贴病人皮肤接尿或在会阴上置油纱条，使尿液顺着油纱条流进便盆。

第六节　电动浮板式烧伤医疗床的应用

一、目的

使用电动浮板式烧伤医疗床的目的是减轻烧伤病人创面受压；避免头面颈部明显水肿的烧伤病人翻身时出现窒息现象；有利于烧伤合并骨折病人的制动；便于换垫，减轻护理劳动强度；测量病人体重，观察营养、代谢的变化。

二、适应证

适用于大面积烧伤病人；不宜睡翻身床翻身的病人，如冠心病、极度衰弱或呼吸功能障碍的病人。

三、操作前准备

（1）用物准备　电动浮板式烧伤医疗床（浮动床片 10 片，偶、奇数床片均为 5 片），每片衬有长 100cm、宽 40cm、厚 4cm 的海绵垫，外层用相当的人造革包裹。称体重结构，主杆上配有压力感受器（通过电线传导给显示器），纱垫。

（2）病人准备　向病人及家属解释使用该床的目的、必要性，取得配合。

（3）工作人员　洗手，衣、帽、口罩穿戴整洁，戴一次性手套，必要时穿隔离衣。

四、操作步骤

① 将各床片铺好，垫上纱垫，由 3 ~ 4 人同时用力将病人由担架或普通床上抬至电动浮板式烧伤医疗床上（不要抬单）。

② 操作者将电源插头接通 220 V 交流电源，接通控制开关，电源指示灯亮。如果想让奇数组或偶数组床板动作，将开关调至相应位置，再按上升或下降按钮，该组床板即可自动上升或下降，到位后自动停止。

③ 测量病人体重时，旋转秤调零旋钮调至零，将床面上、

病人身上的任何物品撤离，接通电源后，按动秤显按钮，即显示病人体重的数值。

④ 整理床单位，回护士站洗手。

五、注意事项

① 使用前，应对床的各部件进行检查，确保其灵活、牢固和安全。

② 骨突处在床片的相关位置应垫纱垫或海绵垫，防止压疮发生。

③ 更换奇数或偶数床板后，及时换纱垫或创面换药，保证创面修复。

④ 应防止病人坠床。

⑤ 肢体应保持功能位。

⑥ 电动浮板式烧伤医疗床使用前和使用后均应清洁消毒、合理保养。

第七节　小儿床的应用

一、目的

使用小儿床的目的是使创面充分暴露，保持创面干燥；避免创面长时间受压；便于处理大、小便；便于换药。

二、适应证

适用于大面积烧伤，臀部、会阴部烧伤或肢体环形烧伤的患儿；大面积药疹、溃疡等的患儿。

三、操作前准备

（1）物品准备　有"大"字小儿床或"人"字小儿床，先用纱垫垫在两搁脚板上，外用绷带缠绕固定，注意有适宜的紧度。再在小儿床躯干部分垫海绵垫，上铺橡皮单和中单，垫无菌大纱垫，头部垫纱垫、软枕或棉圈。可备护架、床栏，必要时备烤灯，适量纱垫或海绵垫（抬高患肢用），一次性中单 1～2 块。

（2）病人准备　向小儿家属解释睡小儿床的目的、必要性、重要性，消除顾虑。

（3）工作人员　洗手，穿戴整洁，戴一次性手套，必要时穿隔离衣。

四、操作步骤

① 常规备暂空床，床中央铺一次性中单后，将小儿床放于普通床上（床头床尾与普通床一致）。

② 将患儿安置于小儿床上，用纱垫或海绵垫抬高患肢。

③ 在两搁脚板下，臀部或会阴部相应的位置放置便盆，婴幼儿也可用弯盘或治疗碗接大、小便。

④ 上床栏、护架，被褥盖于护架上，必要时在护架内放坐式烤灯，加温保暖。

⑤ 翻身时，需由 2 人合作，先由 1 人将患儿托起，在换中单、纱垫或纱布后，2 人站在同侧，一人紧握患儿双手，一人握住双脚，同时向同侧方向翻转 180°。

五、注意事项

① 使用小儿床前、后均需用 1:200 的 84 消毒液擦洗床架，再用清水毛巾抹干净，防止感染或污染创面。

② 躁动不安的患儿双上肢可用约束带约束，下肢可用无菌纱垫包绕患肢，用宽绷带固定于搁脚板上，需用护栏防止坠床。

③ 患儿心率快、呼吸急促或处于衰弱状态时不宜翻身，可定时更换纱垫或棉垫。

④ 俯卧时大便，应将两腿稍分开，便后及时清洁。未留置尿管者可用一次性小儿集尿袋接尿或用广口瓶、治疗碗接尿。

第八节　止血带的应用

一、目的

使用止血带的目的是及时有效止血，挽救病人生命；减少出血致死率和致残率。

二、适应证

适用于四肢较大的动脉出血，如高压电烧伤后继发性出血。

三、操作前准备

（1）用物准备　止血带（橡皮止血带或气囊止血带，紧急状态无止血带时用各种线材），作衬垫用的软布料、棉花等。

（2）病人准备　向病人及家属解释使用止血带的目的、必要性和重要性。

四、操作步骤

发现动脉出血，立即抬高患肢，将软布料、棉花等软织物衬垫于出血部位皮肤上，取止血带中间一段，适当拉紧拉长，绕肢体2～3周，使橡皮带末端紧缠在橡皮带下面。用气囊止血带时，应将压力调整至合适大小，以达到远端动脉搏动消失，适度止血为宜。

五、注意事项

① 上止血带部位要准确，要扎在伤口的近心端，并应尽量靠近伤口，大腿宜绑在中部，上臂宜绑在上 1/3 处，以免损伤桡神经。前臂和小腿不适于扎止血带，因其为双管状骨，动脉走行于两骨之间，止血效果差。

② 扎止血带的松紧要适当，以使出血停止为度，过紧会损伤皮肤、神经和血管，过松达不到止血目的，甚至使静脉出血加重。

③ 止血带下加衬垫，切忌用绳索或钢丝直接加压。

④ 止血带必须有醒目标记，注明上止血带时间。

⑤ 上止血带时间：上肢 1～2 小时，下肢 2～3 小时，超过止血时间应每 0.5～1 小时松止血带 1～2 分钟，以暂时恢复血液循环，防止肢体坏死，再需要上止血带时，宜稍向近端移动。

⑥ 松止血带前应加强抗休克等治疗。

⑦ 若止血带近端肢体已坏死，在截肢完成前不得松开止血带。

第九节　智能压疮防治器的应用

一、目的

压疮防治器可用于预防和治疗压疮，避免创面加深，用于心、脑疾病病人，以减轻心肌的耗氧量。

二、适应证

适用于大面积烧伤，严重外伤，多发压疮，烧伤合并截瘫、偏瘫、骨折等，大手术后，长期卧床病人或危重病人。

三、操作前准备

（1）用物准备　压疮防治器 1 套，包括气泵、床垫，必要时准备电插座。检查床垫无漏气，充气泵无损坏。

（2）病人准备　向病人解释睡压疮防治器的目的、必要性，告知使用价格，取得合作。

四、操作步骤

① 用物带至床旁，核对病人。

② 将床垫铺于床褥上，注意床垫的正反面，浅色一面朝上，画有足形状的一端朝脚的方向。

③ 先连接电源，见绿灯亮后，将气泵的压力开关调至最大挡，先充气 20 分钟使气室饱满，再根据病人体重调节泵的压力至相对应挡。

④ 铺大被单，必要时铺棉垫、一次性垫巾等，然后将病人安置于适当卧位。

五、注意事项

① 注意床垫的正反面不能放错，床垫上不能铺橡胶单，可铺一次性中单或棉垫、尿垫，以免不透气而使局部潮湿。

② 应根据病人的体重调节泵充气量的大小。一般 40kg 者调至 4～5 挡，60kg 者为 5～6 挡，80 kg 者为 6～7 挡，80kg 以上者为 7 挡以上。

③ 避免在床上放置锐利物品，如针头、剪刀等，防止刺破床垫而漏气。

④ 使用过程中防止进气管和充气管脱落或扭折，保证气体流通。红色灯亮时表示压力不足，应检查气垫是否有漏气。

⑤ 烧伤创面愈合初期，为防止初愈的皮肤破溃，睡智能压疮防治器的病人可适当减少翻身次数，但仍应定期翻身。

第十节 微电脑输液泵的应用

一、目的

应用微电脑输液泵输液的目的是严密、精确控制药物进入体内的速度；缓慢、持续输入药物；为需加快输液者控制速度。

二、适应证

适用于危重病人的抢救，如大面积烧伤，老年、小儿烧伤病人，心、肾等功能不全需严格控制输液量和输液速度的病人，以及使用需要控制输入速度的特殊药物的病人。

三、操作前准备

（1）用物准备 微电脑输液泵，普通输液管（或输液泵专用输液管）、常规静脉输液用物。

（2）病人准备 向病人或家属解释使用输液泵的目的、必要性，告知使用价格。

（3）工作人员准备 衣、鞋、帽子、口罩穿戴整洁，洗手。

四、操作步骤

以日本生产的 TE-171 型输液泵为例说明。

① 将用物带至病人床旁，核对病人床号、姓名。

② 再次查对输液卡及药物，检查药物质量。

③ 按常规静脉输液备好液体后，挂到输液架上。

④ 将输液泵固定在输液架上或床旁安稳的位置。

⑤ 排尽输液管内空气，将输液管安装到泵上的特定位置，关闭仓门，注意不压迫输液管道。

⑥ 接好交流电源线和地线，开电源开关，待机器自检毕，按 RATE/LIMIT 键，待显示屏显示 D.RATE ml/h 和 0.0ml 时，调节好每小时输液速度，再按 ml/LEFT 键，显示屏显示 ml 和 0.0ml 时，设置输液总量。

⑦ 进行静脉穿刺，按静脉输液法固定。

⑧ 按"开始"键，开始输液。

⑨ 协助病人取舒适的卧位，整理床单位，清理用物。

五、注意事项

（1）输液泵一定要固定稳当，防止损坏。

（2）如输液泵为指状蠕动系统（如上述 TE-171 型），不能用来输血；如为 MIDRESS 蠕动系统，则不完全压迫管壁，可用来输血。

（3）需改变输液速度或排除故障时，应先按 PAUSE（暂停）键，重新设置参数或排除故障后关闭仓门，按 START（开始）键开始输液。

（4）如输液泵报警，应及时排除故障。下述为各种故障的报警提示。

① AIR 指示灯亮为空气报警。可能是气泡进入管路，输液器安装不正确，空气探测器受到污染或输液器与此泵不兼容，应排出管内空气，重新安装或用纱布清洁探测器，更换标准的输液器。

② OCCIUSION 指示灯闪亮为阻塞报警。可能为管路扭曲或

损坏，输液管路在过滤器部位阻塞，输液调节器未打开，或输液器与此泵不兼容，应取出输液管，检查管路排除阻塞原因。

③ FIDW ERR 指示灯闪亮为输液错误报警。可能滴速设置不正确，管路同一部位长时间处于蠕动器位置，输液管与此泵不兼容，滴速传感器放置不正确，应选择正确的滴速，重新放置移动管路（> 10cm）。

④ EMPTY 指示灯亮为液体滴完报警。应结束输液或补充液体。

⑤ COMPLETION 指示输液泵输完预设的容量。

⑥ DOOR 指示仓门未关闭。应关闭仓门。

⑦ PROB 滴速传感器不正常，安装不正确，受到污染，应重新安装或清洁后重新安装。

（5）清洁与维护　用清水或温水浸湿的纱布擦拭，不能使用乙醇及 84 消毒液或其他有机溶剂。定期清洁输液泵点滴感应器接头、空气探测器、阻塞探测器，以保证仪器运行良好及延长使用寿命。

第十一节　皮瓣血液循环观测技术

皮瓣手术的成功，除了精湛的外科技巧外，严密的术后护理，及时发现并妥善处理并发症也是十分重要的。皮瓣移植术后，最容易发生吻合血管血栓，形成血管危象，导致手术失败，因此严密观察皮瓣的血液循环是非常重要的。临床常用的皮瓣血液循环观测技术如下：

一、皮瓣血液循环的观察内容

（1）皮温　皮温的观察应注意以下两点：

① 皮瓣与健处皮温对比观察：一般皮瓣移植术后 2 ～ 3 小时，皮瓣温度比健侧温度可低 1℃左右，以后逐渐升高至与健侧相等或略高于健侧 1 ～ 2℃。若发现皮瓣温度低于健侧2℃以上，

提示局部动脉血流不畅，必须采取适当解除血管痉挛的措施，促进血液循环恢复正常；如果皮温低于健侧3℃以上，并伴有色泽的改变，则提示血液循环明显障碍或血流已中断。必须立即处理。

② 动态观察皮温的变化：皮温曲线可反映出血液循环的动态变化，如皮温始终低于患处1～2℃，色泽保持正常红润，可以认为是在正常范围之内；如皮温曲线逐渐下降或突然骤降，必然存在血液循环障碍，需立即处理。

（2）色泽　术后移植或再植物复温以后，移植皮肤呈微红或鲜红色，提示血液循环良好。如移植皮肤呈紫红色是静脉血回流不良，发绀是静脉血回流障碍，灰白或苍白提示动脉供血不足或阻塞。观察色泽变化时，应避免在强光下进行，以免颜色识别不清。

（3）毛细血管充盈反应　用玻璃棒压迫皮肤表面使之苍白，移去玻璃棒时，皮肤颜色在1～2秒内转为红润为正常；若超过5秒或反应不明显，则提示有血液循环障碍。但注意，在静脉回流障碍的早期，因毛细血管内血液淤积，充盈反应反而比平时活跃；皮下脂肪肥厚的移植物，此种反应常不明显。

（4）血管的充盈和搏动　如果移植物的浅层有较大血管走行时，如足背皮瓣的游离移植，常可见到静脉的充盈和动脉的搏动，可作为一种可靠的观察指标。如果为较小的或深层血管，可借超声波血流探测仪测定，更为准确可靠。

二、皮温计的应用

（1）原理　皮瓣皮温的测定通常采用半导体测温计。应用半导热敏电阻测定体表温度，其精确度达0.1℃，可测定皮肤温度和皮下温度。皮温测定在皮肤移植、断肢、断指再植术后观察皮瓣和肢体成活状态很有价值。通过测定皮瓣的温度与正常皮肤相对比，配合其他指标，确定是否有吻合血管栓塞。测定吻合血管两端的温度，如有明显差异，则提示有血栓形成、血流障碍的可能。

（2）适应证　皮温计用于各种皮瓣、肌皮瓣及手指、足趾移植术后皮温的测定。

（3）操作前准备

① 物品准备：半导体测温计，无菌棉签或纱布。75% 乙醇或 0.1% 苯扎溴铵棉球、弯盘、治疗盘。

② 人员准备：衣帽穿戴整齐，操作前洗手。

（4）操作步骤

① 将用物带至床旁，向病人解释。

② 用皮温计分别测定皮瓣及正常侧皮肤温度，并记录结果。

③ 结果有异常，及时报告医师。

④ 清洁整理用物。

（5）注意事项

① 熟悉常用皮温测定仪的性能和使用方法：常用皮温测定仪有两种：一种为光电温度计，性能稳定，测录精确，反应迅速；另一种是半导体测温计，构造简单，使用和携带方便，价格低廉，缺点是绝对温度常有误差，相对温度比较可靠。使用半导体测温计时要注意笔式探头应在手扶持下轻置于皮肤上，而且每次测录时均需保持相同的压力，用力过大，读数就会偏高而致读数误差。测试时指针有时上升缓慢，需在稳定后再记录读数。

② 正确选择皮温的对比部位：一般健处皮温测量选定在移植物周围健处皮肤比较好，这样与移植物具有比较相近的内外环境，其结果可比性强。

③ 避免环境温度对被测移植物或再植物的皮温影响：测量皮温时应在移去局部热源（如烤灯）几分钟后进行。不要在换药时或换药后不久进行，因为皮肤消毒剂，如乙醇的挥发作用可大幅度地降低皮温，影响测量值。

三、多普勒的应用

（1）原理 临床常用的多普勒有超声血流听诊器和激光多普勒。利用超声波探测体表血管状况及激光监视小血管的血流及组织循环情况。用于术前检查供受区血管状况，术中或术后检查吻合血管是否通畅及测定组织血流。

（2）适应证　多普勒适用于皮瓣、肌皮瓣及断指（趾）移植术后检查吻合血管的通畅性。

（3）操作前准备

① 物品准备：多普勒超声血流听诊器或激光多普勒、超声耦合剂、无菌棉签及纱布、治疗盘、弯盘、监视记录纸。

② 人员准备：衣帽穿戴整齐，操作前洗手。

（4）操作步骤

① 将用物带至床旁，向病人解释。

② 涂适量耦合剂于皮瓣皮肤或正常皮肤上。

③ 将听诊器的探头放在涂有介质的皮肤上，检查有无小动脉或小静脉的存在。动脉声呈节律性的枪击声，短而急促；静脉声为"嘘嘘"的风声，时高时低，声音间隙较短，有时静脉存在但安静无声。

④ 应用激光多普勒时，可用示波器监视，记录纸记录小血管的血液及组织微循环情况。

⑤ 用纱布擦净耦合剂。

⑥ 记录测定的结果，有异常及时报告医师。

⑦ 清洁整理用物。

（5）注意事项

① 检查多普勒超声血流听诊器或激光多普勒是否在功能状态，可选择病人健处皮肤浅表大血管测试其功能。

② 在被检查的部位，耦合剂要均匀布满所查部位，以免因接触不良而引起误差。

第十二节　可塑性夹板的应用

一、原理

可塑性夹板是应用反式 1,4-异戊二烯和塑料等材料制成，外观像硬塑，其特点是在温度 70℃ 左右时变得极柔软，可揉捏塑形，温度增高时具有黏性，冷却后变硬，可根据病人需要塑形成各种形状，以维持关节于功能位置，矫正关节挛缩畸形。

二、适应证

这类夹板适用于颈、腋、四肢关节和手等部位手术后维护其功能位置，防止瘢痕挛缩。

三、操作前准备

（1）用物准备　可塑板 1 张、温开水（70℃）1 盆，剪刀，纱布数块，绷带 1～2 卷。

（2）病人准备　清洗固定部位，解释使用可塑夹板的目的、意义和护理注意事项。

（3）工作人员准备　衣帽穿戴整齐，操作前洗手。

四、操作步骤

（1）根据不同部位选择大小相应的可塑板并修剪，浸泡于70℃左右的温水中 5～10 分钟，变软即可。

（2）根据不同部位塑形使用热塑夹板矫正时，不能操之过急，应注意以不引起静脉回流障碍及疼痛为原则，逐渐矫正。静力型夹板可维持多个关节于正常合适的位置。

① 口：预防小口畸形，将夹板塑成圆形张口器，置于口唇之间。

② 颈：颈前瘢痕，夹板置于颈前，从下颌至锁骨上，过伸位。颈侧瘢痕，头向健侧倾斜。

③ 肘、膝：夹板置于肘前或腘后，肢体呈伸直位。

④ 肩：上肢外展 90°，前倾 10°，制成三角形夹板，维持腋于最大外展姿势。

⑤ 手：手腕背屈 15°，掌指关节屈曲 70°，指间关节伸直，拇指伸直，外展并对掌。这种姿势可对抗挛缩，避免发生爪样畸形及有利于水肿的消退。

⑥ 足：置中间位，足背屈 90°，足趾呈伸直位。足跟易发

生压疮处垫以海绵。

五、注意事项

静力型夹板的应用应坚持 3～6 个月。在应用过程中，应用温水清洁夹板 1～2 次 /d，同时清洗瘢痕部位，期间进行关节活动，然后重新固定。在骨突部位应注意预防压疮。肢体夹板通常用尼龙搭扣或弹力绷带固定，放置在压力套（衣）的外面，不直接与皮肤或瘢痕接触，并可在夹板与瘢痕皮肤之间放置吸水良好的纱布，避免因不透气而发生糜烂和擦伤或因长期固定引起压疮。

第十三节　弹力绷带的应用

一、原理

弹力绷带通常是以包扎橡皮筋的纤维织物为材料，制成具有一定弹性和张力的绷带，压迫创面及瘢痕组织，减少局部的血液循环及造成毛细血管栓塞，起到抑制瘢痕组织生长及增生的作用。

二、适应证

适用于人体各个部位可能引起瘢痕增生的新愈合创面及未完全愈合的创面。

三、操作前准备

（1）用物准备　弹力绷带。

（2）病人准备　清洁包扎部位，解释使用弹力绷带的目的、方法及注意事项。

（3）工作人员准备　衣帽穿戴整齐，操作前洗手。

四、操作步骤

① 包扎时应从远端的正常皮肤开始，露出指、趾端，以观察血液循环。

② 每圈间应相互重叠 1/2～1/3，做螺旋形或"人"字形包扎。

③ 压力应用均匀，远端压力大于近端。四肢包扎 2～3 层，躯干 3～4 层。腋部瘢痕用半圆形海绵垫置于腋下，上臂外展 90°，前展 10°，做"8"字形包扎，臀、髂部也做"8"字形包扎。

五、注意事项

① 弹力绷带在创面未完全愈合时，即可使用，压力大小由包扎者控制，压力范围为 1.33～2.0kPa（10～15mmHg）。开始应用时压力宜< 1.33kPa（10mmHg），逐渐增加到病人可忍受的程度，以肢端无发绀或无水肿为原则。

② 弹力绷带包扎的缺点是限制了活动，难以维持足以控制瘢痕增生所需的压力和因压力不均或较大而引起瘢痕的破裂和溃疡。

③ 弹力绷带使用的时间应持续 3～6 个月。

第十四节　压力套的应用

压力套（包括筒状压力套和压力衣两种）的应用也较广泛。

（1）筒状压力套　由弹性棉纤维制成，如 Tubigrip；或弹性尼龙纤维制成，如 Jobskin。Jobskin 由尼龙纤维包橡皮筋的织物织成筒状，适用于四肢，压力范围在 0.667～1.33kPa（5～10mmHg），不足以控制瘢痕增生，但柔软，应用在植皮早期或Ⅱ度创面，不会擦破皮片和新生的瘢痕，也不影响关节活动范围，可持续使用 3～6 个月。由于压力小不会引起四肢水肿。

（2）压力衣（抗瘢痕弹力衣）　应用有弹性而张力又大的尼龙类织物，按照病人瘢痕部位、瘢痕大小和成熟程度，定制压力衣，与瘢痕部位贴合，压力均匀，达到所需的压力水平。压力衣（套）应持续穿戴（清洁局部皮肤的时间除外），压力衣（套）穿戴 24 小时后因张力松弛而压力下降，需每 12～24 小时更换 1 次，并清洗晾干，应持续使用 3～6 个月。穿戴过程中，如瘢痕皮肤破裂或形成溃疡，应暂停穿戴。伤口经妥善处理后改用弹力绷带包扎，以不中断压力疗法。